"十四五"高等职业教育创新教材

护理应用解剖学

主　编　张　艳　孙　韬

副主编　李海芳　陈巧格　郭　海　郭志平

编　委　(以姓氏笔画为序)

王　彦　石冰涛　孙　韬　李海芳

李攀阳　张　芳　张　艳　陈巧格

郑丽华　高文涛　郭　海　郭志平

曹静静

北京科学技术出版社

图书在版编目（CIP）数据

护理应用解剖学 / 张艳，孙韬主编. — 北京：北京科学技术出版社，2022.9（2024.8 重印）

ISBN 978-7-5714-2425-1

Ⅰ.①护… Ⅱ.①张… ②孙… Ⅲ.①人体解剖学-高等职业教育-教材 Ⅳ.①R322

中国版本图书馆 CIP 数据核字（2022）第 138056 号

策划编辑：马　驰　曾小珍
责任编辑：曾小珍
责任校对：贾　荣
图文制作：舒斋文化
责任印制：李　茗
出 版 人：曾庆宇
出版发行：北京科学技术出版社
社　　址：北京西直门南大街 16 号
邮政编码：100035
电　　话：0086-10-66135495（总编室）　　0086-10-66113227（发行部）
网　　址：www.bkydw.cn
印　　刷：河北鑫兆源印刷有限公司
开　　本：889 mm×1194 mm　1/16
字　　数：585 千字
印　　张：24
版　　次：2022 年 9 月第 1 版
印　　次：2024 年 8 月第 3 次印刷
ISBN 978-7-5714-2425-1

定　　价：119.50 元

前　言

　　为了适应高职教育的特点，切合"培养具有较强的综合职业能力的高级应用型护理技术人才"的培养目标，本教材的编写遵循"基本、必须、够用、实用"的原则，着眼于"应用"；贯穿"以学生为本，以就业为导向，以服务为宗旨"的理念，体现区域特色和学校特点；对护理职业需要的"三基"，即基本理论、基本知识、基本技能做到讲够、讲透；优选并着重介绍与临床实践和护理应用有关的解剖学特征、要点，突显实用性。

　　在内容编排上，根据国内解剖学、组织学与胚胎学教师和学生在使用中提出的建议，以及各位编委的一致意见，采取"统分结合"原则，分三篇来写：第一篇为系统解剖学、第二篇为人体组织学、第三篇为人体胚胎学。在编写过程中既考虑到人体解剖学知识的系统性和连贯性，又力求与其他护理专业基础课相衔接。本教材第一篇系统解剖学，以人体的九大功能系统为主要内容；第二篇人体组织学，各器官的组织结构内容与大体结构知识紧密相连、有机融合、相互印证；第三篇人体胚胎学，只选取了与护理专业密切相关的"人体胚胎学概要"。本着"护理专业需要什么就讲授什么"的意愿，将护理专业特别需要而以前教材又不重视、不做系统编排的"表面解剖学"知识，独立成章，放在运动系统之后学习，既了解了运动系统知识的护理应用，又学习了系统解剖学和护理应用解剖学所需的局部解剖学知识。本着培养"较强的综合职业能力""高级应用型护理技能"的目标，编者将重点编排的"护理应用解剖学"一章放在第一篇最后，着重阐述护理基本技术操作和临床护理工作中所涉及的人体结构知识及其实际应用，由"加强实践"延伸至"重在应用"。在保证"三基"的基础上特别强调教材的简明、实用原则，即内容上的简洁、连贯、重点突出，语言上的通顺、流畅、不赘述，从而增加了本教材的实用性。

　　本教材按 100~120 学时的内容编写，采用了彩图和套色图印刷，增加了立体效果，也突出重点结构。表面解剖学和护理应用解剖学的插图由于内容的特点和技术的限制，多采用线条图，简洁明了。

　　本教材借鉴了大量前辈和同行的知识成果、专业经验和插图蓝本，因不能一一面谢，编者在此致以诚挚的谢意！

　　因为是首次编写护理专业校本专科教材，缺乏经验，加之时间仓促，书中难免有不妥及疏漏之处，恳请广大教师、学生和读者不吝赐教、批评指正。

张　艳

2022 年 1 月

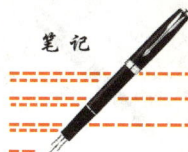

目　录

第二篇 人体组织学

第三篇 人体胚胎学

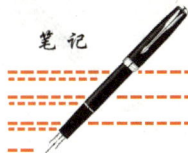

绪 论

学习目标

1. 掌握：人体的构成和分部；人体解剖学的常用术语。
2. 掌握：组织学的概念和 HE 染色的概念；组织学的学习方法。
3. 了解常用的染色方法。

一、护理应用解剖学及其在医学教育中的地位

人体解剖学与组织胚胎学是研究人体正常形态结构、发生发展规律及结构与功能之间的关系的科学，主要包括系统解剖学、组织学和胚胎学，是医学教育中重要的专业基础课程之一。对人体各器官、各组织的形态结构若无正确的认识，就无法区分正常与异常，也不可能充分理解人体各器官、各系统的生理功能、病理变化和病理生理的发展过程，无法为进一步学习后续的医学基础课程和临床医学课程奠定良好的基础。

（一）人体解剖学

人体解剖学（human anatomy）通常指的是大体解剖学，包括系统解剖学、局部解剖学、断层解剖学等。**系统解剖学**（systematic anatomy）是按照人体各功能系统，描述器官的形态结构的科学。**局部解剖学**（topographic anatomy）是按人体的局部分区，研究各区域内器官和结构的形态、位置、毗邻关系和层次结构的科学。研究人体各局部或器官的断面形态结构的解剖学称**断层解剖学**（sectional anatomy）。与外科手术应用密切相关的解剖学称**外科解剖学**（surgical anatomy）。此外，还有 **X 线解剖学**（X－ray anatomy）、**运动解剖学**（locomotive anatomy）等专门解剖学。

（二）组织学与胚胎学

组织学（histology）是借助光学显微镜或电子显微镜研究**正常人体**的微细结构、超微结构及其相关功能的一门科学，它可帮助我们理解人体的生理功能、结构与功能的异常及变化规律等。**胚胎学**（embryology）是研究个体发生、发育及生长变化规律的科学，它可帮助我们理解人体的生长发育过程，以及与此相关的先天性畸形或遗传性疾病的病因病理，指导我们做好上述疾病的预防和健康促进工作。

（三）护理应用解剖学

护理应用解剖学（nursing applied anatomy）是在研究人体解剖学知识的基础上，着重阐明如何在护理临床实践过程中准确应用解剖学知识的一门既古老又新颖的科学。

二、人体的构成、分部和体型

（一）人体的构成

人体是由 200 余种细胞构成的复杂有机体，其最基本的结构和功能单位是**细胞**（cell），人体细胞数量众多、形态多样。由形态结构和功能相同或相似的细胞借细胞间质共同构成**组织**（tissue）。人体有几十种组织，归为四大类，即上皮组织、结缔组织、肌组织和神经组织，统称为**基本组织**。依功能的需要，不同比例的数种组织有机地组合构成具有一定形态并执行特定生理功能的结构，称**器官**（organ），如心、肝、肺、肾等。完成一个连续生理功能的一组器官组成一个（功能）**系统**（system）。人体有**运动系统**、**消化系统**、**呼吸系统**、**泌尿系统**、**生殖系统**、**脉管系统**、**内分泌系统**、**感觉器官**和**神经系统**。各系统在神经、激素的调节下，彼此联络、相互协调，共同构成一个完整统一的有机整体。正常人体在结构上是完整的，在功能上是正常和协调统一的。

（二）人体的分部

人体按位置分为头部、颈部、躯干和四肢。**头部分为后上方的颅部和前下方的面部。颈部分为前部与外侧的固有颈部和后部的项部。躯干分为胸部、腹部、盆部和会阴**。其中，胸部分为胸前区、胸外侧区和胸背区；腹部分为腹前外侧壁和腹后壁（腰部）；盆部的下部、与骨盆下口相一致的菱形区域称会阴。**四肢分为上肢和下肢**。其中，上肢分为肩、臂、前臂和手；下肢分为臀部、股部（大腿）、小腿和足。局部解剖学在此基础上，将人体又分为许多范围不一的区域或空间结构，以进行研究和临床应用。

（三）人的体型

人体结构虽然基本相同，但由于遗传、环境、营养、社会、职业和锻炼等因素的差异，使得人与人之间在躯体的大小、高矮、器官的形态等方面有所差别。这些特点在人体上的综合表现称为**体型**。一般地讲，人的体型可分为 3 类。

1. 矮胖型 体态粗短结实，头大，四肢相对短小，腹围大于胸围，胸腹腔容积较大。

2. 瘦长型 细长瘦弱，四肢相对较长，胸围大于腹围。

3. 适中型 介于矮胖型与瘦长型之间。体型不同的人，器官的形状、大小也有所差别。矮胖型的人，一般心脏较大，多水平位；肺短，位置较高。瘦长型的人则相反，心脏多垂直位；肺长；腹腔器官相对较长，位置低。适中型的人心脏多斜位。

三、人体解剖学的常用术语

为了准确地描述人体器官的形态、结构和位置，以及两个结构之间的位置关系等，世界医学界制定了统一的标准和术语，这些名词的概念是学习护理应用解剖学必须掌握的。

（一）解剖学姿势

解剖学姿势（anatomical position）又称**标准姿势**。描述如下：人体**直立**，两眼平视前方，上肢下垂于躯干两侧，掌心向前；下肢并拢，足尖向前。该姿势是为说明人体局部或器官及结构的位置关系而规定的一种姿势，无论描述的人体、模型或人体结构的一部分实际处于什么姿势，必须还原为解剖学姿势进行描述（图绪 -1）。

图绪-1　解剖学姿势

（二）方位术语

以解剖学姿势为标准，规定了相应表示方位的名词。依照方位名词可以正确描述人体各器官或结构的相应位置关系。

1. 上（upper）**和下**（lower）　近头者为上或**颅侧**；近足者为下或**尾侧**。

2. 前（anterior）**和后**（posterior）　近腹侧者为前或**腹侧**；近背侧者为后或**背侧**。

3. 内侧（medial）**和外侧**（lateral）　距正中矢状面近者为内侧，远者为外侧。前臂的**尺侧**与**桡侧**、小腿的**胫侧**与**腓侧**，分别相当于内侧与外侧。

4. 内（interior）**和外**（exterior）　描述体壁或有腔器官壁的结构时，距内腔近者为内，远者为外。

5. 浅（superficial）**和深**（deep）　以体表为准，近体表的结构为浅，远者为深。

6. 近侧（proximal）**和远侧**（distal）　在四肢，距肢体根部近的结构称近侧；距肢体根部远者称远侧。

（三）轴

依据解剖学姿势，人体任何部位均可找出相互垂直的 3 个轴（图绪-2）。人体的轴主要用来描述关节的运动形式，或沿轴做切面等。

1. 垂直轴（vertical axis）　为上、下方向垂直于水平面，与人体的长轴平行的轴。

2. 矢状轴（sagittal axis）　为前、后方向且与垂直轴相垂直的轴。

3. 冠状轴（coronal axis）　又称**额状轴**，为左、右方向且与上述两个轴相垂直的轴。

（四）切面

人体或任一局部可在解剖学姿势下做互相垂直的 3 个切面（图绪-2）。

1. 矢状面（sagittal plane）　为前、后方向，将人体分成左、右两部分的纵切面，此切面与水平面相垂直。人体可切出无数个矢状面。经过人体正中，将人体分为左、右相等两部分的矢状面，称为**正中矢状面**或**正中面**。

2. 冠状面（frontal plane） 为左右方向，将人体分为前、后两部分的切面，此面与水平面和矢状面相垂直。

3. 水平面（horizontal plane） 或称**横切面**。与垂直轴相垂直，将人体分为上、下两部分的切面。

此外，在描述器官的切面时，以其自身的长轴为准，与其长轴相平行的切面称**纵切面**，与长轴相垂直的切面称**横切面**。许多器官的长轴不是垂直的，横切面不是水平面。

图绪–2 人体的轴与切面

四、人体解剖学与组织胚胎学常用的研究技术和方法

（一）人体解剖技术

人体解剖学的研究技术和学习方法，一般是通过解剖尸体，肉眼观察人体器官的位置、形态结构，并联系功能、结合应用等进行分析探讨。

（二）光学显微镜技术

光学显微镜，简称**光镜**（图绪–3），是一种既古老又常用的观测工具。最好的光镜其分辨率约为 0.2 μm，可将物体放大大约 1500 倍。借助光镜观察到的细胞、组织的结构，称**光镜结构**或**微细结构**。在应用光镜技术时，须把组织制成薄片，以便光线透过，才能看到组织结构。最常用的组织薄片是**石蜡切片**。石蜡切片需要进行以下几个主要步骤：固定；脱水与包埋；透明；切片；染色；封固。将包埋的组织蜡块，用切片机切成 5~10 μm 的薄片，贴在载玻片上，脱蜡水化后进行染色。此外，还有冰冻切片、涂片、铺片、磨片等。以上各种制片经染色后可在光镜下观察其结构。在光镜下进行观察时，常用的长度单位是毫米（mm）和微米（μm），1 mm = 10^3 μm。

图绪 - 3　双筒型（光学）显微镜

（三）苏木精和伊红染色

制作石蜡切片最常用的染色法是**苏木精**（hematoxylin）和**伊红**（eosin）染色，简称**HE 染色**。

苏木精是一种碱性染料，可以和**细胞核**内的核糖核酸（RNA）和脱氧核糖核酸（DNA）等酸性物质结合，把这些酸性物质染成**蓝紫色**，称**嗜碱性**。伊红是一种酸性染料，可以和**细胞质**内的组织蛋白及胶原纤维等碱性物质结合，把这些碱性物质染成**红色**，称**嗜酸性**。对碱性染料和酸性染料亲和力均不强者，称**中性**（图绪 - 4）。

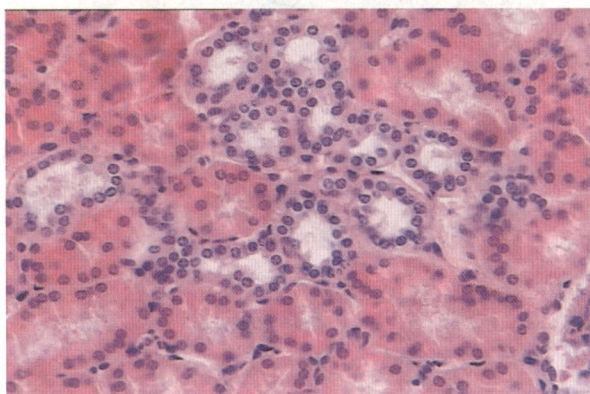

图绪 - 4　肾实质微细结构（HE 染色）

机体内某些结构成分如神经元、网状纤维等，经硝酸银处理（镀银或银染）时可使硝酸银还原，形成银的微粒附着在组织结构上，呈棕黑色，这种性质称为嗜银性（argyrophilia）。

（四）电子显微镜技术

电子显微镜，简称**电镜**。电镜技术是以电子发射器代替光源，以电子束代替光线，以电磁透镜代替光学透镜，最后将放大的物像投射到荧光屏上进行观察。电镜的分辨率比光镜高 1000 倍，其分辨率最小可达 0.2 nm（$1\ \mu m = 10^3$ nm）。在电镜下所见的结构，称**超微结构**。常用的电镜有透射电镜和扫描电镜两类，**透射电镜**主要用来观察细胞内部的超微结构（图绪 –5），**扫描电镜**主要用来观察细胞和组织的表面结构（图绪 –6）。

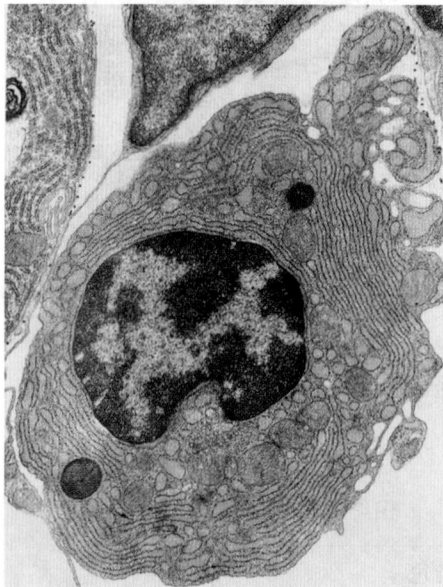

图绪 –5　浆细胞超微结构（透射电镜）

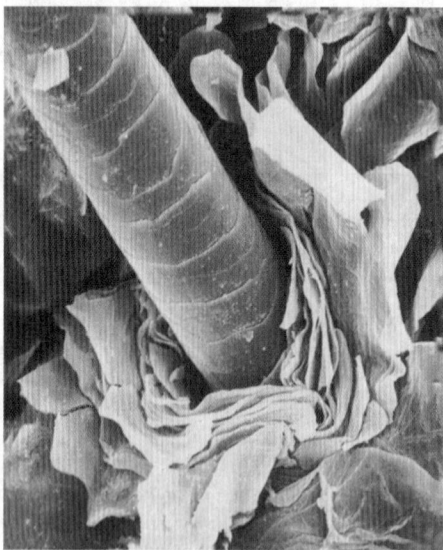

图绪 –6　人类头发（扫描电镜）

（五）组织化学和组织培养技术

　　组织化学技术是在组织切片上或被检材料上加某种试剂，使试剂与组织或细胞内某些物质起化学反应，形成最终反应产物，从而可对某种物质进行定性和定位。**组织培养技术**是将活细胞、活组织置于无菌条件下，在人工模拟生理环境中培养，观察细胞形态和功能的变化，并给予不同实验条件以观察不同实验条件对细胞和组织的影响。

五、学习护理应用解剖学的观点和方法

（一）进化与发展的观点

人类是由低等动物经过长期进化发展而来的，是种系进化的结果。现代人类仍在不断发展变化中。人体器官的位置、形态和结构常出现变异或畸形。**变异**是指出现率较低，对外观或功能影响不大的个体差异；**畸形**则是指出现率极低，对外观或功能影响严重的形态结构异常。人出生以后，人体结构与功能仍在不断发展，不同年龄、不同社会生活和劳动条件等，均可影响人体结构与功能的发展。不同性别、不同地区和不同种族的人，个体的对称性结构之间均有差异，这些均是正常现象。了解这些发展和变异就可以更好地认识人体。

（二）形态与功能相互联系的观点

一定的器官构造可表现出一定的功能，如眼具有视觉功能、骨骼肌具有收缩功能等。而功能的发展与改变则可引起形态和结构的分化，如上肢、下肢的基本结构是类似的，但由于人直立行走，上肢、下肢有了分工，于是上肢和下肢的形态又有所区别。即使同一个人，功能的改变也可引起形态结构的相应变化，如加强锻炼可使肌肉发达，长期卧床导致肌萎缩、骨质疏松。联系功能学习形态结构方能更好地理解和掌握。

（三）局部与整体相统一的观点

人体是一个统一的整体，由许多器官和系统组成，可分为若干局部。各局部或器官具有其特殊的形态与功能，但都是整体的一部分，不可能离开整体而独立生存。学习时不得不按系统或局部循序渐进地安排，但在学习中必须始终注意局部与整体的关系，注意该器官或局部在整体中的地位，注意它们之间的关系与相互影响，即从整体角度来理解个别器官、系统或局部，以更深刻地理解局部与整体的关系。

（四）理论与实际相结合的观点

学习的目的完全是为了应用，学习护理应用解剖学就是为了更好地认识人体，以为学习医学的理论与实践奠定基础。因此，学习时必须重视人体形态结构的基本特征，必须注意与生命活动密切相关的形态结构特点，必须掌握与诊治疾病有关的器官结构的形态特征。本门课程形态描述多、名词多，既要重于记忆，从理论上理解；还要把书本知识与实际相结合，即重视实习与实训，把书本知识与对标本、模型、活体等实体的观察结合起来，学会运用图谱等形象教材，以达到准确、全面地认识人体的结构与功能的目的。

知识拓展

"提灯女神"——弗洛伦斯·南丁格尔

弗洛伦斯·南丁格尔，英国人，1820 年 5 月 12 日出生于父母的旅游地——意大利佛罗伦萨，5 岁随父母返回英国定居。南丁格尔接受了良好的家庭教育，精通英语、法语、德语和希腊语，并擅长数学、哲学、历史与音乐等。少女时期的南丁格尔就对护理产生了浓厚的兴趣，立志成为一个为患者带来幸福的人。1850 年，她不顾家人的强烈反对，冲破重重阻力，毅然前往德国凯塞维尔斯的女执事训练所接受 3 个月的短期护士训练，开始了她的护理职业生涯。回国后，她被任命为英国伦敦妇女医院的院长，她强调病房必须空气新鲜、条件舒适、环境清洁、利于安静休养等。

1853 年至 1856 年间，为争夺巴尔干半岛的控制权，英国、法国、土耳其、撒丁王国先后向沙俄宣战，著名的克里米亚战争爆发。当时报纸报道在前线浴血奋战的英国士兵，由于得不到合理的救护而大批死亡，死亡率竟高达 42%。南丁格尔闻讯后立即写信给当时的英国陆军大臣，要求志愿带领护士开赴战地医院，救护伤兵。获准后，南丁格尔率领 38 名护士，克服重重困难，凭借对护理事业的执着追求与抱负，抵达了战地医院。她组织护士立即清理垃圾，改善医院环境；设法调理膳食，加强伤兵营养；为伤兵清洗伤口，消毒物品；建立阅览室，活跃伤兵的生活；帮助伤兵书写家信，满足伤兵的思乡心理需要。她经常手持油灯巡视各病房，安慰受伤士兵。南丁格尔忘我的献身精神赢得了医护人员的信任和伤兵们的尊敬，士兵们称颂她为"提灯女神""克里米亚天使"。得益于南丁格尔夜以继日的辛勤工作，战地医院状况在短短数月内迅速改善，半年后，英国士兵的死亡率下降到 2.2%。1907 年，英国国王授予她最高国民荣誉勋章，这是英国第一位受此殊荣的女性。南丁格尔 1910 年 8 月 13 日逝世，享年 90 岁。

1912 年，国际护士协会确定将南丁格尔的诞辰 5 月 12 日作为国际护士节，同年国际红十字会在美国华盛顿召开的第九届大会上，正式确定设立南丁格尔奖章。

本章要点

1. 人体的构成依次为细胞、组织、器官、系统至有机整体。有机整体的含义包括结构上的完整和功能上的正常及协调统一。

2. 人体按部位分为头部、颈部、躯干和四肢。头部分为颅部和面部；颈部分为项部和固有颈部；躯干分为胸部、腹部、盆部和会阴；上肢分为肩、臂、前臂和手；下肢分为臀部、股部、小腿和足。

3. 解剖学姿势可理解为"掌心和足尖向前的立定姿势"。在描述人体结构时，无论其实际处于什么样的位置或姿势，必须将其还原为解剖学姿势进行描述，以避免混淆和误解。方位术语、轴和切面的确定和描述都以解剖学姿势为标准。

4. 学习正常人体结构知识的观点有进化与发展、形态与功能相互联系、局部与整体相统一、理论与实际相结合等。

思考题

1. 在活体指出人体的分部。
2. 说明解剖学姿势的内容和意义。
3. 说明组织和组织学二者之间的差异。
4. 简述 HE 染色的原理并分析 HE 染色的结果。

第一篇 系统解剖学

第一章 骨 学

学习目标

1. 掌握：骨的分类和构造；椎骨的一般形态及各部椎骨的主要特征；胸骨的分部和胸骨角的意义；颅骨和四肢骨的名称及主要结构；颅骨整体观的重要结构；全身各部的主要骨性标志。
2. 熟悉：骨的构造；肋的分类及主要形态结构；指骨的基本形态、位置及排列。
3. 了解：骨的理化性质；新生儿颅骨的特点。
4. 学会在标本和模型上辨认各部位骨的组成和主要结构特点。
5. 利用所学骨学知识，理解临床上骨的疾病，如骨折、骨肿瘤等的诊断和治疗过程。

运动系统由**骨**、**关节**和**骨骼肌**组成，在神经系统的调节和其他系统的配合下，对人体起支持、保护和运动作用。

全身骨通过关节相连构成骨骼（图1-1），形成人体的支架，构成体腔的壁，支持和保护脑、心、肺、肝、脾等器官，并与骨骼肌共同赋予人体的基本形态。骨骼肌附着于骨，收缩时以关节为支点牵引骨改变位置，产生运动。在运动中，骨起杠杆作用，关节为运动的枢纽，骨骼肌则提供运动的动力。所以，骨骼肌是运动的主动部分，而骨和关节是运动的被动部分。

第一节 概 述

骨（bone）是一种器官，每块骨都具有一定的形态和功能，有丰富的血管、淋巴管和神经分布，不断进行新陈代谢和生长发育，并且具有修复、再生和改建的能力，经常锻炼可促进骨的良好发育，长期废用则易于出现骨质疏松。

一、骨的分类

正常成人有206块骨，骨的重量约占体重的1/5。按位置将骨分为**颅骨**、**躯干骨**和**四肢骨**，前两者合称中轴骨。按形态将骨分为**长骨**、**短骨**、**扁骨**和**不规则骨**。

1. 长骨 呈管状，有一体两端。体又称**骨干**，内有管腔称**髓腔**，容纳骨髓。两端膨大称**骺**，其表面有光滑的关节面。长骨多分布于四肢，在运动中起杠杆作用。

图1-1 人体骨

2. 短骨 一般近似立方体，分布于既承受较大压力又运动复杂的部位，如腕骨和跗骨。

3. 扁骨 呈扁板状，主要构成颅腔、胸腔及盆腔的壁，对腔内器官起保护作用。

4. 不规则骨 形状不规则，主要分布于躯干、颅底和面部。有些不规则骨内有含气的空腔，又称为含气骨，如上颌骨等。

二、骨的构造和功能

骨主要由**骨质**、**骨膜**和**骨髓**等构成，此外还有血管、神经和淋巴管（图1-2）。

1. 骨质（bony substance） 由骨组织构成，分**骨密质**和**骨松质**。骨密质主要构成骨的表层和骨干，质地致密，抗压性强。骨松质呈海绵状，位于骨的内部，由骨小梁构成，并按所承受的压力和张力方向交织排列。颅骨的内外表层为骨密质，分别称内板和外板；内、外板之间为骨松质，称板障，有板障静脉分布。

2. 骨膜（periosteum） 紧紧贴覆于除关节面以外的骨表面。骨膜由纤维结缔组织构成，含有丰富的神经和血管，对骨的营养、再生和感觉有重要作用，还对骨的生长、发育、改建、修复等起着重要作用。

3. 骨髓（bone marrow） 是充填于骨髓腔和骨松质间隙内的软组织，分为**红骨髓**和**黄骨髓**。红骨髓内含有造血干细胞和不同发育阶段的血细胞，有造血功能。胎儿和婴幼儿的骨髓全为红骨髓。约5岁以后，长骨骨干内的红骨

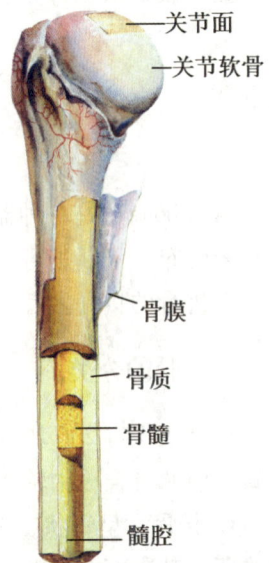

图1-2 骨的构造

髓逐渐被脂肪组织代替，呈黄色，称黄骨髓，失去造血功能，但骨松质间隙内的红骨髓则保留终生。

三、骨质化学成分和物理特性

骨质的化学成分归为两大类，即**有机质**和**无机质**。有机质主要是骨胶原纤维和黏多糖蛋白等，它们构成骨的支架，赋予骨弹性和韧性。无机质主要是以碱性磷酸钙为主的钙盐类，它们使骨坚硬挺实。骨的化学成分和物理性质随着年龄的增长而发生变化。婴幼儿骨的有机质比例相对较大，故弹性较大，硬度小，较柔软，易弯曲变形，在外力作用下不易骨折或折而不断（青枝状骨折）。青、壮年人群的骨中有机质和无机质的比例为3∶7，最为适当，骨的弹性和坚硬度都处于最佳状态。老年人骨中有机质减少，无机质增多，比例达2∶8，骨变硬、变脆，易发生骨折。

知识拓展

怎样才能长高呢？

我们知道，骨骼的增长程度，决定人体长高的程度。在长骨的两端有骺软骨，骺软骨不断增长和骨化，使骨加长，人体逐渐长高。24岁之后，骺软骨全部骨化，人体也就停止长高了。那么怎样才能增长骨骼呢？一是健康的饮食，营养是身体生长的首要因素。每天都要保证蛋白质和钙的摄入量，如鱼、虾、瘦肉、豆制品等含有优质蛋白质的食物和牛奶、海带等含钙、磷丰富的食物。多吃新鲜蔬菜、水果补充维生素、矿物质。尽量少摄入零食，如碳酸类的饮料、甜点等。二要多晒太阳，钙质才容易吸收。三是充足的睡眠，科学证明晚上10点~凌晨2点在睡眠状态下，垂体分泌生长激素会达到一天的高峰，可促进骨骼生长。四是适量运动，足球、篮球、跳绳等有跳起动作的运动非常有助于长高，不过要注意适当运动，过度运动不利于身体生长。

第二节　中轴骨

一、躯干骨

躯干骨包括24块椎骨、1块骶骨、1块尾骨、1块胸骨和12对肋，它们分别参与脊柱、胸廓和骨盆的构成。

（一）椎骨

幼年时椎骨33块，分为颈椎7块、胸椎12块、腰椎5块、骶椎5块及尾椎4块。成年后5块骶椎融合成1块骶骨，4块尾椎融合成1块尾骨。

1. 椎骨一般形态　椎骨（vertebra）一般由椎体和椎弓两部分组成（图1-3）。椎体位于椎骨的前部，呈短圆柱状，主要由骨松质构成，外包薄层的骨密质。椎体主要发挥承受和传导重力的作用。椎弓位于椎体的后方，椎弓与椎体围成**椎孔**，各椎骨的椎孔上下对应连成**椎管**（venterbral canal），容纳脊髓等。椎弓又分为**椎弓根**和**椎弓板**。相邻椎弓根的上、下切迹围成**椎间孔**，有脊神经通过；两侧椎弓板在后正中线愈合，胚胎期因某种因素影响愈合可形成脊柱裂，严重者可导致脊膜或脊髓脊膜膨出。自椎弓发出7个突起：①**棘突**，1个，为椎弓正中向后的突起。②**横突**，1对，伸向两侧。③**上关节突**和**下关节突**，自椎弓分别伸向上、下方的1对突起，各关节突上有关节面，相邻椎骨的上、下关节突构成关节。

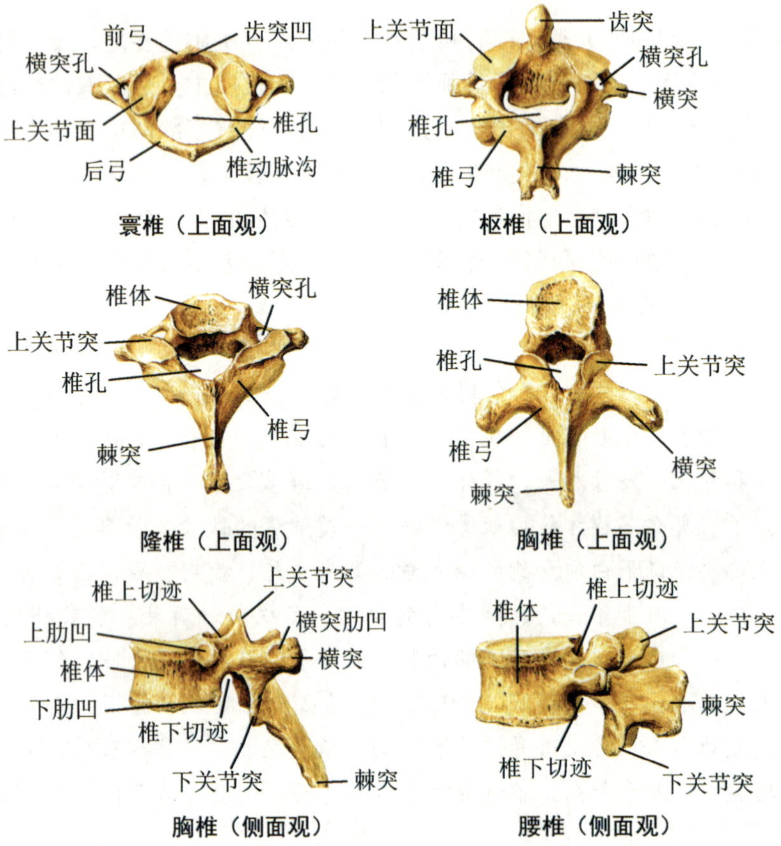

图1-3 椎骨的形态

2. 各部椎骨的主要特征

（1）**颈椎**（cervical vertebrate）：椎体小，横断面呈椭圆形。上、下关节突的关节面几乎呈水平位。横突根部有孔，称**横突孔**，内有椎动脉和椎静脉通过。第2～6颈椎的棘突较短，末端分叉。

第1颈椎又名**寰椎**，呈环形，无椎体、棘突和关节突。由**前弓**、**后弓**和两个**侧块**组成。前弓后面有一小关节面与枢椎的齿突相关节。侧块连接前后两弓，上面有椭圆形关节面，与枕髁相关节称寰枕关节。下面为圆形关节面，与枢椎的上关节面相关节。第2颈椎又名**枢椎**，椎体向上有一指状突起称**齿突**，与寰椎前弓的后面相关节。寰椎与枢椎之间的关节称寰枢关节。第7颈椎又称**隆椎**，棘突长，末端不分叉，于项部皮下易于触及，常作为计数椎骨的标志。

（2）**胸椎**（thoracic vertebra）：椎体横断面呈心形，其两侧面的上、下缘后部各有一半圆形关节面称**肋凹**，与肋头相关节。横突末端前面有与肋结节相关节的横突肋凹。胸椎棘突较长，伸向后下方，呈叠瓦状排列。

（3）**腰椎**（lumbar vertebra）：椎体粗壮，横断面呈肾形。棘突宽扁呈板状，几乎水平伸向正后方，各棘突之间的间隙较宽。

（4）**骶骨**（sacrum）：由5块骶椎融合而成，呈三角形（图1-4），底向上，与第5

腰椎椎体相对，其前缘向前突称**骶岬**，女性的骶岬是产科测量骨盆入口的重要标志之一。骶骨尖向下，与尾骨相连接。骶骨前面光滑凹陷，为盆面，有 4 对骶前孔。骶骨的背面沿正中线有骶椎棘突融合而成的骶正中嵴。骶正中嵴的外侧有 4 对骶后孔。骶前、后孔均通骶管，分别有骶神经的前支和后支通过。骶管纵贯骶骨中央，下端的开口称骶管裂孔，裂孔两侧的骨向后下突出称**骶角**，临床上做骶管麻醉时，以骶角作为确定骶管裂孔的标志。骶骨的侧部有耳状关节面，与髋骨的相对结构相关节。

（5）**尾骨**（coccyx）：由 4 块退化的尾椎融合而成（图 1 - 4）。上接骶骨，下端游离称尾骨尖。

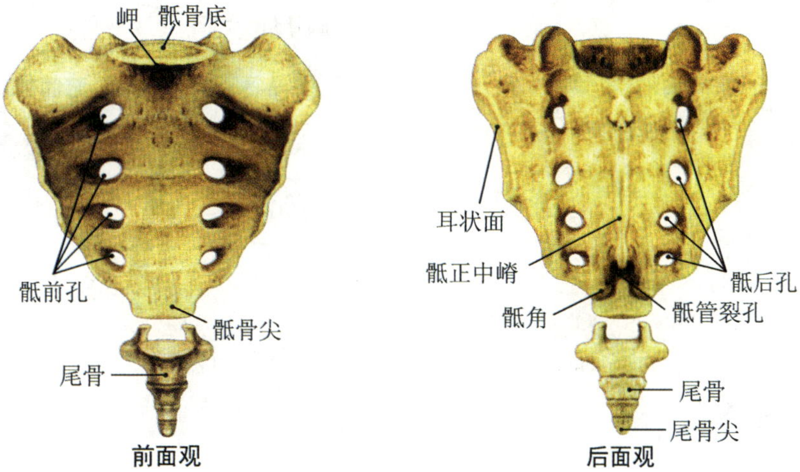

图 1 - 4　骶骨和尾骨

（二）肋

肋（rib）由肋骨与肋软骨组成，共 12 对。第 1～7 对肋的前端与胸骨相连，称真肋。第 8～10 对肋前端借肋软骨与上位肋软骨相连接，称假肋。第 11、第 12 对肋前端游离于腹壁肌层中，称浮肋。肋的后端与胸椎相关节。

肋骨（costal bone）（图 1 - 5）为细长的弓形扁骨，分为肋体及前、后端。中部为肋体，扁而长，分为内、外两面和上、下两缘。内面接近下缘处有**肋沟**，肋间神经和血管沿此沟走行。肋骨前端稍宽，与肋软骨相连；后端膨大，称**肋头**，有关节面与胸椎体的肋凹相关节。肋头外侧稍细的部分称**肋颈**。肋颈与肋体交界处的后方有一隆起称**肋结节**，有关节面与胸椎横突肋凹相关节。

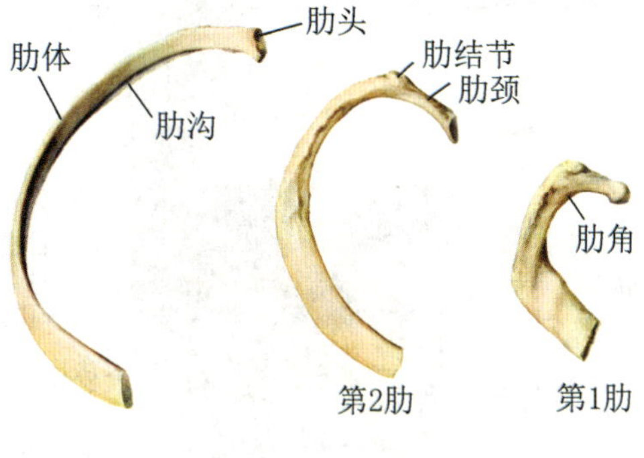

图 1 - 5　肋骨

（三）胸骨

胸骨（sternum）（图 1 - 6）是位于胸前壁正中的扁骨，分为**胸骨柄**、**胸骨体**和**剑突**。

胸骨柄上宽下窄，其上缘正中的凹陷称**颈静脉切迹**，切迹两侧的锁切迹与锁骨相关节。胸骨柄与胸骨体的连接处，形成微向前突的横嵴，称**胸骨角**，两侧与第2对肋软骨相接，胸骨角于体表易触及，为临床上计数肋和肋间隙的重要标志。胸骨体是长方形骨板，外侧缘接第2~7肋软骨。剑突扁而薄，上端与胸骨体的相连接部称剑胸结合。

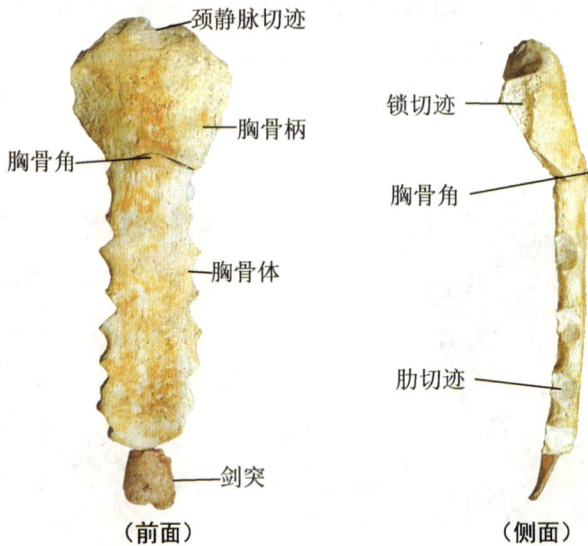

图1-6 胸骨

二、颅骨

颅（cranium）位于头部，由23块颅骨组成（不包括3对听小骨）。除下颌骨和舌骨外，其余各骨借缝和软骨牢固连结，对容纳的脑及感觉器起着支持、保护作用。颅分为**脑颅**和**面颅**。脑颅位于颅的后上部，内部为颅腔，容纳脑。面颅为颅的前下部，形成面部的骨性基础。二者以眶上缘与外耳门上缘的连线为分界线。

（一）脑颅骨

脑颅骨（图1-7，图1-8）共8块，包括前方的1块**额骨**，后方1块**枕骨**，上方2块**顶骨**，两侧各有1块**颞骨**，颅底的中部是单一的**蝶骨**，蝶骨前方为1块**筛骨**。其中的额骨、枕骨、顶骨和颞骨，隔头皮可触及。

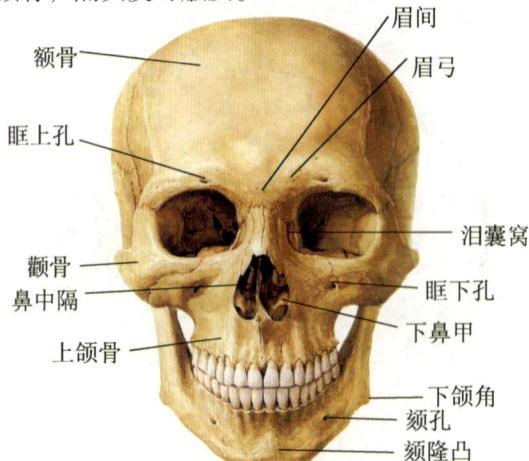

图1-7 颅骨（前面观）

图 1-8　颅骨（侧面观）

（二）面颅骨

面颅骨共 15 块，下方为 1 块可活动的呈马蹄铁形并生有牙的**下颌骨**（图 1-9），其上方也为生有牙的**上颌骨**，上颌骨构成颜面的中央部。紧靠两上颌骨后方各有 1 块**腭骨**，两上颌骨之间有形成鼻背的 1 对**鼻骨**，上颌骨的外上方为 1 对**颧骨**。鼻腔正中有 1 块**犁骨**，构成骨鼻中隔的前下部；鼻腔外侧壁下部左、右各有 1 块**下鼻甲**。眶内侧壁前部各有 1 块小的**泪骨**。此外，还有位于喉结上方游离的 1 块**舌骨**（图 1-9）。面颅骨中的上颌骨、下颌骨、鼻骨、颧骨和舌骨，隔皮肤可触及。

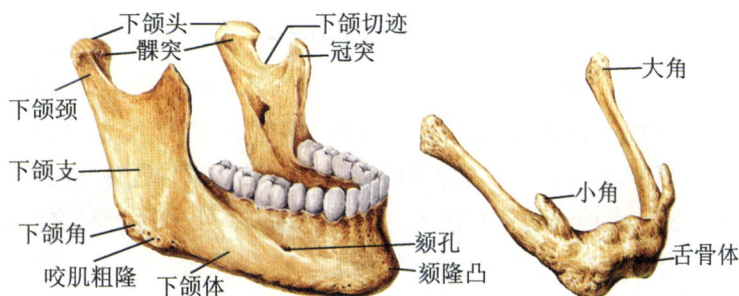

图 1-9　下颌骨和舌骨

下颌骨分为一体两支：①**下颌体**，为下颌骨的中间部，呈向前凸的弓形，其下缘为下颌底，上缘构成牙槽弓，有容纳牙根的牙槽。体的前外面各有 1 个**颏孔**，有颏血管和神经进出。②**下颌支**，是由体后方伸向后上方的方形骨板，末端有 2 个突起，前方的称**冠突**，后方的称**髁突**。髁突的上端膨大称**下颌头**，头下方较细处为**下颌颈**。下颌支内面中央有下颌孔，后者与颏孔借下颌管相通，内有下牙槽血管和神经。下颌支后缘与下颌底相交处，称下颌角。

（三）颅整体观

1. 顶面观　颅的上面称颅顶。在额骨与顶骨之间有**冠状缝**，左右顶骨之间有**矢状缝**，顶骨与枕骨之间是**人字缝**。顶骨的最隆凸处称顶结节。

2. 颅底内面观（图 1-10）　颅底内面承托脑，与脑底面的形态相适应，自前向后分为颅前窝、颅中窝和颅后窝。各部有孔、管、裂与颅腔外面相通，供血管、神经等出入。

（1）**颅前窝**：正中凹陷处有**筛板**及**筛孔**，筛孔与鼻腔相通，内有嗅神经穿过。

（2）**颅中窝**：中部隆起，两侧凹陷。中部是蝶骨体，体上面的陷窝称**垂体窝**。窝的前外侧有**视神经管**，管口的外侧有**眶上裂**，两者均通**眶**。颅中窝的两侧部，从前向后有**圆孔**、**卵圆孔**和**棘孔**。自棘孔起有脑膜中动脉沟行向外上方。

（3）**颅后窝**：最深，中部有**枕骨大孔**，孔的后上方隆起的两侧有横行的**横窦沟**，此沟转向下内移行为**乙状窦沟**，其末端续于**颈静脉孔**通颅外。颅后窝前外侧壁有**内耳门**，通内耳道。

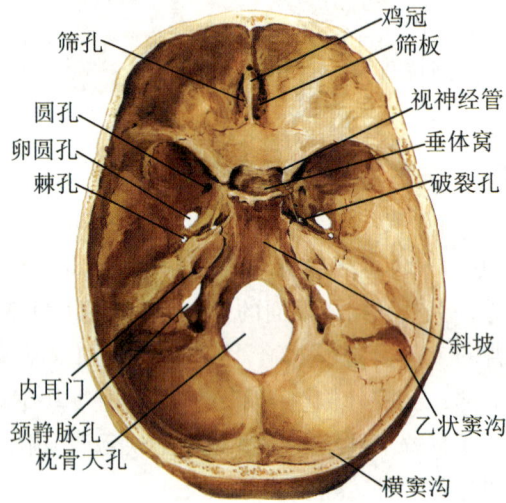

图 1 - 10　颅底内面观

3. 颅底外面观（图 1 - 11）　后部中央是枕骨大孔，孔的后上方有**枕外隆凸**，孔的前外侧有椭圆形关节面，称**枕髁**；其根部有舌下神经管通颅后窝。枕髁外侧有颈静脉孔，孔的前方有颈动脉管外口，向内延续为**颈动脉管**。茎突根部与乳突之间有**茎乳孔**。颧弓根部后下方有**下颌窝**，窝前方的横行隆起，称关节结节。上颌牙槽弓之间的水平骨板称骨腭。其前部正中有切牙孔，后外侧部有腭大孔。

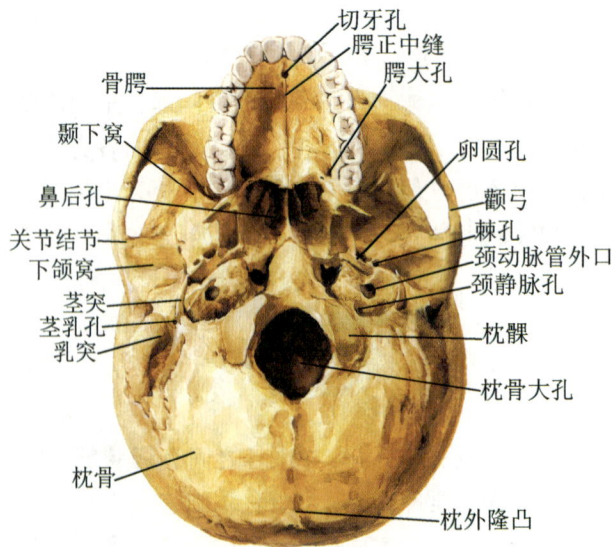

图 1 - 11　颅底外面观

4. 侧面观　颅侧面（图 1 - 8）中部有**外耳门**。外耳门后方为**乳突**，前方是**颧弓**。颧弓平面将颅侧面分为上方的**颞窝**和下方的**颞下窝**。在颞窝，额骨、顶骨、颞骨、蝶骨汇合处，常构成 H 形的缝，称为**翼点**。此处骨质薄弱，内面紧邻脑膜中动脉的前支，若发生骨折，容易损伤该动脉，造成硬脑膜外血肿。

5. 前面观　颅的前面（图 1 - 7）由额骨和面颅骨构成。由上向下分为额区、眶、骨性鼻腔和骨性口腔。

（1）**眶**（orbit）：呈四面锥体形，尖向后内，经视神经管通颅中窝。底朝前外，骨缘呈四边形。眶上缘的中、内 1/3 交界处有**眶上切迹**或**眶上孔**。眶下缘中点下方有**眶下孔**。眶有四壁，上壁的前外侧部有**泪腺窝**，容纳泪腺。下壁的中部有眶下沟，向前经眶下管开口于眶下孔。内侧壁的前下部有椭圆形的**泪囊窝**，容纳泪囊。泪囊窝向下经鼻泪管通鼻腔。外侧壁与上、下壁交界处的后部有**眶上裂**和**眶下裂**。眶容纳视器（眼）。

（2）**骨性鼻腔**（bony nasal cavity）：位于面颅中央，被骨性鼻中隔分隔为左右两部分。后方借成对的鼻后孔通咽腔。骨性鼻腔的底为骨腭，与口腔相隔。外侧壁有 3 个向下卷曲的骨片，自上而下依次为**上鼻甲**、**中鼻甲**和**下鼻甲**。各鼻甲外下方相应的间隙，分别称**上鼻道**、**中鼻道**和**下鼻道**。下鼻道的前部有**鼻泪管**的开口。上鼻甲后上方与蝶骨之间的间隙为**蝶筛隐窝**。

（3）**鼻旁窦**（paranasal sinus）：指鼻腔周围某些颅骨内的含气空腔，且与鼻腔相通。鼻旁窦有 4 对，包括**额窦**、**上颌窦**、**筛窦**和**蝶窦**，各窦均位于同名骨内。筛窦由许多蜂窝状小房组成，可分为前群、中群、后群。额窦、上颌窦及筛窦的前、中群开口于中鼻道，筛窦的后群开口于上鼻道，蝶窦开口于蝶筛隐窝。

（四）新生儿颅的特点和出生后变化

新生儿脑颅比面颅大（图 1 - 12），其比例为 8 : 1（成人为 4 : 1）。新生儿颅骨尚未发育完全，颅盖骨之间留有较宽的间隙，被结缔组织膜所封闭，称**颅囟**。**前囟（额囟）**最大，呈菱形，位于矢状缝和冠状缝相交处，于 1 ~ 2 岁时闭合。前囟闭合的早晚可作为婴幼儿体格发育的标志和颅内压变化的触诊部位。**后囟（枕囟）**呈三角形，位于矢状缝与人字缝相交处，出生后 3 个月左右闭合。

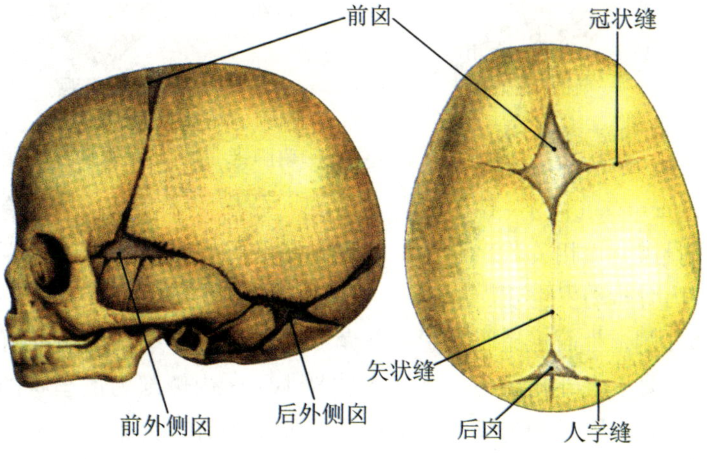

图 1 - 12　新生儿颅

第三节　四肢骨

一、上肢骨

　　上肢骨包括肩部的**肩胛骨**和**锁骨**、臂部的**肱骨**、前臂的**尺骨**和**桡骨**、手掌的**腕骨**和**掌骨**、手指的**指骨**。

　　1. 锁骨（clavicle）（图1-13）　呈"～"状，位于胸廓前上部。全长于皮下均可触及。锁骨骨折多发生于锁骨中、外1/3交界处。

　　2. 肩胛骨（scapula）（图1-13）　是三角形的扁骨，位于背部的外上方。可分为3个缘、3个角和2个面。**肩胛骨上角**和**肩胛骨下角**位于内侧缘的上端和下端，分别平对第2肋骨和第7肋骨，可作为计数肋的标志。外侧角肥厚，有一向外的关节窝，称**关节盂**。肩胛骨前面为一大而浅的窝，称**肩胛下窝**。肩胛骨后面有一横行的骨嵴，称**肩胛冈**，它把后面分成上、下两个浅窝，分别称**冈上窝**和**冈下窝**。肩胛冈的外侧端扁宽，伸向外上方，称**肩峰**。肩胛冈、肩胛骨下角和肩峰均可于体表触及。

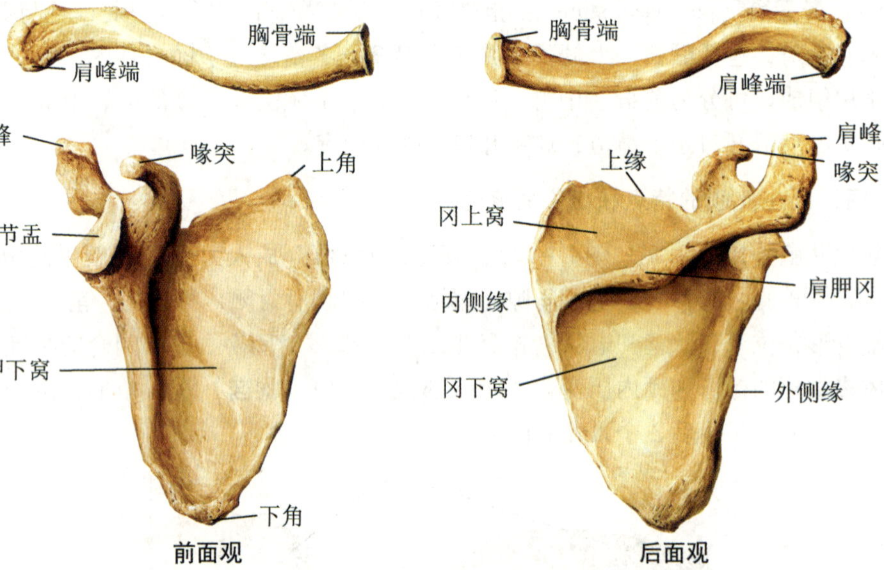

图1-13　锁骨和肩胛骨

　　3. 肱骨（humerus）（图1-14）　位于臂部，分为一体两端。上端有半球形突起称**肱骨头**，与肩胛骨关节盂相关节。肱骨头外侧的隆起称**大结节**。肱骨上端与体交界处稍细，称**外科颈**，为骨折易发生处。

　　肱骨体中部外侧，骨面粗糙而隆起称**三角肌粗隆**。在体中段的后面有自内上斜向外下的**桡神经沟**。肱骨下端外侧部为半球形的肱骨小头，内侧部为滑车状的**肱骨滑车**，滑车后上方为**鹰嘴窝**，容纳尺骨鹰嘴。下端向内、外侧各有一突起，分别称**内上髁**和**外上髁**，在体表均可触及。内上髁后下方的浅沟称**尺神经沟**。肱骨下端骨质较薄弱，易发生肱骨髁上骨折，以小儿最多见。

　　4. 桡骨（radius）（图1-15）　位于前臂的外侧部。上端稍膨大称**桡骨头**，头上面的关节凹与肱骨小头相关节。桡骨下端外侧向下的突起称**桡骨茎突**，在腕部桡侧皮下可触及。

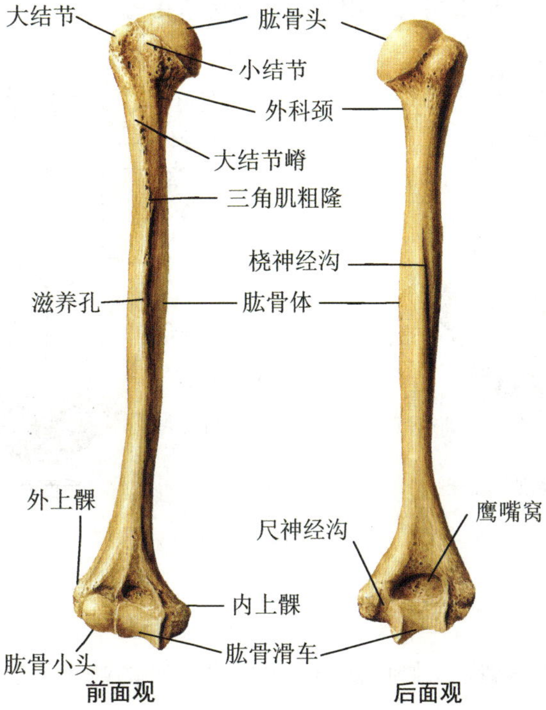

图 1 – 14　肱骨

5. 尺骨（ulna）（图 1 – 15）　位于前臂内侧部。上端前面有凹陷的关节面，称**滑车切迹**，与肱骨滑车相关节。切迹后上方的突起，称**鹰嘴**，为肘后部重要的体表标志。尺骨下端后内侧向下的突起称**尺骨茎突**，可于体表触及。

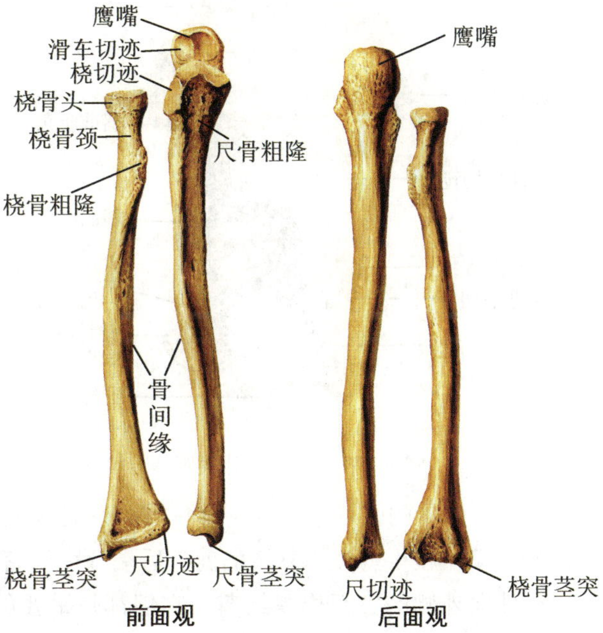

图 1 – 15　桡骨和尺骨

6. 手骨（bone of hand）（图 1 – 16）　分为**腕骨**、**掌骨**和**指骨**。腕骨 8 块，排成两列。近侧列由桡侧向尺侧依次为：**手舟骨**、**月骨**、**三角骨**和**豌豆骨**；远侧列由桡侧向尺侧依次为：**大多角骨**、**小多角骨**、**头状骨**和**钩骨**。掌骨 5 块，由桡侧向尺侧分别称为第 1～5 掌骨。指骨 14 块，除拇指 2 节外，其余 4 指均为 3 节。

由近侧向远侧依次为**近节指骨**、**中节指骨**和**远节指骨**。

图 1-16　手骨

二、下肢骨

下肢骨包括胯部的**髋骨**、大腿的**股骨**、膝关节前部的**髌骨**、小腿的**胫骨**和**腓骨**、足部的**足骨**。

1. 髋骨（hip bone）（图 1-17，图 1-18）　位于盆部，分为**髂骨**、**坐骨**和**耻骨**。在 16 岁之前，其三部分借软骨连接在一起。髋骨外侧面有一深窝，称**髋臼**，与股骨头相关节。

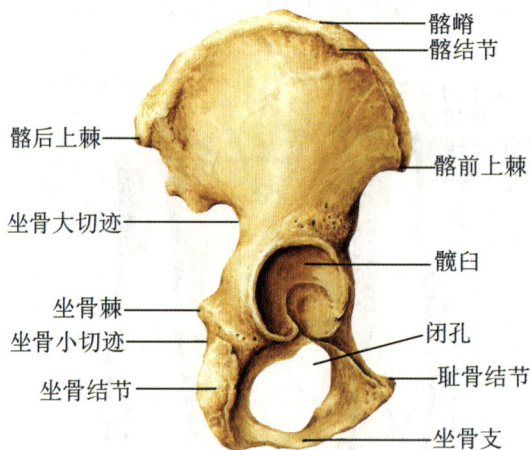

图 1-17　髋骨（外面观）

（1）**髂骨**（ilium）：位于髋骨的上部，分为一体一翼。髂骨翼扁而宽，上缘称**髂嵴**，两侧髂嵴最高点的连线约平第 4 腰椎棘突。髂嵴的前、后端分别称**髂前上棘**和**髂后上棘**，髂前上棘外后方 5~7 cm 处向外侧的突起称**髂结节**，它们都是重要的体表标志。**髂骨翼**内面的浅窝称**髂窝**，窝的下界为**弓状线**。髂窝的后下方有粗糙的耳状面，与骶骨耳状面相关节。

（2）**坐骨**（ischium）：位于髋骨的后下部，分一体一支。坐骨体的下部粗大隆起，称**坐骨结节**，可在体表触及。体的后缘有三角形的锐棘，称**坐骨棘**，其上、下方分别有**坐骨大切迹**和**坐骨小切迹**。坐骨结节向前内上方伸出坐骨支。

（3）**耻骨**（pubis）：位于髋骨的前下部，分为一体两支（上、下支）。耻骨上支上面的锐嵴称**耻骨梳**，向后移行于**弓状线**，向前止于耻骨结节。两支移行处内侧粗糙面称**耻骨联合面**，上支前端的突起称**耻骨结节**。耻骨和坐骨围成的大孔称**闭孔**。

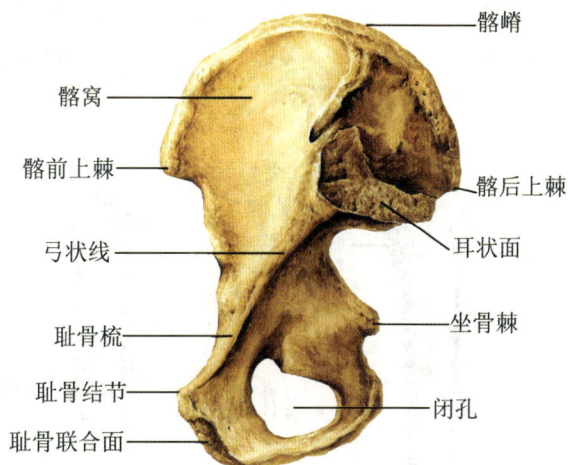

图 1-18　髋骨（内面观）

2. 股骨（femur）（图 1-19）　位于大腿，是人体最长的骨，分为一体两端。上端有球形的**股骨头**，与髋臼相关节。头下方的狭细部分称**股骨颈**。颈与体交界处上外侧有一隆起，称**大转子**；内下方的隆起，称**小转子**。下端向两侧的膨大，分别称**内侧髁**和**外侧髁**。两髁侧面最突起处称**内上髁**和**外上髁**。

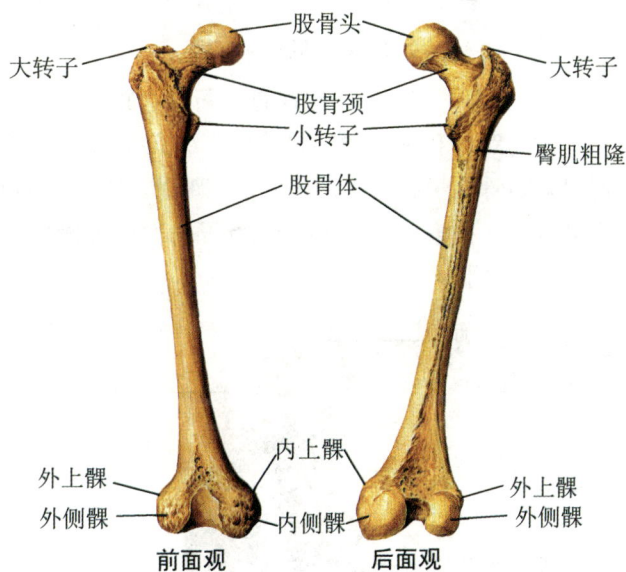

图 1-19　股骨

3. 髌骨（patella）（图 1-20）　位于膝关节的前部，是全身最大的籽骨，呈尖向下的三角形，可在体表触及。

4. 胫骨（tibia）（图 1-21）　位于小腿内侧部。上端粗大向两侧突出，分别称**内侧髁**和**外侧髁**。两髁上面的关节面与股骨下端相关节。上端前面的隆起称**胫骨粗隆**。胫骨体的前缘和内侧面均可在体表触及。胫骨下端内侧的突起称**内踝**。

5. 腓骨（fibula）（图 1-21）　位于小腿的外侧部，细长。上端膨大称**腓骨头**。头下方稍细部，称**腓骨颈**。下端向外下的突起称**外踝**。外踝和腓骨头都是重要的体表标志。

髌底

前面 关节面

髌尖

前面观 后面观

图1-20 髌骨

髁间隆起
内侧髁

腓骨头 胫骨粗隆
腓骨颈

比目鱼肌线

胫骨体 骨间缘

前缘

外踝 内踝

前面观 后面观

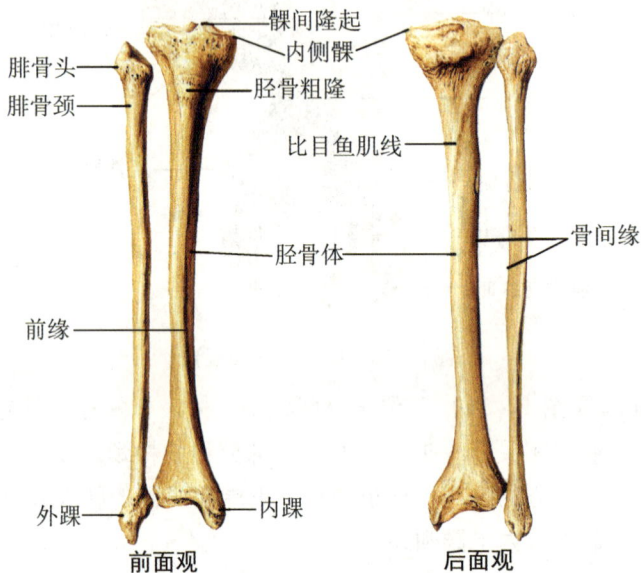

图1-21 胫骨和腓骨

6. 足骨（bone of foot）（图1-22） 由**跗骨**、**跖骨**和**趾骨**组成。跗骨7块，分为前中后3列。后列包括上方的**距骨**和下方的**跟骨**；中列为**足舟骨**；前列为**内侧楔骨**、**中间楔骨**、**外侧楔骨**及**骰骨**。距骨位于后上方，其下方接跟骨。跟骨后端的隆突称**跟骨结节**。跖骨5块，由内侧向外侧依次称第1~5跖骨。第5跖骨底的外侧份突向后，称第5跖骨粗隆。趾骨14块，命名规律同指骨。

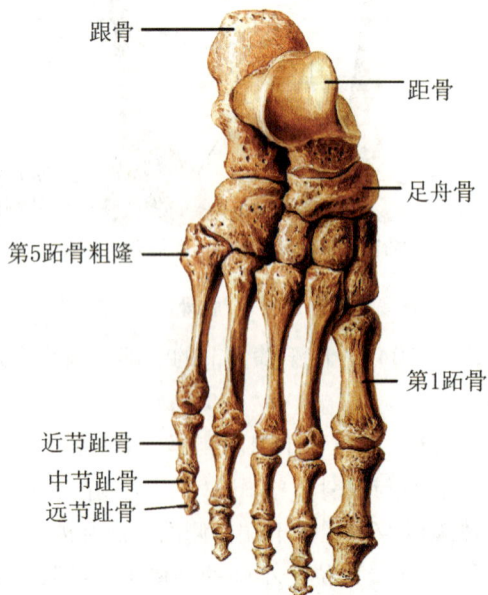

跟骨 距骨

足舟骨

第5跖骨粗隆

第1跖骨

近节趾骨
中节趾骨
远节趾骨

图1-22 足骨（上面观）

知识拓展

骨质疏松症

骨质疏松症（osteoporosis）是因多种原因导致骨密度和骨质量下降、骨微结构被破坏、骨脆性增加，从而易骨折的全身性骨病，主要临床表现为慢性疼痛、活动受限、脊柱变形、脆性骨折等。绝经期妇女及老年人的原发性骨质疏松最为多见，影响因素较为复杂。随着骨密度和骨质量下降，老年人极易自发或因轻微外力而骨折，尤以脊柱、髋部和前臂骨折最为常见。一旦发生骨折，将严重影响患者的身体健康及生活质量。骨质疏松症已经成为世界广泛关注的严重社会问题之一，1998年世界卫生组织（WHO）将世界骨质疏松日定为每年的10月20日。

如何有效预防骨质疏松症呢？一是应从儿童抓起，青少年期是骨发育的关键时期，20岁以前大约能获得90%以上的骨密度。从儿童期开始，日常生活中加强营养，每天喝一袋牛奶，多食富含钙、维生素D和蛋白质的食物，通过合理膳食，从而保证每日钙的摄入量和吸收量。经常参加户外活动、多晒太阳。阳光中的紫外线可促进皮肤中的7-脱氢胆固醇生成，从而形成有活性的维生素D，进而促进肠道对钙、磷的吸收。运动可以促进骨骼生长，增加骨量，维持骨代谢水平，减少骨质丢失，是预防骨质疏松症经济、有效、安全的方法。二是加强对高危人群的监测。如对过于消瘦、闭经早、嗜烟酒、患有内分泌疾病、长期服用糖皮质激素药物或长期卧床的人等，要定期监测骨密度，如果骨密度低于正常指标，要接受正规的治疗。

医务工作者要进一步加强骨质疏松症的宣传教育，使全社会认识到骨质疏松症的普遍性和危害性，早预防、早发现、早治疗，最大限度地减少骨质疏松症对患者的危害。

本 章 要 点

1. 骨髓是分布于骨髓腔和骨松质缝隙中的软组织，按结构分为红骨髓和黄骨髓。红骨髓有造血功能，分布于成人的骨松质缝隙中；黄骨髓无造血功能，分布于成人的骨髓腔。

2. 胸骨位于胸前壁正中，自上而下分为胸骨柄、胸骨体和剑突三部分。胸骨角是胸骨柄与胸骨体连接部凸向前的横嵴，两侧连第2肋（软骨）。

3. 躯干骨的重要骨性标志：第7颈椎棘突、胸椎棘突、骶正中嵴、尾骨尖、颈静脉切迹、胸骨角、第1~12肋、肋弓、肋间隙。

4. 上肢骨的重要骨性标志：锁骨、肩胛骨下角、肩胛冈、肩峰、肱骨内上髁、肱骨外上髁、尺骨鹰嘴、桡骨茎突、尺骨茎突。

5. 下肢骨的重要骨性标志：髂嵴、髂前上棘、髂后上棘、坐骨结节、耻骨结节、髌骨、胫骨粗隆、腓骨头、内踝、外踝、跟骨结节。

6. 颅分为前下部的面颅和后上部的脑颅。额骨、顶骨、枕骨、颞骨、上颌骨、下颌骨、颧骨、舌骨等在体表可触及。

7. 颅骨的重要骨性标志：乳突、颧弓、下颌角、舌骨、枕外隆凸、颧骨。

思考题

1. 简述骨的分类。
2. 简述颅中窝内的主要孔、裂、管及通过的结构。
3. 在四肢，体表能触摸到的骨性标志有哪些？

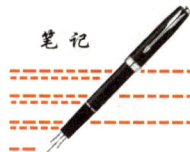

第二章　关节学

学习目标

1. 掌握：关节的基本结构和辅助结构；脊柱的组成、整体观及运动；椎骨间的连结；骨性胸廓的组成；六大（肩、肘、腕、髋、膝、踝）关节的构成、结构特点及运动。
2. 熟悉：骨连结的运动及分类；颞下颌关节的组成、结构特点和运动；骨盆的组成与分部。
3. 了解：胸锁关节、骶髂关节的构成；足弓的构成及功能。
4. 能够运用关节学知识解释关节脱位等疾病的解剖结构改变。
5. 利用所学的知识理解颈椎病等关节疾病的形成原因，并对临床关节疾病做出初步诊断。

第一节　总　论

骨与骨之间借纤维结缔组织、软骨或骨相连，形成**骨连结**或**关节**。根据连结方式的不同，骨连结可分为**直接连结**（不动关节）和**间接连结**（动关节）。

一、直接连结

直接连结是指骨与骨之间借纤维结缔组织、软骨或骨直接连结，其间无间隙，不活动或仅有少许活动。根据连结组织的不同可分为纤维连结、软骨连结和骨性结合。

纤维连结指两骨之间以纤维结缔组织相连，较稳固，一般无活动性，如颅骨间的缝。**软骨连结**指两骨之间借软骨组织相连结，活动甚微，如椎骨间的椎间盘。**骨性结合**指两骨之间以骨组织相连结，不能活动，常由纤维连结或软骨连结骨化而成，如5块骶椎于成年后融合为1块骶骨。

二、间接连结

间接连结又称**滑膜关节**，通常简称**关节**（arthrosis），其特点是相关节的相对骨面互相分离，之间有间隙，相邻关节面的周围以结缔组织套相连，在肌的牵动下能够产生较大幅度的运动。

（一）关节的基本结构

每个关节都具备的结构，包括**关节面**、关节囊和关节腔（图 2－1）。

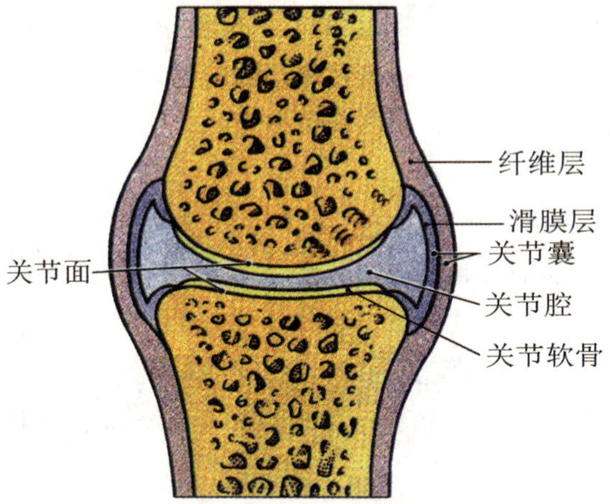

图 2－1　关节的基本结构

1. 关节面（articular surface）　指相关节的骨的相对面或接触面，每个关节至少包括两个关节面，一般为一凸一凹，凸者称**关节头**，凹者称**关节窝**。在活体骨的关节面上都覆有一层软骨，称**关节软骨**。关节软骨光滑而富有弹性，可减少运动时的摩擦、缓冲震荡和冲击。

2. 关节囊（articular capsule）　分内、外两层。外层为**纤维层**，附着于关节面周缘及其附近的骨面上，由致密结缔组织构成，含有丰富的血管和神经；内层为**滑膜层**，为薄而光滑的结缔组织膜，紧贴纤维层的内面，并附着于关节软骨的周缘。滑膜富有血管，能分泌少量滑液至关节腔，起润滑作用，可以减少运动时的摩擦，并对关节软骨有一定的营养作用。

3. 关节腔（articular cavity）　是由关节囊滑膜层和关节软骨围成的密闭腔隙，正常为封闭的潜在性间隙，腔内为负压，含有少量滑液。若关节腔内因病出现较多滑液、血液或脓液，分别称关节积液、关节积血、关节积脓，影响关节运动。

（二）关节的辅助结构

某些关节除具备上述基本结构以外，为适应功能需要又增加了某些辅助结构，用于加强关节的稳固性或增加关节的灵活性。

1. 关节韧带（articular ligament）　由致密结缔组织构成，连接相邻两骨。位于关节囊外者称**囊外韧带**；位于关节囊内者称**囊内韧带**。韧带可增加关节的稳固性或限制关节的过度运动。

2. 关节盘（articular disc）　是位于两关节面之间的软骨板，其周缘附着于关节囊，将关节腔分为两部分。关节盘多呈圆盘状，有的呈半月形，又称**半月板**。关节盘使两关节面更为适合，有利于关节的稳定，减少冲击和震荡，也可增加关节的运动形式和范围。

3. 关节唇（articular labrum）　为附着于关节窝周缘的纤维软骨环，使关节窝加深、关节面增大，以增加关节的稳固性。

（三）关节的运动形式

关节的运动形式和范围主要取决于关节面的形状和大小。关节是围绕着运动轴来进行各种运动的，其运动形式基本上是沿关节的 3 个轴所做的运动。

1. 屈和伸　一般是指沿关节冠状轴所做的运动。运动时两骨相互靠拢，角度变小，称屈；反之则为伸。

2. 收和展　一般是指沿关节矢状轴所做的运动。运动时骨向正中矢状面靠拢，称内**收**；远离正中矢状面称**外展**。手指的收与展以中指为准。

3. 旋转运动　指关节沿其垂直轴进行的运动。骨的前面转向内侧的运动称**旋内**；转向外侧的运动称**旋外**。在前臂，旋内又称**旋前**；旋外又称**旋后**。

4. 环转运动　凡能沿冠状轴和矢状轴运动的关节还可做环转运动。运动时骨的近端在原位滑动，远端做圆周运动，即屈、展、伸、收依次连续的复合运动，运动时全骨描绘出一圆锥形轨迹。

多数关节由两块骨组成，称**单关节**；由两块以上骨构成的关节称**复关节**，如肘关节。两个或两个以上结构完全独立的关节，在功能上必须同时运动，二者合称**联合关节**，如左右下颌关节。

第二节　躯干骨连结

一、椎骨间连结

相邻椎骨之间借椎间盘、韧带和关节相连结（图 2-2）。

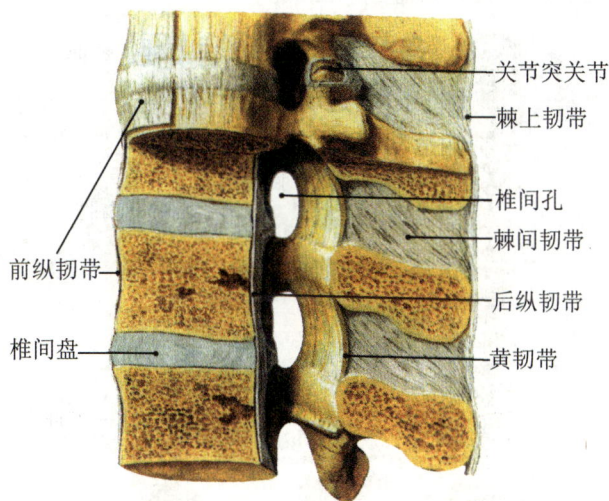

图 2-2　椎骨间的连结

1. 椎间盘（intervertebral disc）　是位于相邻两椎体之间的纤维软骨盘，由内、外两部分构成。外部称**纤维环**，由多层纤维软骨以同心圆紧密排列而成，坚韧而富有弹性。内部为**髓核**，为柔软而富有弹性的胶状物质。椎间盘不仅将相邻椎体牢固地连结，还可承受压力、吸收震荡、减缓冲击，间接保护脑和内脏，并赋予脊柱一定的运动功能。中老年人由于椎间盘发生退行性改变，在过度劳损、负重、体位骤变或用力不当等情况下，可致纤维环破裂，髓核向后或后外方膨出或脱出，突入椎管或椎间孔，压迫脊髓或脊神经，引起的病症和体征称椎间盘突出症。病变多发生在运动幅度较大的腰椎间盘和颈椎间盘。

2. 韧带

（1）**前纵韧带和后纵韧带**：为紧贴于椎体和椎间盘前面和后面的两条纵行的长韧带，可限制脊柱过度的伸和屈，也有防止椎间盘脱出的作用，前纵韧带宽而厚，后纵韧带薄而窄，故椎间盘易向后或后外方脱出。

（2）**黄韧带**：连于相邻两椎弓板之间，可限制脊柱过度前屈，并参与椎管后壁和椎间孔后缘的构成。

（3）**棘间韧带和棘上韧带**：在相邻的棘突之间连有棘间韧带；连于各椎骨棘突尖端的一条长韧带称为棘上韧带。

3. 关节 相邻椎骨的上、下关节突组成的关节称**关节突关节**，关节面曲度很小，相邻椎骨之间仅能做微小运动，属微动关节。

二、寰椎与枕骨及枢椎间的连结

1. 寰枕关节 由寰椎的上关节凹与枕髁构成，属联合关节，可使头做俯、仰、侧屈和环转运动。

2. 寰枢关节 由寰椎前弓、枢椎齿突及寰椎两侧块的下关节面与枢椎的上关节面构成3个独立的关节，但在功能上它们是联合关节，一起使头部做旋转运动。

三、脊柱

脊柱（vertebral column）（图2－3）由24块椎骨、1块骶骨和1块尾骨借椎间盘、韧带和关节连结而成，上承载颅，下接髋骨，构成人体的中轴。除具有支持躯干、保护脊髓的作用外，还参与胸腔、腹腔和盆腔的围成。

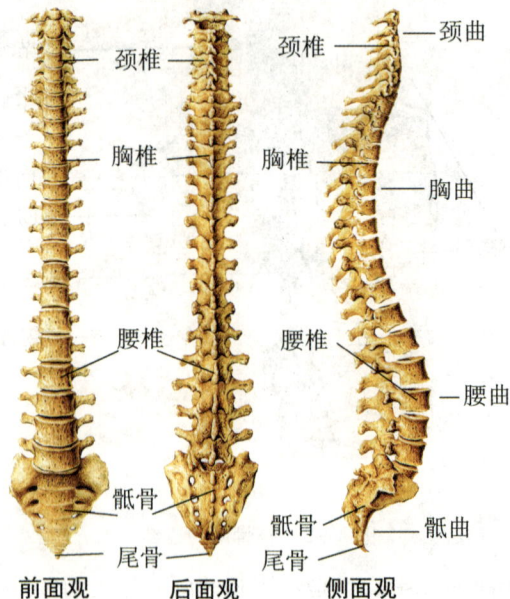

图2－3 脊柱整体观

脊柱前面观：可见椎体自上而下随所负重量逐渐增加而加宽加大。自耳状面以下，由于重力转移至骨盆或下肢，骶骨和尾骨便迅速变小。

脊柱后面观：可见棘突在背部正中线上形成一条纵嵴，两侧的沟容纳背部的深层肌。

颈部棘突短，末端分叉；胸部棘突细长，向后下倾斜并相互重叠；腰椎棘突呈矢状位的宽板状，水平向后。临床上做腰椎穿刺时，常选择从第3、第4或第4、第5腰椎棘突之间的间隙处进针。

脊柱侧面观：脊柱有4个生理性弯曲，**颈曲**、**腰曲**凸向前，**胸曲**、**骶曲**凸向后。这些弯曲使脊柱更具有弹性，可减轻行走和运动时对脑和内脏的震荡，也有利于维持人体重心的平衡。

脊柱可做前屈、后伸、侧屈、旋转和环转运动。虽然相邻椎骨间的连结很稳固，运动范围很小，但整个脊柱的运动幅度很大。

脊柱裂与脊膜膨出两侧椎弓板在胚胎发育时未愈合，即形成脊柱裂，多发生在第5腰椎和第1、第2骶椎后部，脊柱裂可以为一窄缝，亦有骶骨后部全部裂开者。

隐性脊柱裂后面覆盖有结缔组织，而无硬脊膜和脊髓膨出，一般无症状；显性脊柱裂是椎管的内容物经裂隙膨出，形成硬脊膜膨出或硬脊膜脊髓膨出，伴有明显的脊髓、脊柱损伤的症状和体征。

四、肋的连结

1. 肋与椎骨的连结　肋骨后端与胸椎之间以**肋椎关节**相连结。沿此关节可使肋的前部做升降运动。

2. 肋与胸骨的连结　每一肋骨前端都接肋软骨。第1肋软骨与胸骨柄形成软骨连结；第2~7肋软骨与胸骨侧缘构成微动的**胸肋关节**；第8~10肋软骨下端依次附于上位肋软骨，由此形成左、右**肋弓**；第11、第12肋很短，前端游离于腹壁肌层之中。

五、胸廓

胸廓（thoracic cage）（图2－4）由12块胸椎、12对肋和1块胸骨连结而成。为上窄下宽、前后略扁的圆锥形。前壁短，侧壁和后壁长。**胸廓上口**小，是胸腔与颈部的通道，由第1胸椎体、第1对肋及胸骨柄上缘围成。由于胸廓上口向前下倾斜，故胸骨柄上缘约平对第2胸椎体下缘。**胸廓下口**宽大而不整齐，由第12胸椎体、下位两对肋、肋弓和剑突围成。胸廓下口由膈肌封闭形成胸腔的底。两侧肋弓形成的向下开放的角称**胸骨下角**。相邻肋之间的区域称**肋间隙**。胸廓容纳和保护心、肺、大血管，并覆盖肝、脾等重要器官。

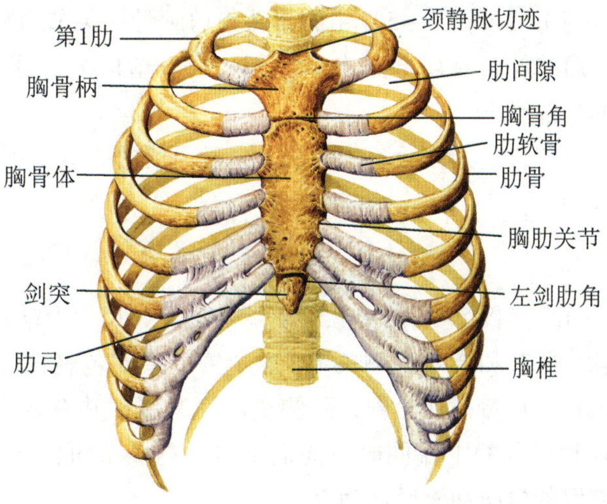

图2－4　胸廓整体观（前面观）

胸廓除有保护和支持的功能外还参与呼吸运动。吸气时肋前端上提，胸骨向前上移动，胸腔容积增大。呼气时则相反，胸腔容积缩小。胸廓的形状和大小与年龄、性别、职业、健康状况等密切相关。儿童患佝偻病时，因胸骨向前突出变形，形成"鸡胸"。肺气肿及哮喘患者，胸廓各径线增大呈桶状称"桶状胸"。

第三节　颅骨的连结

各颅骨之间，大多以缝（韧带）相连结，颅底少数骨之间形成软骨连结，这两种连结均非常牢固，无活动性。当这些结缔组织膜或软骨骨化后，便形成**骨性结合**。颅骨的连结中唯一的一对关节即**颞下颌关节**。

颞下颌关节（temporomandibular joint）也称下颌关节，由下颌头与颞骨的**下颌窝**及**关节结节**组成。关节囊松弛，关节内有**关节盘**，将关节腔分为上、下两部分。下颌关节属联合关节，两侧同时运动，可使下颌骨做上提与下降（闭口与张口）、前伸与后退及侧方运动。在关节囊薄弱的情况下，张口过大时，下颌头和关节盘可一起滑到关节结节的前方，不能退回关节窝，患者不能做闭口和咀嚼运动，造成下颌关节脱位。

第四节　四肢骨连结

一、上肢骨连结

（一）胸锁关节

胸锁关节（sternoclavicular joint）由锁骨的胸骨端与胸骨柄的锁切迹构成。关节囊紧张坚韧，关节内有关节盘。依托胸锁关节，锁骨外侧端及整个肩部可做上、下、前、后及环转运动。

（二）肩关节

肩关节（shoulder joint）（图2-5）由**肱骨头**与肩胛骨的**关节盂**构成。关节囊薄而松弛，其上壁、前壁和后壁外面有肩部肌肉的加固，唯下壁最为薄弱。故肩关节脱位时，肱骨头常从关节囊的下部脱出。

肩关节属于球窝关节，是人体活动范围最大、最灵活的关节，可做屈、伸、收、展、旋内、旋外及环转运动。

（三）肘关节

肘关节（elbow joint）（图2-6）由肱骨下端与桡骨、尺骨上端组成，它包括3个关节，即**肱尺关节**、**肱桡关节**和**桡尺近侧关节**。3个关节共同包裹在一个关节囊（属复关节）内。肘关节囊的前、后壁薄而松弛，两侧壁厚而紧张，并有韧带加强。临床上常见的肘关节脱位是桡骨和尺骨的上端同时滑向后上方。肘关节可沿冠状轴做屈、伸运动，桡尺近侧关节参与前臂的旋前和旋后运动。

图 2-5　肩关节冠状切面

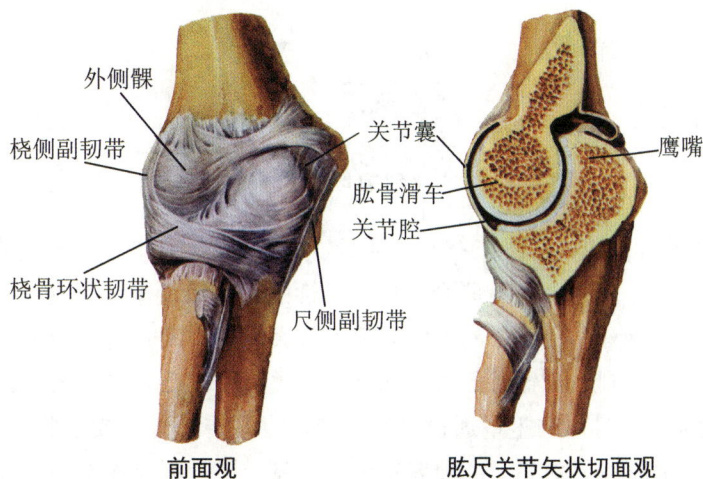

图 2-6　肘关节

（四）前臂骨间的连结

除上端的桡尺近侧关节参与构成肘关节的一部分外，还有连于桡、尺两骨相对缘之间的**前臂骨间膜**及下端的**桡尺远侧关节**。前臂运动时桡骨头在原位旋转，而桡骨远端则围绕尺骨头旋转。当桡骨转至尺骨前面时，两骨交叉，手背向前，称**旋前**；当桡骨转至尺骨外侧时，两骨并列，手背向后，称**旋后**。

（五）手骨的连结

包括桡腕关节、腕骨间关节、腕掌关节、掌指关节和指骨间关节（图 2-7）。

1. 桡腕关节（radiocarpal joint）　又称**腕关节**（wrist joint），由桡骨下端和尺骨头下方的关节盘形成的关节窝，与近侧列腕骨形成的关节头共同构成。尺骨头不参与桡腕关节的构成。关节囊松弛，周围有韧带加强。桡腕关节可做屈、伸、收、展和环转运动。

2. 腕掌关节（carpometacarpal joint）　由远侧列腕骨与 5 块掌骨的底构成。其中拇指腕掌关节最重要，由大多角骨与第 1 掌骨底构成，活动度较大，可使拇指做屈、伸、收、展和环转运动。此外，还能做对掌运动，使拇指与其余 4 指的指腹相接触。拇指损伤或运动障碍将严重影响手的正常功能。

图2-7　手关节

3. 掌指关节（metacarpophalangeal joint）　由掌骨头与近节指骨底构成，可做屈、伸、收、展和环转运动。

4. 指骨间关节　只能做屈、伸运动。

二、下肢骨连结

（一）骨盆

1. 构成　骨盆（pelvis）（图2-8）由骶骨、尾骨、左右髋骨及骨连结构成。①**耻骨联合**（pubic symphysis）：由两侧耻骨联合面借软骨性的耻骨间盘连结而成。上、下均有韧带加强。女性的耻骨间盘较厚，正中的矢状裂隙也较大，对分娩时盆腔的扩大、胎儿的娩出有利。②**骶髂关节**：由骶骨和髂骨的耳状面组成。关节面凹凸不平，关节囊紧张，周围有韧带加强，活动极小。身体的重量通过骶髂关节由脊柱传至骨盆或下肢。③**骶结节韧带**：由骶骨、尾骨侧缘连至坐骨结节。④**骶棘韧带**：由骶、尾骨侧缘连至坐骨棘。上述两韧带与坐骨大、小切迹分别围成**坐骨大孔**和**坐骨小孔**，孔内有血管、神经和肌肉通过。

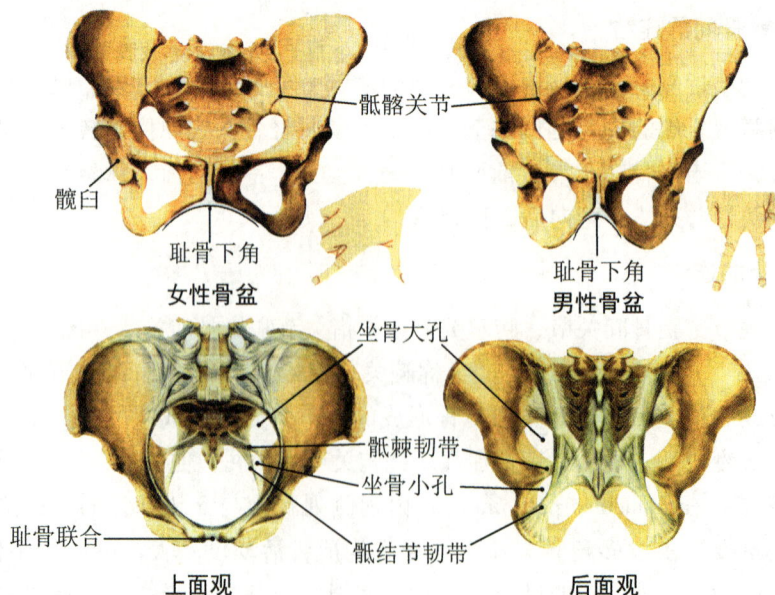

图2-8　骨盆

2. 分部及其整体观　骨盆借由骶岬、弓状线、耻骨梳、耻骨结节和耻骨联合上缘构成的环形**界线**，分为前上方的**大骨盆**（假骨盆）和后下方的**小骨盆**（真骨盆），通常说的骨盆多指小骨盆。小骨盆有上、下两口。**骨盆上口**又称骨盆入口，由界线围成，整齐光滑；**骨盆下口**即骨盆出口，由尾骨尖、骶结节韧带、坐骨结节、坐骨支、耻骨下支和耻骨联合下缘围成，不整齐，呈弯向上的菱形。上、下两口之间的空间称**骨盆腔**。两侧坐骨支和耻骨下支构成耻骨弓，其间的夹角称**耻骨下角**。骨盆的重要作用为传递重力和保护盆腔脏器。在女性，骨盆还是胎儿娩出的产道。

3. 骨盆的性别差异　从青春期开始，骨盆出现性别差异。女性骨盆的形态特点主要有：骨盆宽而短，上口圆形，下口宽大，骨盆腔呈桶状，耻骨下角90°～100°，这些特点与妊娠和分娩有关。

（二）髋关节

髋关节（hip joint）（图2-9）由髋臼和股骨头构成。髋臼的周缘附有纤维软骨构成的**髋臼唇**，以加深关节窝。关节囊紧张而坚韧，纤维层增厚形成韧带，由前、后、上三方加固连结。关节囊后下方较薄弱，故髋关节脱位时，股骨头常从囊的下方脱出。关节囊内有股骨头韧带，内含营养股骨头的血管。

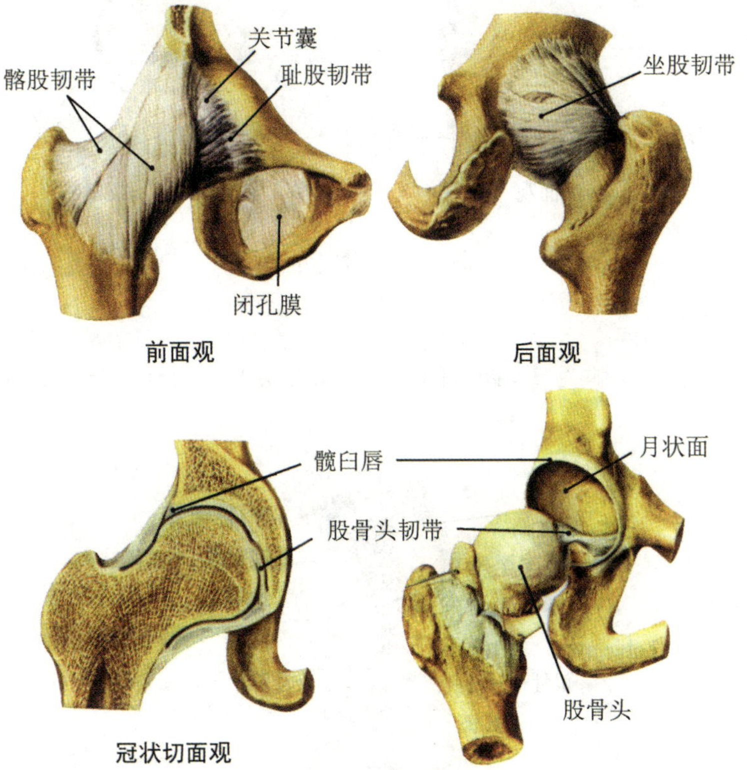

图2-9　髋关节

髋关节属于球窝关节，因关节窝特别深，又称杵臼关节，可做屈、伸、收、展、旋转和环转运动，但不如肩关节灵活；然而其稳固性强，适于负重和行走。

（三）膝关节

膝关节（knee joint）（图2-10）是人体最大、最复杂的关节，由股骨下端、胫骨上端和髌骨构成。关节囊周围有韧带加强，关节囊内有**前交叉韧带**和**后交叉韧带**连于股骨与胫骨之间，可防止胫骨前后移位。在股骨与胫骨两关节面之间有**内侧半月板**和**外侧半月板**，增加了膝关节的稳固性及运动的灵活性，并可减缓冲击。膝关节主要做屈、伸运动，在半屈位时，小腿还可做轻微的旋内和旋外运动。

图 2 - 10　膝关节

（四）足骨的连结

足骨的连结包括距小腿关节、跗骨间关节、跗跖关节、跖趾关节和趾骨间关节（图 2 - 11，图 2 - 12）。

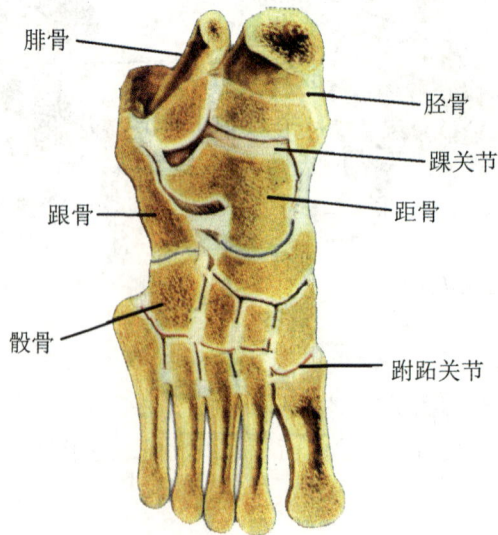

图 2 - 11　足的关节

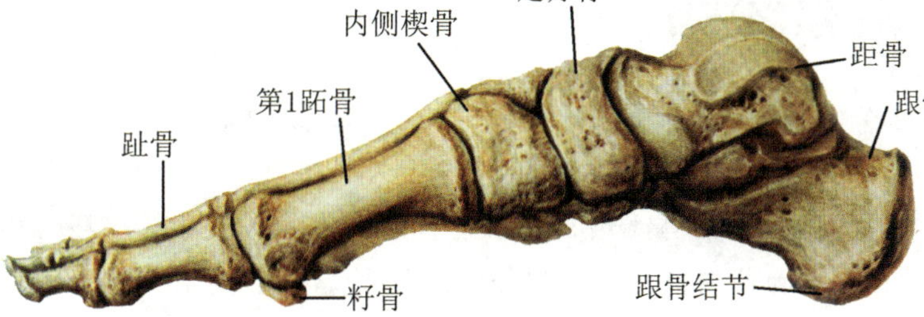

图 2 - 12　足弓

1. 距小腿关节　又称**踝关节**（ankle joint），由胫骨、腓骨下端与距骨构成。关节囊前、后壁薄而松弛，内、外侧均有韧带加强。踝关节可做**跖屈**和**背屈**，当踝关节跖屈时，与其他足关节一起可做**足内翻**和**足外翻**。

2. 足弓（arches offont）　跗骨和跖骨借关节与韧带牢固地连结在一起，并形成向上凸的弓形。足弓分前后方向的**足纵弓**和内外方向的**足横弓**。站立时主要以跟骨结节、第 1 和第 5 跖骨头着地，犹如弹性"三脚架"，使身体稳立于地面，并有利于行走和跑跳，缓冲运动时产生的震荡，也能保护足底的血管、神经免受压迫。足弓的维持除靠骨连结的韧带外，足底短肌和小腿长肌腱的牵拉也起着重要的作用。如果维持足弓的软组织过度劳损、先天发育不良或损伤，可导致足弓下塌，出现扁平足。扁平足患者在长期站立或行走时容易发生疲劳和关节、血管神经损伤。

知识拓展

关节置换——患者"脱胎换骨"

关节置换是用人工制造的关节代替疼痛且丧失关节功能的关节的一种医学治疗方法。

膝关节置换和髋关节置换是人工关节置换术中最常见的两类手术。

当一个关节由于某种原因而出现功能异常时，会严重影响患者的生活质量，如股骨头坏死、骨关节炎等。为了解除患者疼痛，恢复关节的活动与原有的功能，提高患者的生活质量，科学家们经过不断地钻研和探索，取得了明显的效果。

世界人工关节置换始于 19 世纪 60 年代，而我国人工关节置换起步于 20 世纪 50 年代末。20 世纪 60 年代至 90 年代，我国骨科工作者逐步将国外人工关节的知识和理念引入中国，并不断推广改善，设计、自主研发人工关节及相关技术产品，我国人工关节置换飞速发展。随着医学和材料科学的发展，大大推动了我国人工关节的研发进程。如今大多数人工关节都是由钛合金、有机高分子材料或陶瓷材料等制成。在此期间，涌现出了许多为关节置换做出杰出贡献的科学家，吕厚山就是其中一位杰出代表人物。他领导开展了风湿病严重关节畸形患者的人工髋关节、膝关节置换术，为众多严重风湿病关节畸形患者解除了病痛。

为了减轻患者关节疼痛、改善关节功能，科学家们不断研究探索。相信未来，人工关节置换将使更多的患者"脱胎换骨"，健步如飞。

本章要点

1. 关节的基本结构包括关节面、关节囊和关节腔，关节的运动形式有屈与伸、收与展、旋内与旋外、环转运动。

2. 椎间盘位于相邻两个椎体之间，由中央的髓核及其周围的纤维环组成。脊柱的生理性弯曲中，颈曲和腰曲凸向前，胸曲和骶曲凸向后。

3. 胸廓由胸骨、肋和胸椎借骨连接构成，整体结构有胸廓上口、胸廓下口、胸骨下角、肋间隙、肋弓等。胸廓除具有支持、保护功能外，还参与呼吸运动。

4. 骨盆由左右髋骨、骶骨和尾骨组成，借界线分为上部的大骨盆和下部的小骨盆。小骨盆又称真骨盆，整体结构有骨盆上口、骨盆下口、骨盆腔、耻骨下角等。

5. 膝关节由股骨下端、胫骨上端和髌骨组成，关节囊内有内、外侧半月板和前、后交叉韧带等关节辅助结构。膝关节主要做屈、伸运动。

思考题

1. 椎骨间的连结有哪些？为什么腰椎间盘易向后突出？
2. 试述骨盆的组成及男、女骨盆的主要差别。
3. 全身最复杂的关节是哪个？为什么？
4. 从形态与功能相适应的角度比较肩关节和髋关节的异同点。

第三章　骨骼肌

1. 掌握：肌的形态和构造；头颈肌、躯干肌、四肢肌的主要肌群（肌）的位置、形态结构和作用；斜角肌间隙的位置、通过结构及临床意义；膈的位置、形态、3 个裂孔的位置及通过的器官结构。
2. 熟悉：肌的起止、配布与作用；咀嚼肌的位置、组成和作用。
3. 了解：肌的辅助装置；面肌、颈前肌的配布等。
4. 具备根据不同体征对肌的功能进行初步判断的能力。
5. 能根据肌的起止和配布，合理地进行体育锻炼。

第一节　总　论

作为运动器官的肌为**骨骼肌**，在人体分布广泛（图 3 - 1），数量多，约占体重的 40%。

骨骼肌的起止点一般附着于骨，其收缩受意志支配，又称**随意肌**。每块骨骼肌都具有一定的形态，有丰富的血管和淋巴管分布，受一定的神经支配，执行一定的功能，故每块肌都是一个器官。

一、肌的形态和构造

每块骨骼肌均由**肌腹**和**肌腱**两种结构构成。肌腹一般位于肌的中间部，由肌组织构成，色红，柔软，具有收缩和舒张功能。肌腱一般位于肌的两端，由致密结缔组织构成，无收缩功能，但抗拉力强。肌腹借肌腱附着于骨表面。每块肌的外面都包有结缔组织构成的肌外膜。

肌的形态多种多样，大致可分为**长肌**、**短肌**、**阔肌**和**轮匝肌**（图 3 - 2）。

1. 长肌　肌腹呈梭形，主要分布于四肢，收缩时可显著缩短而产生较大幅度的运动。

2. 短肌　较短小，分布于躯干深层，收缩时运动幅度小。

3. 阔肌　又称扁肌，形状宽扁，多分布于躯干浅层，除运动功能外，尚有构成体腔的壁、保护体腔内脏器的功能。阔肌的肌腱扁宽呈膜状，又称**腱膜**。

4. 轮匝肌　呈环形，位于孔裂周围，收缩时可以关闭孔裂。

图 3-1　全身肌

枕额肌额腹
眼轮匝肌
口轮匝肌
胸锁乳突肌
三角肌
胸小肌
胸大肌
肱二头肌
腹直肌
肱桡肌
腹内斜肌
掌长肌
腹股沟韧带
大鱼际
小鱼际
股薄肌
股直肌
缝匠肌
胫骨前肌
腓肠肌
趾长伸肌
比目鱼肌
腓骨长肌

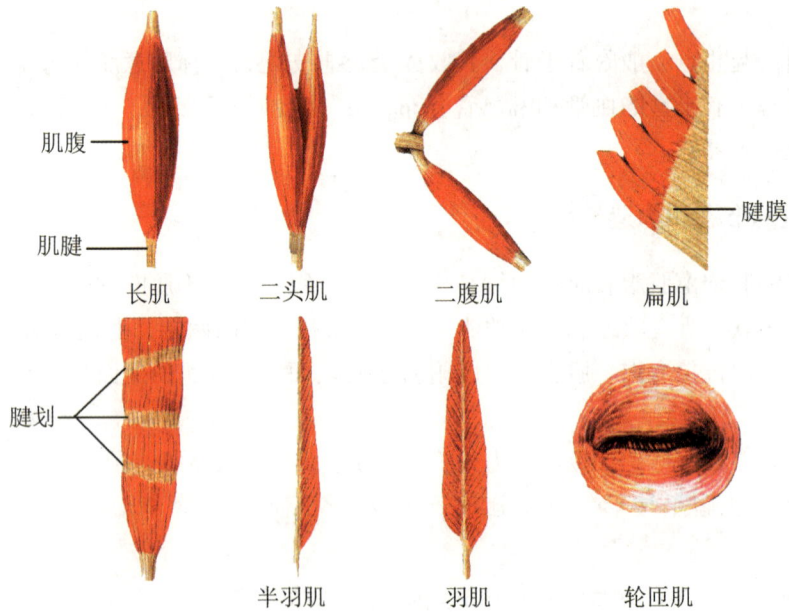

图 3-2　肌的形态

肌腹
肌腱
腱膜
长肌
二头肌
二腹肌
扁肌
腱划
半羽肌
羽肌
轮匝肌

二、肌的起止、配布和作用

骨骼肌通常两端附着在两块或两块以上的骨面上，中间跨过一个或多个关节，收缩时牵引骨骼，以关节为枢纽产生运动。在运动中，一块骨的位置相对固定；另一块骨则相对移动。一般把肌在固定骨上的附着点称**起点**，在移动骨上的附着点称**止点**。通常把近身体正中线或肢体近侧端的附着点定为起点，反之则为止点。一般情况下，肌收缩时，止点向起点靠近。

肌的配布与关节运动轴的关系密切，一般在一个运动轴的相对两侧有两个作用相反的肌或肌群配布，这两个互相对抗的肌或肌群互称**拮抗肌**，两者既互相拮抗，又互相依存，在神经系统的统一支配下，动作协调而准确。在运动轴同一侧作用相同的肌，称**协同肌**。此外，为维持直立姿势，项肌、背肌、臀肌、小腿后群肌均特别发达；下肢肌强壮于上肢肌。

三、肌的辅助装置

肌的辅助装置主要有筋膜、滑膜囊和腱鞘等，它们具有保护肌肉、维持肌的位置、减少运动时的摩擦、提高运动效率等功能（图3-3~图3-5）。

图 3-3 肌的辅助装置

图 3-4 手的腱鞘（前面观）

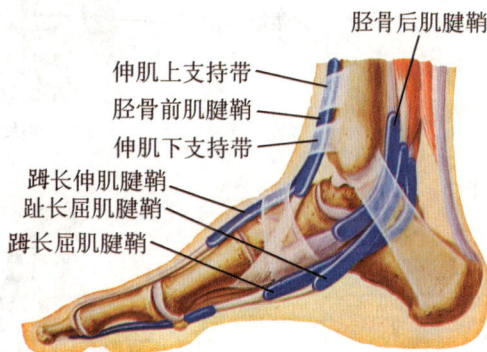

图 3-5 足的腱鞘（内侧面观）

1. 浅筋膜（superficial fascia） 位于皮下，包裹全身各部，由疏松结缔组织构成，又称**皮下筋膜**或**皮下组织**。浅筋膜内含浅静脉、皮神经、浅淋巴管和脂肪组织等。浅筋膜脂肪组织的多少可因部位、性别和营养状况不同而异。浅筋膜具有保温、保护深部结构等功能。

2. 深筋膜（deep fascia） 又称**固有筋膜**，位于浅筋膜深面，由致密结缔组织构成。深筋膜包被每块肌或肌群。深入肌群之间的深筋膜附着于骨面形成肌间隔，包裹血管、神经等，形成血管神经束的鞘。

3. 滑膜囊（synovial bursa） 多为扁平的密闭小囊，壁薄，内含少量滑液，多位于肌腱和骨面之间，可减少两者之间的摩擦。滑膜囊炎症时可致局部疼痛和功能障碍。

4. 腱鞘（tendinous sheath）（图 3 - 4，图 3 - 5）　是包裹在某些长肌腱外面的鞘管，多位于腕、踝、手和足等处。腱鞘由**纤维层**和**滑膜层**构成。纤维层在外，对肌腱起约束和固定作用。滑膜层被裹于腱纤维鞘内，呈双层套管状，两层之间形成密闭的**滑膜腔**。滑膜腔内含少量滑液，可减少肌腱运动时与骨面的摩擦。腱鞘炎症时可致局部疼痛和功能障碍。

第二节　躯干肌

躯干肌包括背肌、胸肌、膈、腹肌和盆底肌。

一、背肌

背肌（图 3 - 6）位于背部和项部，分浅、深两群。浅群中重要的有斜方肌和背阔肌。深群位于脊柱的两侧，为数众多，重要的是竖脊肌。

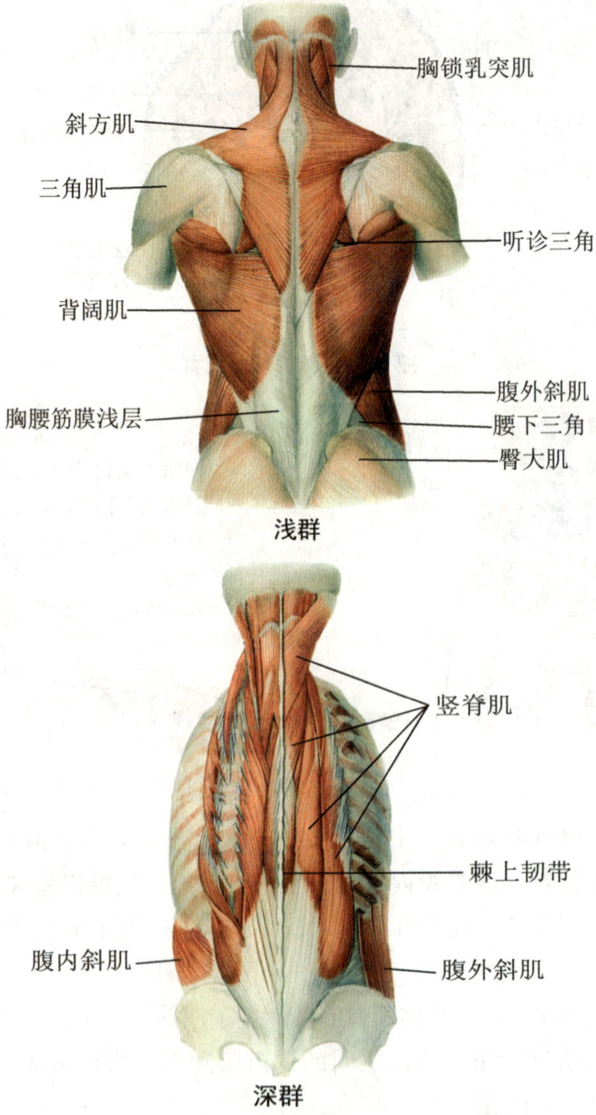

浅群

深群

图 3 - 6　背肌

1. 斜方肌（trapezius）　位于项部和背的上部，呈三角形，两侧合在一起为斜方形。该肌上部肌束收缩可上提肩胛骨；下部肌束可使肩胛骨下降；中部肌束或全肌收缩可拉肩胛骨向脊柱靠拢，如扩胸运动。

2. 背阔肌（latissimus dorsi）　位于背的下部和胸的后外侧，收缩时可使臂内收、旋内和后伸，如背手姿势。当上肢上举固定时，可引体向上，如拉单杠。

3. 竖脊肌（erector spinae）　又称**骶棘肌**。位于浅层肌的深面、棘突两侧的沟中，为背肌中最长、最强大者。起于骶骨背面和髂嵴后部，向上分出许多肌束，沿途止于椎骨和肋骨，上端止于枕骨。一侧竖脊肌收缩可使脊柱侧屈，两侧同时收缩可使脊柱后伸并仰头。

胸腰筋膜包裹竖脊肌，分前、后两层。后层在腰部显著增厚，并与背阔肌的腱膜紧密结合。腰肌劳损多涉及此部的损伤。

二、胸肌

胸肌（图 3-7）位于胸部，分为胸上肢肌和胸固有肌。

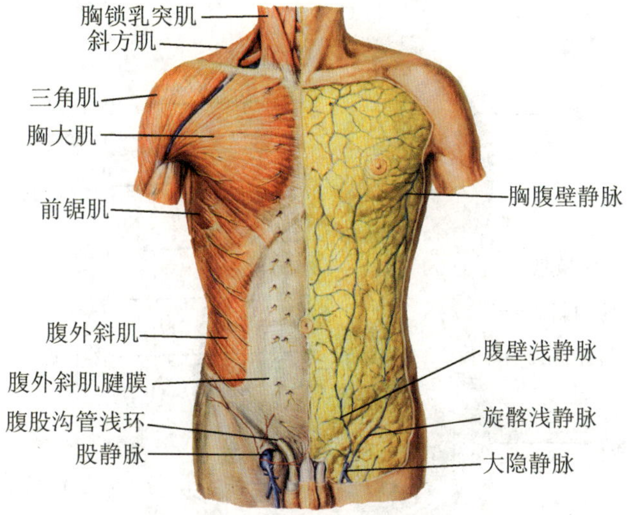

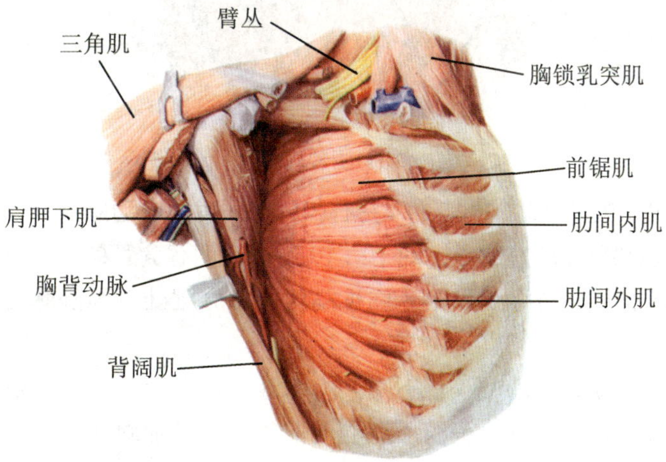

图 3-7　胸肌

1. 胸大肌（pectoralis major） 位于胸前壁上部，呈扇形。起于锁骨内侧半、胸骨和上位肋软骨。肌束向外聚合以扁腱止于肱骨大结节下方。作用为使臂内收、旋内和前屈。如上肢上举固定，则可引体向上，并可提肋助吸气。

2. 前锯肌（serratus anterior） 位于胸的侧壁，作用为拉肩胛骨向前，并使肩胛骨紧贴胸廓；其下部肌束可使肩胛骨旋外，协助举臂。

3. 肋间外肌（intercostale externi） 位于肋间隙的浅层，肌束起于上位肋骨的下缘，斜向前下，止于下位肋骨的上缘，作用为提肋助吸气。

4. 肋间内肌（intercostale interni） 位于肋间外肌的深面，肌束的起止和走行方向与肋间外肌相反，作用为降肋助呼气。

三、膈

膈（diaphragm）（图 3 - 8）位于胸腔、腹腔之间，构成胸腔的底和腹腔的顶，由上面的膈胸膜、下面的壁腹膜和中间的膈肌构成。膈为凸向上、穹窿形的扁平阔肌，其周围起自胸廓下口，肌束向膈顶的中央汇聚并移行为腱膜，称中心腱。

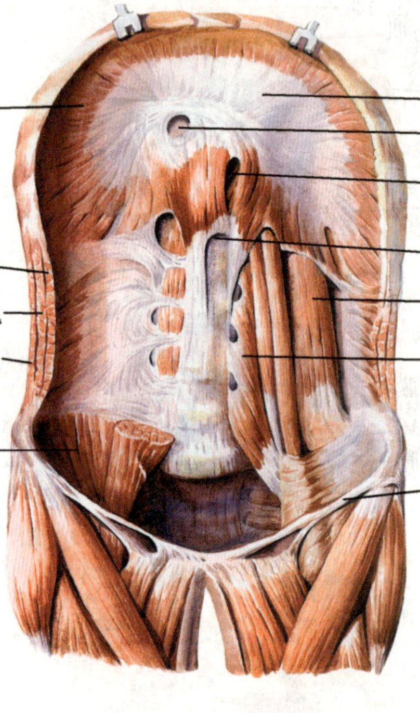

图 3 - 8　膈和腹后壁肌

膈有 3 个裂孔：在第 12 胸椎前方，左右膈脚之间者为**主动脉裂孔**，有降主动脉和胸导管通过；在主动脉裂孔的左前方，约平第 10 胸椎高度有**食管裂孔**，有食管和迷走神经通过；在食管裂孔的右前方，约平第 8 胸椎高度的中心腱处有**腔静脉孔**，孔内有下腔静脉通过。

膈为重要的呼吸肌，收缩时膈顶下降，胸腔容积增大助吸气；松弛时膈顶上升恢复原位，胸腔容积减小以助呼气。膈与腹肌同时收缩，可增加腹压，以协助排便、分娩及呕吐等运动。

如果呼吸运动主要以肋间肌的活动为主，则胸壁的起落动作比较明显，称为胸式呼吸；如果呼吸运动主要以膈肌的活动为主，腹壁的起落动作比较明显，称为腹式呼吸。

通常成人呼吸运动为腹式和胸式的混合式呼吸。在婴儿（胸廓的发育相对迟缓）、胸膜炎患者、胸腔积液患者等胸部活动受限的个体中以腹式呼吸为主。在肥胖、妊娠后期、腹腔巨大肿块、严重腹水等情况下，膈肌运动受阻，则以胸式呼吸为主。

四、腹肌

腹肌参与构成腹壁，分为前外侧群和后群。前外侧群构成腹腔的前外侧壁，包括腹外斜肌、腹内斜肌、腹横肌和腹直肌（图3-9）。后群只有1对腰方肌，参与腹后壁构成。

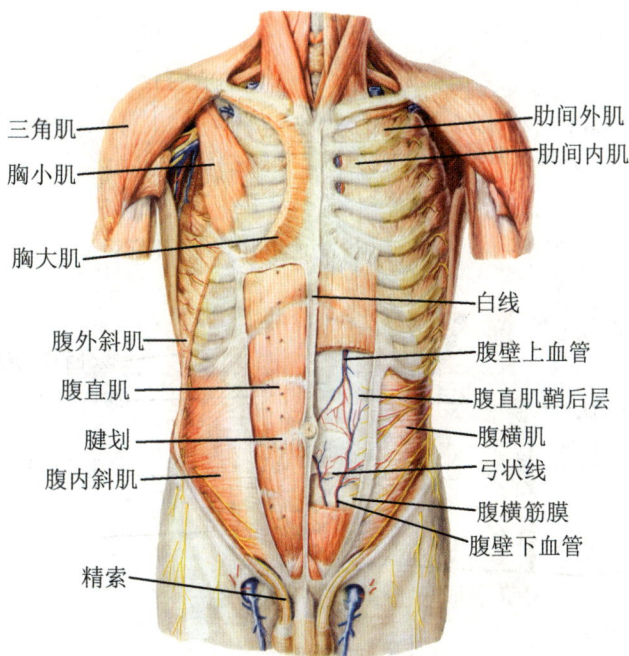

图3-9　胸、腹前壁肌（深层）

1. 腹直肌（rectus abdominis）　位于腹前壁正中线两侧，为一对长带状肌，周围有腹直肌鞘包裹。腹直肌全长被3~4个横行的腱划分成数个肌腹。腱划与腹直肌鞘的前层愈着紧密，与鞘的后层疏松相贴。

2. 腹外斜肌（obliquus externus abdominis）　为宽阔的扁肌，位于腹前外侧肌群的最浅层，肌束的大部分向内下方走行，后下部肌束止于髂嵴前部，余部肌束移行为腱膜，经腹直肌前面至腹前正中线处的**白线**。腹外斜肌腱膜的下缘增厚，附于髂前上棘与耻骨结节之间，形成**腹股沟韧带**。在耻骨结节外上方，腱膜有一处三角形的裂孔，称**腹股沟管浅环（皮下环）**。

3. 腹内斜肌（obliquus internus abdominis）　位于腹外斜肌深面。大部分肌束斜向内上并移行为腱膜。在腹直肌外侧缘处，腹内斜肌腱膜分为前、后两层包裹腹直肌至腹前正中线，止于**白线**。

4. 腹横肌（transversus abdominis）　位于腹内斜肌深面。肌束横行向内，在腹直肌外侧缘处移行为腱膜，后者经腹直肌后面止于白线。腹内斜肌和腹横肌的下部分出少量肌束，向下包绕精索和睾丸，形成提睾肌，收缩时可上提睾丸。

腹肌的前外侧群构成腹腔的前外侧壁，可保护腹腔脏器。收缩时可使脊柱前屈、侧屈和旋转运动。腹肌与膈肌联合收缩可缩小腹腔,增加腹内压。

5. 腰方肌（quadratus lumborum） 位于腹后壁、脊柱两侧,呈长方形。作用为降第12肋,单侧收缩可使脊柱侧屈。

6. 腹壁的肌间结构（图3-10,图3-11）。

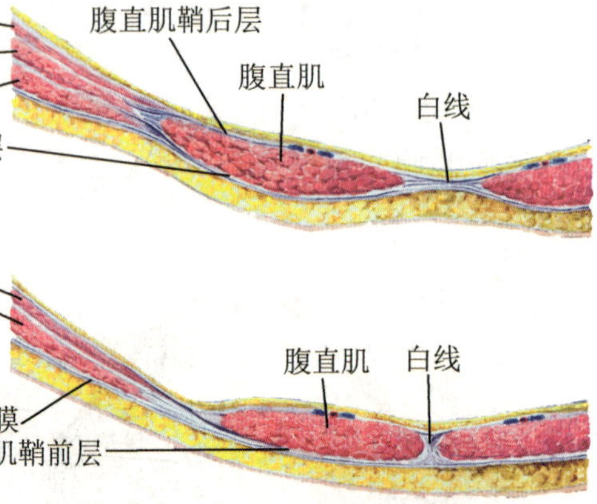

图3-10 腹壁肌肉层次（脐上下方水平切面）

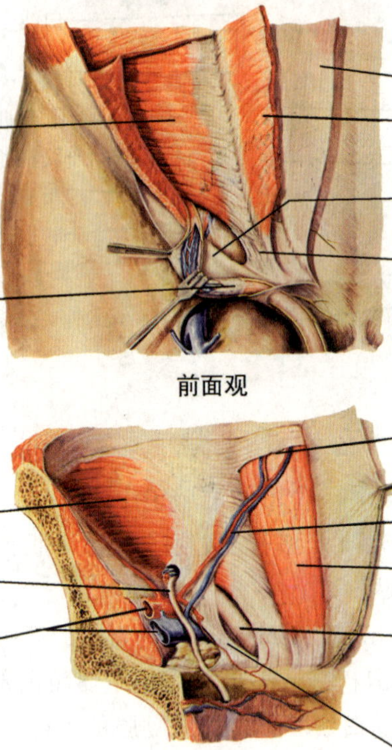

前面观

后面观

图3-11 腹股沟管

（1）**腹直肌鞘**（sheath of rectus abdominis）:由腹前外侧壁3层阔肌的腱膜分前、后两层包裹腹直肌形成。腹直肌鞘前层由腹外斜肌腱膜与腹内斜肌腱膜的前层构成;腹直肌鞘后层由腹内斜肌腱膜后层和腹横肌腱膜构成。在脐下4~5 cm处以下,3层阔肌的腱膜全部构成腹直肌前层,后层缺如。腹直肌鞘后层游离的下缘,称**弓状线**或**半环线**。

（2）**白线**（图3-9,图3-10）:俗称腹白线,位于腹前壁正中线上,由两侧的腹直肌鞘纤维相互交织而成。白线上宽下窄,坚韧而少血管,常作为腹部手术入路。白线中点即脐的深部形成脐环,此处为腹壁的薄弱点,如腹腔脏器由此膨出,即形成脐疝。

(3)**腹股沟管**(inguinal canal)(图3-11):位于腹股沟韧带内侧半的上方,由腹前壁下部的肌和腱膜形成的斜行裂隙,长4~5 cm,由外上斜向内下。腹股沟管的结构分为两口、四壁。内口称**腹股沟管深(腹)环**,位于腹股沟韧带中点上方约1.5 cm处;外口称腹股沟管浅(皮下)环,在耻骨结节外上方,为腹外斜肌腱膜上的三角形裂孔;四壁包括前壁、后壁、上壁和下壁。通过腹股沟管的结构:男性为精索,女性为子宫圆韧带。腹股沟管是腹壁的薄弱区,为腹股沟疝的发生部位。

7. 腹前外侧壁的手术切口简介(图4-6)

(1)**纵切口**:位于腹直肌的范围内,除正中切口经过腹白线外,其他切口均经过腹直肌和腹直肌鞘的前、后层,其优点是可以扩大延长。

1)**正中切口**:沿腹前壁正中线依次切开皮肤、浅筋膜、腹白线、腹横筋膜、腹膜外筋膜、壁腹膜等结构,到达腹膜腔。此切口损伤血管神经少,层次简单,故常用。上腹部正中切口适用于胃、空肠、横结肠、肝、胆管、胰、脾等的手术,下腹部正中切口适用于回肠、膀胱、盆腔脏器等的手术。

2)**经腹直肌切口**:沿腹直肌的正中纵行切开腹壁,切口层次为皮肤、浅筋膜、腹直肌鞘前层、腹直肌、腹直肌鞘后层、腹横筋膜、腹膜外筋膜、壁腹膜。

3)**旁正中切口**:平行于前正中线的左、右侧1~2 cm处纵行切开腹壁,切口层次同经腹直肌切口,区别在于将腹直肌内侧缘拉向外侧。

4)**腹直肌旁切口**:又称腹直肌外缘切口,在半月线的内侧2 cm处做切口,层次同经腹直肌切口,区别在于将腹直肌外侧缘拉向内侧。

(2)**斜切口**。

1)**肋缘下斜切口**:沿肋弓下方2~3 cm自正中线并与之平行向外下延伸。右侧切口用于肝胆手术,左侧切口则用于暴露胃和脾。

2)**麦氏(阑尾)切口**:通过右髂前上棘与脐的连线的中、外1/3交点处,做一垂直于连线的切口。切口至肌层时,分别顺肌纤维方向分开3层扁肌。此切口适用于单纯的阑尾切除手术,还适用于盲肠造口术。

3)**其他斜切口**:左、右下腹部斜切口和腹股沟区斜切口,二者均平行于腹股沟韧带,前者适用于暴露乙状结肠、回盲部等,后者则适用于腹股沟疝手术。

(3)**横切口**:在肋弓与髂嵴之间的区域内,顺皮纹横行切开两侧腹前外侧壁的全部肌肉。上腹部横切口适用于暴露横结肠等,下腹部横切口适用于腹膜外剖宫产手术、膀胱与输尿管手术等。

(4)**联合切口**。

1)**胸腹联合切口**:上腹部的旁正中切口或经腹直肌切口,如沿第8或第9肋间隙向上延长,同时切开肋软骨和膈肌,则为胸腹联合切口。该切口有利于广泛暴露上腹部或胸腔脏器,如切除胃上部或做食管下部肿瘤切除术、半肝切除术等。

2)**腹壁会阴联合切口**:常在左下腹部切口加上会阴部切口,多用于直肠癌根治术。

五、盆底肌及其筋膜

盆底肌及其筋膜分别组成盆膈和尿生殖膈,共同封闭骨盆下口;会阴的境界似菱形,分为前部的尿生殖三角和后部的肛门三角,分别有尿道、阴道和肛管穿过。

（一）肛门三角的肌和盆膈

1. 肛提肌（levator ani muscle） 为一对宽的扁肌，起自骨盆侧壁，止于直肠壁及会阴中心腱至尾骨尖的连线上。呈漏斗状封闭骨盆下口。其主要作用是加强和提起盆底，承托盆腔脏器。

2. 肛门外括约肌（external anal sphincter） 为环绕肛管下部的骨骼肌，可随意愿括约肛门。肛门外括约肌的损伤或麻痹，可导致大便失禁。

3. 盆膈（pelvic diaphragm） 由肛提肌、尾骨肌及覆盖于两肌上、下面的深筋膜共同构成，封闭骨盆下口并形成盆腔的底，有尿道、阴道和肛管穿过。

（二）尿生殖三角的肌和尿生殖膈

尿生殖三角的肌分为浅、深两层。浅层肌主要包括会阴浅横肌，深层肌包括会阴深横肌和尿道括约肌。

1. 会阴浅横肌 成对，窄小，位于会阴皮下，起于坐骨结节，向内横行止于会阴中心腱。

2. 会阴深横肌 成对，位于会阴浅横肌深面，内有尿道球腺。

3. 尿道括约肌 为骨骼肌，可随意愿控制排小便。尿道括约肌呈环形包绕男性尿道的膜部，又称尿道膜部括约肌。在女性，尿道括约肌环绕阴道和尿道的周围，称尿道阴道括约肌。尿道括约肌的损伤或麻痹，可导致小便失禁。

4. 尿生殖膈（urogenital diaphragm） 由会阴深横肌和尿道括约肌及其上、下面覆盖的深筋膜共同构成，男性有尿道通过，女性有尿道和阴道通过。

第三节 颈 肌

颈肌位于固有颈部，分浅群（图 3-12）、中群、深群。

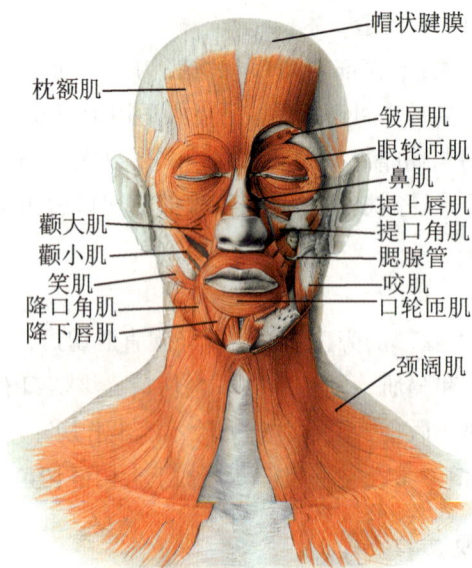

图 3-12 头肌、颈肌（浅群）

一、颈浅肌群

1. 颈阔肌 为扁薄的皮肌，位于颈部浅筋膜中，已退化。

2. 胸锁乳突肌（sternocleidomastoid） 位于颈侧部、颈阔肌深面。起于胸骨柄和锁骨内侧端，肌纤维行向后上方，止于乳突（图3-13）。该肌一侧收缩，使头歪向同侧，脸转向对侧；两侧同时收缩使头后仰。

先天性肌性斜颈，俗称歪脖儿，系一侧胸锁乳突肌挛缩所致的头颈部向患侧倾斜的先天性畸形，主要由产伤或子宫内位置不良所引起的胸锁乳突肌病变。

二、舌骨上、下肌群

（一）舌骨上肌群

舌骨上肌群位于舌骨与下颌骨及颅底之间。每侧有4块肌。作用为参与构成口腔底和上提舌骨。如舌骨固定，可拉下颌骨向下而张口。

（二）舌骨下肌群

舌骨下肌群位于舌骨下方、颈前正中线两侧，每侧各有4块肌。作用为下降舌骨和喉，其中甲状舌骨肌在吞咽时可提喉向上。

三、颈深肌群

颈深肌群中，斜角肌较重要。**前、中、后斜角肌**位于脊柱颈段两侧，均起自颈椎横突，前斜角肌和中斜角肌止于第1肋，后斜角肌止于第2肋。收缩时可上提第1、第2肋，协助深吸气。前、中斜角肌与第1肋之间的三角形间隙称**斜角肌间隙**，有锁骨下动脉和臂丛通过。

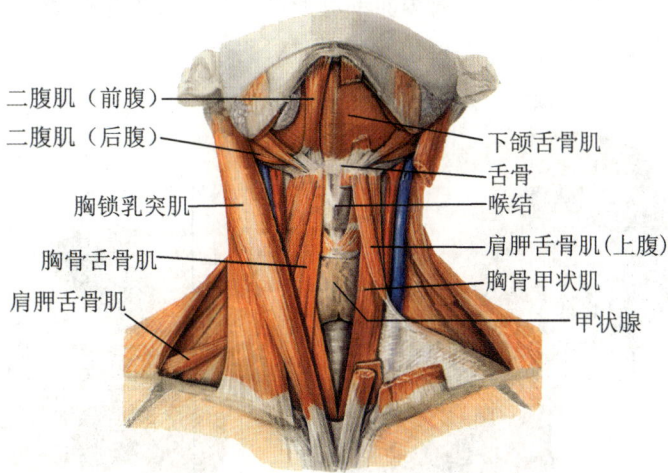

图3-13 颈肌（浅、中群）

二腹肌（前腹）
二腹肌（后腹）
胸锁乳突肌
胸骨舌骨肌
肩胛舌骨肌
下颌舌骨肌
舌骨
喉结
肩胛舌骨肌（上腹）
胸骨甲状肌
甲状腺

第四节 头 肌

头肌分为面肌和咀嚼肌两部分。

一、面肌

面肌（facial muscles）又称**表情肌**，属于皮肌（图 3 - 12）。面肌大多起于颅骨，止于头面部皮肤，呈环形或辐射状排列于眼、耳、鼻、口的周围，收缩时可改变皮肤的形状，开大或关闭孔裂，并可表达各种表情。

1. 枕额肌（occipitofrontails） 分为额部皮下的额腹、枕部皮下的枕腹及连于两者间的帽状腱膜。额腹收缩可提眉并使额部皮肤出现皱纹。

2. 眼轮匝肌（orbicularis oculi） 呈环形，位于睑裂周围，主要作用为闭合睑裂。

3. 口轮匝肌（orbicularis oris） 呈环形，位于口裂周围，主要作用为闭合口裂。

4. 颊肌（buccinator） 位于颊的深部，紧贴口腔侧壁黏膜。收缩时可使唇、颊紧贴牙齿，协助咀嚼和吸吮。

二、咀嚼肌

咀嚼肌（图 3 - 14）运动下颌关节，参与咀嚼运动。

1. 咬肌（masseter） 长方形，起自颧弓，向下止于下颌支和下颌角的外面。

2. 颞肌（temporalis） 起自颞窝，肌束呈扇形向下会聚，经颧弓深方止于下颌骨的冠突。

3. 翼内肌（medial pterygoid） 位于下颌支深面。

4. 翼外肌（lateral pterygoid） 位于颞下窝。

咀嚼肌的作用：咬肌、颞肌、翼内肌都可上提下颌骨做咬合运动；两侧翼外肌收缩，使下颌骨前伸；一侧翼外肌收缩，可使下颌骨向对侧运动。

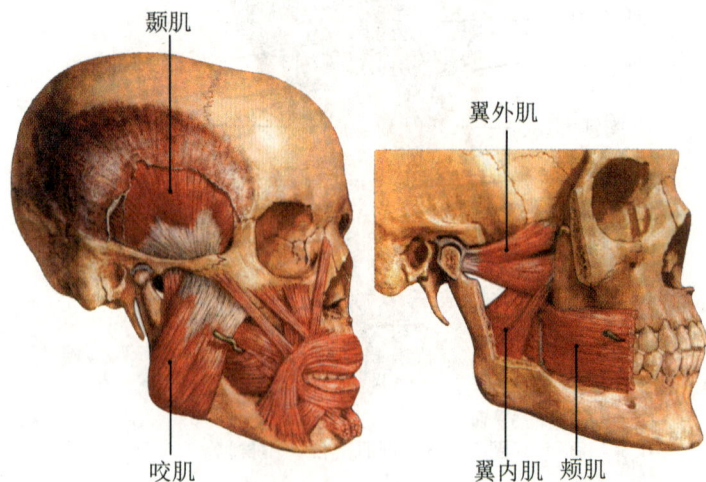

图 3 - 14 咀嚼肌

第五节　上肢肌

上肢肌按位置分为肩肌、臂肌、前臂肌和手肌。

一、肩肌

肩肌配布于肩关节周围，均起自锁骨和肩胛骨，止于肱骨，能运动肩关节，并增强肩关节的稳定性（图3－15）。

三角肌（deltoid）位于肩部，呈三角形。起自锁骨外侧段、肩峰及肩胛冈，肌束从前、外、后包绕肩关节，向外下集中止于肱骨体外侧面的三角肌粗隆。主要作用为使臂外展，其前部肌纤维可使肩关节屈和旋内，而后部肌纤维能使肩关节伸和旋外。

三角肌注射法：为临床常用的肌内注射法。取上臂外侧，肩峰下2~3横指处进针。

二、臂肌

臂肌位于臂部、肱骨周围，分前、后两群（图3－15）。

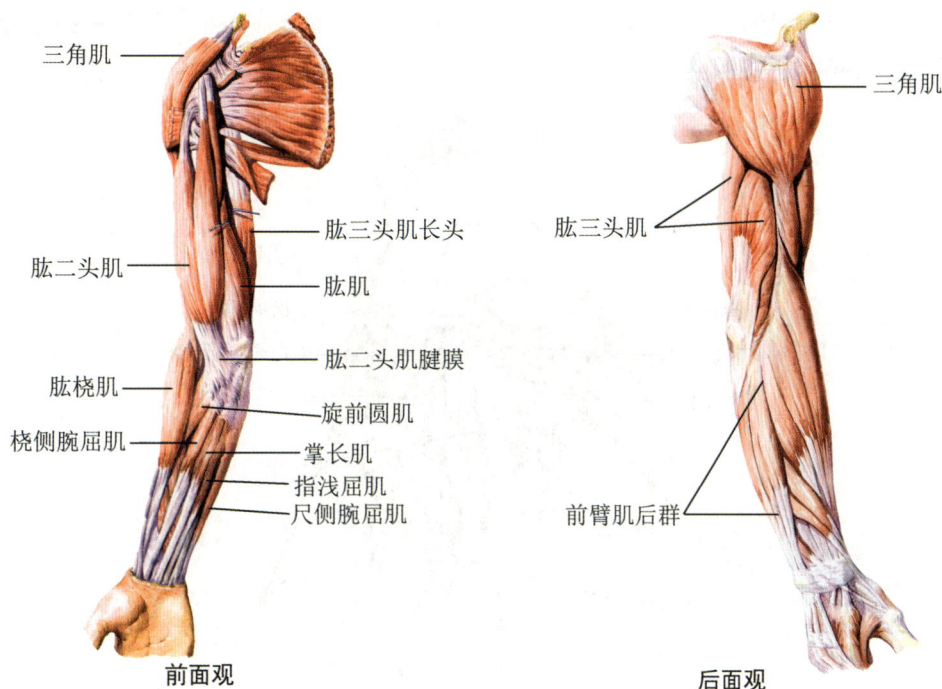

图3－15　上肢肌

前面观：三角肌、肱二头肌、肱桡肌、桡侧腕屈肌、肱三头肌长头、肱肌、肱二头肌腱膜、旋前圆肌、掌长肌、指浅屈肌、尺侧腕屈肌

后面观：三角肌、肱三头肌、前臂肌后群

（一）前群

重要的**肱二头肌**（biceps brachii）位于前群肌浅层，起端有长、短2个头，向下合为1个肌腹。肌的下段为肱二头肌腱，经肘关节前方止于桡骨粗隆。肱二头肌的作用为屈肘关节。该肌的内、外侧缘作为肱二头肌内、外侧沟的边界之一。

（二）后群

只有一块肌，即**肱三头肌**（triceps brachii），该肌起端有3个头，3个肌束合为1个肌腹，下段以肱三头肌腱止于尺骨鹰嘴。肱三头肌的主要作用为伸肘关节。

三、前臂肌

前臂肌位于前臂，尺骨和桡骨的周围，分为前、后两群（图3-15，图3-16）。

（一）前群

前群位于前臂的前面和内侧，共9块肌，分浅、深两层。浅层肌由桡侧向尺侧依次为**肱桡肌**、**旋前圆肌**、**桡侧腕屈肌**、**掌长肌**、**指浅屈肌**和**尺侧腕屈肌**。深层肌有**指深屈肌**、**拇长屈肌**和**旋前方肌**。这些肌的下段以细长的肌腱经手关节的前面止于腕骨、掌骨或指骨，作用为屈腕、屈指和前臂旋前。

（二）后群

后群位于前臂后面及外侧，共10块肌，分浅、深两层。浅层肌由桡侧向尺侧依次为**桡侧腕长伸肌**、**桡侧腕短伸肌**、**指伸肌**、**小指伸肌**和**尺侧腕伸肌**。深层肌由桡侧向尺侧依次为**旋后肌**、**拇长展肌**、**拇短伸肌**、**拇长伸肌**和**示指伸肌**。这些肌的下段以细长的肌腱经手关节的后面止于腕骨、掌骨或指骨。作用为伸腕、伸指和前臂旋后。

四、手肌

手肌（图3-16）是一些短小的肌，集中配布于手的掌面，主要运动手指。分为外侧群、内侧群和中间群。

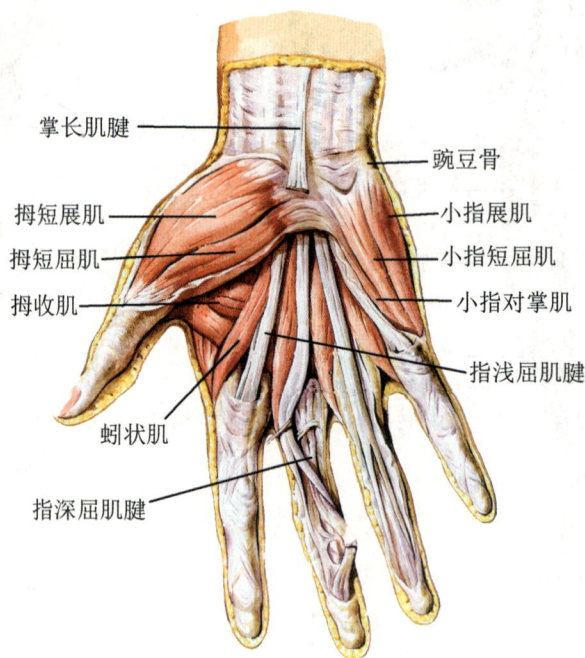

图3-16　手肌（掌面浅层）

（一）外侧群

共4块肌，在手掌外侧形成一显著皮肤隆起，称（大）**鱼际**，作用为使拇指内收、外展、屈和对掌运动。

（二）内侧群

为3块小肌，在手掌内侧形成一皮肤隆起，称**小鱼际**，作用为使小指屈曲和外展。

（三）中间群

位于掌心和掌骨之间，包括4块**蚓状肌**和7块**骨间肌**，共11块小肌，作用为使第2、第4、第5指内收和外展。

第六节　下肢肌

下肢肌按部位分为髋肌、大腿肌、小腿肌和足肌。

一、髋肌

髋肌位于髋关节周围，分前、后两群（图3-17）。

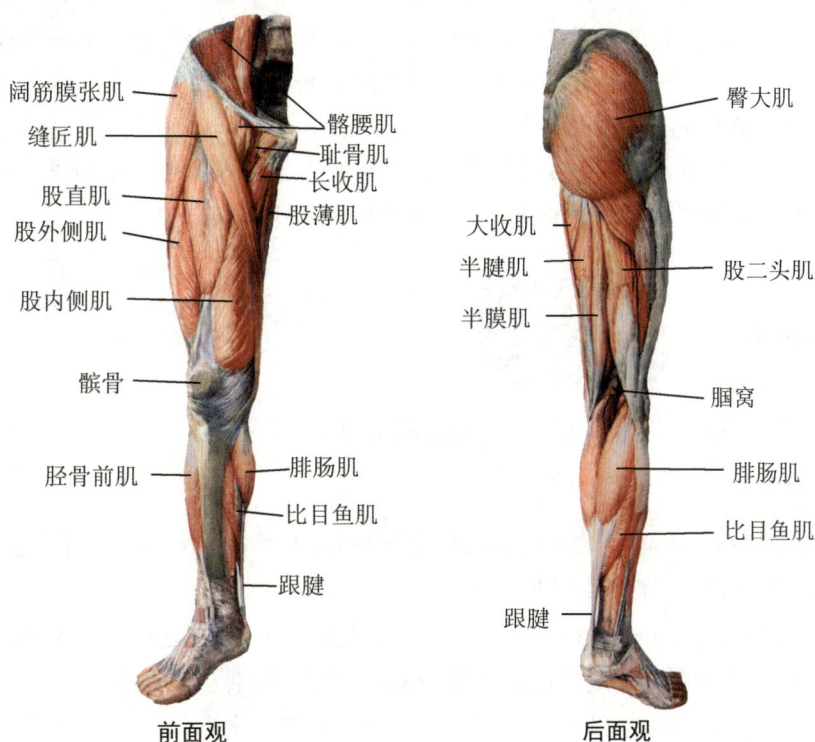

前面观　标注：阔筋膜张肌、缝匠肌、股直肌、股外侧肌、股内侧肌、髌骨、胫骨前肌、髂腰肌、耻骨肌、长收肌、股薄肌、腓肠肌、比目鱼肌、跟腱

后面观　标注：臀大肌、大收肌、半腱肌、半膜肌、股二头肌、腘窝、腓肠肌、比目鱼肌、跟腱

图3-17　下肢肌

（一）前群

重要的为**髂腰肌**，由髂肌和腰大肌组成，分别起自髂窝和腰椎，肌腹会合后经腹股沟韧带深面和髋关节前内侧下行，止于股骨小转子。收缩时使髋关节屈和旋外；当下肢固定时，可使躯干和骨盆前屈，如仰卧起坐。

（二）后群

后群位于臀部，又称臀肌。

1. 臀大肌（gluteus maximus）　位于臀肌浅层，肥厚强大，与皮下脂肪共同形成臀部膨隆的外形。臀大肌起于髂骨翼外面和骶骨背面，肌束行向外下，经髋关节后方止于股骨臀肌粗隆。收缩时使髋关节伸和旋外。臀大肌注射法为临床上最常用的肌内注射法。

2. 臀中肌和臀小肌　后者位于前者深面，臀中肌位于臀大肌深面。两肌均起自髂骨外面，行向外下止于股骨大转子。两肌均能使髋关节外展。臀中肌和臀小肌注射法为临床上较常用的肌内注射法。

3. 梨状肌（piriformis）　起于骶骨前面，横行向外穿坐骨大孔至臀部，经髋关节后方止于大转子，收缩时使髋关节旋外。梨状肌将坐骨大孔分为梨状肌上孔和梨状肌下孔，孔内有血管、神经通过。

知识拓展

肌内注射

临床上，常用于肌内注射的骨骼肌主要有三角肌、臀大肌、臀中肌、臀小肌、股外侧肌。三角肌是临床肌内注射的常用部位之一，其外上 2/3 部肌质肥厚，形成肩部的膨隆，此处没有大的血管和神经，是肌内注射的安全注射区。做三角肌肌内注射时，应注意不能向前、向后，以免损伤肩部重要的血管神经。臀大肌，位于臀部的浅层，呈四边形，肌质肥厚，形成了臀部隆起。臀大肌的外上 1/4 血管和神经较少，是临床上肌内注射最常用的部位。为患者做臀大肌注射时，应特别注意，注射部位应避开内角，切忌偏内偏下，避免损伤深部的坐骨神经，造成下肢的骨骼肌功能障碍。小儿身体瘦弱、臀肌不发达时，可选择股外侧肌注射。学习人体解剖学知识，将为医学生以后的专业课程学习和护理工作打下坚实的理论基础。

二、大腿肌

大腿肌位于股骨周围，分前群、内侧群和后群（图 3-17）。

（一）前群

1. 缝匠肌（sartorius）　为带状长肌，起于髂前上棘，肌束斜向内下，止于胫骨上端内侧，作用为屈髋关节和膝关节。

2. 股四头肌（quadriceps femoris）　为全身最强大的骨骼肌之一，有 4 个头。**股直肌**起于髂前下棘；**股内侧肌**、**股外侧肌**和**股中间肌**均起于股骨体，肌腹会合，向下移行为股四头肌腱，包绕髌骨后延续为**髌韧带**，止于胫骨粗隆。主要作用为伸膝关节。股直肌还有屈髋关节的作用。股外侧肌注射法为临床上较常用的肌内注射法。

（二）内侧群

内侧群位于大腿的内侧部，包括**耻骨肌**、**长收肌**、**股薄肌**、**短收肌**和**大收肌**。它们均起自闭孔周围，除股薄肌止于胫骨上端外，其余 4 块肌均止于股骨后面。内侧肌群的主要作用为使髋关节内收和旋外。

（三）后群

后群位于大腿的后部，包括**股二头肌**、**半腱肌**和**半膜肌**。它们的作用主要是屈膝关节、伸髋关节。

三、小腿肌

小腿肌位于胫骨、腓骨周围，分前群、外侧群和后群（图 3-17）。

（一）前群

前群位于小腿前外侧部，包括**胫骨前肌**、**踇长伸肌**和**趾长伸肌**。胫骨前肌使踝关节背屈和足内翻。踇长伸肌和趾长伸肌的下段以细长的肌腱止于趾骨，作用为使踝关节背屈和伸足趾。

（二）外侧群

外侧群位于腓骨外侧。有浅层的**腓骨长肌**和深层的**腓骨短肌**。两肌向下移行为长肌腱，经外踝后方至足底。作用为使踝关节跖屈和足外翻。

（三）后群

后群位于小腿后部，分浅、深两层。浅层为一块**小腿三头肌**（triceps surae），该肌由表浅的**腓肠肌**及其深面的**比目鱼肌**组成。腓肠肌内、外侧头分别起于股骨内、外侧髁；比目鱼肌起于胫、腓骨上部的后面，三头汇合，肌腹向下移行为一条粗大的**跟腱**，止于跟骨结节。小腿三头肌的作用为使踝关节跖屈，并可屈膝关节。深层肌包括趾长屈肌、胫骨后肌和踇长屈肌。三肌的下段移行为细长的肌腱，经内踝后方转至足底，止于足骨，收缩时使踝关节跖屈、足内翻和屈足趾。

四、足肌

足肌分为**足背肌**和**足底肌**（图3-18）。足背肌较弱小，可协助伸足趾。足底肌的配布与手肌相似，也分为内侧群、中间群和外侧群，主要作用为协助屈足趾和维持足弓。

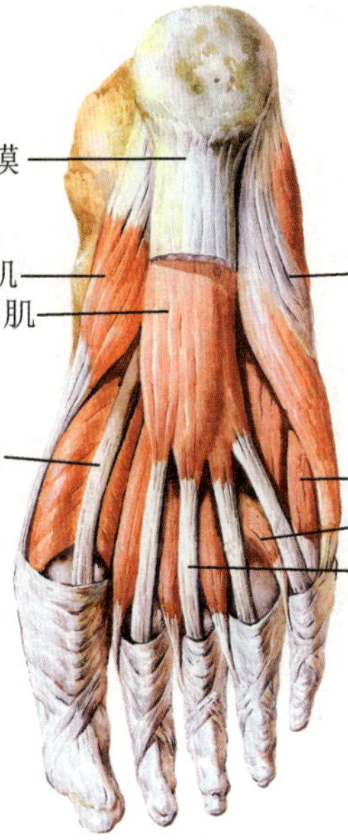

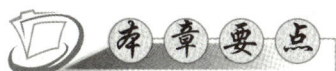

跖腱膜
踇展肌　　　　　　　　　小趾展肌
趾短屈肌
踇长屈肌腱　　　　　　　小趾短屈肌
　　　　　　　　　　　　蚓状肌
　　　　　　　　　　　　趾短屈肌腱

图3-18 足底肌

本章要点

1. 骨骼肌由肌腹和肌腱两种结构组成，其辅助结构有浅筋膜、深筋膜、滑膜囊、腱鞘等。

2. 呼吸肌主要有肋间内肌、肋间外肌、膈肌等。膈位于胸、腹腔之间，膈肌收缩，膈顶下降，助吸气；反之助呼气。膈肌与腹肌联合收缩，可增加腹内压，以协助排便、呕吐、分娩等。

3. 头颈部和躯干的主要肌性标志：竖脊肌、胸大肌、腹直肌、腹股沟韧带、咬肌、颞肌、胸锁乳突肌等。

4. 上肢的重要肌性标志有三角肌、肱二头肌、肱二头肌腱、掌长肌腱、鱼际、小鱼际。

5. 下肢的重要肌性标志有臀大肌、股四头肌、髌韧带、小腿三头肌、跟腱。

思考题

1. 简述胸锁乳突肌的位置、起止点及功能。
2. 何为斜角肌间隙？有哪些结构通过？
3. 膈上有哪些裂孔？各有何结构通过？
4. 简述股四头肌的构成及作用。
5. 简述腹股沟管的位置及通行结构。

第四章　表面解剖学

学习目标

1. 掌握：头部分区和体表标志；颈部体表标志；胸部体表标志和标志线；腹部体表标志和分区；盆部体表标志和会阴的分区；上下肢的分区和表面标志。
2. 熟悉：头部的标志线；颈部的分区；颈部重要结构的体表投影；上肢血管、神经的体表投影；下肢血管、神经的体表投影；腹腔脏器的体表投影。
3. 通过掌握正常的表面解剖学知识，密切联系临床实际加以应用，为体格检查、技术操作和外科手术等奠定必要的形态学基础。
4. 通过所学知识培养学生对医学课程的兴趣，发挥学生自身的主观能动性。

表面解剖学主要通过研究人体的表面形态特征，如骨性标志、肌性标志、皮纹标志、标志线，血管、神经及器官的体表投影等来确定深部结构或器官的位置、大小、范围和走行等（图4-1），为今后的临床实际应用如体格检查、技术操作和外科手术等奠定必要的形态学基础。

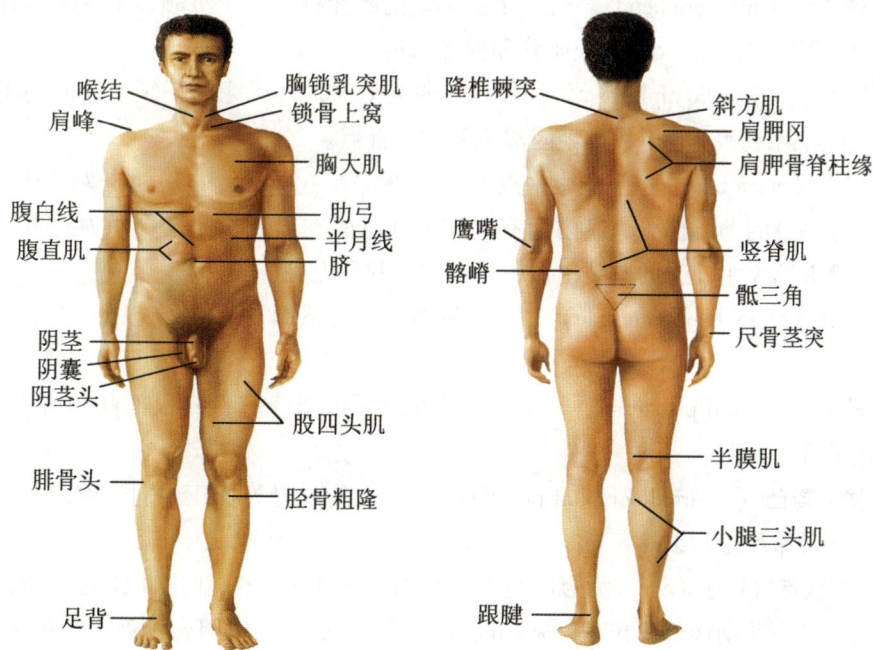

图4-1　人体的整体观

护理应用解剖学

第一节　头　部

头部分为后上方的颅部和前下方的面部（图 4-1）。颅部由颅顶、颅底和颅腔组成，颅腔容纳脑及其被膜等。面部有眼、耳、口和鼻等器官。头部的血液供应主要来自颈内动脉、颈外动脉和椎动脉；静脉血经颈内静脉和颈外静脉回流至心；淋巴直接或间接注入颈外侧深淋巴结；神经支配主要为脑神经。

一、境界和分区

头部与颈部的分界线为经下颌骨下缘、下颌角、乳突尖、上项线和枕外隆凸的连线。颅部与面部的分界线为经眶上缘、颧弓上缘、外耳门上缘和乳突的连线。颅部又分为中间的额顶枕区和两侧的颞区。面部分为眶区、鼻区、口区和面侧区，后者又分为颊区、腮腺咬肌区和面侧深区。

二、表面解剖

（一）体表标志

1. 眉弓（superciliary arch）　为眶上缘上方的弓状隆起，男性较明显。眉弓内侧份深面有额窦。

2. 眶上切迹（supraorbital notch）　位于眶上缘中、内 1/3 交界处，距正中线约 2.5 cm 有眶上血管和神经通过。

3. 眶下孔（infraorbital foramen）　位于眶下缘中点下方约 1 cm 处，有眶下神经和血管穿出。

4. 颏孔（mental foramen）　位于下颌第 2 前磨牙根下方，下颌体上、下缘连线的中点处，距前正中线约 2.5 cm 有颏血管和神经通过。

5. 颧弓（zygomatic arch）　位于外耳门的前上方，其下缘与下颌切迹间的半月形中点为咬肌神经封闭和上、下颌神经阻滞麻醉的进针点。

6. 翼点（pterion）　位于颧弓中点上方约两横指（约 3.8 cm）处，为"H"形的骨缝。该处是颅骨的薄弱部分，其内面有脑膜中动脉前支通过。此区受暴力打击，易发生骨折，若合并脑膜中动脉的破裂出血，可形成硬膜外血肿。

7. 下颌角（angle of mandible）　为下颌体下缘与下颌支后缘相交处，为下颌骨骨折的好发部位。

8. 乳突（mastoid prrocess）　为耳垂后方的圆锥形隆起，其根部前内方有茎乳孔，面神经由此孔出颅腔。

9. 枕外隆凸（external occipital protuberance）　为枕骨外面正中向后的隆起。隆凸向两侧的弓形骨嵴称上项线。

10. 前囟点（bregma）　为冠状缝与矢状缝的相交点。在新生儿此处为前囟，临床上可通过检查小儿前囟的膨出程度来判断颅内压的高低；前囟闭合延迟，多见于佝偻病、脑积水及呆小病等；前囟凹陷多见于重度脱水和营养不良患儿。

11. 人字点（ambda）　为矢状缝后端与人字缝的相交点，在新生儿此处为后囟，于出生后不久闭合。佝偻病、脑积水患儿的后囟闭合延迟。

12. 咬肌（masseter） 覆盖于下颌支表面的长方形肌块。咬牙或咀嚼运动时可观察到或触及此肌收缩。腮腺管平行于颧弓下方约1横指横过咬肌表面。在咬肌前缘与下颌体下缘相交处，可触及面动脉搏动。当面部出血时，此处可作为压迫止血点。

（二）体表投影

1. 标志线 为描述大脑半球上外侧面的主要沟回、脑膜中动脉等结构的体表投影，首先需要确定以下6条标志线（图4-2）。

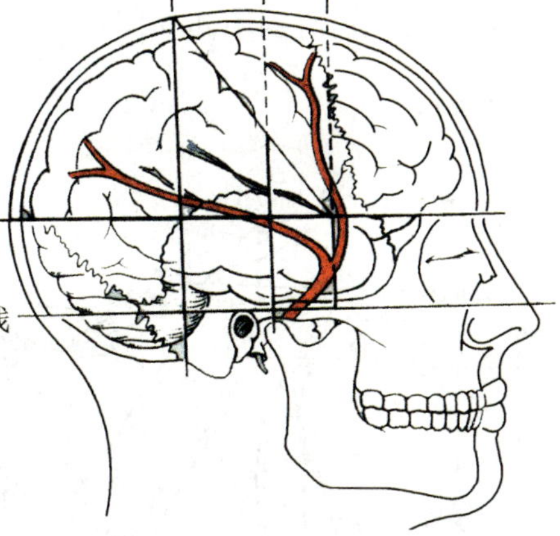

图4-2 头部的标志线

（1）**下水平线**：经眶下缘与外耳门上缘的连线。

（2）**上水平线**：经眶上缘与下水平线平行的线。

（3）**矢状线**（图中未标示）：自鼻根沿颅顶正中线到枕外隆凸的弧线。

（4）**前垂直线**：通过颧弓中点的垂直线。

（5）**中垂直线**：经髁突中点的垂直线。

（6）**后垂直线**：经乳突根部后缘的垂直线。各垂直线向上延伸与矢状线相交。

2. 颅内重要结构的体表投影

（1）**脑膜中动脉**：其主干经过前垂直线与下水平线交点，前支经过前垂直线与上水平线的交点，后支则经后垂直线与上水平线的交点。

（2）**大脑半球中央沟**：位于前垂直线和上水平线交点与后垂直线和矢状线交点的连线上。

（3）**大脑半球外侧沟**：位于上水平线与中央沟投影线夹角的等分线上。

（4）**大脑半球下缘**：由鼻根中点上方1.25 cm处开始向外，沿眶上缘向后，经颧弓上缘、外耳门上缘至枕外隆凸的连线。

第二节 颈 部

颈部位于头部与胸部、上肢之间，以脊柱颈段为支架，前方有呼吸道、消化道通过，两侧有纵行的大血管和神经，颈根部有胸膜顶和肺尖，并有斜行至上肢的大血管及神经。

颈部活动范围较大，移动时颈的长度和各器官的位置可随之变化。

一、境界和分区

（一）境界

上界以下颌骨下缘、下颌角、乳突尖、上项线和枕外隆凸的连线与头部分界；下界以胸骨颈静脉切迹、胸锁关节、锁骨上缘和肩峰至第 7 颈椎棘突的连线与胸部和上肢分界。

（二）分区

颈部分为前外侧的**固有颈部**和后方的**项部**（图 4-3）。

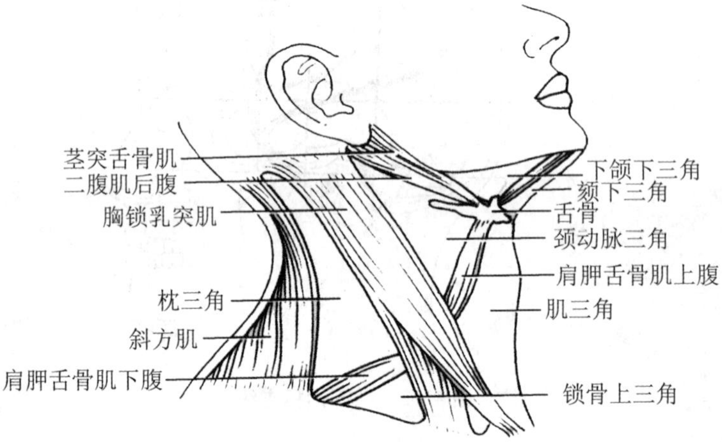

图 4-3 颈部的分区

1. 固有颈部　为两侧斜方肌前缘之间和脊柱颈段前方的部分，即一般称的颈部。每侧颈部以胸锁乳突肌前、后缘为界分为颈前区、胸锁乳突肌区和颈外侧区。其中颈前区又以舌骨为界分为舌骨上区和舌骨下区。舌骨上区分为前部的颏下三角和左右下颌下三角。舌骨下区分为颈动脉三角和肌三角。颈外侧区借肩胛舌骨肌分为后上方的枕三角和前下方的锁骨上三角。胸锁乳突肌区为胸锁乳突肌及其深部的结构。

2. 项部　位于两侧斜方肌与脊柱颈部之间的部分。

二、表面解剖

（一）体表标志

1. 甲状软骨（thyroid cartilage）　位于颈前面的正中。成年男性的喉结突出明显，为第二性征之一。软骨上缘约平第 4 颈椎，颈总动脉在此平面分为颈内、外动脉。

2. 舌骨（hyoid bone）　位于甲状软骨的上方，正对第 3、第 4 颈椎之间的平面。喉结上方可触及舌骨体，循舌骨体向后外可触及舌骨大角，后者为寻找舌动脉的标志。

3. 环状软骨（cricoid cartilage）　位于甲状软骨下方，前部的环状软骨弓为重要的体表标志：①平对第 6 颈椎。②咽与食管在此平面相续，并为食管第一生理性狭窄所在。③其下方连结第 1 气管软骨环，可作为计数气管软骨环的标志。

4. 颈动脉结节（carotid tubercle）　即第 6 颈椎横突前结节。颈总动脉位于其前方。于胸锁乳突肌前缘中点，平环状软骨弓向后将颈总动脉压迫于颈动脉结节，可用于短时间阻断血流。

5. 胸锁乳突肌（sternocleidomastoid）　为颈部分区和划分颈部诸三角的分界线。其胸骨头、锁骨头与锁骨上缘之间为锁骨上小窝，位于胸锁关节上方。该肌也是造成痉挛性斜颈最重要的颈肌之一。

6. 胸骨上窝（suprasternal fossa）　即胸骨颈静脉切迹上方的凹陷处，深面可触及气管颈段。在吸气性呼吸困难时，此窝加深，为"三凹征"之一。

7. 锁骨上大窝（greater supraclavicular fossa）　位于锁骨中段上方。在窝底可触及锁骨下动脉的搏动、臂丛和第 1 肋。当上肢外伤出血时，可在此处将锁骨下动脉压向后下方的第 1 肋上，达到暂时止血的目的。临床上行锁骨上入路臂丛阻滞麻醉时，即在此进针。在吸气性呼吸困难时，此窝加深，亦是"三凹征"之一。

（二）体表投影

1. 颈总动脉和颈外动脉（common carotid artery and externalcarotid artery）　从乳突尖与下颌角连线的中点向下，右侧至胸锁关节、左侧至锁骨上小窝做连线，该线以甲状软骨上缘为界，上段为颈外动脉的体表投影，下段为颈总动脉的体表投影。

2. 锁骨下动脉（subclavian vein）　右侧自胸锁关节、左侧自锁骨上小窝至锁骨上缘中点画一弓向上的弧线，该线的最高点距锁骨上缘约 1 cm。

3. 神经点（nerve points）　为颈丛皮支集中穿颈深筋膜的部位，约在胸锁乳突肌后缘中点，为颈部皮神经阻滞麻醉的部位。

4. 颈外静脉（external jugular vein）　为下颌角至锁骨中点的连线，是小儿静脉穿刺的常用部位。

5. 副神经（accessory nerve）（Ⅺ）　自乳突尖与下颌角连线的中点，经胸锁乳突肌后缘中、上 1/3 交点，斜方肌前缘中、下 1/3 交点的连线。

6. 臂丛（brachial plexus）　自胸锁乳突肌后缘中、下 1/3 交点至锁骨中、外 1/3 交点稍内侧的连线。

7. 胸膜顶（cupula of pleura）**和肺尖**（apex of lung）　由胸腔经胸廓上口突出至颈根部，最高点位于锁骨内侧 1/3 上方 2～3 cm 处。

知识拓展

环甲膜穿刺

临床上由于喉或喉上的原因造成呼吸道严重堵塞，如喉异物、喉水肿、喉痉挛及喉肿瘤引起的突然窒息，环甲膜穿刺是解除窒息、建立紧急气道的现场急救的重要组成部分，能够为气管切开术赢得时间。环甲膜位于甲状软骨和环状软骨之间，前方有甲状腺通过，后通气管，为一层薄膜，周围无要害部位，因此环甲膜切开术操作简便。在喉结最突出处向下方 2～3 cm 处有一如黄豆大小的凹陷，此处即为环甲膜所在。

第三节　胸　部

胸部由胸壁、胸腔及其内容物构成。胸壁以胸廓为支架，外覆以皮肤、筋膜和肌肉等软组织，内衬胸内筋膜。胸壁与膈围成胸腔，容纳胸腔脏器等结构。

一、境界和分区

（一）境界

上界以颈静脉切迹、胸锁关节、锁骨上缘、肩峰与第 7 颈椎棘突的连线与颈部分界，下界自剑胸结合向两侧沿肋弓、第 11 肋前端、第 12 肋下缘和第 12 胸椎棘突的连线与腹部分界，上部两侧以三角肌前、后缘与上肢分界。

（二）分区

1. 胸壁　每侧分为胸前区、胸外侧区和胸背区。胸前区位于前正中线与腋前线之间；胸外侧区位于腋前线与腋后线之间；胸背区位于腋后线与后正中线之间。

2. 胸腔　分为中间部和两侧部。中间部为纵隔；两侧部分别容纳肺和胸膜囊。

二、体表标志

1. 锁骨（clavicle）　全长均可触及。锁骨中 1/3 上方有锁骨上大窝；中、外 1/3 交界处下方的深窝，称锁骨下窝，其深部有腋动脉、腋静脉和臂丛经过。

2. 胸骨柄（manubrium sternum）　其凹陷的上缘称颈静脉切迹，平第 2 胸椎体下缘。胸骨柄内含红骨髓，是临床骨髓穿刺的常用部位之一。

3. 胸骨角（sternal angle）　为胸骨柄与体连结处稍向前突的横嵴，两侧连第 2 肋软骨，是计数肋和肋间隙的重要标志。胸骨角向后平对第 4 胸椎体下缘，成为纵隔内一些器官走行及形态改变的标志平面：①主动脉弓与升主动脉和降主动脉的分界平面。②气管于此平面分为左、右主支气管；左主支气管与食管交叉处为食管的第二狭窄。③心上缘基本位于此平面。

4. 剑突（xiphoid process）　形态变化较大。剑突所在部位及其下方的凹窝，俗称心窝。

5. 肋（rid）**和肋间隙**（intercostal spaces）　左侧第 5 肋间隙、锁骨中线内侧 1~2 cm 处，可看见或触及心尖冲动。佝偻病患儿，在各肋骨与肋软骨结合处可出现半圆形隆起，呈串珠状，称佝偻病串珠。吸气性呼吸困难时，肋间隙出现凹陷，为"三凹征"之一。

6. 肋弓（costal arch）　肋弓为胸部与腹部的表面分界标志，也是肝、脾的触诊标志。

7. 胸骨下角（infrasternal angle）　两侧肋弓之间的夹角为胸骨下角，角内有剑突。剑突与肋弓之间的夹角称剑肋角，其中左侧剑肋角是心包穿刺的常用进针部位之一。

8. 乳头（nipple）　男性乳头位于锁骨中线与第 4 肋间隙相交处，女性乳头位置变化较大。

三、胸部的标志线

胸部的标志线为通过胸部某些骨性或肌性标志所做的垂直线（图 4-4），常用于说明胸腔器官的位置和临床诊疗定位。

1. 前正中线　经胸骨正中所做的垂直线。

2. 胸骨线　经胸骨两侧缘最宽处做的垂直线。

3. 锁骨中线　经左右锁骨中点向下所做的垂直线。

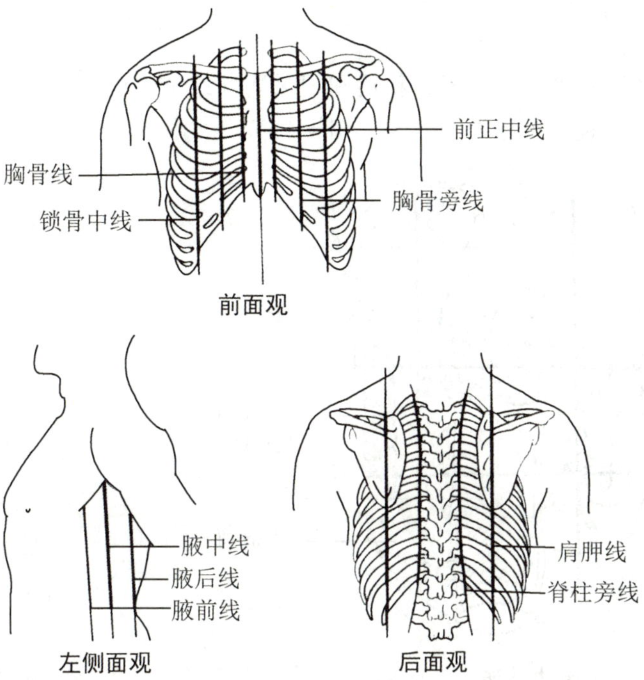

图 4-4　胸部的标志线

4. 胸骨旁线　经胸骨线与锁骨中线之间的中点所做的垂直线。

5. 腋前线　经腋前襞与胸壁相交处所做的垂直线，经胸大肌的外侧缘。

6. 腋后线　经腋后襞与胸壁相交处所做的垂直线，经背阔肌的外侧缘。

7. 腋中线　经腋前线与腋后线之间的中点所做的垂直线。

8. 肩胛线　两臂下垂时，经两侧肩胛骨下角所做的垂直线。

9. 后正中线　经身体后面正中（相当于棘突尖）所做的垂直线。

第四节　腹　部

腹部介于胸部和盆部之间，包括腹壁、腹腔及腹腔脏器。腹壁除后部以脊柱为支架外，前壁、外侧壁均由扁肌参与构成，故在腹内压增高时（如妊娠、腹水等），腹腔容积能明显增大。

一、境界和分区

（一）境界

上界即胸廓下口，由剑胸结合、肋弓、第 11 肋前端、第 12 肋下缘和第 12 胸椎棘突围成。下界为耻骨联合上缘、耻骨嵴、耻骨结节、腹股沟韧带、髂嵴、髂后上棘至第 5 腰椎棘突的连线。以两侧腋后线在腹侧壁的延长线为界，腹壁分为腹前外侧壁和腹后壁。

腹腔的界限与腹部的境界并不一致。腹腔的顶为膈；底为大骨盆腔，经骨盆上口向下续于小骨盆腔。由于膈穹窿突入胸腔，所以一些腹腔器官（如肝、胃、肾）的上部突入胸部。另外，一些器官（如小肠、乙状结肠）部分经骨盆上口坠入盆腔。故腹腔的范围比腹壁的境界要大。

（二）分区

为了准确描述腹腔脏器的位置、叙述和记录病灶或损伤的部位，临床上常将腹腔及其在腹前外侧壁的体表投影分为若干区（图4-5）。

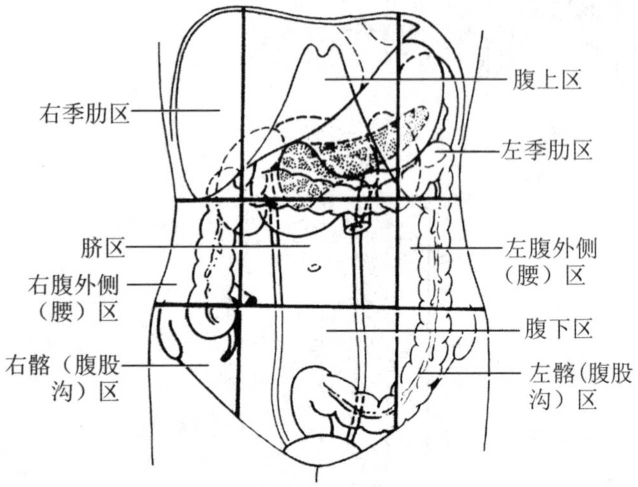

图4-5　腹部的标志线和分区

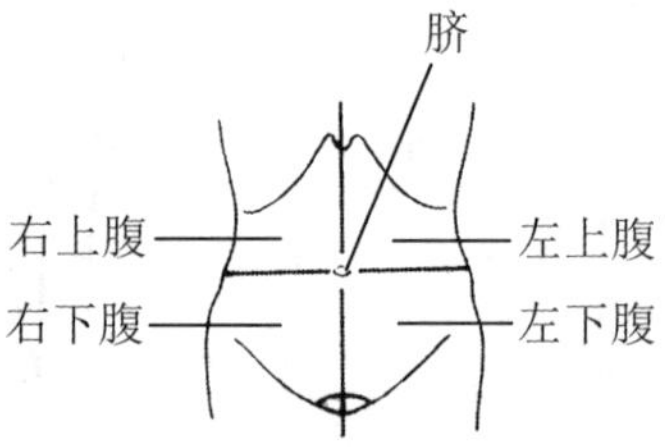

1. 九分法　用2条水平线和2条垂直线将腹部或腹腔分为3部9区。上水平线为经过两侧肋弓最低点之间的连线；下水平线为经过两侧髂结节之间的连线（图4-5A）。通过两条水平线将腹部分为腹上部、腹中部和腹下部。两条垂直线为分别经过左、右腹股沟韧带中点向上所做的垂直线。借两条垂直线又将各部分为3个区，即腹上部的**腹上区**和左、**右季肋区**，腹中部的**脐区**和**左腹外侧（腰）区**、**右腹外侧（腰）区**及腹下部的**腹下区**和**左髂（腹股沟）区**、**右髂（腹股沟）区**。

2. 四分法　用通过脐的水平线和垂直线将腹部分为**左、右上腹**和**左、右下腹**（图4-5B）。

二、表面解剖

（一）体表标志

1. 耻骨联合（pubicsymphysis）　位于腹前壁正中线下端，于皮下可触及其上缘，是骨盆上口的标志之一。空虚的膀胱位于耻骨联合上缘平面以下，充盈时可超越此平面至腹下区。

2. 耻骨嵴（crista pubica）和**耻骨结节**（tubercle of pubic）　沿耻骨联合上缘向外可触及横行的耻骨嵴，再向外可触及圆丘状骨性隆起即耻骨结节，二者都是重要的骨性标志。

3. 髂嵴（iliac crest）和**髂结节**（iliac tubercle）　髂骨上缘又称髂嵴，全长均可触及。沿髂嵴向前下方可触及髂前上棘。距髂前上棘后外上方5~7 cm处可触及髂结节。

4. 白线（white line）　位于腹壁前正中线的深面，由两侧3层扁肌的腱膜在中线处相互交织而成（图3-9）。腹部手术时沿白线所做的切口称白线切口或前正中切口。白线中部的脐环为腹壁的薄弱处、脐疝的突出部位。

5. 腹直肌（rectus abdominis）　位于白线两侧的带状扁肌。该肌收缩时出现结节状肌性隆起。

6. 半月线（linea semilunaris）　即腹直肌外侧缘，又称腹直肌线。右侧半月线与肋弓的夹角是胆囊底的体表投影，临床上于此做胆囊压痛检查。

7. 脐（umbilicus）　位于腹前正中线上，位置不恒定，一般平第3、第4腰椎之间或第4腰椎棘突。

8. 腹股沟（groin）　为腹部和股部在体表的交界处，介于髂前上棘与耻骨结节之间，深面有腹股沟韧带。

（二）体表投影

腹腔器官在腹前壁的体表投影（图4-6）可随年龄、体型、体位、器官充盈状态和腹肌紧张度等因素的不同而有所变化。一般成年人腹腔主要脏器在腹前壁的投影如表4-1。

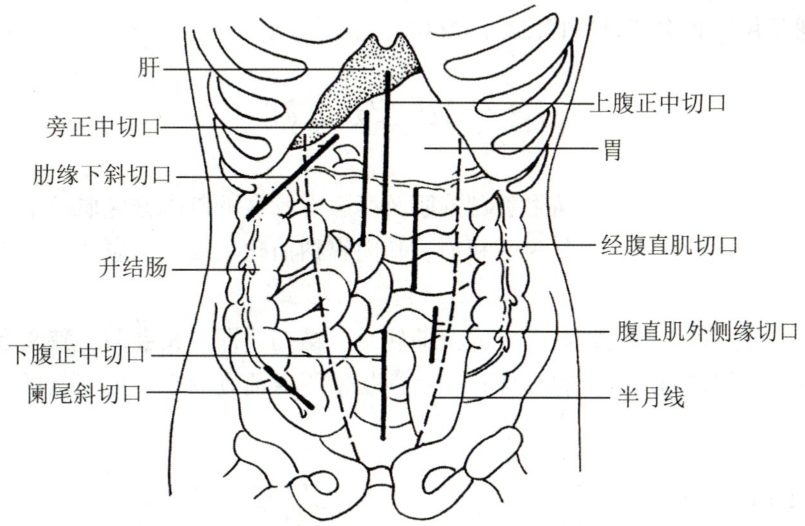

图4-6　腹腔脏器体表投影和腹前壁手术常用切口

表4-1　腹腔器官在腹前壁的投影

右季肋区	腹上区	左季肋区
1. 右半肝大部分 2. 部分胆囊 3. 结肠右曲 4. 部分右肾	1. 右半肝小部分、左半肝大部分 2. 部分胆囊 3. 胃贲门、幽门部和部分胃体 4. 胆总管、肝动脉、肝门静脉 5. 十二指肠大部分 6. 胰大部分 7. 肾上腺和两肾的一部分 8. 腹主动脉、下腔静脉	1. 左半肝小部分 2. 胃底、部分胃体 3. 胰尾 4. 结肠左曲 5. 部分左肾 6. 脾
右腹外侧（腰）区	脐区	左腹外侧（腰）区
1. 升结肠 2. 部分回肠 3. 右肾下部	1. 充盈时的胃大弯 2. 横结肠 3. 大网膜 4. 左、右输尿管 5. 十二指肠小部分 6. 部分空、回肠 7. 腹主动脉和下腔静脉	1. 降结肠 2. 部分空肠 3. 左肾下部

（续表）

右髂（腹股沟）区	腹下区	左髂（腹股沟）区
1. 盲肠 2. 阑尾 3. 回肠末段	1. 部分回肠 2. 充盈时的膀胱 3. 妊娠后期的子宫 4. 部分乙状结肠 5. 左右输尿管	1. 大部分乙状结肠 2. 部分回肠

　　腹腔器官在腹前壁的体表投影有较大的个体差异。如矮胖型者因腹部上宽下窄，膈、肝、盲肠和阑尾等位置较高，胃趋于横位；瘦长型者则与之相反。成年人腹肌比较发达，内脏位置比较固定；老年人则因腹肌乏力、韧带松弛，内脏常有不同程度的下垂。体位改变时也会影响腹腔器官的位置，如卧位时，器官上移，膈升高；直立时则相反。发育异常（内脏反位）也会造成器官位置的变化。

第五节　盆　部

　　盆部以骨盆为支架，其内面附着盆壁肌及筋膜，骨盆下口由盆底肌及筋膜封闭，借此围成盆腔。盆腔经骨盆上口与腹腔相通，其内容纳消化系统、泌尿系统和生殖系统的部分器官。

　　会阴是指盆膈以下封闭骨盆下口的全部软组织结构，即**广义会阴**。**狭义会阴**在男性是指阴囊根与肛门之间的软组织结构；在女性是指阴道前庭后端与肛门之间的软组织结构，即产科会阴。

一、境界和分区

　　1. 盆部（pelvis）　前面以耻骨联合上缘、耻骨嵴、耻骨结节、腹股沟韧带和髂嵴前份的连线与腹部分界；后面以髂嵴的后份、髂后上棘与尾骨尖的连线与脊柱区的腰部和骶尾部分界。

　　2. 会阴（perineum）　广义会阴的境界与骨盆下口一致，略呈菱形（图 4 - 7）。前为耻骨联合下缘，后为尾骨尖，两侧从前向后依次为耻骨下支、坐骨支、坐骨结节和骶结节韧带。通常借两侧坐骨结节之间的连线将会阴分为前方的**尿生殖区（尿生殖三角）**和后方的**肛区（肛门三角）**。会阴的外侧以腹股沟与股部分界。

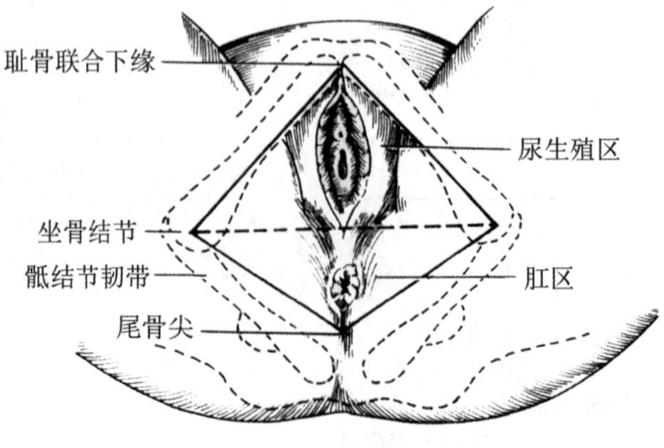

图 4 - 7　女性会阴的分区

二、表面标志

在腹前壁正中线的下端可触及耻骨联合上缘，其两侧为耻骨嵴，再向后外可触及耻骨结节。在骨盆下口可触及耻骨下支、坐骨支、坐骨结节、尾骨尖等。

1. 耻骨　在阴阜深面可触及耻骨联合、耻骨嵴和耻骨结节。沿耻骨联合下缘向后外可触及两侧的耻骨弓，它们的夹角称耻骨下角，男性耻骨下角 <75°，女性耻骨下角 ≥90°。

2. 坐骨结节和坐骨棘　屈髋时在臀大肌下缘深处可触及坐骨结节。坐骨棘则位于坐骨结节上方，位置较深，体表不易触及，通过直肠指诊或阴道触诊方能触及。坐骨棘是临床上进行阴部神经阻滞麻醉的进针标志。

第六节　脊柱区

脊柱区（vertebralregion）又称背区，是指脊柱及其后方和两侧的软组织共同配布的区域。

一、境界和分区

（一）境界

上界为枕外隆凸和上项线，**下界**为尾骨尖；**两侧界**自上而下为斜方肌前缘、三角肌后缘上份、腋后襞与胸壁交界处、腋后线、髂嵴后份、髂后上棘至尾骨尖的连线。

（二）分区

脊柱区自上而下分为**项区、胸背区、腰区**和**骶尾区**（图4-8）。项区上界为枕外隆凸和上项线，下界为第7颈椎棘突至两侧肩峰的连线。胸背区下界为第12胸椎棘突、第12肋下缘和第11肋前端的连线。腰区下界为两髂嵴后份及两髂后上棘的连线。骶尾区为两侧髂后上棘与尾骨尖三点之间所围成的三角区。

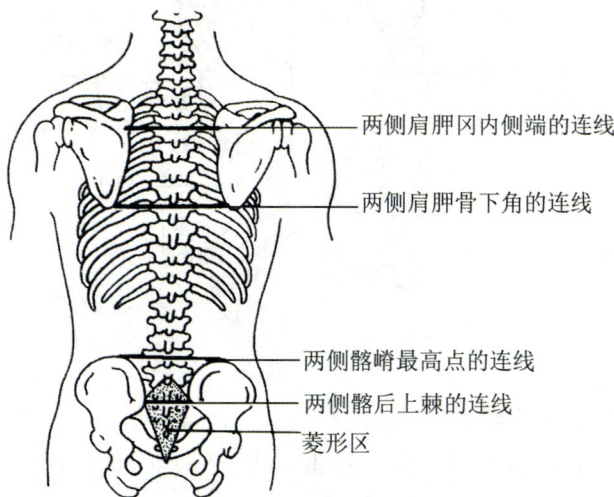

图4-8　脊柱区骨性标志

二、体表标志

（一）骨性标志

1. 棘突（spinous process）　在后正中线上可触及大部分椎骨的棘突（图4-8）。第7颈椎棘突较长，常作为计数椎骨序数的标志；胸椎棘突斜向后下，呈叠瓦状；腰椎棘突呈水平位；骶椎棘突则融合形成骶正中嵴。

2. 骶管裂孔（sacral hiatus）和**骶角**（sacral cornu）　骶管裂孔为第4、第5骶椎背面的不规则形缺口，是椎管的下口。裂孔两侧向下的骨性突起称骶角，体表易于触及，为骶管麻醉的进针定位标志。

3. 菱形区　由左右髂后上棘与第5腰椎棘突和尾骨尖的连线围成的菱形区域。当腰椎、骶骨、尾骨骨折或骨盆畸形时，菱形区发生变形。菱形区上下角的连线深部可触及骶正中嵴（图4-8）。

（二）软组织标志

1. 竖脊肌和肋脊角　竖脊肌为棘突两侧的纵行肌隆起（图4-9）。其外侧缘与第12肋下缘的交角，称肋脊角（肾区），为肾门的体表投影处，也是肾的压痛或叩击痛检查部位。

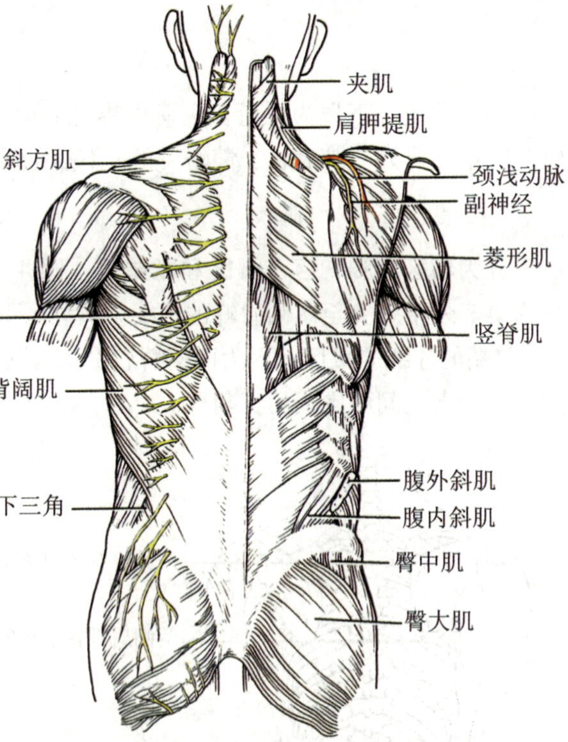

图4-9　背肌

2. 脊柱沟　为背部正中线上略凹陷的纵沟，沟底部可触及部分颈椎、全部胸椎、腰椎棘突及骶正中嵴；在沟的两侧，为竖脊肌形成的纵行隆起。脊柱侧突畸形时，该沟弯曲。

3. 听诊三角（肩胛旁三角）　由肩胛骨内侧缘、斜方肌下缘和背阔肌上缘所围成，在此听诊肺部呼吸音最为清晰（图4-9）。

4. 腰上三角　内侧界为竖脊肌外侧缘，外侧界为腹内斜肌后缘，外上界为第12肋。该三角为手术进入腹膜后间隙的良好入路。腰上三角的腹壁较薄弱，腹腔内容物经此突出形成腰疝（图4-10）。

5. 腰下三角　由腹外斜肌后缘、背阔肌前缘及髂嵴围成（图4-10），三角的底为腹内斜肌。该三角也是腹后壁薄弱区，腰疝的好发部位。

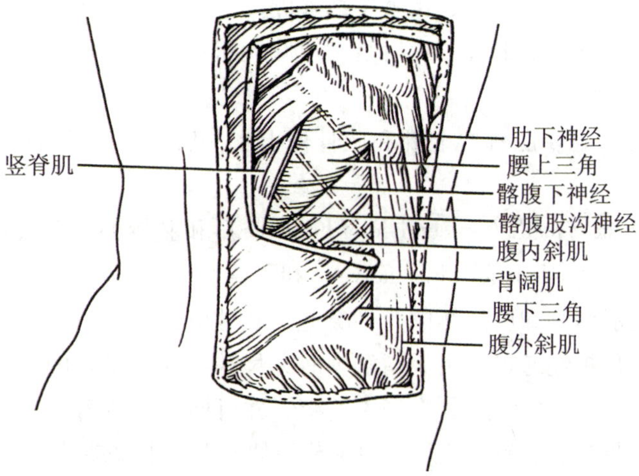

图4-10　腰上三角和腰下三角

第七节　上　肢

一、境界和分区

上肢以三角肌前、后缘上份与腋前、后襞下缘中点的连线与胸、背部分界。以锁骨上缘外1/3、肩峰至第7颈椎棘突的连线与颈部分界。

上肢分为肩部、臂部、肘部、前臂部、腕部和手部。

二、表面解剖

（一）体表标志

1. 肩部　可触及的骨性标志主要有锁骨全长，肩胛骨的肩峰、喙突、肩胛冈及肩胛骨的边和角等，软组织标志有三角肌、腋前襞、腋后襞和腋窝。

（1）**肩胛骨**（scapula）：其上角平对第2胸椎棘突，下角平对第7胸椎棘突和第7肋或第7肋间隙，是背部计数胸椎、肋和肋间隙的重要标志。肩峰（acromion）为肩部的最高点。喙突（coracoid process）位于锁骨中、外1/3交界处下方约2.5 cm处的锁骨下窝内，易于触及。臂丛和腋动静脉行经喙突的内下方。

（2）**三角肌**（deltoid）：为上臂重要的外展肌，发达者可看见其圆隆的整体轮廓。该肌瘫痪并萎缩时，肩部正常丰满的轮廓消失，肩峰明显突出，称"方形肩"。

（3）**腋窝**（axillaris fossa）：为胸外侧壁上部与臂上部之间的皮肤凹陷。腋腔为腋筋膜深部呈四棱锥体形的腔隙，内有腋淋巴结群、腋动脉及其分支、腋静脉及其属支、臂丛及其分支和疏松结缔组织等。

2. 臂部　屈肘时可见明显隆起的肱二头肌及其两侧的肱二头肌内、外侧沟。

（1）**肱二头肌内侧沟**：起自腋后襞前方，沿臂内侧下降，至臂下 1/3 时逐渐斜向肘窝中心。该沟深面有肱动脉、肱静脉和正中神经走行其全程；尺神经行于该沟的上半部，而贵要静脉则行于该沟的下半部。因此，该沟是手术暴露这些血管和神经的良好部位。

（2）**肱二头肌外侧沟**：较短，由臂中部外侧接三角肌止点处向下终于肘窝前外侧界。该沟深部有头静脉由下向上走行，然后沿三角胸大肌沟向上，末端注入腋静脉或锁骨下静脉。

3. 肘部　两侧可触及肱骨内上髁和肱骨外上髁，后方可触及尺骨鹰嘴和尺神经沟，前方有肘窝。

（1）**肱骨内上髁**（medial epicondyle of humerus）和**肱骨外上髁**（lateral epicondyle of humerus）、**尺神经沟**（sulcus for ulnar nerve）和**尺骨鹰嘴**（olecranon of ulna）：肱骨内上髁和肱骨外上髁为肘内侧和肘外侧的骨性突起。在肱骨内上髁后方有一明显的骨沟，称尺神经沟，沟内有尺神经通过。用手指触摸时，尺神经为一柔软的圆索状结构，用力按压或弹击时，可产生酸、麻、胀、痛等不适感，并可向前臂放射。尺骨鹰嘴为尺骨上端后方的骨性突起，易观察和触及，可随肘关节屈伸而上、下移动。

（2）**肘后三角**（posterior cubital triangle）：肘关节伸直时，尺骨鹰嘴、肱骨外上髁、肱骨内上髁 3 个骨性标志排成一条直线；屈肘时，三点的连线形成一底边在上的等腰三角形，即**肘后三角**。当发生肘关节脱位或鹰嘴骨折时，上述三者之间的关系则发生改变。

（3）**肘窝**（cubital fossa）：为肘关节前方的三角形凹陷。上界为肱骨内上髁和肱骨外上髁的连线；下外侧界为肱桡肌；下内侧界为旋前圆肌，窝顶为皮肤、筋膜及肱二头肌腱膜。屈肘并前臂完全旋后时，在肘窝可清晰地触及肱二头肌腱，为肘窝中心的标志。在其内侧与旋前圆肌之间的沟内可触及肱动脉搏动，在肱动脉的内侧可触及正中神经。

4. 腕部和手部　可触及的骨性标志主要有尺骨、桡骨下端及茎突，软组织标志有掌心、肌和腱的隆起与凹陷等。

（1）**尺骨、桡骨下端及茎突**：桡骨下端与茎突、尺骨下端与茎突位置表浅，易触及。通常尺骨茎突高于桡骨茎突约 1 cm。

（2）**腕横纹与腱隆起**：腕前区有 2 条或 3 条横行的皮肤皱纹，即腕近侧纹、腕中纹、腕远侧纹。握拳屈腕时，腕前区有 3 条纵行的肌腱隆起。居中间且隆起明显者为掌长肌腱，其深面有正中神经经过；其桡侧为桡侧腕屈肌腱，在外侧可触及桡动脉搏动，为临床常用的诊脉部位；其尺侧为尺侧腕屈肌腱。

（3）**手掌纹与肌隆起**：手掌主要有 3 条掌纹。鱼际纹斜行于鱼际尺侧，深面有正中神经的分支通过；掌中纹略斜行于掌中部，桡侧端与鱼际纹汇合，其中份正对掌浅弓凸部；掌远侧纹横行，适对第 3～5 掌指关节的连线。手掌内、外侧的肌性隆起分别称小鱼际和鱼际，二者之间的凹陷称掌心。

（4）解剖学"**鼻烟壶**"：又称**鼻烟窝**，是位于手背上外侧部的三角形凹陷，在拇指充分外展和后伸时特别明显。窝底为手舟骨和大多角骨，窝内可触及桡动脉搏动。

（二）上肢的测量

测量上肢长度时（图 4-11），应在左、右对称的姿势下进行，并双侧对比。

1. **上肢全长**　由肩峰至中指尖的长度。

2. **臂长**　由肩峰至肱骨外上髁的长度。臂缩短常见于肱骨骨折、肩关节脱位和肩峰骨折等。

3. **前臂长**　由肱骨外上髁至桡骨茎突的长度。

（三）上肢的轴线和提携角

上肢轴线是经肱骨头、肱骨小头、尺骨头中心的连线（图4-11）。肱骨的纵轴，称**臂轴**；尺骨的长轴，称**前臂轴**；臂轴与前臂轴的延长线在肘部构成向外开放的夹角，正常为165°~170°，其补角为10°~15°，后者称**提携角**（或外偏角）。提携角大于20°者，称**肘外翻**，0°~10°者为直肘，小于0°者称**肘内翻**，均属肘畸形。

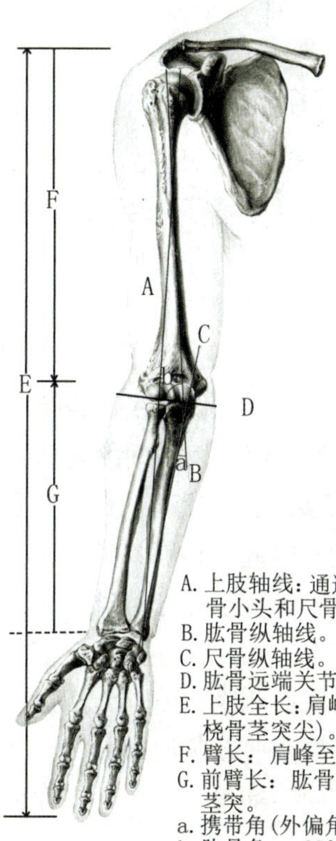

（四）体表投影

1. **腋动脉**（axillary artery）和**肱动脉**（brachial artery）　上肢外展90°角，掌心向上，自锁骨中点至肘前横纹中点远侧2 cm处的连线，为腋动脉和肱动脉的体表投影，以大圆肌下缘为二者的分界。

A. 上肢轴线：通过肱骨头、肱骨小头和尺骨头。
B. 肱骨纵轴线。
C. 尺骨纵轴线。
D. 肱骨远端关节面连线。
E. 上肢全长：肩峰至中指尖（或桡骨茎突尖）。
F. 臂长：肩峰至肱骨外上髁。
G. 前臂长：肱骨外上髁至桡骨茎突。
a. 携带角（外偏角）：5°~15°。
b. 肱骨角：83°~85°。

图4-11　上肢的测量

2. **桡动脉**（radial artery）和**尺动脉**（ulnar artery）　自肘前横纹中点远侧2 cm处，分别至桡骨茎突内侧和豌豆骨桡侧的连线，为桡动脉和尺动脉的体表投影。

3. **正中神经**（median nerve）　在臂部与肱动脉一致，在前臂为从肱骨内上髁与肱二头肌腱连线的中点至腕远侧纹中点稍外侧的连线，连线的下端不仅是该神经易受损伤的部位，也是神经麻醉时的阻滞点。

4. **尺神经**（ulnar nerve）　自腋窝顶经尺神经沟至豌豆骨桡侧缘的连线。尺神经可因肘部的骨折、手术或关节脱位而受损伤。

5. **桡神经**（radial nerve）　自腋后襞下缘外端与臂交点处起，向下外斜过肱骨后方至肱骨外上髁的连线。

第八节　下　肢

一、境界和分区

下肢的上界，前方以腹股沟和髂嵴前部与腹部分界，后方以髂嵴后部和髂后上棘至尾骨尖的连线与腰、骶部分界，内侧主要以腹股沟与会阴部分界。

下肢可分为臀部、股部、膝部、小腿部、踝部与足部。

二、表面解剖

(一) 体表标志

1. 臀部和股部 可触及髂嵴、髂前上棘、髂后上棘、髂结节、坐骨结节、股骨大转子、耻骨联合和耻骨嵴等骨性标志，肌性标志主要为臀大肌、缝匠肌和股四头肌等。

(1) **股骨大转子**：位于股骨颈与股骨体连接处外侧的方形隆起。长期卧床或消瘦的患者，该处皮肤长时间受压容易形成褥疮。

(2) **臀大肌**：与臀部皮下脂肪共同形成臀部隆起。自尾骨尖经坐骨结节至股骨干上、中 1/3 交界处画一直线，此线代表臀大肌的下缘；另自髂后上棘画一条与上述直线平行的线，代表该肌上缘。两线间的菱形区即为该肌的投影位置。

(3) **股四头肌**：于大腿前部、膝关节上方，该肌中的 3 个头 (股直肌、股内侧肌和股外侧肌) 明显隆起，显而易见。在大腿前面正中看到的呈纺锤形的隆起为股直肌。股四头肌腱包绕髌骨止于胫骨粗隆。

(4) **股三角**：位于大腿上 1/3 前部，上界为腹股沟韧带，外侧界为缝匠肌内侧缘，内侧界为长收肌内侧缘，前壁为阔筋膜，后壁为肌肉及其筋膜。股三角内，于腹股沟韧带中点下方可触及股动脉搏动，其内侧为股静脉，再内侧为股管；在股动脉外侧为股神经，两者相距约一横指。临床上可在股三角进行股动脉压迫止血、股动静脉穿刺和股神经阻滞麻醉等操作。

(5) **臀沟与腹股沟**：臀沟位于大腿后面上部，是臀部与大腿之间的横沟，伸髋时此沟加深，屈髋时变浅或消失。腹股沟位于大腿内侧面的上端，与会阴相接。

2. 膝部 在正前方可触及髌骨及其下方的髌韧带和胫骨粗隆，两侧可分别触及股骨内、外上髁和胫骨内、外上髁，后方有腘窝。

(1) **髌骨**：为人体最大的籽骨，位于膝关节前方皮下，界限清楚。下肢松弛时，可向上、下、左、右方向推动。因其位置表浅，受外力打击可发生骨折。

(2) **胫骨粗隆**：为胫骨上端与胫骨体相连接处前方的三角形粗糙骨隆起，是髌韧带的止点。髌骨下缘与胫骨粗隆之间的股四头肌腱又称髌韧带。

(3) **腘窝**：位于膝关节后方的菱形窝，屈膝时界限明显。窝底为股骨腘面、膝关节囊等。腘窝内结构有胫神经、腘静脉、腘动脉、腘淋巴结等，在窝的外上缘有腓总神经经过。

3. 小腿部 沿胫骨粗隆向下可触及胫骨前缘和内侧面，沿胫骨粗隆水平向后外方可触及腓骨头。于小腿外侧的下 1/3 可触及腓骨下段。

小腿肚：为小腿后面上部的大块肌性隆起，由腓肠肌和比目鱼肌构成。踝关节用力跖屈时，轮廓特别明显。其中间纵行的浅沟为腓肠肌两头之间的分界，有小隐静脉经此上行注入腘静脉。沿小腿肚向下可触及边界明显的、有一定硬度的跟腱，向下止于跟骨结节。

4. 踝与足部 踝部两侧可触及和观察到内踝与外踝，后方可触及跟腱和跟骨结节。在足外侧缘中部可触及第 5 跖骨粗隆。

(1) **内踝与外踝**：均为重要的骨性标志。在内踝前方，有大隐静脉经过，位置较恒定，是行大隐静脉穿刺或切开的部位。小隐静脉经外踝后方上行，位置亦较固定。

(2) **踝管**：在内踝的后下方与跟骨内侧面之间的深筋膜增厚形成屈肌支持带，后者与距骨跟骨的内侧面共同围成**踝管**。管内结构有小腿后群肌深层的肌腱、胫后动静脉和胫神经。踝管是小腿后区与足底之间的通道。踝管的病变，刺激或损伤胫神经，出现一系列临床症状，称**踝管综合征**。

（二）下肢的测量

测量下肢长度时（图 4 - 12），必须保持双下肢姿势对称，并双侧比较。

1. 下肢全长　下肢伸直时由髂前上棘经髌骨内侧缘至内踝尖的长度。

2. 大腿长　由髂前上棘至股骨内上髁最高点的长度。

3. 小腿长　由股骨内上髁最高点至内踝尖的长度。

（三）颈干角、膝外翻角

1. 颈干角　为股骨颈与股骨体长轴之间向内的夹角（图 4 - 13）。正常成人为 125° ~ 139°，大于此角度为**髋外翻**，小于此角度为**髋内翻**。

2. 膝外翻角　股骨体长轴线与胫骨长轴线在膝关节处相交形成一向外的夹角，正常约 170°，其补角称**膝外翻角**（图 4 - 12）。外侧夹角 <170° 为**膝外翻**，呈"X"形腿；若外侧夹角 >170° 为**膝内翻**，呈"O"形腿或"弓形腿"（图 4 - 14）。

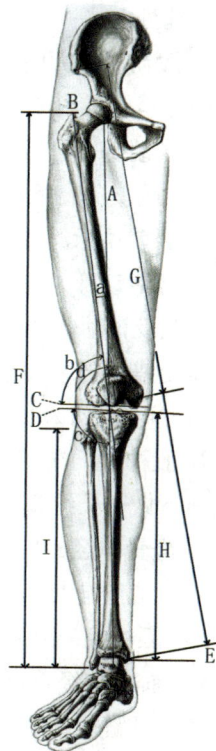

图 4 - 12　下肢测量和膝外翻角

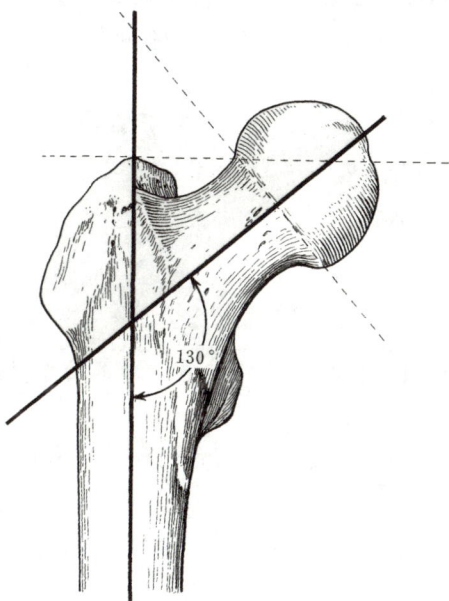

图 4 - 13　股骨颈干角

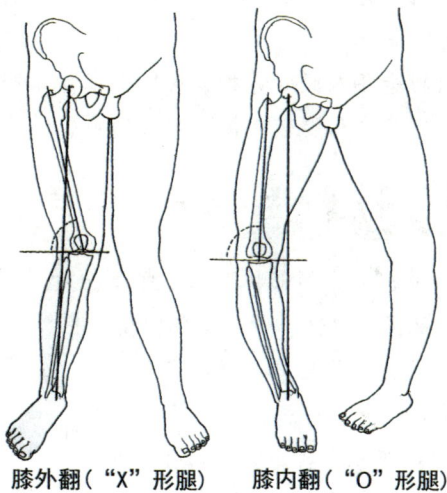

膝外翻（"X"形腿）　　膝内翻（"O"形腿）

图 4 - 14　膝内翻和膝外翻

（四）体表投影

1. 臀上动脉、静脉和神经　出骨盆点位于髂后上棘与股骨大转子尖连线的中、内 1/3 交点，即出梨状肌上孔处。

2. 臀下动脉、静脉和神经　出骨盆点位于髂后上棘至坐骨结节连线的中点，即出梨状肌下孔处。

3. 股动脉　大腿微屈并外展、外旋时，由髂前上棘与耻骨联合连线的中点或腹股沟韧带中点至胫骨内侧髁上方连线的上 2/3 段。

4. 腘动脉　自股后面中、下 1/3 交界线与股后正中线交点内侧约 2.5 cm 处至腘窝中点的连线为其斜行段的投影；自腘窝中点至腘窝下角的连线为其垂直段的投影。

5. 胫前动脉　自腓骨头与胫骨粗隆连线的中点至内、外踝前面连线中点的连线。

6. 胫后动脉　自腘窝下角至内踝与跟腱之间中点的连线。在内踝与跟骨结节之间的沟内可触及该动脉的搏动。

7. 足背动脉　自内、外踝经足背连线的中点至第 1、第 2 跖骨底之间的连线。在踝关节前方可触及该动脉搏动。

8. 股神经　在髂前上棘至耻骨结节连线中点外侧约 1.2 cm 处入股三角。其投影可由此点向下做一长约 2.5 cm 的垂直线表示。

9. 坐骨神经　出骨盆点位于髂后上棘至坐骨结节连线的中点外侧 2～3 cm 处。向外下经坐骨结节与大转子连线的中点，至腘窝上角的连线。

10. 胫神经　自腘窝上角至内踝后缘与跟腱内侧缘之间中点的连线。

11. 腓总神经　自腘窝上角至腓骨头后方画一斜线表示。腓总神经越腓骨颈外面时，位置表浅且紧贴骨面，常因腓骨颈骨折、石膏绷带过紧、腓骨头撕脱等原因遭受损伤。

案例与思考

患者，男，75 岁。在平滑地面上滑倒。患者自述在摔倒时听到骨断裂声。体格检查：体温 36 ℃，脉搏 70 次/分，血压 120/80 mmHg；左腿外旋且较右下肢短。触诊左髋关节疼痛，肿胀不明显。左大腿被动活动疼痛加剧。X 线检查报告：股骨颈头下型骨折，股骨远端外旋并向近侧移位。诊断：左股骨颈骨折。

请思考：

(1) 老年人股骨骨折最易发生在什么部位？为什么？

(2) 患者伤腿较对侧腿缩短的解剖学基础是什么？

本章要点

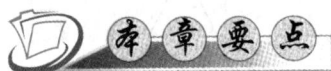

1. 头部分为颅部和面部。颅部分为头顶的额顶枕区和两侧的颞区，面部分为额区、眶区、鼻区、口区、颊区、腮腺咬肌区等。

2. 头部的重要体表标志有眶上缘、眶下缘、颧弓、翼点、下颌角、乳突、鼻骨、颧骨、枕外隆突、咬肌、颞肌等。

3. 颈部分为前外侧的固有颈部和后方的项部。固有颈部即通常说的颈部，以胸锁乳突肌为界分为颈前区、胸锁乳突肌区和颈后区，颈前区和颈后区又进一步分出一些三角形区域。

4. 颈部的重要体表标志有舌骨、甲状软骨上切迹、喉结、环状软骨、胸锁乳突肌、胸骨上窝、锁骨上大窝等。

5. 胸部的重要体表标志有胸骨柄、胸骨角、肋、肋间隙、肋弓、胸骨下角。

6. 胸部的重要标志线有前正中线、锁骨中线、腋中线、腋前线、腋后线、肩胛线等。

7. 腹前外侧部借 2 条水平线分为腹上部、腹中部和腹下部，再经两侧腹股沟中点做

2条垂直线，将其分为9个区：左、右季肋区和腹上区，左腹外侧（腰）区、右腹外侧（腰）区和脐区，左髂（腹股沟）区、右髂（腹股沟）区和腹下区。腹腔经上述2条水平和2条垂直线的切面分为同名的9个区域。

8. 腹部的重要体表标志有耻骨联合、耻骨结节、腹直肌、脐、腹股沟等。

9. 脊柱区的重要体表标志有骶角、棘突、竖脊肌、听诊三角、腰下三角等。

10. 腋窝为臂上部与胸外侧部之间的皮肤凹窝，其前后分别为腋前襞和腋后襞，其深部的四棱锥形区域称腋腔或腋窝，容纳腋血管、臂丛及其分支、腋淋巴结及疏松结缔组织。

11. 肘窝是位于肘关节前方的三角形深窝，容纳肱血管、正中神经、肱二头肌腱等重要结构。

12. 手掌外侧的隆起为鱼际，内侧的隆起为小鱼际，二者之间的凹陷为掌心。手掌可见3条掌纹：鱼际纹、掌中纹和掌远侧纹。

13. 股三角是位于大腿上1/3前部的三角形深窝，容纳股血管、股神经、股管、腹股沟深淋巴结等重要结构。

14. 腘窝是位于膝关节后方的菱形深窝，容纳腘血管、胫神经、腓总神经、腘窝淋巴结等重要结构。

思 考 题

1. 解释锁骨上大窝、腋中线、季肋区、产科会阴、腰下三角、提携角、膝外翻角的概念，并说明其意义。
2. 说明头部与血管神经有关的体表标志。
3. 参考局部解剖学，指出颈部各区（三角）的位置和主要结构。
4. 总结胸部计数肋和肋间隙的体表标志。
5. 预习肺和胸膜下界的体表投影；胸腔穿刺点的确定方法。
6. 在活体指出腹部的9个分区及其主要结构。
7. 描述会阴的分区及其主要结构。

第五章 消化系统

学习目标

1. 掌握：消化系统的组成和上、下消化道的概念；咽峡的构成；牙和舌的形态与结构；颏舌肌的起止、位置和作用；食管的3处狭窄；胃的位置、形态和分部；十二指肠的位置、形态、分部及结构。
2. 掌握：空肠、回肠的形态、位置及主要区别；大肠的位置、分部和形态特征；阑尾的位置和体表投影。
3. 熟悉：咽的分部；舌黏膜的特征；肛管的结构特点。
4. 了解：口腔的分部及境界。
5. 利用解剖学知识分析牙髓炎、胃溃疡、痔疮等消化道常见疾病的病因，并结合所学开展健康宣教。

消化系统（alimentary system）由**消化管**和**消化腺**组成（图5-1），主要功能是摄取消化食物、吸收营养物质和排出食物残渣。口腔和咽还参与呼吸、语言活动。

消化管是从口腔到肛门的管道，包括口腔、咽、食管、胃、小肠（十二指肠、空肠、回肠）和大肠（盲肠、阑尾、结肠、直肠、肛管）。临床上通常把从口腔到十二指肠的部分称为**上消化道**，空肠及以下的部分称**下消化道**。消化腺按体积的大小和位置不同，可分为大消化腺和小消化腺两种。大消化腺位于消化管壁外，所分泌的消化液经导管流入消化管腔内。如大唾液腺、肝和胰。小消化腺则是散在消化管壁内的小腺体，如唇腺、食管腺、胃腺和肠腺等。

第一节 消化管

一、口腔

口腔（oral cavity）是消化管的起始部，其前壁为上、下唇，两侧壁为颊，上壁为腭，下

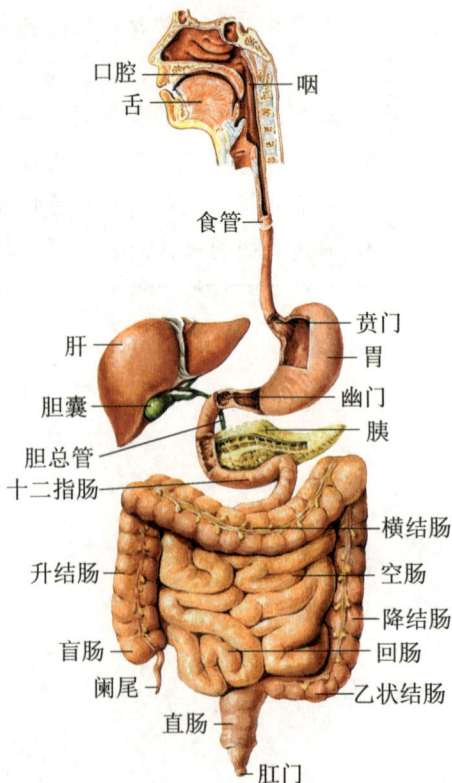

图5-1 消化系统概观

壁为封闭口腔底的软组织。口腔向前经口裂通向外界，向后经咽峡与咽相通（图5-2）。

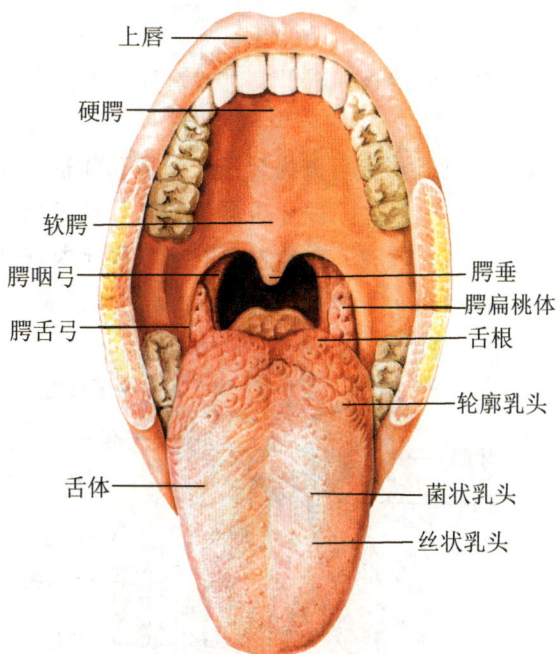

图5-2　口腔与咽峡

口腔借上、下牙弓（包括牙槽突、牙龈和牙列）分为**口腔前庭**和**固有口腔**两部分。当上、下牙列咬合时，口腔前庭仅可经第3磨牙后间隙与固有口腔相通，临床患者牙关紧闭时可经此处灌注营养物质或药物。

（一）口唇

口唇（oral lips）分上唇和下唇，两唇间的裂隙称为**口裂**；其左右结合处称**口角**。上唇外面正中线处有一纵行浅沟称为**人中**，为人类所特有，昏迷患者急救时常在此处进行指压或针刺。上唇的两侧与颊交界处的浅沟称为**鼻唇沟**。

知识拓展

唇　裂

唇裂俗称"兔唇"，男性多于女性，是口腔颌面部最常见的先天性畸形，常与腭裂伴发。唇裂的主要表现为人中外侧的垂直裂隙。唇裂按裂隙部位可分为单侧唇裂和双侧唇裂。治疗唇裂患者时，一般选择唇裂修复手术。

（二）颊

颊（cheek）位于口腔两侧，由皮肤、颊肌和黏膜组成。在上颌第2磨牙牙冠相对的颊黏膜处，有腮腺导管的开口。

（三）腭

腭（palate）构成口腔的上壁，分隔鼻腔与口腔。腭的前2/3为**硬腭**，主要以骨腭为基础，覆以黏膜构成；后1/3为**软腭**，主要由骨骼肌和肌腱为基础，外被黏膜构成，其后份斜向后下，称**腭帆**。腭帆后缘游离，中央有一向下突起，称**腭垂**或**悬雍垂**。腭垂两侧各有两条黏膜皱襞，前方的一对称**腭舌弓**，向下续于舌根；后方的一对称**腭咽弓**，向下延至咽侧壁。由腭垂、腭帆游离缘、两侧的腭舌弓及舌根共同围成**咽峡**（isthmus of

护理应用解剖学

fauces），是口腔与咽的分界（图 5 - 2）。

（四）牙

牙（teeth）是人体最坚硬的器官，嵌于上、下颌骨的牙槽内，有咀嚼食物及辅助发音等功能。

1. 牙的形态和构造　牙在外形上可分为牙冠、牙颈和牙根 3 部分。**牙冠**暴露于口腔内，**牙根**嵌于牙槽内，牙冠与牙根之间被牙龈覆盖的部分是**牙颈**。牙的内腔称**牙腔**或**牙髓腔**，位于牙冠内较大的腔称牙冠腔，在牙根内的部分称牙根管（图 5 - 3）。牙根尖端有牙根尖孔，牙的血管、神经和淋巴管由此出入牙腔，并与牙腔内的结缔组织构成**牙髓**。

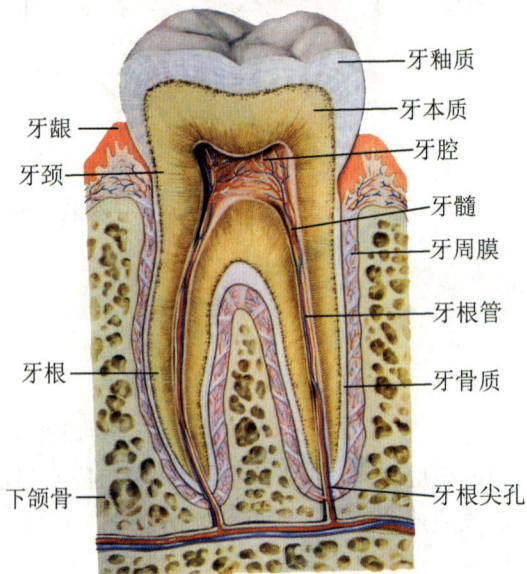

图 5 - 3　牙的构造模式（纵切）

2. 牙组织　牙由牙本质、牙釉质、牙骨质和牙髓组成（图 5 - 3）。**牙本质**构成牙的主体，呈淡黄色。牙冠表面覆盖着白色光泽的**牙釉质**，是人体最坚硬的组织，如牙釉质磨损或剥脱，黄色牙本质露出表面时，常因接触冷热等刺激引起感觉过敏，产生酸痛。**牙骨质**包在牙颈和牙根的牙本质表面。位于牙腔内的牙髓，含有丰富的感觉神经末梢，感染时可引起剧烈疼痛。

3. 牙的分类和排列　人的一生中有两套牙发生，分乳牙和恒牙。乳牙20颗，一般在出生后 6 个月左右开始萌出，3 岁左右出齐，分为**乳切牙**、**乳尖牙**、**乳磨牙**。6 ~ 7 岁乳牙开始脱落，恒牙相继萌出，共计32颗，14岁左右基本出齐，分为**切牙**、**尖牙**、**前磨牙**和**磨牙**（图 5 - 4）；而第 3 磨牙在 18 ~ 28 岁或更晚萌出，故称**迟牙**或**智齿**，有的终生不萌出。

牙呈对称性排列（图 5 - 4）。为了记录牙的位置，临床上常以人的方位为准，以"十"记号记录牙的排列方式，即**牙式**。用罗马数字 I ~ V 表示乳牙；用阿拉伯数字 1 ~ 8 表示恒牙。如Ⅲ表示左上颌乳尖牙，5 表示右下颌第 2 前磨牙。

4. 牙周组织　牙周组织包括牙槽骨、牙周膜和牙龈 3 部分（图 5 - 3），对牙起保护、支持和固定的作用。**牙槽骨**是牙根周围的骨质。**牙周膜**是介于牙根和牙槽骨之间的致密结缔组织，固定牙根。**牙龈**是包被牙颈并与牙槽骨的骨膜紧密相连的口腔黏膜，呈淡红色，血管丰富。老年人由于牙龈和骨膜的血管萎缩，从而导致牙根因营养不良而萎缩，

图 5 - 4　恒牙的名称及排列

进而造成牙的松动以致脱落。

（五）舌

舌（tongue）位于口腔底，为柔软、灵活的肌性器官，表面被覆黏膜，具有搅拌食物、协助吞咽、感受味觉和辅助发音的功能。

1. 舌的形态　舌分上、下两面。上面拱起称**舌背**，分为前 2/3 的**舌体**和后 1/3 的**舌根**，舌体的前端称为**舌尖**（图 5 - 2）。

舌的下面光滑，其正中线与口腔底之间连有一黏膜皱襞，称**舌系带**，其根部两侧各有 1 个圆形隆起，称**舌下阜**，是下颌下腺导管和舌下腺大管的共同开口。舌下阜后外侧延续成带状黏膜皱襞，称**舌下襞**，其深面有舌下腺，其小管开口于舌下襞（图 5 - 5）。

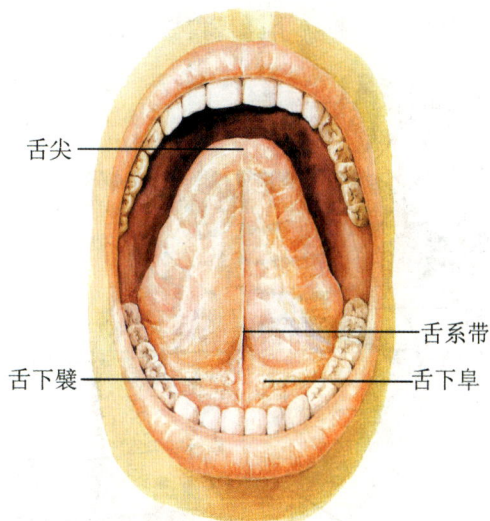

图 5 - 5　舌和口腔底

2. 舌黏膜　舌黏膜覆盖在舌表面，呈淡红色。其上有许多细小突起称**舌乳头**。舌乳头分为 4 种：①**丝状乳头**，数量最多，如丝绒状，具有一般感觉功能，即痛觉、温度觉、触觉。②**菌状乳头**，形体较大，呈红色钝圆形。③**轮廓乳头**，最大，有 7～11 个，排列于界沟前方。④**叶状乳头**，位于舌外侧缘后部，但人类此部位已退化。除丝状乳头外，其他舌乳头均含有**味蕾**，能感受甜、酸、苦、咸等刺激，具有味觉功能。在舌根的黏膜内，有许多由淋巴组织组成的大小不等的突起，称**舌扁桃体**（图5-2）。

3. 舌肌 舌肌为骨骼肌，分为舌内肌和舌外肌（图5-6）。**舌内肌**的起、止点均在舌内，肌束呈纵、横、垂直3个方向排列，收缩时可改变舌的外形。**舌外肌**起自舌周围各骨，止于舌内，收缩时可改变舌的位置。临床上最重要的舌外肌是**颏舌肌**，它起于下颌骨的颏棘，肌纤维呈扇形向后上方止于舌正中线两侧。两侧颏舌肌同时收缩，舌前伸；一侧收缩时，舌尖偏向对侧。如一侧颏舌肌瘫痪，伸舌时舌尖偏向患侧。

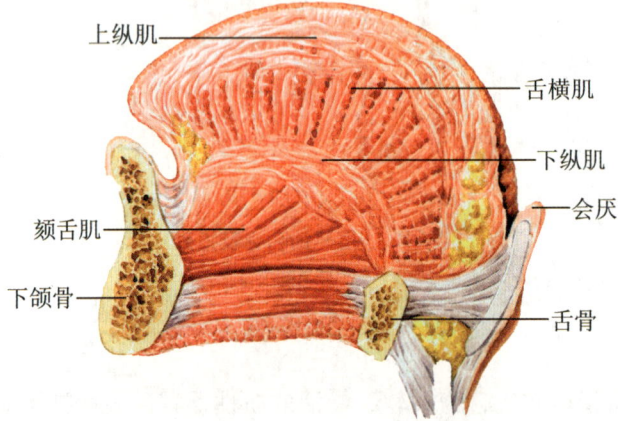

图5-6 舌肌（正中矢状切面）

二、咽

（一）位置与形态

咽（pharynx）是消化道和呼吸道的共同通道，为前后略扁的漏斗形肌性管道。位于颈椎前方，上起颅底，向下于第6颈椎体下缘接食管，长约12 cm（图5-7）。

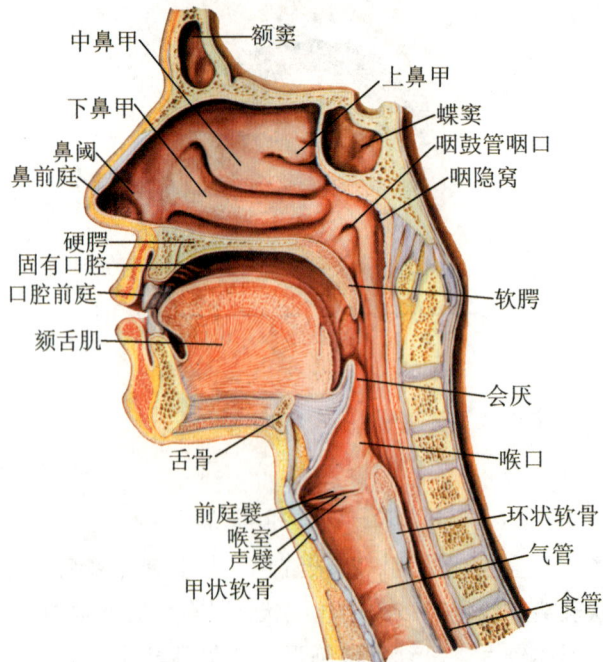

图5-7 头颈部正中矢状面

（二）咽的分部

咽的后壁和侧壁完整，而前壁不完整，自上而下分别与鼻腔、口腔和喉腔相通。因而分为鼻咽、口咽和喉咽 3 部分（图 5-7）。

1. 鼻咽　鼻咽位于鼻腔后方，软腭平面以上，向前借鼻后孔通鼻腔。在鼻咽的侧壁上，距下鼻甲后方约 1.5 cm 处有一**咽鼓管咽口**，借咽鼓管通中耳鼓室。此口的周边有半环形隆起，称**咽鼓管圆枕**，其后方的凹陷称**咽隐窝**，为鼻咽癌的好发部位。鼻咽后上壁黏膜内有丰富的淋巴组织称**咽扁桃体**，在幼年期较丰富，6~7 岁时开始萎缩，至 10 岁后几乎完全退化。

2. 口咽　口咽位于口腔后方，软腭与会厌上缘平面之间。向前经咽峡通口腔。外侧壁上，腭舌弓与腭咽弓之间的凹陷称**扁桃体窝**，容纳**腭扁桃体**。腭扁桃体由淋巴组织构成，表面黏膜凹陷形成 10~20 个较小的扁桃体小窝，是食物、脓液易滞留的部位。

腭扁桃体、舌扁桃体和咽扁桃体等共同围成**咽淋巴环**，是消化道和呼吸道的重要防御装置。

3. 喉咽　喉咽位于会厌上缘平面以下，至第 6 颈椎体下缘与食管相移行，向前经喉口与喉腔相通，在喉口两侧各有一深窝，称**梨状隐窝**，是异物易滞留的部位。

三、食管

（一）食管的位置和分部

食管（esophagus）为前后扁平的肌性管道，上端在第 6 颈椎体下缘处与咽相续，下行穿过膈的食管裂孔，于第 11 胸椎体左侧接胃的贲门，全长约 25 cm，按其行程可分为颈部、胸部和腹部。**食管颈部**长约 5 cm，在起始端至颈静脉切迹平面之间，其前壁有气管相贴，后邻脊柱，两侧有颈部大血管；**食管胸部**长 18~20 cm，自颈静脉切迹至膈的食管裂孔，其前方自上而下依次为气管、左主支气管和心包；**食管腹部**最短，仅 1~2 cm，位于食管裂孔至贲门之间（图 5-8）。

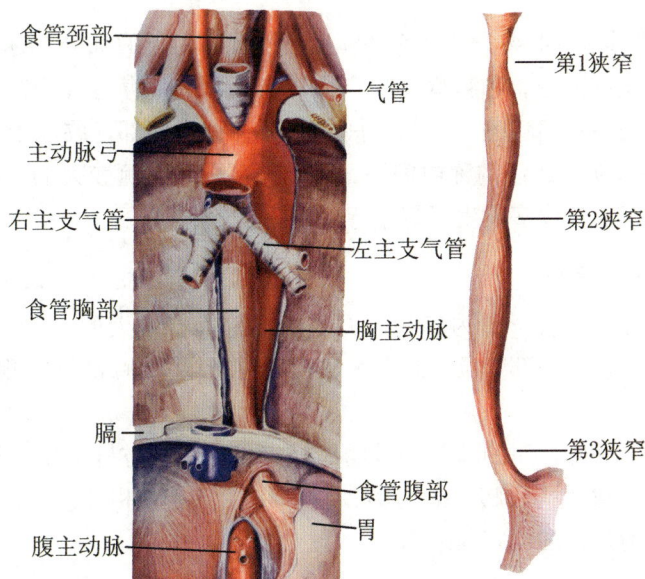

图 5-8　食管的位置及狭窄

（二）食管的狭窄

食管有 3 处生理性狭窄：第 1 狭窄在食管的起始处，距中切牙约 15 cm；第 2 狭窄在食管与左主支气管的交叉处，距中切牙约 25 cm；第 3 狭窄在食管穿膈处，距中切牙约 40 cm（图 5 - 9）。这些狭窄是异物容易滞留的部位，也是食管癌的好发部位。食管内插管时，要注意这 3 处狭窄。

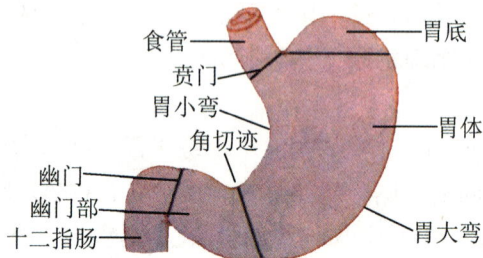

图 5 - 9　胃的形态和分部

四、胃

胃（stomach）是消化管中最膨大的部分，上连食管，下续十二指肠。胃具有容纳食物、调和食糜、分泌胃液和初步消化食物的功能。成人的胃一般容量为 1500 ml，新生儿的胃容量一般约 30 ml。

（一）胃的形态和分部

1. 胃的形态　胃的形态因充盈程度、体位、体型、年龄及性别等不同而有所变化。胃呈囊袋状，分为前后 2 壁、大小 2 弯、入出 2 口（图 5 - 9）。上缘较短，凹向右上方的弓状缘称**胃小弯**，其最低处的转折称**角切迹**；下缘较长，凸向左下方的弓状缘称**胃大弯**。胃的入口接食管，称**贲门**，位于第 11 胸椎体左侧。胃的出口续十二指肠，称**幽门**，在第 1 腰椎体右侧。

2. 胃的分部　胃分为 4 部分（图 5 - 9）：位于贲门附近的部分，称**贲门部**；贲门平面以上向左上方膨出的部分，称**胃底**，临床称**胃穹**，此部常存有气体；胃底以下至角切迹之间的部分，称**胃体**；角切迹与幽门之间的部分，称**幽门部**，临床上也称**胃窦**。在幽门部大弯侧有一不太明显的浅沟称**中间沟**，将幽门部分为左侧较大的**幽门窦**和右侧呈管状的**幽门管**。胃溃疡和胃癌多发生于胃小弯近幽门处。

（二）胃的位置和毗邻

胃的位置因体型、体位、胃内容物的充盈情况等而有较大的变化。在中等充盈时，胃大部分位于左季肋区，小部分位于腹上区。贲门位于第 11 胸椎体左侧。幽门位于第 1 腰椎体右侧。

胃前壁右侧邻肝左叶，左侧邻膈并被肋弓掩盖，剑突下方胃前壁与腹前壁相贴，该处是胃的触诊部位。胃后壁与胰、横结肠、左肾和左肾上腺相邻。胃底与膈和脾相邻。临床上，胃床即指胃后面的器官和结构。

五、小肠

小肠（small intestine）是消化管中最长的部分，成人长 5 ~ 7 m。上端起自幽门，下端接盲肠，分为十二指肠、空肠和回肠 3 部分，是消化与吸收的主要场所。

（一）十二指肠

十二指肠（duodenum）是小肠的起始段，介于胃与空肠之间，全长约 25 cm，呈"C"字形从右侧包绕胰头，可分为上部、降部、水平部和升部 4 部分（图 5 – 10）。

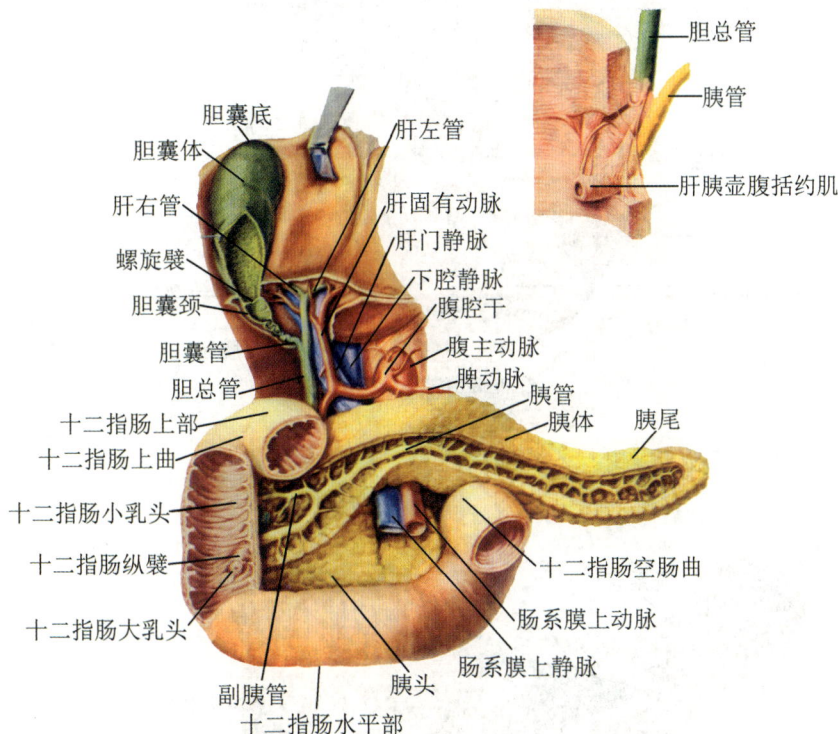

图 5 – 10　十二指肠、胆道和胰（前面观）

1. 上部　在第 1 腰椎体右侧起自幽门，斜向右后方，至肝门下方急转向下移行为降部。上部紧邻幽门的一段，长约 2.5 cm，管壁较薄，管径较大，黏膜光滑无皱襞，称**十二指肠球**，是十二指肠溃疡的好发部位。

2. 降部　在第 1 腰椎体右侧垂直下行至第 3 腰椎体右侧转向左接水平部。其后内侧壁上有一纵行皱襞称**十二指肠纵襞**，其下端的圆形隆起称**十二指肠大乳头**，是胆总管和胰管的共同开口处，距中切牙约 75 cm。

3. 水平部　在第 3 腰椎体平面向左横过下腔静脉，至腹主动脉前方与升部相续，肠系膜上动脉和肠系膜上静脉紧贴此部前面下行。在某些情况下，肠系膜上动脉可压迫水平部引起十二指肠梗阻，临床上称此为肠系膜上动脉压迫综合征（Wilkie 综合征）。

4. 升部　起自第 3 腰椎体左侧，斜向左上方达第 2 腰椎左侧急转向前下方，形成**十二指肠空肠曲**，移行为空肠。十二指肠空肠曲被**十二指肠悬肌**固定于腹后壁，十二指肠悬肌和包绕其下段的腹膜皱襞共同构成**十二指肠悬韧带**，又称 **Treitz 韧带**，是手术中确认空肠起始端的重要标志。

（二）空肠和回肠

空肠（jejunum）上连十二指肠，回肠（ileum）下续盲肠，盘曲于腹腔中下部（图 5 – 11）。空肠、回肠之间无明显界线，一般空肠占全长的近侧 2/5，位于腹腔的左上部，管径大、管壁厚、血管丰富、颜色较红、黏膜皱襞高而密集；回肠占全长的远侧

3/5，位于腹腔右下部，管径小、管壁薄、血管少、颜色较淡、环行皱襞低而稀疏，黏膜内除有孤立淋巴滤泡外还有集合淋巴滤泡，尤其在回肠下部较多。肠伤寒的病变多侵犯回肠的集合淋巴滤泡，易形成溃疡，甚至引起肠穿孔（图 5 - 12）。

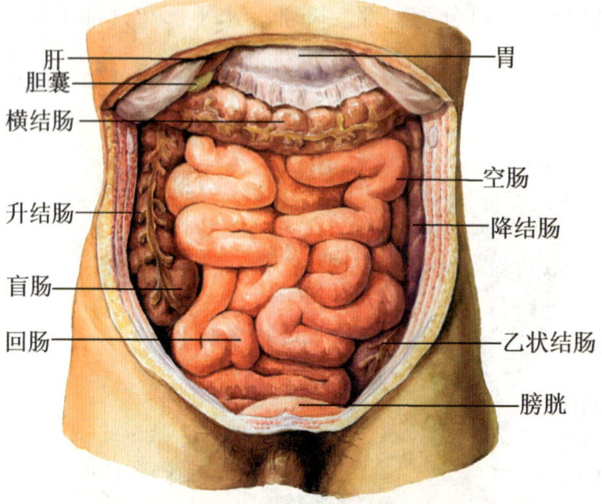

图 5 - 11　小肠和大肠

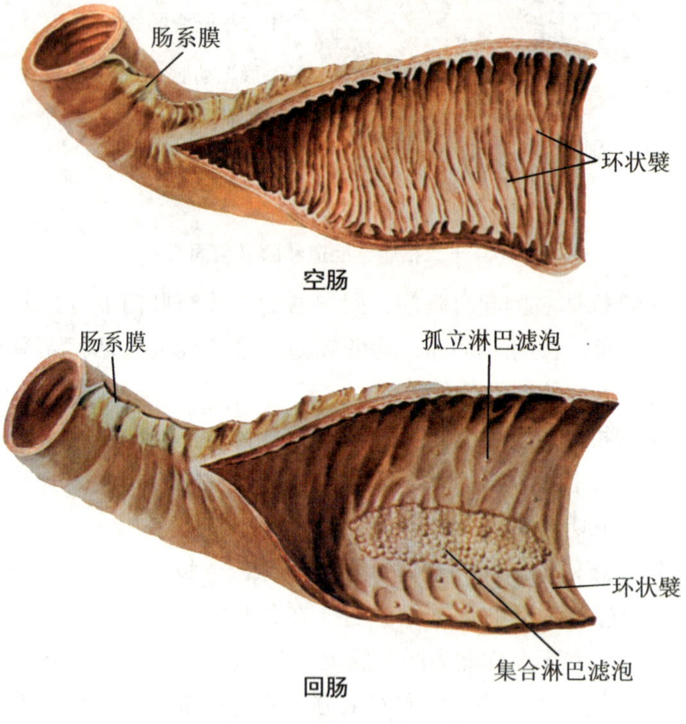

空肠

回肠

图 5 - 12　空肠和回肠内壁

六、大肠

大肠（large intestine）全长约 1.5 m，围绕于空肠、回肠的周围，分为盲肠、阑尾、结肠、直肠和肛管 5 部分（图 5 - 1）。大肠主要吸收水分，分泌黏液，使食物残渣形成粪便并排出。

结肠和盲肠具有 3 个特征性结构，即结肠带、结肠袋和肠脂垂。**结肠带有 3 条**，由肠壁的纵行平滑肌增厚形成，沿肠的纵轴排列，汇聚于阑尾根部。**结肠袋**是肠壁向外呈囊袋状膨出的部分。**肠脂垂**为结肠带两侧的脂肪突起。以上 3 个特征是手术中区别大肠、小肠的标志（图 5 - 13）。

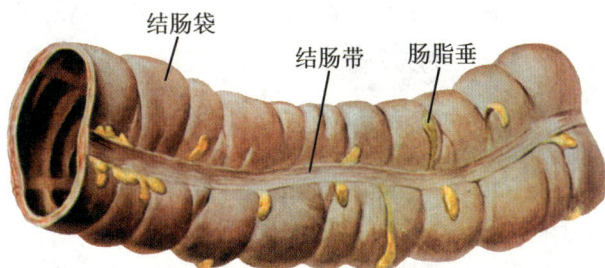

图 5 - 13　结肠的特征性结构

（一）盲肠和阑尾

盲肠（caecum）位于右髂窝内。长 6 ~ 8 cm，是大肠的起始部，回肠末端开口于盲肠，开口处有上、下两片唇状黏膜皱襞，称**回盲瓣**（ileocecal valve），可控制小肠内容物进入盲肠的速度，同时又可防止盲肠内容物逆流入回肠。在回盲瓣下方约 2 cm 处，有阑尾的开口（图 5 - 14）。

图 5 - 14　盲肠与阑尾

阑尾（vermiform appendix）长 6 ~ 8 cm，为一蚓状突起，连于盲肠的后内侧壁，远端游离。阑尾的位置变化较大，但根部较固定，3 条结肠带会集于此，手术时可沿结肠带向下寻找阑尾。

阑尾根部的体表投影，在脐与右髂前上棘连线的中、外 1/3 交点处，称**麦氏点**。急性阑尾炎时，此处常有明显的压痛。

（二）结肠

结肠（colon）围绕在空、回肠周围，可分为升结肠、横结肠、降结肠和乙状结肠（图 5 - 11）。

1. 升结肠　起于盲肠，沿腹后壁右侧上升至肝右叶下方，转向左移行为横结肠。弯曲部称**结肠右曲**或**肝曲**。

2. 横结肠　起自结肠右曲，向左横行至脾下方转折向下，续接移行为降结肠。弯曲部称**结肠左曲**或**脾曲**。横结肠借肠系膜连于腹后壁，活动度较大，常形成一下垂的弓形弯曲。

3. 降结肠 起自结肠左曲，沿腹后壁左侧下降至左髂嵴处移行于乙状结肠。

4. 乙状结肠 在左髂窝内，呈"乙"字形弯曲，至第3骶椎前方移行为直肠。借肠系膜连于骨盆侧壁，活动性较大。若肠系膜过长，可造成乙状结肠扭转。

（三）直肠

直肠（rectum）长10～14 cm，位于盆腔后部。在第3骶椎前方续乙状结肠，沿骶、尾骨前方下行，穿过盆膈移行于肛管。直肠在矢状面上有2个弯曲：**直肠骶曲**位于骶骨前方，凸向后；**直肠会阴曲**位于尾骨尖前面，凸向前，其最凸处距肛门3～5 cm。临床上施行下消化道插管或直肠镜和乙状结肠镜检查时，应注意直肠的弯曲，以免损伤肠壁。

直肠下段肠腔膨大，称**直肠壶腹**，内面有3个半月形的皱襞，称**直肠横襞**（图5-15）。中间的一条最大且位置恒定，位于直肠右前壁距肛门约7 cm处，可作为直肠镜检的定位标志。

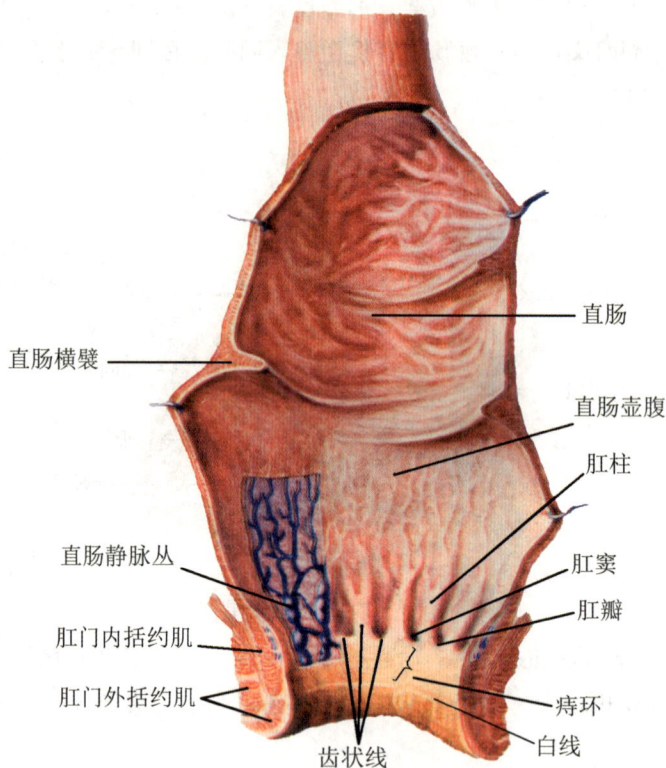

图5-15 肠和肛管

（四）肛管

肛管（anal canal）长3～4 cm，上接直肠，末端终于肛门（图5-15）。肛管内面有6～10条纵行的黏膜皱襞称**肛柱**。相邻肛柱下端借半月状的黏膜皱襞相连，称**肛瓣**。肛瓣与相邻肛柱下端形成开口向上的小隐窝，称**肛窦**。肛窦易积存粪便，易诱发感染，严重时可形成肛门周围脓肿或肛瘘。

肛柱下端和肛瓣共同连成的锯齿状环行线称**齿状线**（dentate line），又称**肛皮线**，是皮肤与黏膜的分界线，该线上下结构被覆的上皮、动脉来源、静脉和淋巴回流、神经分布等方面均不相同。在齿状线下方有宽约 1 cm 的光滑环状带，称**肛梳**或**痔环**。肛管黏膜下和皮下有丰富的静脉**丛**，病理情况下可曲张突起形成痔。发生在齿状线以上的，称内痔，齿状线以下者为外痔，跨越齿状线上、下的则称混合痔。

环绕肛管周围的肌称**肛门括约肌**（anal sphincter），**肛门内括约肌**为肛管的环形平滑肌增厚而成，只有协助排便的作用。**肛门外括约肌**由围绕在肛门内括约肌周围和下方的骨骼肌构成，有较强的控制排便功能。手术时应防止损伤，以免造成大便失禁。

第二节　消化腺

一、唾液腺

唾液腺又称**口腔腺**或**涎腺**，包括腮腺、下颌下腺、舌下腺 3 对大唾液腺，以及分布于口腔黏膜的小腺体（图 5-16）。唾液腺分泌唾液，有清洁口腔和初步消化食物的功能。

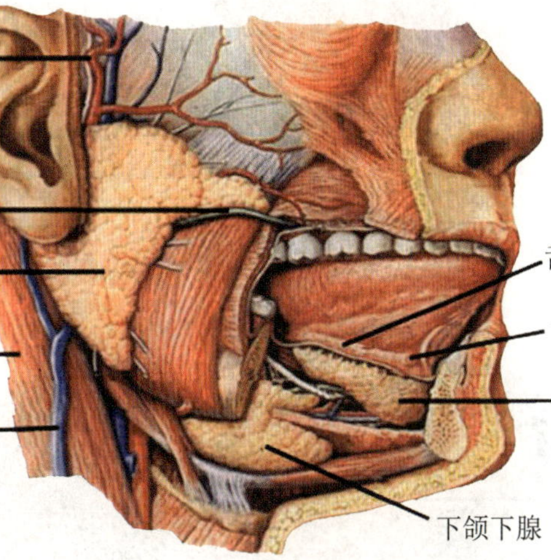

图 5-16　大唾液腺

1. 腮腺（parotid gland）　是唾液腺中最大的一对，呈不规则的三角形，位于外耳道的前下方。**腮腺管**自腮腺前缘穿出，在颧弓下一横指处横过咬肌表面，穿过颊肌，开口于平对上颌第 2 磨牙牙冠的颊黏膜处。

2. 下颌下腺（submandibular gland）　位于下颌下三角内，呈卵圆形。下颌下腺管开口于舌下阜。

3. 舌下腺（sublingual gland）　位于口腔底，舌下襞深面。腺管分大、小两种，舌下腺大管与下颌下腺管共同开口于舌下阜；小腺管有数条，直接开口于舌下襞。

二、肝

肝（liver）是人体最大的腺体，也是最大的消化腺，具有分泌胆汁、参与物质代谢、贮存糖原、解毒、防御及胚胎时期造血等重要功能。

（一）肝的形态与分叶

肝呈红褐色，质软而脆，受到暴力打击时易破裂出血，似楔形，分上、下两面和前、后、左、右4缘。肝的上面隆凸，与膈相贴，称**膈面**，借矢状位的**镰状韧带**分为**肝左叶**和**肝右叶**（图5－17A）。肝的下面称**脏面**，与多个腹腔脏器相邻。脏面有两条纵沟和一条横沟，呈"H"形排列，其正中的横沟称**肝门**（porta hepatis），是左右肝管、肝固有动脉、肝门静脉、神经和淋巴管出入肝的部位。出入肝门的这些结构被结缔组织包裹，合称**肝蒂**。右纵沟的前部为胆囊窝，容纳胆囊；后部为腔静脉沟，容纳下腔静脉。左纵沟前份有肝圆韧带，后部有静脉韧带附着。肝的脏面借"H"形沟分为4叶：右纵沟右侧为**肝右叶**；左纵沟左侧为**肝左叶**；左、右纵沟之间，横沟以前的部分为**方叶**，横沟以后为**尾状叶**（图5－17B）。

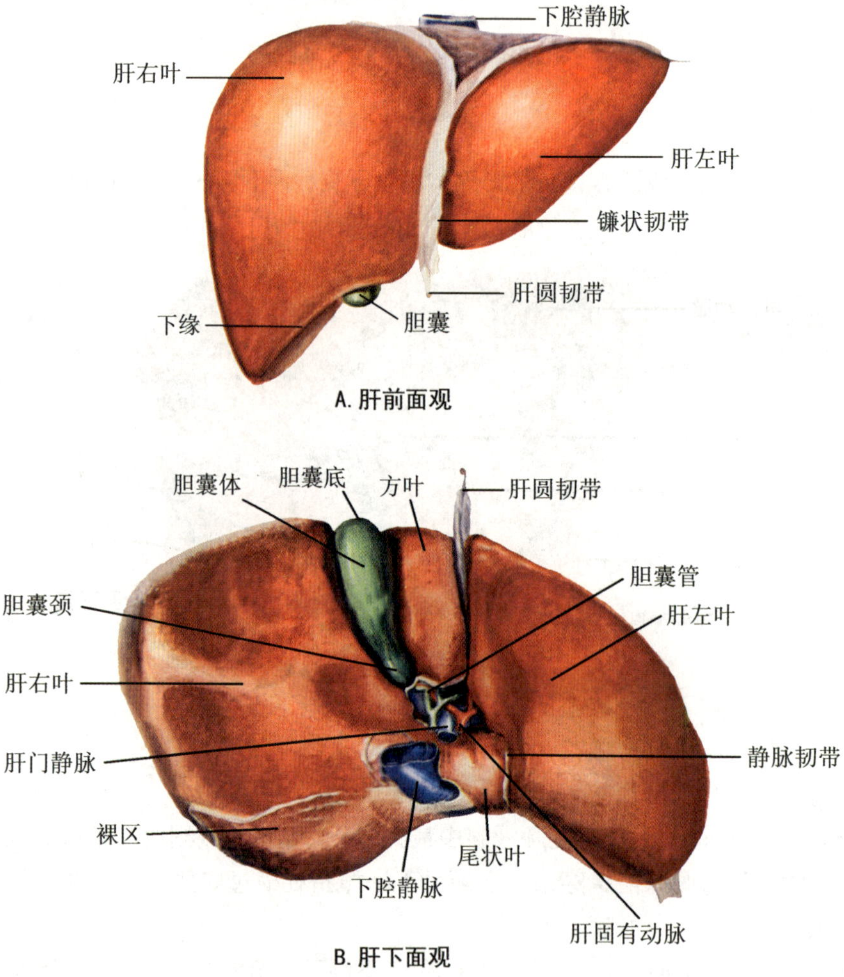

A. 肝前面观

B. 肝下面观

图5－17 肝的形态

（二）肝位置和体表投影

肝位于腹腔的右上部，贴附于膈的下方，大部分位于右季肋区和腹上区，小部分位于左季肋区。肝右叶上方与右侧胸膜腔、右肺下部邻近；左叶上方与左肺下部和心相邻。临床上患肝脓肿或肝癌等疾病时，可经膈而波及以上器官。

肝上界的体表投影与膈穹窿一致，其最高点在右侧，相当于右锁骨中线与第5肋的交点；左侧略低，相当于左锁骨中线与第5肋间隙的交点。肝下界的体表投影，右侧大致与右肋弓一致；在腹上区则可达剑突下3～5 cm。正常成人，右肋弓下一般触及不到肝。婴幼儿肝的下界可超过肋弓下缘2 cm以内。肝随呼吸运动而上下移动，在平静呼吸时，肝可上下移动 2~3 cm。

（三）肝外胆道系统

肝外胆道系统包括胆囊和输胆管道（肝左管、肝右管、肝总管和胆总管）（图 5-18）。

1. 胆囊（gallbladder）　位于肝右叶下面的胆囊窝内，有贮存和浓缩胆汁的功能。胆囊呈梨形囊袋状，可分为胆囊底、胆囊体、胆囊颈和胆囊管 4 部分。前下方的盲端，钝圆略膨大，称**胆囊底**，充盈时常露于肝的前缘与腹前壁相贴，其体表投影在右锁骨中线与右肋弓交点处的稍下方，胆囊炎时，此处可有明显压痛，称 **Murphy 征阳性**；中间为**胆囊体**，是胆囊的主体；**胆囊颈**是胆囊体逐渐缩细的部分，向左下方弯转续于**胆囊管**。胆囊内衬黏膜，在胆囊管和胆囊颈处，黏膜形成螺旋状皱襞，**称螺旋襞**，有调节胆汁进出的作用。胆囊结石易嵌顿于此。

2. 肝管与肝总管　肝内胆小管逐级汇合成**肝左管**和**肝右管**，出肝门汇合形成**肝总管**。

3. 胆总管　由肝总管与胆囊管汇合而成。在肝十二指肠韧带内下行，经十二指肠上部的后方，至胰头与十二指肠降部之间与胰管汇合，形成膨大的**肝胰壶腹**（Vater 壶腹），斜穿十二指肠降部后内侧壁，开口于十二指肠大乳头（图 5-18）。肝胰壶腹的环行平滑肌增厚，称**肝胰壶腹括约肌**（Oddi 括约肌），可控制胆汁和胰液的排放。

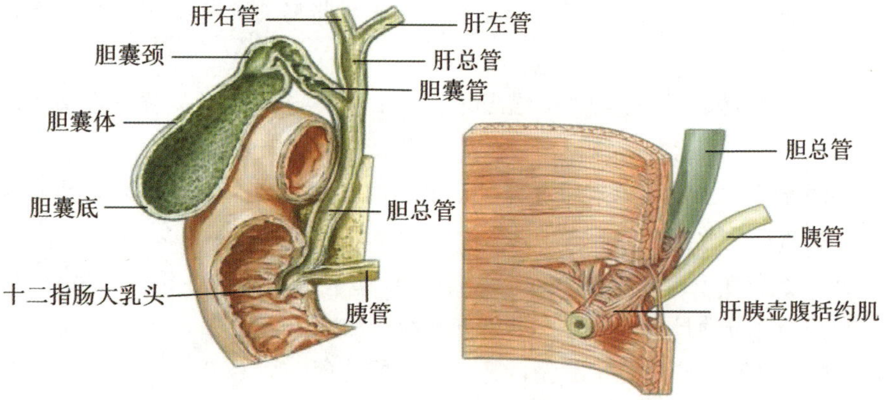

图 5-18　胆囊与输胆管道

4. 胆汁的产生和排出途径　肝胰壶腹括约肌平时保持收缩状态，由肝细胞分泌的胆汁经肝左管、肝右管、肝总管、胆囊管进入胆囊内储存和浓缩。进食后，尤其进食高脂肪食物，在神经体液因素调节下，胆囊收缩，肝胰壶腹括约肌舒张，胆囊内储存的胆汁经胆囊管、胆总管、肝胰壶腹、十二指肠大乳头，排入十二指肠腔内，参与食物中脂肪的消化与吸收。

三、胰

胰（pancreas）是人体的第二大消化腺，既是内分泌腺又是外分泌腺，分别分泌胰岛素和胰液。

胰呈长条状（图 5-10），位于腹上区和左季肋区，横置于第 1~2 腰椎体前方，并紧贴腹后壁。由于胰的位置较深，前方有胃、横结肠和大网膜等遮盖，故胰病变时，早期腹壁体征往往不明显，从而增加了诊断的困难性。

胰可分为胰头、胰颈、胰体和胰尾 4 部分，各部之间无明显界限。**胰头被十二指肠**

包绕，后邻胆总管、肝门静脉、下腔静脉等，故胰头癌可影响邻近器官；中间大部呈棱柱状为**胰体**；头、体交界处称**胰颈**；末端较细，伸向脾门为**胰尾**。**胰管**纵贯胰的中轴，收集胰液，末端开口于十二指肠大乳头。

本章要点

1. 临床上把口腔至十二指肠的消化管称上消化道，空肠以下的消化管称下消化道。上、下消化道疾病的临床表现有许多明显区别。

2. 牙在外形上分为牙冠、牙颈和牙根。牙内部的牙腔容纳牙髓。恒牙分为切牙、尖牙、前磨牙和磨牙。

3. 腭分为硬腭和软腭。硬腭分隔口腔与鼻腔。腭垂、腭帆游离缘、两侧的腭舌弓及舌根共同围成咽峡，是口腔与咽的分界。

4. 食管按位置分为颈部、胸部和腹部。有 3 处生理性狭窄：第一狭窄位于食管的起始处，距中切牙 15 cm；第二狭窄位于食管与左主支气管的交叉处，距中切牙 25 cm；第三狭窄在食管穿膈的食管裂孔处，距中切牙 40 cm；这些狭窄是食管癌的好发部位。

5. 胃有前、后两壁，大、小两弯和出、入两口；分贲门部、胃底、胃体和幽门部；胃大部分位于左季肋区，小部分位于腹上区。胃小弯近幽门部是胃溃疡的好发部位。

6. 十二指肠球是十二指肠溃疡的好发部位；十二指肠大乳头是胆总管和胰管的共同开口处。

7. 大肠分为盲肠、阑尾、结肠、直肠和肛管；阑尾连于盲肠，位于右髂区，其根部体表投影在脐与右髂前上棘连线的中、外 1/3 交点处（麦氏点）。

8. 肛管内表面的齿状线具有分界意义。肛门内括约肌为平滑肌，只有协助排便的功能，肛门外括约肌是骨骼肌，具有括约肛门控制排便的功能。

9. 肝大部分位于右季肋区和腹上区，小部分位于左季肋区。肝的上面分为肝左叶、肝右叶，肝的下面分为肝右叶、肝左叶、方叶和尾状叶。

10. 肝外胆管包括胆囊、肝左管、肝右管、肝总管、胆总管。胆囊位于肝右叶下面的胆囊窝内，分为胆囊底、胆囊体、胆囊颈、胆囊管。胆汁由肝细胞产生，空腹时储存于胆囊，餐后排至十二指肠参与脂肪的消化。

思考题

1. 一患者做胶囊胃镜检查。请简述胶囊胃镜口服后自肛门排出所经过的解剖结构。
2. 说出食管生理性狭窄的位置及其临床意义。
3. 描述胆汁的产生及排出途径。
4. 试用解剖学知识分析经口插管至胃依次经过的器官和生理性狭窄。
5. 试用解剖学知识分析纤维结肠镜检时，插管至盲肠依次经过的器官、生理性狭窄和弯曲。

笔记

知识拓展

精神楷模，学习榜样

食管细胞学创始人——沈琼

　　沈琼教授，郑州大学（原河南医科大学）教授，国内外著名的病理学家，我国食管癌防治研究的开拓者和食管细胞学创始人。他几十年如一日，深入到河南省北部太行山林县，在食管癌高发区，从事食管癌的早期诊断和综合防治工作，研究出食管细胞采取器，被称"食管拉网"（也称为沈氏拉网法），并创立了食管诊断细胞学，解决了食管癌早期诊断及癌前病变研究中的重大难题。

　　食管拉网检查是吞入带有乳胶气囊与套网的乙烯塑料管，充气后缓慢将充盈的囊从食管内拉出，用套网擦取物涂片做细胞学检查。这是食管癌高发区进行普查的主要手段，对有吞咽困难的患者应列为常规检查，用以确定诊断，据统计，其阳性率可达90%以上。

　　作为科学家，沈琼教授把毕生的心血献给了食管癌防治研究工作，特别是他长达四十余年坚持深入食管癌高发区调查研究的精神，为医学界所敬佩，为世人所敬仰。

第六章　呼吸系统

1. 掌握：上、下呼吸道的概念；鼻旁窦的名称及开口部位；喉软骨、喉腔的位置和形态；气管的位置和左、右主支气管的区别；肺的位置、形态及分叶；胸膜腔的概念，壁胸膜的分部；肋膈隐窝的位置及意义。
2. 熟悉：呼吸系统的组成；鼻腔的分部及各部的形态结构。
3. 了解：呼吸系统的功能；喉软骨的连结；肺段的概念；纵隔的概念及分部。
4. 能够运用左、右主支气管形态上的区别解释气管异物多坠入右侧的原因。

呼吸系统（respiratory system）由呼吸道和肺组成（图 6-1）。呼吸道是传送气体的管道，包括鼻、咽、喉、气管和各级支气管。临床上将鼻、咽、喉称**上呼吸道**，将气管、主支气管和肺内的各级支气管称**下呼吸道**。肺是气体交换的器官。

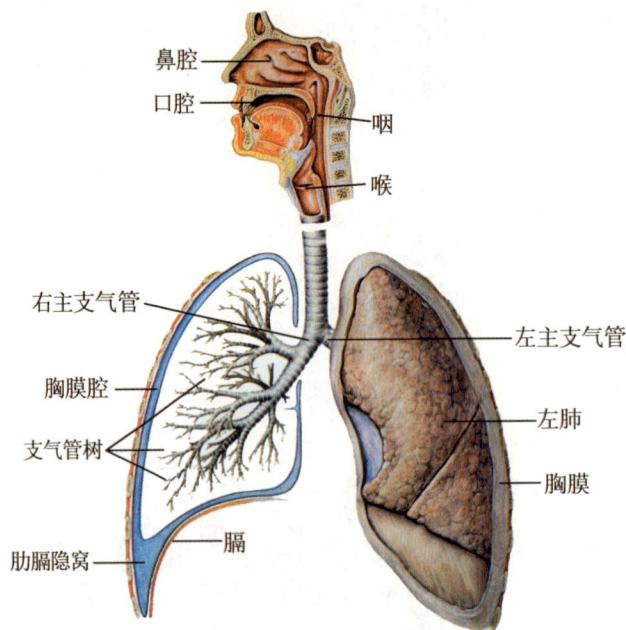

图 6-1　呼吸系统概况

呼吸系统的主要功能是进行机体与外环境之间的气体交换，即吸入氧，呼出二氧化碳，保证人体新陈代谢正常进行；此外，还具有嗅觉和发音功能。

第一节　呼吸道

一、鼻

鼻（nose）是呼吸道的起始部，也是嗅觉器官，还可辅助发音。由外鼻、鼻腔和鼻旁窦组成。

（一）外鼻

外鼻以骨和软骨做支架，表面被覆皮肤，位于面部中央。外鼻的上端位于两眼之间的部分称为**鼻根**，向下延成**鼻背**，下端为**鼻尖**。鼻尖的两侧呈弧状隆起的部分称**鼻翼**，在呼吸困难时鼻翼起伏明显称鼻翼扇动。鼻尖和鼻翼等处皮肤较厚，富含皮脂腺和汗腺，痤疮和酒渣鼻好发生于此。

（二）鼻腔

鼻腔被鼻中隔分为左、右两腔，前以鼻孔通外界，后经鼻后孔通咽。每侧鼻腔以鼻阈为界可分为前部的鼻前庭和后部的固有鼻腔。**鼻前庭**由鼻翼围成，内衬皮肤，生有鼻毛，能过滤和净化空气。

固有鼻腔的外侧壁自上而下排列有上、中、下鼻甲。各鼻甲的内面与下方分别有上、中、下鼻道（图6-2）。固有鼻腔内衬黏膜，根据黏膜的结构和功能不同，可分为嗅区和呼吸区。**嗅区**位于上鼻甲内侧面及其相对的鼻中隔黏膜，活体时呈淡黄色，黏膜内有嗅细胞，能感受空气中各种气味分子。其余大部分的黏膜为**呼吸区**，活体时呈淡红色，有丰富的血管、黏液腺和纤毛，可调节吸入空气的温度和湿度。鼻中隔前下部黏膜的血管丰富且位置表浅，易受刺激而破裂出血，故称**易出血区**（Little区），是鼻出血的常见部位。

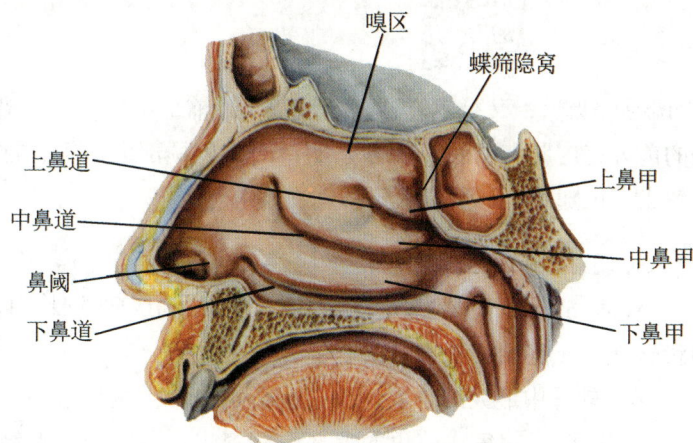

图6-2　鼻腔外侧壁

（三）鼻旁窦

鼻旁窦（paranasal sinus）又称副鼻窦或鼻窦，由骨性鼻旁窦内衬黏膜而成，与鼻腔黏膜相延续，对吸入的空气有加温、加湿作用，对发音起共鸣作用（图6-3）。

鼻旁窦有**额窦**、**上颌窦**、**筛窦**和**蝶窦**4 对，分别位于同名颅骨内，筛窦又分前、中、后群。其中上颌窦、额窦和筛窦前、中群开口于中鼻道；筛窦后群开口于上鼻道；蝶窦开口于蝶筛隐窝。上颌窦是其中最大者，因开口高于窦底，引流不畅，故慢性上颌窦炎症较常见。

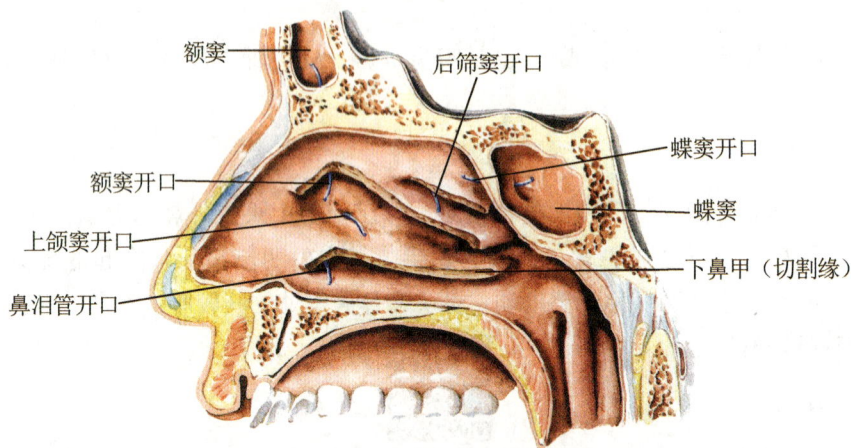

图 6-3　鼻旁窦开口部位

知识拓展

上颌窦炎

　　上颌窦位于上颌骨内，是鼻旁窦中最大的一对。临床上鼻旁窦的炎症以上颌窦炎多见，原因如下：①口高底低，不易引流。②上颌窦底邻近上颌磨牙牙根，此处骨质薄弱，牙根感染常波及上颌窦，引起牙源性上颌窦炎。③上颌窦黏膜与鼻腔黏膜相延续，上呼吸道感染易波及至上颌窦。

二、喉

喉（larynx）既是呼吸道，又是发音器官。喉位于颈前部中份，向上借喉口通咽，下端连接气管。喉的前方有皮肤和筋膜，后方是咽，两侧有颈部大血管、神经和甲状腺侧叶。喉的活动性较大，可随吞咽和发音上下移动。

（一）喉软骨

喉软骨（laryngeal cartilages）构成喉的支架，包括单块的甲状软骨、环状软骨、会厌软骨和成对的杓状软骨等（图 6-4）。

1. 甲状软骨　是喉软骨中最大的一块，位于舌骨下方，由两块近似方形的软骨板构成，两板前缘以直角相连形成**前角**，前角的上部向前突出，称**喉结**。喉结在成年男性特别突出，为男性的第二性征之一。两板后缘游离，向上、下各伸出一对突起。上方的一对称**上角**，借韧带与舌骨相连，下方的一对称**下角**，与环状软骨构成关节。

2. 环状软骨　位于甲状软骨下方，形似指环，前部低窄称**环状软骨弓**，平对第6颈椎，是颈部的重要标志之一；后部高宽称**环状软骨板**。环状软骨是呼吸道中唯一完整的软骨环，对保持呼吸道通畅起重要作用。

3. 会厌软骨　形似树叶，其下端细尖，借韧带附着于甲状软骨前角的后面。会厌软骨表面被覆黏膜构成**会厌**。吞咽时，喉上升，会厌遮盖喉口，可防止食物误入喉腔和气管。

4. 杓状软骨　左、右各一，呈三棱锥体形，位于环状软骨板上方。底与下方的环状软骨上缘构成环杓关节。底部有两个突起，向前方的为**声带突**，有声韧带附着；向外侧的称**肌突**，有喉肌附着。

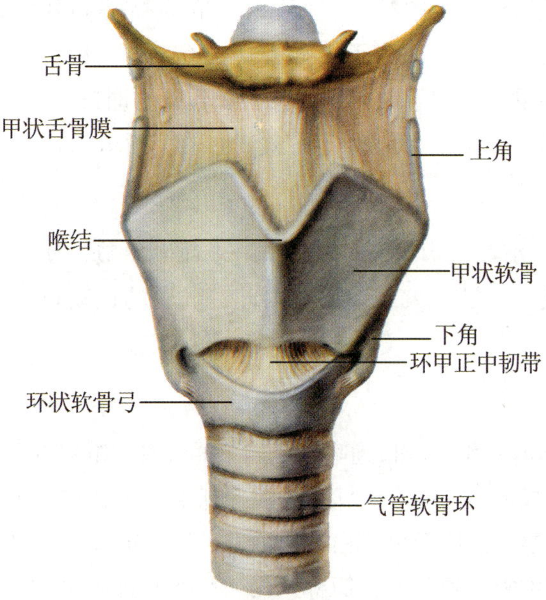

舌骨

甲状舌骨膜

喉结

环状软骨弓

上角

甲状软骨

下角

环甲正中韧带

气管软骨环

（前面观）

会厌软骨

甲状软骨

杓状软骨

环状软骨板

气管膜壁

环杓关节

环甲关节

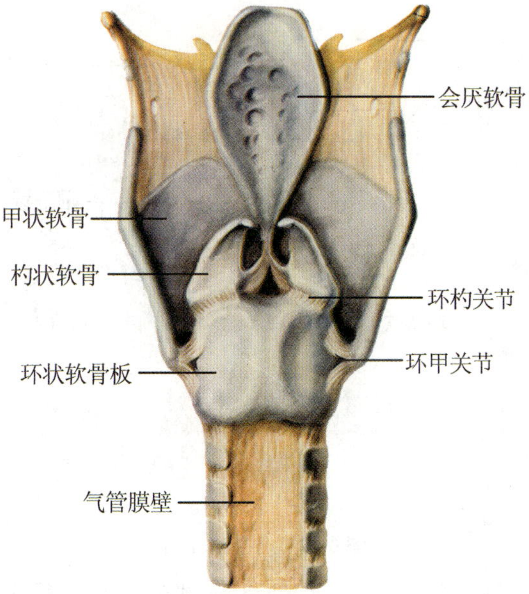

（后面观）

图6-4　喉的软骨及连接

（二）喉的连结

喉的连结包括关节和膜性连结两种。关节有环甲关节和环杓关节；膜性连结主要有弹性圆锥和甲状舌骨膜。

1. 环甲关节　由甲状软骨下角和环状软骨两侧的关节面构成。甲状软骨在冠状轴上做前倾和复位运动，使声带紧张或松弛。

2. 环杓关节 由环状软骨上缘的关节面和杓状软骨底构成。杓状软骨可沿此关节的垂直轴做旋转运动，使声带突向内、外侧转动，声门裂开大或缩小。

3. 弹性圆锥 又称环甲膜，为圆锥形的弹性纤维膜。起自甲状软骨前角的后面，向下、后止于环状软骨上缘和杓状软骨声带突。此膜上缘游离增厚，连于甲状软骨与声带突之间，称**声韧带**，是构成声带的基础。弹性圆锥的前部中份较厚，连于甲状软骨下缘和环状软骨弓上缘之间的部分为**环甲正中韧带**（图6－4），韧带的后方为喉腔下部。在急性喉阻塞时，可经环甲正中韧带做穿刺或插管，建立暂时的气体通道。

4. 甲状舌骨膜 连于甲状软骨上缘与舌骨之间的结缔组织膜。

（三）喉肌

喉肌为骨骼肌。按功能分为两群，一群作用于环甲关节，使声带紧张或松弛；另一群作用于环杓关节，使声门裂开大或缩小。因此，喉肌的运动可控制发音的强弱和调节音调的高低。

（四）喉腔

喉腔（laryngeal cavity）上借喉口通喉咽，向下通气管。喉腔黏膜与咽和气管的黏膜相延续。喉腔侧壁黏膜形成上、下两对矢状位的黏膜皱襞，上方的一对称**前庭襞**，活体呈粉红色；下方的一对称**声襞**，活体颜色较白，比前庭襞更突向喉腔。两侧前庭襞间的裂隙称**前庭裂**；两侧声襞间的裂隙称**声门裂**，简称**声门**，是喉腔最狭窄的部位。声襞及其襞内的声韧带和声带肌共同构成**声带**，气流通过此处引起声带振动而发音（图6－5）。

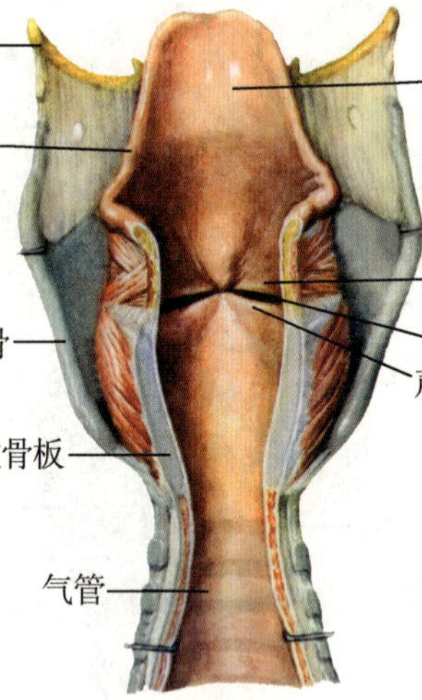

图6－5 喉腔后面观

喉腔借前庭裂和声门裂分为上、中、下3个部分。喉口至前庭裂平面之间的部分，称**喉前庭**；前庭裂和声门裂之间的部分为**喉中间腔**，该腔向两侧突出的隐窝称喉室；声门裂平面以下部分，称**声门下腔**（图6－6）。声门下腔的黏膜下层组织比较疏松，炎症时易发生水肿。婴幼儿的喉腔狭小，喉水肿时容易引起喉腔阻塞，造成呼吸困难甚至窒息。

三、气管与主支气管

气管和主支气管是连结喉与肺的管道（图6－7，图6－8）。

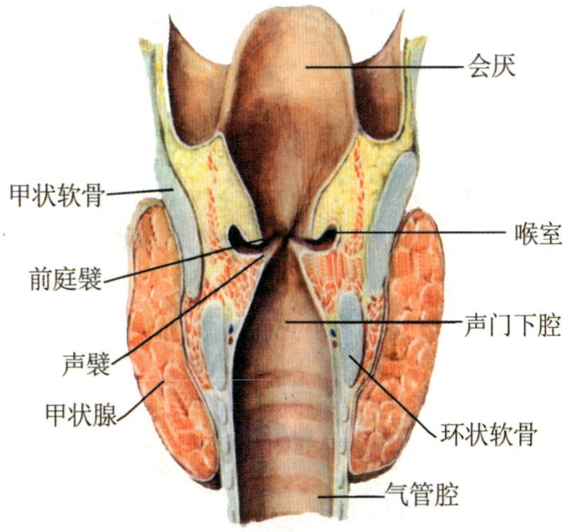

会厌

甲状软骨

喉室

前庭襞

声门下腔

声襞

甲状腺

环状软骨

气管腔

图 6-6　喉腔冠状面

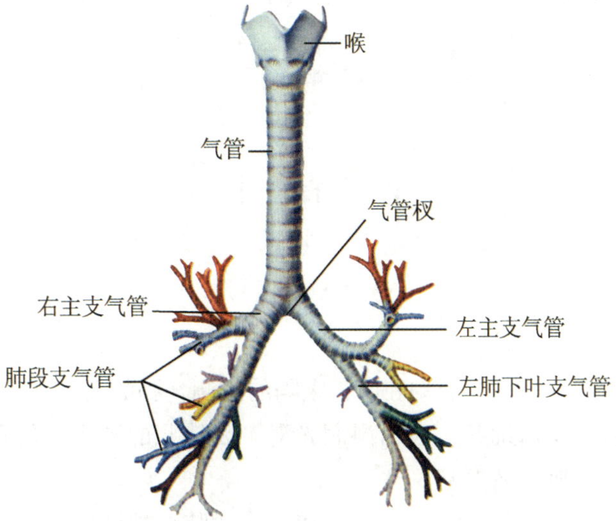

喉

气管

气管杈

右主支气管

左主支气管

肺段支气管

左肺下叶支气管

图 6-7　气管与主支气管

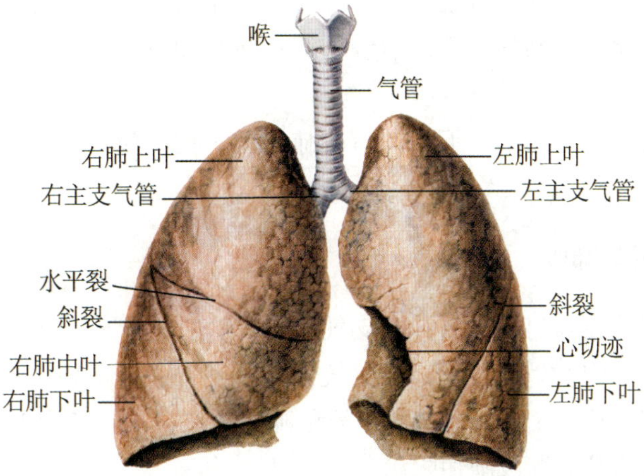

喉

气管

右肺上叶

左肺上叶

右主支气管

左主支气管

水平裂

斜裂

斜裂

心切迹

右肺中叶

右肺下叶

左肺下叶

图 6-8　气管、主支气管和肺

（一）气管

气管（trachea）上起环状软骨的下缘，于食管前面向下，经颈前部、胸廓上口和胸腔，至胸骨角平面，分为左、右主支气管，分叉处称**气管杈**，内面形成上凸的纵嵴，呈半月状，称**气管隆嵴**，常偏向左侧，是气管镜检查的定位标志。气管由 14～17 个气管软骨环借韧带连接而成。气管依据位置分为颈部和胸部。急性喉阻塞或咽喉手术时，常在第 3～5 气管软骨环处沿前正中线行气管切开术。

（二）主支气管

主支气管（bronchi）由气管分出后，斜行向外下方，经肺门入肺（图 6-7）。右主支气管粗而短，平均长 2～3 cm，走行较陡直；左主支气管细而长，平均长 4～5 cm，走行较平。气管内异物多坠入右主支气管及其分支。

知识拓展

气管内异物多坠入右主支气管的原因

右主支气管较左主支气管粗而短，走行较陡直，加之气管隆嵴略偏向左侧、右肺通气量大等因素，临床上气管内异物多坠入右主支气管。

第二节　肺

一、肺的位置和形态

肺（lung）左、右各一，位于胸腔内，纵隔的两侧，膈的上方（图 6-1）。

肺柔软而有弹性，呈海绵状，表面湿润光滑。婴幼儿的肺呈淡红色，成人的肺为暗灰色并混有黑色斑点，吸烟者尤甚。

肺近似半圆锥形，有一尖、一底、二面和三缘。肺上端圆钝为**肺尖**，经胸廓上口突入颈根部，高出锁骨内侧 1/3 上方 2～3 cm；肺底凹向下，贴于膈上面，又称**膈面**。肺外侧面邻肋和肋间隙称**肋面**；**纵隔面**即内侧面，与纵隔相邻，其中部的椭圆形凹陷，称**肺门**（图 6-9），是主支气管、肺血管、淋巴管和神经出入肺的部位。出入肺门的上述诸结构被结缔组织包绕，称**肺根**。肺的后缘钝圆；前缘和下缘锐薄。左肺前缘下部有**心切迹**，切迹下方有一突起称**左肺小舌**。

左肺狭长，被斜裂分为上、下二叶；右肺宽短，被斜裂和水平裂分为上、中、下三叶（图 6-8）。

二、支气管树与肺段

左、右主支气管在肺门处分出肺叶支气管，入肺后再分出若干肺段支气管，在肺内反复分支，并连于肺泡，呈树枝状，称**支气管树**（图 6-7）。每一肺段支气管及其分支和其所属的肺组织构成一个支气管肺段，简称**肺段**。左、右肺各为 10 个肺段。临床上常以肺段为单位进行定位诊断及肺切除术。

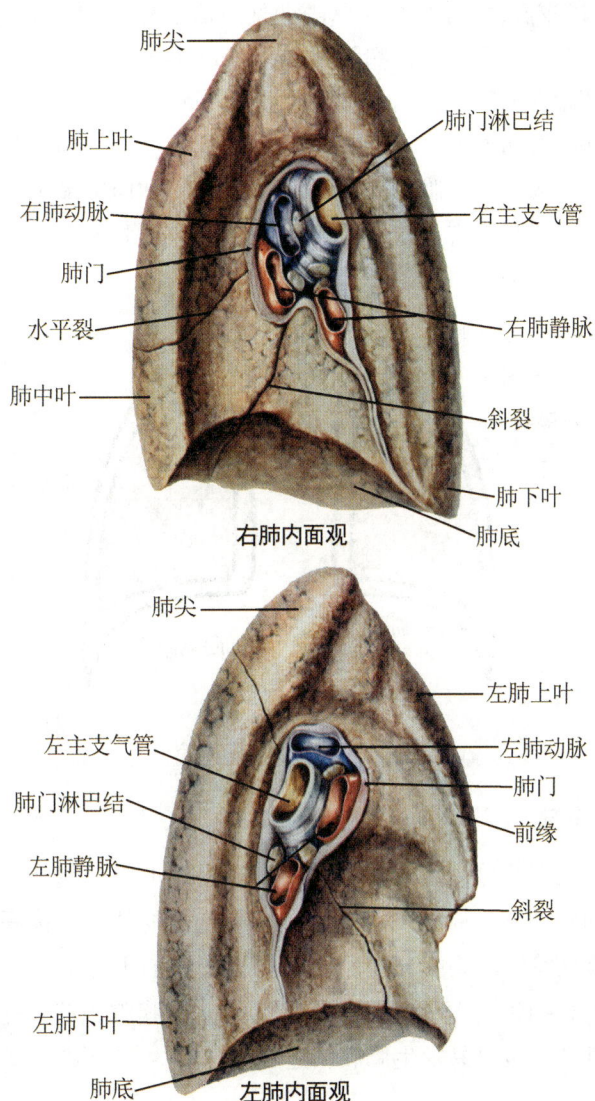

图6-9　肺的内侧面

三、肺的血管

肺有两套血管，一套与气体交换有关，由肺动脉、肺泡毛细血管和肺静脉组成，为肺的功能性血管；另一套与肺的营养有关，由支气管动脉和支气管静脉组成。

第三节　胸膜和纵隔

一、胸膜

胸膜为衬于胸腔内面和覆盖于肺表面等部位的一层薄而光滑的浆膜。

（一）胸膜腔

胸膜（pleura）分为脏、壁两层。胸膜脏层又称**脏胸膜**，被覆于肺表面；胸膜壁层又称**壁胸膜**，被覆于胸壁内面、膈上面和纵隔两侧。脏、壁两层胸膜在肺根部相互移行，围成两个完全封闭的潜在性间隙，称胸膜腔（pleural cavity）（图6-10）。胸膜腔内有少量浆液，可减少呼吸时脏胸膜、壁胸膜间的摩擦。胸膜腔内为负压，胸内负压能维持肺的扩张状态，促进静脉血和淋巴回流。一旦胸膜腔受到破坏，与大气或肺泡相通，空气立即进入胸膜腔内，造成气胸，胸内负压减弱或消失，肺回缩塌陷，肺通气功能发生严重障碍，常危及生命。胸膜腔有一定量的水溶液、血液或脓液、淋巴液时，分别称胸腔积液、血胸或脓胸、乳糜胸。

图6-10　胸膜与胸膜腔

（二）壁胸膜的分部

壁胸膜根据所在位置可分为4个部分。突出于胸廓上口，与肺尖相贴的部分，称**胸膜顶**；衬于胸壁内面的部分，称**肋胸膜**；覆盖于膈上面的部分，称**膈胸膜**；贴附于纵隔两侧的部分，称**纵隔胸膜**。肋胸膜与膈胸膜反折处形成的半环形间隙，称**肋膈隐窝**（肋膈窦）（图6-1，图6-10），是胸膜腔的最低部位。**胸膜腔**积液首先积存于此，为临床胸膜腔穿刺抽液的部位，也是易发生胸膜粘连的部位。

（三）胸膜和肺的体表投影

胸膜的体表投影是指壁胸膜各部相互移行形成的反折线在体表的投影，其中有实用意义的是胸膜前界和下界（图6-11）。

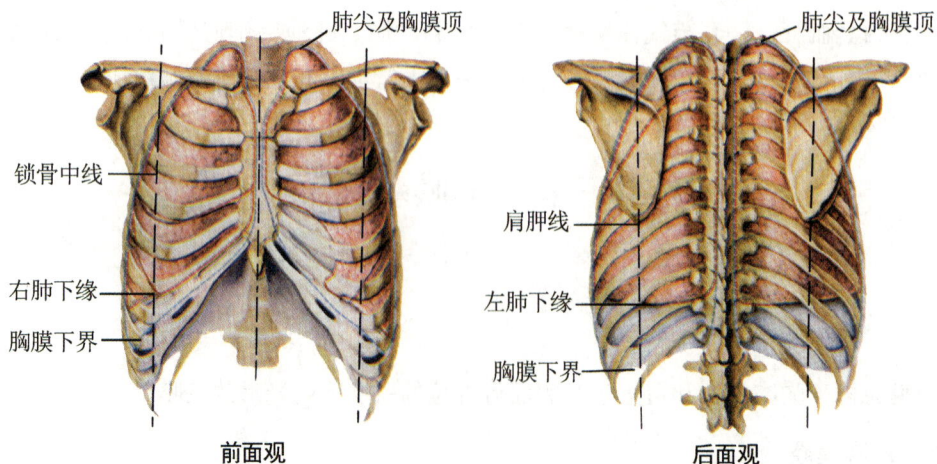

前面观　　　　　　　　　后面观

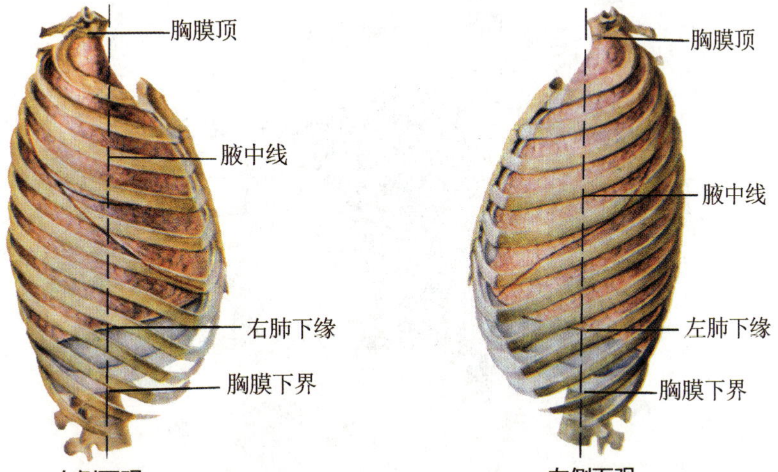

右侧面观　　　　　　左侧面观

图 6 - 11　胸膜和肺体表投影

胸膜前界是指肋胸膜与纵隔胸膜前缘间的反折线。两侧均起自胸膜顶，斜向内下经胸锁关节后方至第 2 胸肋关节水平互相靠拢，并沿中线两侧垂直下行，右侧至第 6 胸肋关节处移行为下界；左侧降至第 4 胸肋关节处弯向左外下，沿胸骨左缘外侧 2 ~ 2.5 cm 处下行，至第 6 肋软骨后方移行为下界。由于两侧胸膜前界上、下两端相互分开，在胸骨后方形成两个三角形区域，上方为**胸腺区**，位于胸骨柄后方；下方为**心包区**，位于胸骨体下部左半与左侧第 4、第 5 肋软骨后方，此区心包前方无胸膜遮盖。临床上常在胸骨左缘第 4 肋间隙进行心内注射，左剑肋角进行心包腔穿刺，不会伤及肺和胸膜。

胸膜下界是肋胸膜与膈胸膜的反折线，两侧大致相同。肺的下界一般比胸膜下界高出 2 个肋，在接近后正中线处高出 2 个胸椎（表 6 - 1）。深呼吸时，两肺的下界均可向上、下移动 2 ~ 3 cm。肋骨骨折时，应注意其断端可能对肺和胸膜造成的损伤。

表 6 - 1　肺与胸膜下界的体表投影

	锁骨中线	腋中线	肩胛线	后正中线
肺下界	第 6 肋	第 8 肋	第 10 肋	第 10 胸椎棘突
胸膜下界	第 8 肋	第 10 肋	第 11 肋	第 12 胸椎棘突

二、纵隔

纵隔（mediastinum）是左、右纵隔胸膜之间全部器官、结构与结缔组织的总称。其前界为胸骨，后界为脊柱胸段，两侧界为纵隔胸膜，上界为胸廓上口，下界是膈（图 6 - 12）。

纵隔分区方法较多，解剖学常用四分法。即以胸骨角平面为界将纵隔分为上纵隔和下纵隔两部分。下纵隔以心包的前、后壁为界分为前纵隔、中纵隔和后纵隔。

（一）上纵隔

位于胸廓上口与胸骨角平面之间。内主要有胸腺、头臂静脉、上腔静脉、主动脉弓及其分支、迷走神经、膈神经、食管胸段、气管胸部和胸导管等。

（二）下纵隔

1. 前纵隔　位于胸骨体与心包之间，内含有少量的疏松结缔组织和淋巴结。

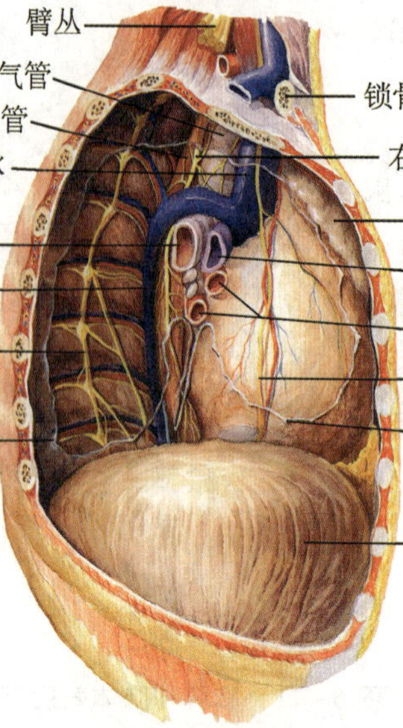

护理应用解剖学

臂丛
气管
食管
上腔静脉
右主支气管
奇静脉
交感干
肋胸膜

锁骨
右迷走神经
胸腺
肺动脉
肺静脉
膈神经
纵隔胸膜

膈

（右外侧面观）

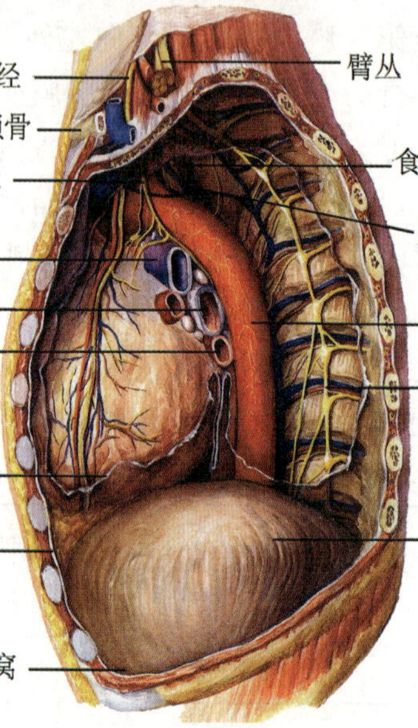

膈神经
锁骨
左迷走神经
左肺动脉
左主支气管
左肺静脉

纵隔胸膜
肋胸膜

肋膈隐窝

臂丛
食管
胸导管

胸主动脉

交感干

膈

（左外侧面观）

图 6-12 纵隔

2. 中纵隔 位于前、后纵隔之间，内有心包、心、升主动脉、上腔静脉、肺动脉干及其分支、肺静脉和气管杈等。

3. 后纵隔 位于心包后壁与脊柱胸部之间，内有胸主动脉、奇静脉和半奇静脉、迷走神经、交感干、食管胸段和胸导管等。

知识拓展

最美逆行者

　　人体内细胞与细胞间质之间互相依存，密不可分。2020年的新冠疫情，我们经历了太多太多的辛酸。虽然病毒只是路过，却让我们明白，明天和意外不知道哪个会先来。疫情的暴发，千万名医护人员毅然选择逆行，钟南山院士、李兰娟院士披甲上阵，只为拯救更多的生命。多家企业复工生产，保障物资供应。从官方到民间，从军方到地方，北协和南湘雅，东齐鲁西华西，四大医疗天团汇集武汉，全国各地纷纷向武汉派出支援队伍。人与人之间的心手相牵，就像细胞和细胞间质互相依存。你中有我，我中有你；你就是我，我就是你。我们向全世界证明：只要我们每一个人都团结一致，每个细胞都勠力同心，就没有什么困难能压倒我们。没有一个冬天不会过去，没有一个春天不会到来。

本章要点

　　1. 临床上将鼻、咽和喉称为上呼吸道。将气管、主支气管和肺内的各级支气管称为下呼吸道。上、下呼吸道疾病的临床表现有许多明显区别。

　　2. 鼻腔外侧壁的上、中、下鼻道有鼻旁窦和鼻泪管的开口。鼻腔顶部的黏膜有嗅觉功能。鼻中隔前下部的黏膜及血管易损伤出血。

　　3. 气管按位置分为颈部和胸部，气管切开术常选择气管颈部的第3～5气管软骨环。气管异物多坠入右侧支气管，主要因为右主支气管较左主支气管粗而短，走行较陡直；气管隆嵴略偏向左侧；右肺通气量大等因素。

　　4. 肺左、右各一，位于胸腔内，纵隔的两侧。左肺被斜裂分为上、下2叶；右肺被斜裂和水平裂分为上、中、下3叶。

　　5. 脏胸膜与壁胸膜在肺根部相互移行，围成的封闭间隙，称胸膜腔。胸膜腔为潜在性腔隙，左、右各一、内为负压。胸膜腔的最低处在肋膈隐窝。

　　6. 纵隔是两侧纵隔胸膜之间全部器官、结构与结缔组织的总称。分为上纵隔和下纵隔。下纵隔以心包为界分为前纵隔、中纵隔和后纵隔。

思考题

　　1. 解释上呼吸道、肺门、胸膜腔、肋膈隐窝和纵隔的概念，并说明其意义。

　　2. 简述鼻旁窦的名称、位置及开口部位。为什么临床上鼻旁窦炎以上颌窦发病率最高？

　　3. 分析气管内的异物易坠入哪一侧主支气管，为什么？

　　4. 用箭头表示空气中的氧气进入肺泡毛细血管的途径。

第七章　泌尿系统

学习目标

1. 掌握：肾的形态、位置、剖面结构特点；膀胱的位置；女性尿道的位置和形态特点。
2. 熟悉：输尿管的位置和形态；膀胱的形态。
3. 能够在标本模型上准确认出泌尿系统的相关结构，并能够熟练运用所掌握的解剖学知识解释尿液的产生部位及排出途径。
4. 利用所学的知识理解尿路结石等泌尿系统疾病的形成原因。

泌尿系统（urinary system）由肾、输尿管、膀胱和尿道组成（图7-1）。肾通过过滤血液形成尿液，排泄人体绝大部分代谢产物，还具有调节体内水、电解质及酸碱平衡，维持内环境稳定的作用；输尿管输送尿液进入膀胱暂时贮存，最后经尿道排出体外。

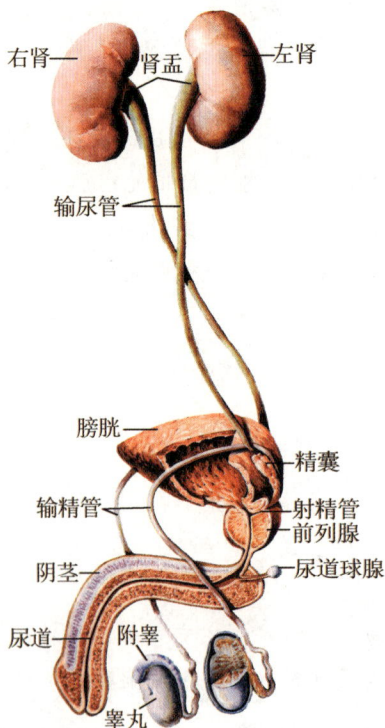

图7-1　男性泌尿生殖系统

第一节　肾

一、肾的形态

肾（kidney）是成对的实质性器官，形似蚕豆（图7-2）。新鲜时呈红褐色，质地柔软，表面光滑。肾分上下两端、前后两面、内外侧两缘。肾的外侧缘凸隆，内侧缘的中部凹陷，是肾的血管、肾盂、神经及淋巴管等集中出入的部位，称**肾门**。出入肾门的上述结构总称**肾蒂**，左侧的肾蒂比右侧稍长。

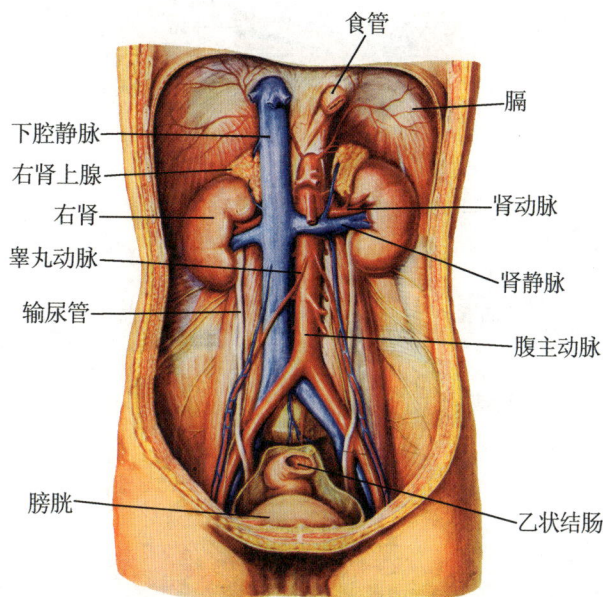

图7-2　肾、输尿管和膀胱（前面观）

二、肾的位置

肾深居腹腔后壁的上部，脊柱的两侧（图7-2）。右肾因受肝的影响，位置比左肾低半个椎体。左肾上端平第11胸椎下缘，下端平第2腰椎；右肾上端平第12胸椎，下端平第3腰椎。第12肋斜过左肾后面的中部、右肾后面的上部。两侧肾门平第1腰椎，体表投影于竖脊肌外侧缘与第12肋的夹角处，**称肾区或肋脊角**。肾脏疾病患者的肾区可有压痛或叩击痛。

三、肾的被膜

肾的周围包有3层被膜，自内向外依次为纤维囊、脂肪囊和肾筋膜（图7-3）。

纤维囊紧贴肾表面，薄而坚韧，正常情况下，易与肾实质剥离。**脂肪囊**为纤维囊外面的脂肪组织，与肾窦内的脂肪组织相延续。临床上的肾囊封闭，即将药液注入此层。**肾筋膜**被覆在脂肪囊的外面，分前、后两层，包裹肾、肾上腺及其周围的脂肪囊。

肾的正常位置除主要靠肾的被膜维持外，肾血管、腹膜及肾的毗邻器官等对肾也有一定的固定作用。当肾的固定装置减弱时，可引起肾下垂或游走肾。

胰
下腔静脉
腹主动脉
腰大肌
竖脊肌

肝
十二指肠
壁腹膜
脏腹膜
肾前筋膜
脂肪囊
肾后筋膜
纤维囊

（经肾横切面）

膈
肝
肾上腺
纤维囊
结肠右曲

肾
脂肪囊
肾筋膜

（经肾矢状切面）

图7-3　肾的被膜

四、肾的剖面结构

肾的表层为结缔组织被膜，内部结构分为中心部的肾窦及其周围的肾实质（图7-4）。肾窦是肾实质围成的一个大腔，容纳肾盏、肾盂、血管、神经等，借肾门通肾外。肾实质分为肾皮质和肾髓质两层结构。

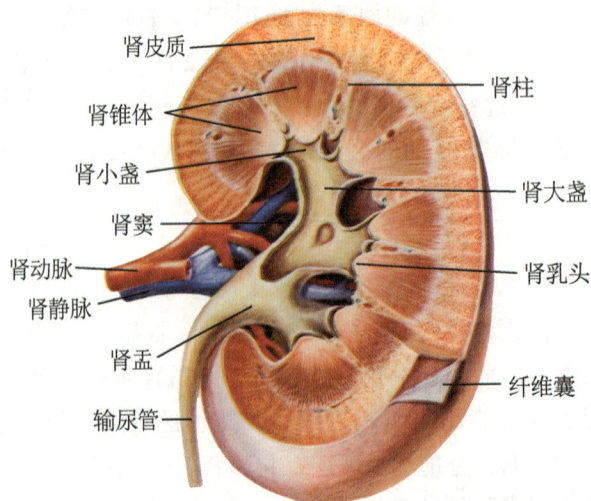

肾皮质
肾锥体
肾小盏
肾窦
肾动脉
肾静脉
肾盂
输尿管

肾柱
肾大盏
肾乳头
纤维囊

图7-4　右肾冠状切面（后面观）

肾皮质（renal cortex）位于肾实质的浅部，新鲜时呈红褐色。**肾髓质**（renal medulla）位于肾皮质的深部，颜色较淡，由 15～20 个**肾锥体**构成。相邻肾锥体之间的多棱柱状结构称**肾柱**。肾锥体呈圆锥形，底部朝向肾皮质；尖端伸向肾窦，称**肾乳头**，顶端有乳头管的开口。肾乳头被漏斗状的**肾小盏**包绕，肾小盏汇合成**肾大盏**。肾大盏 3～4 个，汇合成一个**肾盂**。肾盂出肾门后逐渐变细移行为输尿管。

知识拓展

肾盂肾炎与肾功能衰竭

肾盂肾炎是由细菌感染引起的累及肾盂、肾间质和肾小管的炎性疾病。按病变特点和病程可分为急性和慢性两类。急性期主要表现为高热、寒战、腰部酸痛、菌尿和脓尿等。慢性肾盂肾炎晚期可出现高血压和肾功能衰竭。

肾功能衰竭简称肾衰，又叫肾脏功能不全，指肾脏功能的部分或全部丧失的病理状态。按其发作急缓分为急性和慢性两种。急性肾功能衰竭系因多种疾病致使两肾在短时间内丧失排泄功能。慢性肾功能衰竭是由各种病因所致的慢性肾病发展至晚期而出现的一组临床症状组成的综合征，疾病发展过程分为 4 期：①肾贮备功能下降，患者无症状。②肾功能不全代偿期。③肾功能失代偿期（氮质血症期）。④尿毒症阶段，有尿毒症症状。

第二节　输尿管

输尿管（ureter）为一对细长的肌性管道，起于肾盂，终于膀胱。依行程分为输尿管腹部、盆部和壁内部（图 7-2）。

输尿管腹部起自肾盂，沿腹腔的后壁下行，经骨盆上口时跨过髂血管，进入盆腔移行于输尿管盆部。**输尿管盆部**沿盆腔侧壁下行，达膀胱底移行为壁内部。女性输尿管在子宫颈外侧约 2 cm 处有子宫动脉跨过其前上方与其交叉。在施行子宫切除术，结扎子宫动脉时，如果连同输尿管一并结扎，将造成肾积水，损害肾功能。**输尿管壁内部**为输尿管斜穿膀胱的部分，以输尿管口开口于膀胱。当膀胱充盈时，可压迫此部，使之闭合，以防尿液逆流回输尿管。

输尿管长 25～30 cm，口径粗细不等，全长有 3 处生理性狭窄，分别位于输尿管起始处、跨越髂血管处、斜穿膀胱壁段。这些狭窄是输尿管结石易嵌顿的部位。

第三节　膀　胱

膀胱（urinary bladder）是贮存尿液的囊状肌性器官，伸缩性较大。成人膀胱的平均容量为 350～500 ml，超过 500 ml 时，因膀胱壁张力过大而产生疼痛。膀胱的最大容量为 800 ml，新生儿膀胱的容量为 50 ml 左右。

一、膀胱的形态

膀胱充盈时呈卵圆形，空虚时呈三棱锥体形。其尖朝向前上方，称**膀胱尖**；底朝向后下方，称**膀胱底**；尖与底之间的较大部分称**膀胱体**；膀胱的最下部称**膀胱颈**，颈的下端有尿道内口，通尿道（图 7 - 5）。

二、膀胱的位置

膀胱空虚时，位于盆腔的前部，耻骨联合的后方，膀胱尖低于耻骨联合上缘。充盈后突入腹腔下部，膀胱尖可超过耻骨联合以上，此时由腹前壁折向膀胱上面的腹膜也随之上移，使膀胱前下壁与腹前壁直接相贴。因此，在耻骨联合上方进行膀胱穿刺或膀胱手术，不会伤及腹膜和污染腹膜腔。新生儿的膀胱大部分位于腹腔前下部。

三、内部结构

膀胱内面黏膜上皮为变移上皮。膀胱空虚时，由于肌层收缩，可见黏膜形成许多皱襞，当膀胱充盈时，皱襞消失。但在膀胱底的内面，两侧输尿管口与尿道内口之间的三角形区域，称**膀胱三角**（trigone of bladder），此区无论膀胱空虚还是充盈状态，黏膜表面始终光滑无皱襞（图 7 - 5）。此处是膀胱肿瘤和结核的好发部位，也是膀胱镜检的重要标志。

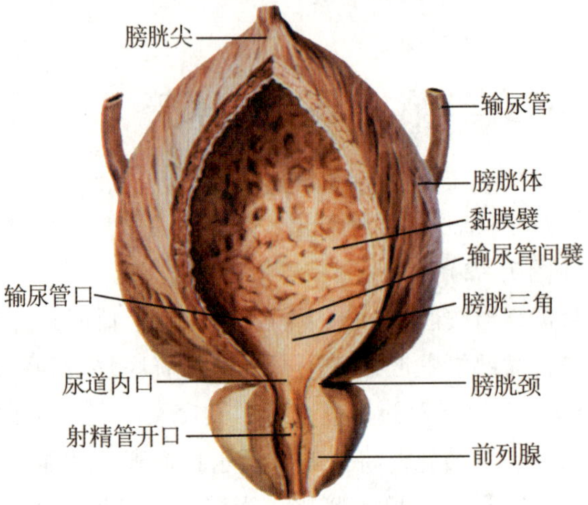

图 7 - 5　膀胱、男性尿道前列腺部

第四节　尿　道

男性与女性尿道的差别较大。男性尿道与生殖系统关系密切，故在男性生殖系统中叙述。

女性尿道（female urethra）长 3 ~ 5 cm，起于膀胱的尿道内口，经阴道前方向前下方走行。穿过尿生殖膈，终于会阴的**尿道外口**。尿生殖膈内尿道周围有骨骼肌形成的尿道阴道括约肌，起括约尿道、控制排尿的作用。女性尿道与男性尿道相比，具有短、宽、直的特点，尿道外口的后方又邻近阴道口和肛门，故女性的逆行性尿路感染比男性多见。

知识拓展

尿路结石

　　尿路结石是泌尿系统各个部位结石病的总称，是泌尿系统的常见病。尿路结石根据结石所在的部位分为肾结石、输尿管结石、膀胱结石和尿道结石。肾结石和膀胱结石分别在肾盏、肾盂和膀胱内形成；输尿管结石和尿道结石是结石排出过程中，停留在其生理性狭窄处所致。输尿管结石完全梗阻时，患者腰部和腹部出现阵发性剧烈难忍的疼痛等症状，临床上称肾绞痛。

肾移植——重获新生之路

　　1960年吴阶平院士率先实行第一例人体肾移植。20世纪70年代，肾移植在全国正式展开。1972年，中山医学院梅骅教授完成了我国第一例亲属肾移植手术，患者存活超过了1年，对我国医学界产生了较大的影响。从20世纪70年代中期开始，肾移植作为治疗慢性肾功能衰竭（尿毒症）的有效方法在我国大城市开始推广。随着肾移植相关研究日益深入，移植技术逐渐成熟，免疫抑制药的应用，移植数量迅速增长，肾移植存活率和移植后患者的生存率、生活质量等均大幅度提高，取得了令人瞩目的成就。

　　肾移植的成功，使尿毒症患者重获了新生。但由于我国有超过100万例的尿毒症患者，所以目前的肾移植远不能满足尿毒症患者的需要。

　　我国是14亿人口的大国，由于我国千年以来"入土为安"的风俗，我们只能眼睁睁地看着无数宝贵的遗体、器官资源化为灰烬。让我们行动起来吧！打破传统的生死观，以"人道、博爱、奉献"的精神境界，实行文明"医葬"，让活着的器官，给予他人生的希望！让生命得到延续与传承！这才是对逝者最好的慰藉！

本章要点

　　1. 肾的内侧缘中部凹陷称肾门，是肾的血管、肾盂、神经及淋巴管等集中出入的部位。肾门体表投影于背部竖脊肌外侧缘与第12肋的夹角处，称肾区或肋脊角。

　　2. 肾由中央的肾窦和周围的肾实质构成。肾窦容纳肾盏、肾盂、肾血管等。肾实质分为浅层的皮质和深层的髓质；肾实质处理血液形成尿，由肾乳头排入肾盏和肾盂。

　　3. 肾实质主要由肾单位和集合管组成。肾单位由肾小体和肾小管组成；肾小管分为近端小管、细段和远端小管。肾小体过滤血液形成原尿，原尿经过肾小管和集合管的重吸收与分泌等处理过程形成终尿。

　　4. 膀胱位于盆腔前部，耻骨联合后方。空虚时，膀胱不超出骨盆上口；充盈后膀胱突入腹腔前下部。在膀胱底的内面，两侧输尿管口与尿道内口之间的三角形区域称膀胱三角，为膀胱肿瘤的好发部位。

　　5. 女性尿道与男性尿道相比，具有短、宽、直的特点，并且尿道外口距肛门和阴道口较近。

思考题

1. 解释肾区、滤过膜、肾盂和膀胱三角的概念，并说明其意义。
2. 简述肾单位的组成及其主要功能。
3. 简述尿的产生部位及排出途径。
4. 说出肾结石的位置和输尿管结石的嵌顿部位。
5. 简述女性尿道的起止和毗邻关系。

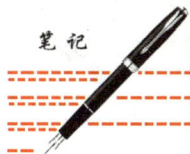

第八章　生殖系统

学习目标

1. 掌握：男、女性生殖系统的组成；输精管的分部及意义；精索的概念；男性尿道的分部及结构特点；输卵管的分部及意义；子宫的形态、位置及固定装置。

2. 熟悉：睾丸的位置与形态；前列腺的位置、形态与分叶；卵巢的位置、韧带名称；阴道的形态和位置。

3. 了解精囊的位置和形态；尿道球腺的位置、形态；外生殖器的组成；女性外生殖器的形态；前庭大腺的位置；阴道前庭的概念。

4. 能够利用男性生殖系统知识阐述精子的排出过程；在标本模型上辨认女性生殖系统各结构。

5. 在标本模型上探索经阴道后穹隆穿刺等操作，在学习和实践中培养实事求是、严谨细致的科学态度和热爱生命、关爱患者的职业道德。

　　生殖系统（reproductive system）是由一系列具有产生生殖细胞、繁殖后代和分泌性激素等功能的器官组成。男、女性生殖系统都分为**内生殖器**和**外生殖器**。内生殖器主要位于体内，包括产生生殖细胞和分泌性激素的生殖腺，运输生殖细胞的管道和具有分泌功能的附属腺体。外生殖器显露于体表。

第一节　男性生殖系统

　　男性生殖系统（male genital system）包括内生殖器和外生殖器。内生殖器包括生殖腺（睾丸）、生殖管道（附睾、输精管、射精管、男性尿道）、附属腺体（精囊、前列腺、尿道球腺）；外生殖器为阴茎和阴囊。

一、内生殖器

（一）睾丸

　　睾丸（testis）左、右各一，位于阴囊内，呈略扁的椭圆形。睾丸分内外两面、上下两端、前后两缘。前缘游离，后缘与附睾和输精管起始段相接触，睾丸的血管、神经和淋巴管由此出入（图8-1）。

图8-1 睾丸、附睾及其被膜

　　睾丸表面有一层厚而致密的结缔组织膜，称**白膜**。白膜在睾丸后缘增厚形成**睾丸纵隔**，并发出**睾丸小隔**将睾丸分隔为许多**睾丸小叶**。每个睾丸小叶内含有 1~4 条**精曲小管**（图8-2）。精曲小管上皮由支持细胞和生精细胞构成。支持细胞对生精细胞有保护、支持和营养的作用；生精细胞是一系列不同发育阶段的男性生殖细胞，经过演变最终变成精子（图8-3）。精曲小管之间的疏松结缔组织称睾丸间质，内含间质细胞，单个或成群分布。自青春期开始，睾丸间质细胞分泌雄激素，后者经血液循环运行，并作用于靶器官。雄激素能促进男性生殖器官的发育、精子形成，激发并维持男性第二性征。生精小管经**精直小管**进入**睾丸纵隔**，交织成**睾丸网**。由睾丸网发出 12~15 条**睾丸输出小管**，经睾丸后缘上部进入附睾头。

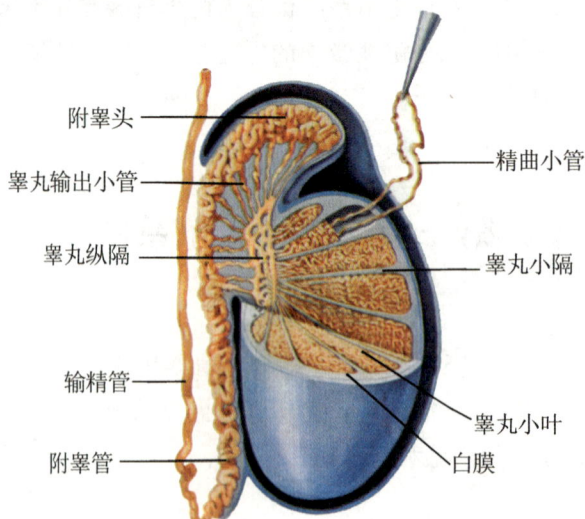

图8-2 睾丸内部结构

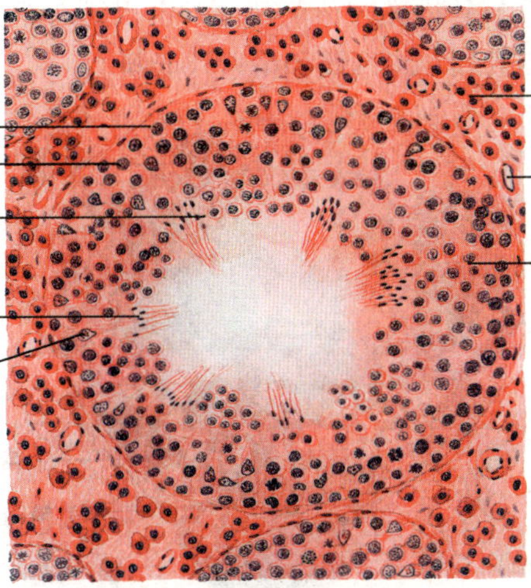

图 8 - 3　精曲小管的组织结构

知识拓展

隐睾症

　　睾丸在正常发育过程中会从腰部腹膜后下降至阴囊，如果没有下降或下降不全，阴囊内没有睾丸或只有一侧有睾丸，称之为隐睾症，也称为睾丸下降不全或睾丸未降。隐睾是小儿泌尿生殖系统最常见的先天畸形之一，多表现为单侧，并以右侧未降为主，隐睾症因睾丸长期留在腹腔内或腹股沟管里，受体内"高温"的影响，容易造成男性不育。另外，隐睾由于生长环境改变及发育上的障碍，会使睾丸细胞发生恶变，形成恶性肿瘤，隐睾发生恶变的概率是正常位置睾丸的 30～50 倍。

（二）附睾

　　附睾（epididymis）附于睾丸的上端和后缘，分附睾头、附睾体、附睾尾（图 8 - 1）。附睾主要由细长盘曲的管道构成，功能为贮存精子，还分泌液体供给精子营养，促进其成熟。

（三）输精管和射精管

　　1. 输精管（ductus deferens）　起于附睾尾，末端延续为射精管，长约 50 cm。管壁较厚，管腔细小，触诊时呈圆索状，有一定的坚实度。

　　输精管按位置可分为 4 个部分。

　　（1）**睾丸部**：为输精管的起始部，位于阴囊内（图 8 - 2）。

　　（2）**精索部**：介于睾丸上端与腹股沟管浅环之间的精索内。输精管在阴囊根部位置表浅，临床上常在此段进行输精管结扎术，以阻断精子的排出途径，从而达到男性绝育的目的。

　　（3）**腹股沟管部**：位于腹股沟管内的精索中。

　　（4）**盆部**：沿盆腔侧壁行向后下，至膀胱底的后面扩大为输精管壶腹，壶腹的末端变细，与精囊腺的排泄管汇合成射精管（图 8 - 4）。

　　2. 射精管（ejaculatory duct）　长约 2 cm，穿前列腺，开口于尿道的前列腺部（图 8 - 4）。

　　精索（spermatic cord）是介于腹股沟管深环与睾丸上端之间的一对柔软的圆索状结

构，内含输精管、睾丸动脉、蔓状静脉丛、神经和淋巴管等结构。精索表面包有 3 层被膜，从内向外依次为精索内筋膜、提睾肌和精索外筋膜。

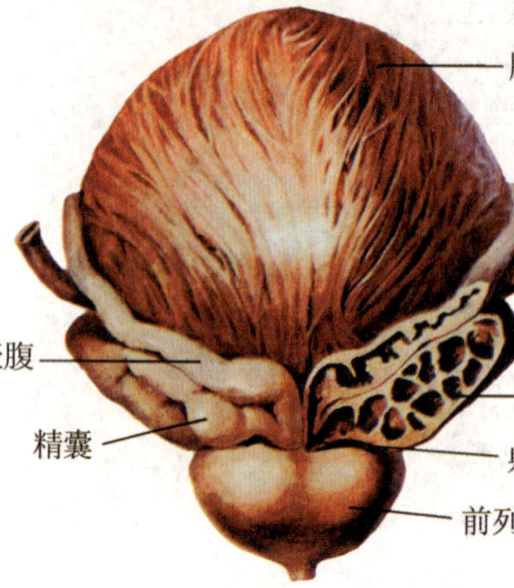

图 8-4 精囊、前列腺和膀胱（后面观）

> **知识拓展**
>
> **精索静脉曲张**
>
> 　　精索静脉血滞留，使精索蔓状静脉丛扩张、迂曲和变长，坠入阴囊内，触诊时曲张静脉似蚯蚓团块，称为精索（睾丸）静脉曲张。可导致疼痛不适及进行性睾丸功能减退，是男性不育的常见原因之一。精索静脉曲张好发于青壮年男性，发病率 10% ~ 15%。临床上以左侧精索静脉曲张最多见，占 77% ~ 92%，双侧精索静脉曲张者约为 10%，而单独右侧精索静脉曲张者更为少见。精索静脉曲张会对睾丸及其附属结构产生一系列的损害，主要危害在于由精索静脉曲张所导致的不育。

（四）精囊

精囊（seminal vesicle）又称精囊腺，椭圆形，左、右各一，位于膀胱底的后方输精管壶腹的外侧（图 8-4）。精囊腺分泌黄色黏稠的液体，为精液的主要组成成分。

（五）前列腺

前列腺（prostate）形似栗子，上端宽大，称前列腺底，与膀胱颈相贴；下端尖细，称前列腺尖，与尿生殖膈相贴（图 7-5）；中间的大部分为前列腺体，其后面平坦，正中处有一纵行浅沟，称前列腺沟（图 8-4）。前列腺后邻直肠，活体上可经直肠指检触及，用于前列腺检查和按摩。前列腺内有男性尿道纵行通过。

小儿前列腺较小，青春期后迅速增大。老年时腺组织退化，结缔组织增生，可形成前列腺增生肥大，压迫尿道引起排尿困难甚至尿潴留。前列腺还可出现炎症或恶性肿瘤。

精液由睾丸产生的精子与输精管道及各附属腺分泌的液体混合而成，呈乳白色，弱碱性。成年男性一次射精可排出精液 2 ~ 5 ml，含精子 3 亿 ~ 5 亿个。男性不育症患者的诊断，需常规检查精液的量和成分。

二、外生殖器

（一）阴囊

阴囊（scrotum）位于阴茎后下方，为一皮肤囊袋。阴囊皮肤薄而软，颜色深暗；浅筋膜内缺乏脂肪组织，但含有平滑肌细胞，又称肉膜。肉膜平滑肌可随着外界环境温度的变化而舒缩，从而调节阴囊散热面积和效果，以利于精子的生存和发育。阴囊中隔将阴囊分为左右两个室腔，分别容纳同侧的睾丸、附睾和精索下段，以及它们周围的被膜。睾丸和附睾周围的睾丸鞘膜脏层与壁层之间，形成一封闭的潜在性间隙，称鞘膜腔，腔内有少量浆液。病理状态下腔内的液体增多称睾丸鞘膜积液，量多时可影响睾丸功能。

（二）阴茎

阴茎（penis）呈圆柱形，分阴茎头、阴茎体和阴茎根。**阴茎头**又称龟头，末端有**尿道外口**。阴茎头与阴茎体的交界部稍细处称**阴茎颈**。**阴茎根**埋于会阴深面，阴茎头与根之间的大部分为**阴茎体**，阴茎由两条**阴茎海绵体**和一条**尿道海绵体**外包筋膜和皮肤构成。包绕阴茎头的皮肤皱襞称**包皮**。在阴茎头的腹侧中线上，包皮与阴茎头之间连一皮肤皱襞，称**包皮系带**（图 8 - 5）。青春期之前，包皮包被阴茎头并疏松相连，其末端的开口称包皮口；青春期之后，包皮与阴茎头分离并可退至阴茎颈。成人的阴茎头若全部或部分被包皮包裹，称包茎或包皮过长。包茎或包皮过长易藏污纳垢和影响性生活，可以行包皮环切术予以治疗。

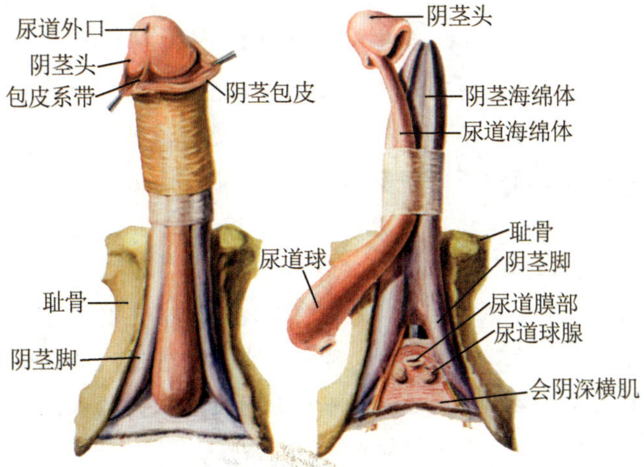

图 8 - 5　阴茎的外形与构造

男性尿道（male urethra）兼有排尿和排精的功能（图 8 - 6）。起于膀胱的**尿道内口**，终于阴茎头的尿道外口，全长 16～22 cm。按位置分为前列腺部、膜部和海绵体部。**尿道前列腺部**为穿经前列腺的部分，中部管腔扩大；**尿道膜部**长约 1.2 cm，为穿尿生殖膈的部分，周围有尿道括约肌环绕，该肌为骨骼肌，可控制排尿；**尿道海绵体部**为穿经尿道海绵体的部分，其中尿道球内的部分，称**尿道球部**，此处管腔扩大，阴茎头内尿道也扩大，称**尿道舟状窝**。临床上将尿道海绵体部称**前尿道**，尿道膜部和前列腺部称**后尿道**。

男性尿道全长有 3 个狭窄、3 个扩大和 2 个弯曲。3 个狭窄分别位于尿道内口、尿道膜部和尿道外口，以尿道外口最狭窄。3 个扩大分别位于尿道前列腺部、尿道球部和尿道舟状窝。2 个弯曲分别为耻骨下弯和耻骨前弯。**耻骨下弯**位于耻骨联合的后下方，凹向上，恒定不变；**耻骨前弯**位于阴茎根和阴茎体，凹向下，将阴茎向上提起，此弯可消失。临床上给男性患者导尿或进行膀胱镜检查时，应注意男性尿道的狭窄和弯曲，以免损伤尿道。

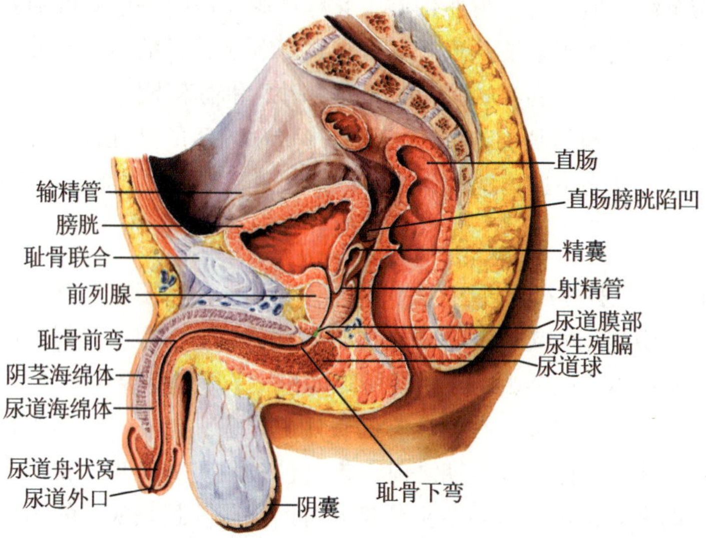

图 8-6 男性盆腔正中矢状切面

知识拓展

男性患者导尿术

导尿术是在无菌操作的原则下，将导尿管经尿道插入膀胱引出尿液的方法。由于男性尿道的解剖学特点，男性导尿往往比女性导尿更难操作。因此，为男性患者导尿时操作者需用一只手拿无菌纱布将阴茎向上提起，使其与腹壁之间成 60° 角，使尿道的耻骨前弯变直消失。将导尿管自尿道外口插入 20~22 cm，见有尿液流出，再继续插入 1~2 cm。切勿插入过深，以免导尿管盘曲。

注意插入导尿管时手法要轻柔，以免损伤尿道黏膜。尤其对男性患者，需轻柔缓慢插管，使导尿管顺尿道的耻骨下弯方向滑行。当导尿管进入尿道膜部或尿道内口狭窄处时，括约肌因刺激而痉挛导致进管困难，此时切勿强行插入，可稍待片刻，嘱患者做深呼吸，使会阴部放松，再缓缓插入。

第二节　女性生殖系统

女性内生殖器包括生殖腺（卵巢）、输送管道（输卵管、子宫、阴道）和附属腺（前庭大腺）。外生殖器即女阴。

一、内生殖器

（一）卵巢

卵巢（ovary）左、右各一，呈扁卵圆形，位于盆腔侧壁的卵巢窝内（图 8-7）。卵巢具有产生卵子、分泌女性激素的功能。卵巢上端与骨盆上口之间有**卵巢悬韧带**相连，内有卵巢的血管、淋巴管和神经走行。卵巢下端与子宫之间有**卵巢固有韧带**相连。

卵巢的大小和形态随年龄而变化，幼女卵巢较小，表面光滑；性成熟以后，卵巢最大，由于多次排卵，卵巢表面形成许多瘢痕而凹凸不平；女性 35~40 岁时，卵巢开始缩小；女性 50 岁左右，卵巢随月经的停止而逐渐萎缩。

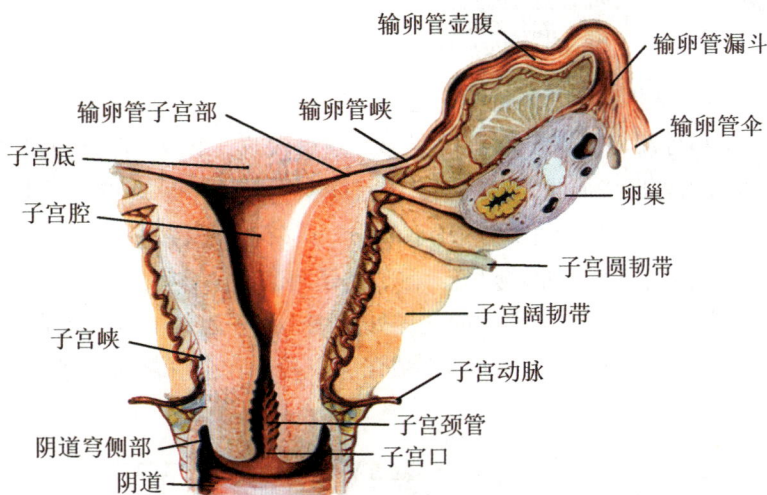

图 8 - 7　女性内生殖器（冠状切面）

知识拓展

多囊卵巢综合征

多囊卵巢综合征（PCOS）是生育年龄妇女常见的一种复杂的内分泌及代谢异常所致的疾病，以慢性无排卵（排卵功能紊乱或丧失）和高雄激素血症（女性体内雄激素产生过剩）为特征，主要临床表现为月经周期不规律、不孕、多毛和（或）痤疮，是一种常见的生殖内分泌代谢性疾病。确切病因至今尚不清楚，现认为可能是遗传因素与环境因素共同作用的结果。

（二）输卵管

输卵管（uterine tube）是一对细长弯曲的肌性管道，位于子宫底的两侧（图 8 - 7），由外向内可分为输卵管漏斗、输卵管壶腹、输卵管峡和输卵管子宫部：**输卵管漏斗**的游离缘有许多细长的指状突起，称**输卵管伞**，是手术时识别输卵管的标志；漏斗的中心有**输卵管腹腔口**，开口于腹膜腔。**输卵管壶腹**较粗、较长，是自然受精的部位；**输卵管峡**短而细，是女性绝育手术的结扎部位；**输卵管子宫部**指位于子宫壁内的一段，以**输卵管子宫口**开口于子宫腔。

临床上将卵巢和输卵管合称子宫附件或附件。附件炎是指卵巢、输卵管的炎症，常常合并子宫旁结缔组织炎、盆腔腹膜炎等。

知识拓展

输卵管疏通术

输卵管堵塞是造成不孕的主要原因之一，有的不孕症患者久不见孕，需先检查看是否存在输卵管堵塞。输卵管疏通术是针对输卵管狭窄、输卵管堵塞的一种治疗手段。主要用于治疗因输卵管或盆腔腹膜炎症所致的输卵管狭窄或者输卵管堵塞造成的女性不孕症。临床上常用的输卵管疏通术有经宫颈输卵管疏通术、宫腹腔镜联合输卵管疏通术。

（三）子宫

子宫（uterus）是孕育胎儿的场所，也是产生经血的部位。

1. 子宫形态和分部　子宫呈倒置的梨形，前后稍扁，长 7 ~ 8 cm，最宽部约 4 cm，厚 2 ~ 3 cm。子宫以外形特征分为子宫底、子宫体和子宫颈（图 8 - 7，图 8 - 8）。**子宫底**为两侧输卵管子宫口以上的圆凸部分；子宫底向下移行于**子宫体**；子宫体向下续于圆柱状的**子宫颈**。子宫颈的下 1/3 伸入阴道，称**子宫颈阴道部**，是宫颈癌的好发部位，上 2/3 称**子宫颈阴道上部**。子宫颈和子宫体的交界处较细，称**子宫峡**。子宫峡在未妊娠期长约 1 cm，在妊娠末期可延长至 7 ~ 11 cm，形成子宫下段和产道。剖宫产术常在此切开子宫以取出胎儿。

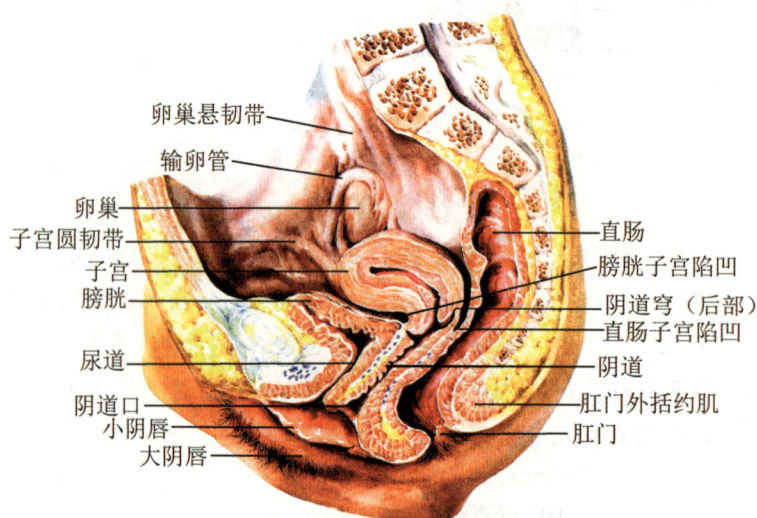

图 8 - 8　女性盆腔正中矢状切面

子宫的内腔分为上、下两部分。上部位于子宫体，称**子宫腔**，呈三角形，底部的两个角为输卵管子宫口，通输卵管。子宫颈内的管腔称**子宫颈管**。子宫颈管上口通子宫腔；下口通阴道，称**子宫口**。未产妇的子宫口较小，呈圆形，经产妇的子宫口较大，为横裂状（图 8 - 9）。

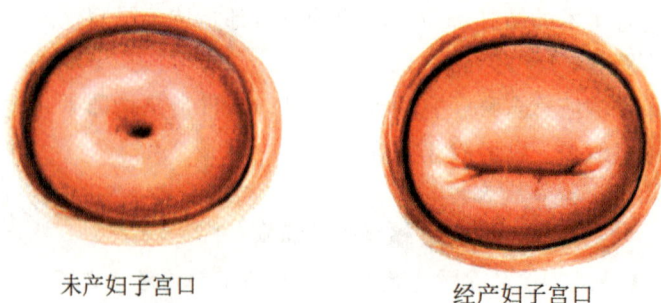

未产妇子宫口　　　　　经产妇子宫口

图 8 - 9　子宫口

子宫颈癌是女性生殖系统最常见的恶性肿瘤，多发于子宫颈阴道部。早期子宫颈癌常无自觉症状，与子宫颈糜烂不易区别。随病变进展，因癌组织破坏血管，患者出现不规则阴道流血及接触性出血等症状。

2. 子宫位置　子宫位于骨盆的中央，膀胱与直肠之间，两侧有输卵管和卵巢（图8-8）。正常位置的子宫呈轻度的前倾前屈位。**前倾**指子宫长轴与阴道长轴形成向前开放的钝角；**前屈**指子宫体与子宫颈之间形成向前开放的夹角。子宫的下端位于坐骨棘平面的稍上方。因多次分娩等原因，可造成子宫位置不同程度的下移，称子宫脱垂。

3. 子宫固定装置　子宫的正常位置和姿势依赖于盆底肌的承托及周围韧带的牵拉和固定。固定子宫的韧带由腹膜皱襞或致密结缔组织条索形成，主要有：①**子宫阔韧带**。位于子宫两侧的双层腹膜皱襞，可限制子宫向两侧移位（图8-7）。②**子宫圆韧带**。起于子宫底的两侧（图8-8），经腹股沟管，止于大阴唇皮下。是维持子宫前倾的主要结构。③**子宫主韧带**。在子宫阔韧带的下缘下方，从子宫颈连至骨盆侧壁。是固定子宫颈、防止子宫脱垂的重要结构。④**子宫骶韧带**。连于骶骨与子宫颈之间，具有维持子宫前倾前屈的作用。

知识拓展

子宫颈癌

子宫颈癌是发生于子宫颈黏膜的恶性肿瘤。子宫颈阴道部表面的鳞状上皮与子宫颈管柱状上皮交界处为子宫颈癌的好发部位。最多见的病理类型为鳞状上皮癌，其他类型有腺癌等。有时宫颈鳞状上皮可发生非典型增生，轻度非典型增生有自行消退的可能；重度非典型增生即鳞状上皮全层细胞均有异型性改变即称为原位癌，原位癌可进一步发展为侵袭癌。

子宫肌瘤

子宫肌瘤是发生于子宫壁平滑肌组织的良性肿瘤，肌瘤为球形实质性结节，大小不一，单个或多个。根据肌瘤与子宫肌壁的关系分为肌壁间肌瘤、浆膜下肌瘤、黏膜下肌瘤、多发性肌瘤等。

子宫内膜异位症

子宫内膜异位症指具有生长功能的子宫内膜组织出现在子宫腔以外的身体其他部位。绝大多数在盆腔的内生殖器或其邻近器官表面，位于卵巢表面者占80%。辅助检查可有也可无病变组织的发现。主要临床表现有痛经、月经失调、不孕等。

功能失调性子宫出血

功能失调性子宫出血，简称功血。指由于神经内分泌调节机制紊乱引起的异常子宫出血，而全身和生殖器官无器质性病变存在。功血分为排卵性和无排卵性两类，50%的患者发生于绝经前期，30%的患者发生于育龄期，20%的患者发生于青春期。

（四）阴道

阴道（vagina）是女性的交接器官，也是排出经血和娩出胎儿的通道。阴道位于盆腔的中央，膀胱和尿道与直肠之间。阴道上端较为宽阔，呈穹隆状包绕子宫颈阴道部，在子宫颈周围形成环状的沟槽，称**阴道穹**。阴道穹分前部、后部及两侧部，其中以阴道穹后部最深，仅以阴道后壁和腹膜与直肠子宫陷凹相隔（图8-8）。当直肠子宫陷凹内积液、积血、积脓时，可经阴道穹后部穿刺或切开，用以引流和协助诊断。阴道下端以**阴道口**开口于阴道前庭，口的周围有处女膜或处女膜痕附着（图8-10）。

尿道与阴道之间借结缔组织相连（图8-8），疾病或创伤导致尿道与阴道相通，出现尿液经阴道漏出，称尿道阴道瘘。阴道与直肠之间借结缔组织相连，疾病或创伤导致

图 8 - 10　女性外生殖器

阴道与直肠相通，稀便可经阴道漏出，称直肠阴道瘘。

（五）前庭大腺

前庭大腺又称巴氏腺，形如豌豆，左、右各一，位于阴道口后外侧的深部，其导管开口于阴道前庭，其分泌物有润滑阴道的作用。导管因炎症而阻塞，形成前庭大腺囊肿（巴氏腺囊肿）（图 8 - 11）。

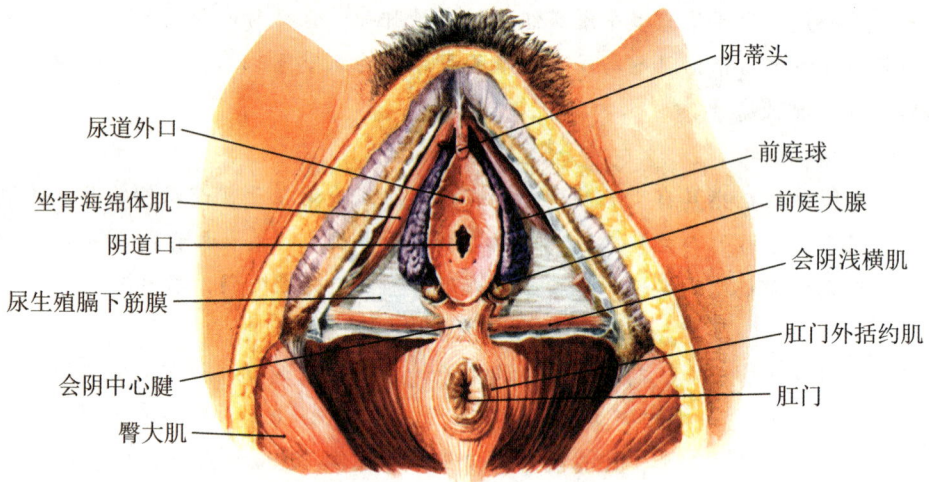

图 8 - 11　阴蒂、前庭球和前庭大腺

二、外生殖器

女性外生殖器即女阴，包括阴阜、阴蒂、大阴唇、小阴唇和阴道前庭等结构（图 8 - 10）。

（一）阴阜

阴阜是位于耻骨联合前面的皮肤隆起，性成熟后，表面生有阴毛。

（二）大阴唇

大阴唇是一对纵行隆起的皮肤皱襞，其前、后端左右连合，形成唇前连合和唇后连合。

（三）小阴唇

小阴唇是位于大阴唇内侧的皮肤皱襞，表面无毛而光滑。两侧小阴唇之间的狭小区域称**阴道前庭**，其前部有尿道外口，后部有阴道口，两侧有前庭大腺导管的开口。

（四）阴蒂

阴蒂位于阴道前庭前端。由两条阴蒂海绵体构成，表面被有阴蒂包皮。阴蒂头突出于皮肤表面，富有感觉神经末梢，感觉敏锐。

三、乳房

乳房（breast）为人类和哺乳动物特有的结构。男性乳房不发达，女性乳房于青春期开始发育，妊娠末期和哺乳期有分泌活动（图8－12）。

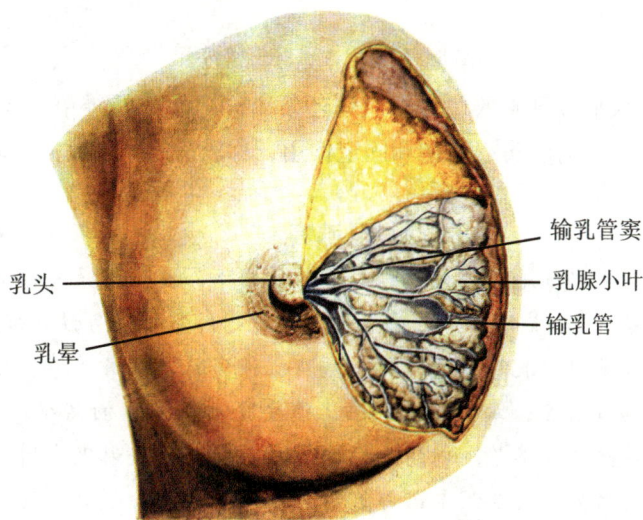

图8－12　女性乳房

（一）形态和位置

成年未产妇的乳房呈半球形，中央突出部分为乳头，乳头表面有输乳管的开口。乳头周围环形的色素沉着区，称**乳晕**（图8－12）。乳晕表面的小突起，为**乳晕腺**，可分泌脂性物质，润滑乳头及周围的皮肤，起保护作用。乳头和乳晕的皮肤较薄弱，易损伤。

乳房位于胸前部、胸大肌和胸肌筋膜的表面，在第2~6肋之间，内侧至胸骨旁线，外侧可达腋中线。

（二）乳房的构造

乳房由皮肤、脂肪组织、纤维组织和乳腺构成。乳腺被结缔组织分隔成15~20个**乳腺叶**，每个乳腺叶又分为若干个**乳腺小叶**。每个乳腺叶有一个排泄管称**输乳管**，输乳管在近乳头处膨大形成**输乳管窦**，其末端变细开口于乳头。乳腺叶和输乳管均以乳头为中心呈放射状排列（图8－13）。乳房手术时常采用放射状切口，以减少对乳腺和输乳管的损伤。

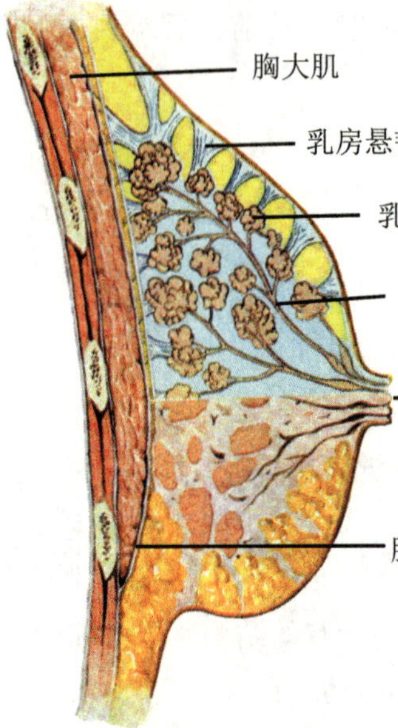

图 8-13 女性乳房矢状切面

胸壁浅筋膜不仅形成乳腺的包囊，而且还发出许多小的纤维束，向深面连于胸肌筋膜，在浅层连于皮肤，对乳房起支持和固定作用，称**乳房悬韧带**或 Cooper 韧带。

知识拓展

乳腺癌

乳腺癌是乳腺上皮细胞在多种致癌因子的作用下，发生增殖失控的现象。乳腺癌常被称为"粉红杀手"，其发病率位居女性恶性肿瘤的首位，男性乳腺癌较为少见。

乳腺癌的临床表现有乳房肿块、乳头溢液、腋窝淋巴结肿大等。当癌细胞侵及纤维组织，乳房悬韧带缩短，牵引皮肤内陷，使皮肤表面呈"酒窝征"；当乳腺肿瘤累及浅淋巴管时可导致所收集范围内的淋巴回流受阻引起皮肤淋巴水肿，使乳房局部皮肤呈橘皮样改变。另外，乳头深部或邻近的肿瘤侵及输乳管使乳头歪斜或内陷，这些也是乳腺癌的重要体征。

乳腺癌预防：养成良好的生活方式和饮食习惯，保持积极心态；不乱用外源性雌激素，提倡母乳喂养；学会自查，定期体检，普及、规范乳腺癌筛查，对疾病做到早发现、早诊断、早治疗。

科技创新生，孕育新生命
中国大陆试管婴儿之母——张丽珠

张丽珠（1921 年 1 月 15 日—2016 年 9 月 2 日），我国著名妇产医学专家，中国大陆首例试管婴儿缔造者。张丽珠多年来致力于妇产医学的研究和临床工作，是新中国妇产科学的重要开拓者、现代生殖医学的先驱和主要奠基人之一，被誉为"中国大陆试管婴儿之母"。

张丽珠的名字与我国生殖医学事业的发展紧紧相连。她曾在上海圣约翰大学医学院学习，1944 年获医学博士学位，之后赴美国做博士后研究，主攻妇科内分泌学、病理学、局部解剖学和肿瘤早期诊断，后又受聘去英国做妇产科临床工作，并取得英国皇家妇产科学院文凭。

新中国成立后，张丽珠回国，投身新中国的医学事业，先后在上海圣约翰大学医学院和北京医学院第一附属医院（现北京大学第一医院）妇产科任职。1958 年，北京医学院第三附属医院（现北京大学第三医院）创建，她直接参与并成为该院妇产科的创始人。

接诊时，很多不孕症患者对孩子的渴求让张丽珠深感责任之重。1978 年英国已诞生了世界第一例试管婴儿，20 世纪 80 年代，我国台湾、香港也有成功范例。

1984 年开始，张丽珠和她领导的研究小组开始进行体外受精和胚胎移植技术的研究。1986 年，她主持了国家"七五"攻关课题《优生—早期胚胎的保护、保存和发育》，首度展开国内试管婴儿技术的应用研究。

张丽珠曾说："在事业道路上的无穷探索，让我感到了幸福和快乐。"探索先进生殖技术，攻克复杂难题，她从未停止。

最广为人知的是试管婴儿研究初期，她在艰苦的条件下坚持研究的故事。

全院只有一根取卵针，针头钝了就送到钟表铺磨一磨，消毒后再用；没有培养液，就自己配制；没有专业的保温设备，就把存放卵泡液的试管装在保温桶里。她的助手怀抱装有卵泡液的保温桶，穿过北医校园和操场，一路小跑送到组织胚胎教研室的场景，成为大家的集体记忆。

成功培育出大陆首例试管婴儿后，更多成果接踵而至——我国首例赠卵试管婴儿、首例冻融胚胎试管婴儿等，相继在她的培育下诞生。

自主探索，意味着从零开始。当时条件非常艰苦，就连仪器设备都要自己想办法解决，但张丽珠告诉助手，"条件是一方面，最重要的是坚持"。

失败，尝试，再失败，再尝试。第 12 例失败之后，1987 年，张丽珠遇到了第 13 位受试者，来自甘肃礼县的郑桂珍。由于双侧输卵管堵塞，郑桂珍婚后多年不孕，渴望孕育孩子的她辗转找到张丽珠求医。

幸运的是，取卵手术后，体外授精成功。受精卵开始分裂，张丽珠用一根特制的塑料管将受精卵植入郑桂珍子宫内，郑桂珍成功妊娠，1988 年 3 月 10 日，顺利诞下我国大陆首例试管婴儿郑萌珠。

各环节的技术也得到迅速发展。1989 年底，张丽珠开创的阴道 B 超下一根针取卵方法，因创伤小、可重复进行，被列为"常规取卵法"。经多次尝试，使临床妊娠率从早期的 6.4% 升至 32%，活婴率达 20%。中国试管婴儿技术跻身世界前列。

除了科研和临床工作，张丽珠还不遗余力地培养人才，指导了国内第一批妇产科研究生。她求真务实的治学态度、孜孜不倦的探索精神影响了几代人。

（原文来自《中国妇女报》2019 年 10 月 21 日 1 版）

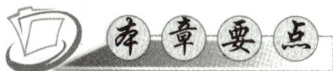

本章要点

1. 睾丸为男性性腺，左、右各一，位于阴囊内，具有产生精子和分泌雄激素的功能。

2. 精索介于睾丸上端与腹股沟深环之间，由输精管、蔓状静脉丛、睾丸动脉等组成。阴囊根部是输精管结扎术的切口部位。

3. 前列腺位于盆腔底部，前邻耻骨联合，后邻直肠，内有尿道穿过。前列腺肥大，压迫尿道，造成排尿困难。

4. 男性尿道按位置分为前列腺部、膜部和海绵体部。临床上将尿道海绵体部又称前尿道，尿道膜部和前列腺部又称后尿道。男性尿道的3个狭窄分别是尿道内口、尿道膜部和尿道外口；2个弯曲为耻骨下弯和耻骨前弯。

5. 卵巢是女性生殖腺，位于盆腔侧壁。具有产生卵子和分泌女性激素（雌激素和孕激素）的功能。

6. 输卵管连于子宫底的两侧，分为输卵管漏斗、输卵管壶腹、输卵管峡和输卵管子宫部。输卵管壶腹是自然受精的部位；输卵管峡是女性绝育手术的结扎部位。

7. 子宫位于骨盆中央，膀胱与直肠之间；分底、体和颈。子宫内腔分为子宫腔和子宫颈管，后者下端的开口称子宫口。

8. 两侧小阴唇之间的狭小区域称阴道前庭，其前部有尿道外口，后部有阴道口，后者的两侧有前庭大腺导管的开口。

思考题

1. 解释精索、前尿道和后尿道的概念，并说明其意义。
2. 描述精子的产生部位和排出途径。
3. 为男性患者导尿，导尿管依次经过哪些狭窄和弯曲？
4. 查资料总结男性不育症的主要病因。
5. 解释子宫附件、子宫峡、前倾前屈位的概念，并说明其意义。
6. 查资料说明女性节育措施及其原理。
7. 患者，女，27岁，已婚，停经45天后突发下腹部剧烈疼痛并昏迷入院。检查发现：患者意识清楚，面色苍白，右下腹触痛明显，腹肌紧张，经阴道指诊检查发现阴道后穹有波动感，穿刺抽出不凝血。以"宫外孕破裂"急诊手术。请问宫外孕常发生于何处？破裂后为什么会出现上述表现？

第九章 腹　膜

学习目标

1. 掌握：腹膜与腹盆腔脏器的关系；小网膜的位置和分部；肝肾隐窝、直肠膀胱陷凹和直肠子宫陷凹的位置。
2. 熟悉：腹膜和腹膜腔的概念和功能；阑尾系膜的结构特点。
3. 了解：肠系膜、乙状结肠系膜的结构；腹膜形成的韧带。
4. 能够在人体标本模型上辨认腹膜形成的结构。
5. 在标本、模型上探索经阴道后穹穿刺等操作，在学习和实践中培养实事求是、严谨细致的科学态度和热爱生命、关爱患者的职业道德。

第一节　腹膜与腹膜腔

腹膜（peritoneum）是一层薄而光滑的浆膜，分布于腹腔和盆腔。衬于腹壁、盆壁内表面的部分，称**腹膜壁层**或**壁腹膜**；覆盖于腹腔和盆腔脏器表面的部分，称**腹膜脏层**或**脏腹膜**。脏、壁腹膜相互移行围成的潜在性间隙，称**腹膜腔**（图9-1）。腹膜腔内含少量浆液，起润滑和减少脏器间摩擦的作用。男性腹膜腔完全封闭；女性腹膜腔借输卵管的腹腔口，经输卵管、子宫和阴道与外界相通。腹膜有分泌、吸收、支持、固定、修复和防御等功能。一般腹腔上部的腹膜吸收能力较强，故临床上腹膜炎患者多取半卧位，以减少毒素的吸收。

知识拓展

腹膜透析

腹膜透析在医学上也被简称为腹透，是医学上治疗急性肾损伤和慢性肾功能衰竭等疾病的一种措施。腹透是主要利用人体自身的腹膜作为透析膜的一种透析方式，通过向腹腔内灌注透析液，进行血液与透析液之间的溶质交换，既可以清除掉患者体内潴留的代谢产物和过多的水分，也能为机体补充所必需的物质。

第二节　腹膜与腹盆腔脏器的关系

根据脏器表面被腹膜覆盖的多少不同，可将腹、盆腔脏器分为腹膜内位器官、腹膜间位器官和腹膜外位器官（图9-1，图9-2）。

图 9 - 1　腹膜腔正中矢状切面

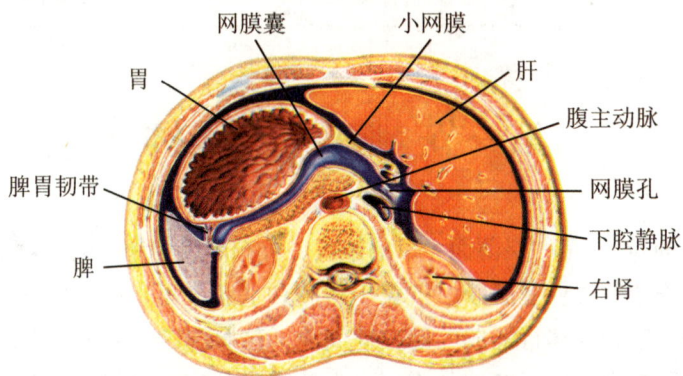

图 9 - 2　腹膜（通过网膜孔的横切面）

一、腹膜内位器官

表面几乎被腹膜覆盖的器官，如胃、十二指肠上部、空肠、回肠、盲肠、阑尾、横结肠、乙状结肠、脾、卵巢和输卵管等，这些器官移动性较大。

二、腹膜间位器官

表面大部分被腹膜包被的腹腔盆腔器官，如肝、胆囊、升结肠、降结肠、膀胱、子宫和直肠上段等。

三、腹膜外位器官

仅有一面或脏器表面的小部分被腹膜覆盖的腹腔盆腔器官，如肾、肾上腺、输尿管、胰，十二指肠降部和水平部，空虚的膀胱，直肠中、下段等。这类器官移动性最小。

掌握脏器与腹膜的关系，对于临床手术入路的确定有重要意义。腹膜内位器官的手术必须打开腹膜腔；腹膜外位器官的手术常常不用打开腹膜腔；腹膜间位器官的手术视情况而定。

第三节　腹膜形成的结构

腹膜从腹壁、盆壁移行于脏器或在脏器之间相互移行形成多种结构，主要有网膜、系膜、韧带和陷凹等。

一、网膜

（一）大网膜

大网膜是连于胃大弯与横结肠之间的 4 层腹膜结构，呈围裙状（图 9-3），悬垂于横结肠和空、回肠的前面。大网膜具有防御功能，可包裹炎症病灶，防止其扩散，临床手术时可根据大网膜移位情况追踪病变部位。因儿童大网膜较短，故阑尾穿孔或下腹部炎症时不易被大网膜包裹，病情发展较快，常引起弥漫性腹膜炎。

（二）小网膜

小网膜是连于肝门与胃小弯及十二指肠上部之间的双层腹膜结构。其中，肝门与胃小弯之间的部分，称**肝胃韧带**；肝门与十二指肠上部之间的部分，称**肝十二指肠韧带**（图 9-3）。小网膜右缘游离，后方为**网膜孔**。网膜孔是网膜囊与腹膜腔之间的唯一通道。手术时，可经此孔指诊探查肝十二指肠内的胆管。

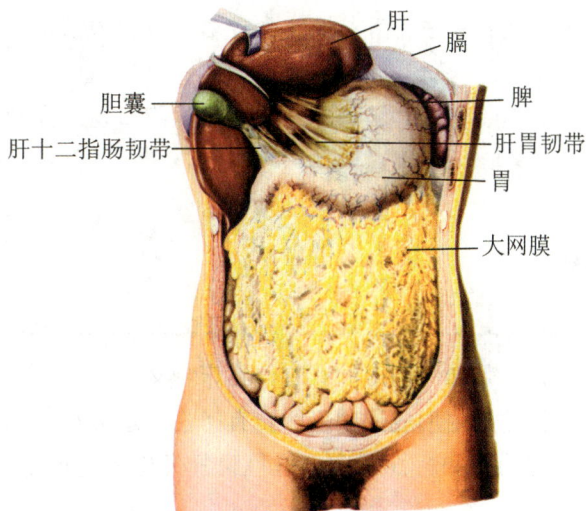

图 9-3　网膜

二、系膜

系膜是脏器与盆壁、腹壁之间的双层腹膜结构，两层间夹有血管、神经、淋巴管、淋巴结和脂肪等。

小肠系膜呈扇形，将空、回肠连于腹后壁（图 9-1），由于肠系膜较长，因而空、回肠活动性大，有助于食物的消化和吸收，但也易发生肠扭转。**阑尾系膜**是阑尾与回肠末端之间的三角形双层腹膜结构，其游离缘内有阑尾血管走行。**横结肠系膜**是横结肠与腹后壁之间的双层腹膜结构（图9-1）。**乙状结肠系膜**是乙状结肠与盆壁之间的双层腹膜结构，该系膜较长，故乙状结肠活动性较大，易发生肠扭转。

三、韧带

腹膜形成的韧带主要是指位于实质性器官周围的双层腹膜结构，对器官起固定、支持和悬吊等作用，如肝周围的镰状韧带、肝圆韧带、冠状韧带等；脾周围的胃脾韧带和脾肾韧带等。

四、陷凹

陷凹是腹膜在器官与器官之间移行形成的较大而恒定的腹膜间隙，主要位于盆腔内。男性在膀胱与直肠之间有**直肠膀胱陷凹**（图8-6）。女性在子宫与膀胱之间有**膀胱子宫陷凹**，直肠与子宫之间有**直肠子宫陷凹**（图8-8），后者又称Douglas腔，较深，与阴道穹后部之间仅隔阴道后壁和腹膜。坐位、立位或半卧位时，男性的直肠膀胱陷凹和女性的直肠子宫陷凹是腹膜腔最低部位，故腹膜腔积液常首先积存在这些陷凹内。临床上，可在子宫直肠陷凹进行腹腔穿刺术或切开引流术。

本章要点

1. 腹膜分壁腹膜和脏腹膜，具有分泌、吸收、保护、支持、修复等多种功能。

2. 脏、壁腹膜相互移行围成的潜在性间隙，称腹膜腔。男性腹膜腔完全密闭，女性腹膜腔借输卵管的腹腔口，经输卵管、子宫和阴道与外界相通。

3. 根据腹膜与器官的包被关系，可将腹、盆腔器官分为腹膜内位器官、腹膜间位器官和腹膜外位器官。

4. 腹膜形成网膜、系膜、韧带和陷凹等结构。腹膜陷凹包括直肠膀胱陷凹（男性）、膀胱子宫陷凹和直肠子宫陷凹（女性）。

思考题

1. 大网膜位于何处？是如何构成的？有何临床意义？
2. 腹膜在男、女性盆腔内形成哪些陷凹？有何临床意义？
3. 试从腹膜的生理功能和特性角度，解释腹膜炎患者一般多采用半卧位的解剖学基础。

第十章 心血管系统

学习目标

1. 掌握：体循环、肺循环的途径和各段血液性质；心的位置和外形；心腔的内部结构；心的动脉和传导系统；主动脉的分部及其位置；头颈部和四肢的动脉主干及其位置；四肢、头颈部浅静脉干的位置和注入部位；心包腔、静脉角、颈动脉窦的概念及意义。
2. 熟悉：侧支循环的概念；心壁的构造；心包的结构；躯干部的动脉主干及其主要分支；触及体表搏动明显的动脉；上腔静脉系、下腔静脉系、肝门静脉系的静脉主干；血管的结构特点和功能；静脉瓣、弹性动脉、阻力血管、掌浅弓、危险三角区的概念及意义。
3. 了解：血管吻合；心的静脉回流途径；胸主动脉的分支、分部概况；椎静脉丛的位置、交通。
4. 能够利用所学知识初步理解常见心脏疾病形成原理、病理特征及临床表现。
5. 通过所学知识理解脉管系统对人体生命的重要意义；让医学生树立仁爱患者、关爱生命的理念。

心血管系统和淋巴系统组成脉管系统或循环系统，通过血液循环和淋巴回流完成物质运输等重要功能。

心血管系统（cardiovascular system）由**心**和**血管**组成，血管分为动脉、静脉和毛细血管。心血管系统按心→动脉→毛细血管→静脉→心的顺序相连，形成体内一套连续而封闭的管道系统。在活体，心血管系统中有血液循环流动，主要功能是把经消化道吸收的营养物质和从肺摄入的氧输送到全身各器官组织，同时又将它们的代谢产物，如二氧化碳、尿酸、尿素等，运送到肺、肾和皮肤等器官排出体外。内分泌系统分泌的激素也由脉管系统运送至相应的靶器官或靶细胞，以实现机体的体液调节。此外，脉管系统在维持机体内环境理化特性的相对稳定及参与机体防御功能等方面均具有十分重要的作用。

第一节 概 述

一、组成

1. 心（heart） 为一中空的肌性器官，主要由心肌构成。心被房间隔和室间隔分隔为互不相通的左半心和右半心。每侧半心又分为心房和心室，故心有 4 个腔，即左心房、左心室、右心房和右心室。同侧的心房与心室之间借房室口相通。心房接受静脉引流的血液，心室向动脉射出血液，功能似水泵。在房室口和心室出口处有瓣膜附着，它们似泵的阀门，保证血液在心腔内的定向流动。

2. 动脉（artery）　是运送血液远离心的管道。由心室发出的大动脉在行程中不断分支为中动脉和小动脉，最后移行为毛细血管。随着心的周期性收缩与舒张活动，动脉的压力和容积发生有规律的变化，形成脉搏，可在体表触及或用仪器记录下来。

3. 静脉（vein）　是运送血液回心的管道。小静脉起于毛细血管的静脉端，在向心性走行过程中不断接受属支，逐渐汇合成中静脉、大静脉，最后注入心房。

4. 毛细血管（capillary）　是连接小动脉与小静脉之间的微细管道，管壁薄，具有通透性，是血液与组织细胞进行物质交换的场所。毛细血管分支并相互吻合成网，称毛细血管网，广泛分布于机体的组织、器官。

二、血液循环

血液由心室射出，依次流经动脉、毛细血管和静脉，最后又返回心房。这种周而复始的循环过程称**血液循环**（blood circulation）（图 10-1）。完整的血液循环途径因研究需要，分为体循环和肺循环。

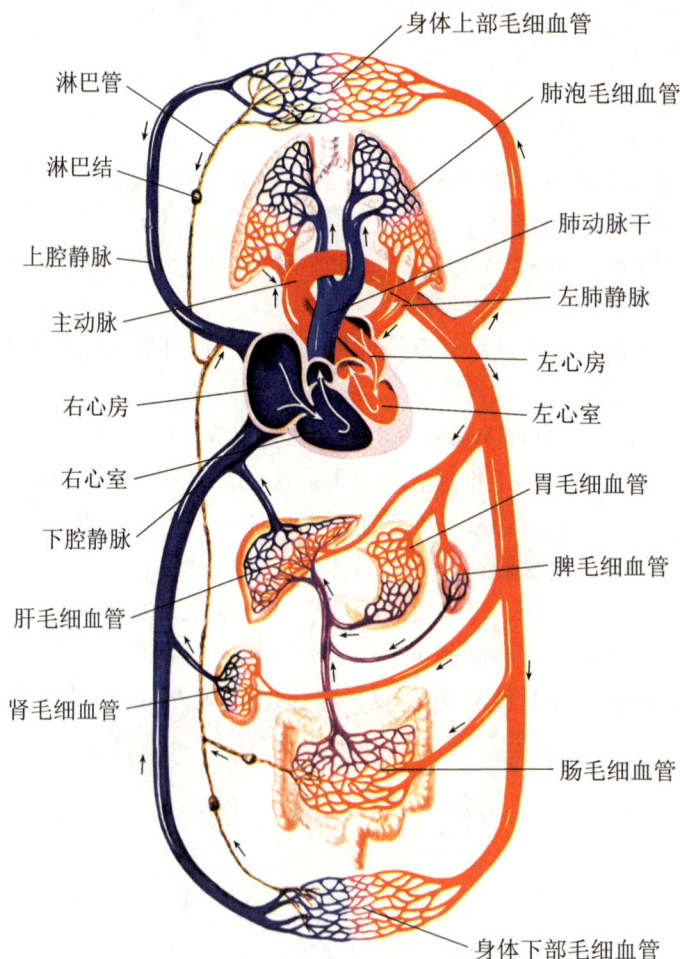

图 10-1　血液循环途径

1. 体循环（systemic circulation）　又称**大循环**，当心室收缩时，富含氧和营养物质的呈鲜红色的动脉血，由左心室射入主动脉，经主动脉的各级分支流向全身各部毛细血管网，在此与组织细胞进行物质交换和气体交换，动脉血变为静脉血（因含氧量低而呈暗红色），后者经小静脉、中静脉和上、下腔静脉流回右心房。体循环的主要特点是路途长，流经范围广，以动脉血滋养全身各部，并将代谢产物运回心脏（图10-1）。

2. 肺循环（pulmonary circulation）　又称**小循环**，由体循环回心的静脉血，自右心室射出，经肺动脉干及其各级分支到达肺泡毛细血管网，进行气体交换，静脉血变为动脉血，后者经肺静脉流回左心房。肺循环的特点是路途短，只流经肺，与呼吸系统共同完成人体与外界之间的气体交换。

三、血管吻合及侧支循环

血管吻合的形式很多，除经动脉－毛细血管－静脉相连通外，在动脉与动脉之间，静脉与静脉之间，甚至动脉与静脉之间可借吻合支或交通支彼此连接，形成血管吻合。

1. 动脉间吻合　人体内许多部位或器官的动脉干之间可借交通支、动脉网、动脉弓等相连通，实现缩短循环途径和调节血流量的作用。

2. 静脉间吻合　静脉吻合远比动脉丰富，除具有和动脉相似的吻合形式外，常在脏器周围或中空性脏器壁内形成静脉丛，以保证脏器扩大或腔壁受压时血流通畅，如直肠静脉丛；浅静脉之间在一些部位可吻合成静脉网，用于保证静脉回流，如手背静脉网。

3. 动－静脉吻合　在体内的许多部位，小动脉和小静脉之间可借血管支直接相连，称为动－静脉吻合，如指（趾）端、消化道黏膜、肾皮质、生殖器勃起组织和甲状腺等处，这种吻合具有缩短循环途径、调节血流量和提高局部温度的作用。

4. 侧支吻合　动脉主干在行程中发出与其平行的侧副管（图10-2），侧副管与同一主干远侧部所发出的返支相连通，形成侧支吻合。正常状态下，侧副管细小，血流量很少。当主干受阻时，侧副管因血流增加而逐渐增粗。血液经扩大的侧支吻合到达阻塞部远侧的血管主干，使受阻血管供应区得到不同程度的代偿恢复。这种在病理情况下通过侧支吻合建立的循环称**侧支循环**。侧支循环的建立显示了血管的适应能力和可塑性，对于保证器官在病理状态下的血液供应有重要意义。侧支吻合及侧支循环也见于静脉和淋巴管。

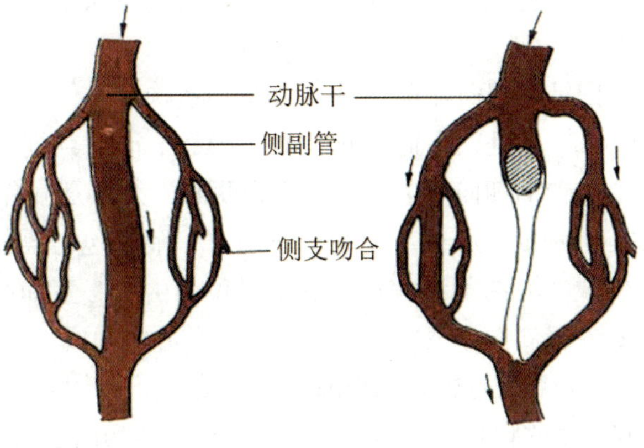

动脉干
侧副管
侧支吻合

图10-2　侧支循环

血液循环的发现

早在两千多年前，我国的医学名著《黄帝内经》中就有"诸血皆归于心""经脉流行不止，环周不休"等论述，说明我国古代人民对血液循环已有一定的认识。

直到 17 世纪初，英国医生哈维（W. Harvey，1578—1657 年）用呈管状的蛇心和血管进行了压迫静脉和主动脉的实验：用镊子夹住腔静脉，镊子与心脏之间的部分几乎立即变空，心脏因为无血而发白，但放开镊子后，心脏的颜色与大小立即恢复原状。在主动脉上重复这个实验，则看到夹住点和心脏之间的部分及心脏本身都变得非常膨大，解除障碍后，心脏的颜色、大小与脉搏立即恢复。哈维对实验结果进行了周密的思考，于 1628 年明确地提出了血液循环理论：心脏里的血液被推出后，一定进入了动脉；而静脉里的血液，一定流回了心脏。动脉与静脉之间的血液是相通的，血液在体内是循环不息的。在 1661 年意大利人马尔比基（Marcello Malpighi，1628—1694 年）用显微镜观察到了毛细血管的存在，正是这些细小的血管将动脉与静脉连在了一起，从而进一步验证了哈维的血液循环理论。

第二节 心

一、心的位置

心位于胸腔的中纵隔内，外面裹以心包，约 2/3 位于身体正中面的左侧，1/3 位于身体正中面的右侧（图 10 - 3）。心的前方平对胸骨和第 2~6 肋软骨，大部分被肺和胸膜所遮盖，只有一小部分隔着心包与胸骨体下半和左侧第 4~6 肋软骨相贴。故临床上行心内注射时，常在左侧第 4 肋间隙靠近胸骨左缘处进针，将药液注射到右心室，可缩短药物的循环途径。心的后方平对第 5~8 胸椎；上方连有出入心的大血管；下方邻膈；两侧邻纵隔胸膜。

二、心的外形

心的外形似斜置的圆锥体，大小如本人拳头，可分为一尖、一底、两面、三缘和四条沟。

心尖（图 10 - 3）圆钝，朝向左前下方，由左心室构成。体表投影于左侧第 5 肋间隙、左锁骨中线内侧 1~2 cm 处，在此可触及心尖搏动。**心底**朝向右后上方，主要由左心房和右心房构成。心的前面朝向前上方，又称**胸肋面**，大部分由右心房和右心室构成，小部分由左心耳和左心室构成。心的下面朝向下后方，隔心包与膈相邻，又称**膈面**。该面由左心室和右心室构成。心的下缘较锐，近水平位，由右心室和心尖构成；右缘垂直圆钝，由右心房构成；左缘斜向左下方，绝大部分由左心室构成。

冠状沟靠近心底，呈冠状位近似环形，前方被肺动脉干所中断。该沟是心房与心室在心表面的分界标志。在心室的胸肋面和膈面各有一条自冠状沟向心尖右侧延伸的浅沟，分别称**前室间沟**和**后室间沟**，是左、右心室在心表面的分界标志。在心底部，右心房与右肺静脉交界处的浅沟，称**房间沟**，是左、右心房在心底的分界标志。在心的膈面，房间沟、后室间沟与冠状沟的交汇处，称**房室交点**，是左、右心房和左、右心室在心后面的邻接处。

图 10 - 3　心的位置

三、心腔

（一）右心房

　　右心房（right atrium）壁薄腔大，构成心的右缘和心底的小部分（图 10 - 4，图 10 - 5）。右心房向左前方突出的部分称**右心耳**。右心房有 3 个入口和 1 个出口：上方有**上腔静脉口**，下方有**下腔静脉口**，在下腔静脉口与右房室口之间有**冠状窦口**，三者分别是上腔静脉、下腔静脉和冠状窦的开口。右心房出口是**右房室口**，通右心室。在房间隔的右侧面下部有一椭圆形浅窝，称**卵圆窝**，为胎儿时期的卵圆孔于出生后闭合形成，是房间隔的薄弱部，先天性房间隔缺损的好发部位。

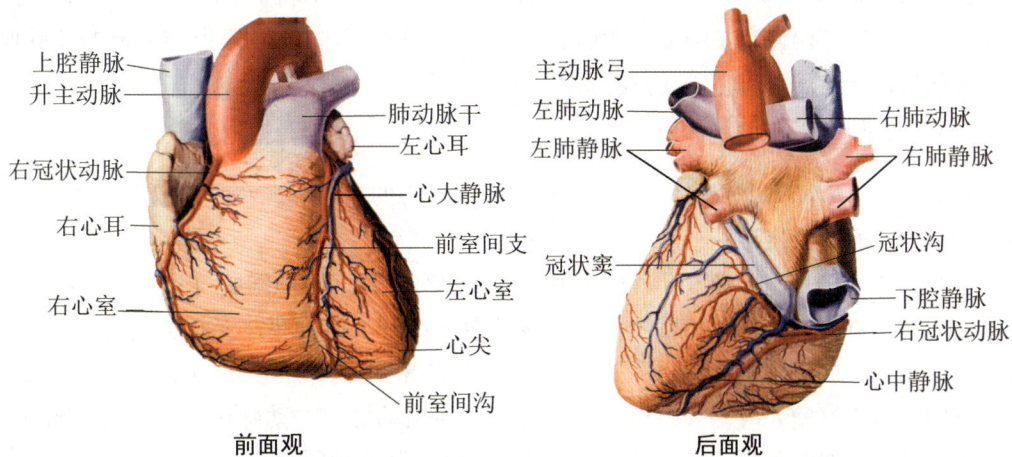

图 10 - 4　心的外形

（二）右心室

右心室（right ventricle）构成心胸肋面的大部分（图10-5），以室上嵴为界分为流入道和流出道。右心室的入口是右房室口，其周围的纤维环上附有3片略呈三角形的瓣膜，称**三尖瓣**或**右房室瓣**。瓣膜的游离缘和心室面借腱索连于室壁的乳头肌。心室收缩时，三尖瓣关闭右房室口，因乳头肌收缩和腱索的牵拉，使瓣膜不致翻向右心房，从而防止血液逆流。纤维环、三尖瓣、腱索和乳头肌在功能上是一个整体，合称**三尖瓣复合体**。右心室的流出道称动脉圆锥，内壁光滑，形似圆锥，其上端借肺动脉口通肺动脉干。在肺动脉口周围的纤维环上附有3片半月形瓣膜，称肺动脉瓣（图10-5）。当心室舒张时，肺动脉瓣闭合关闭肺动脉口，阻止血液倒流。

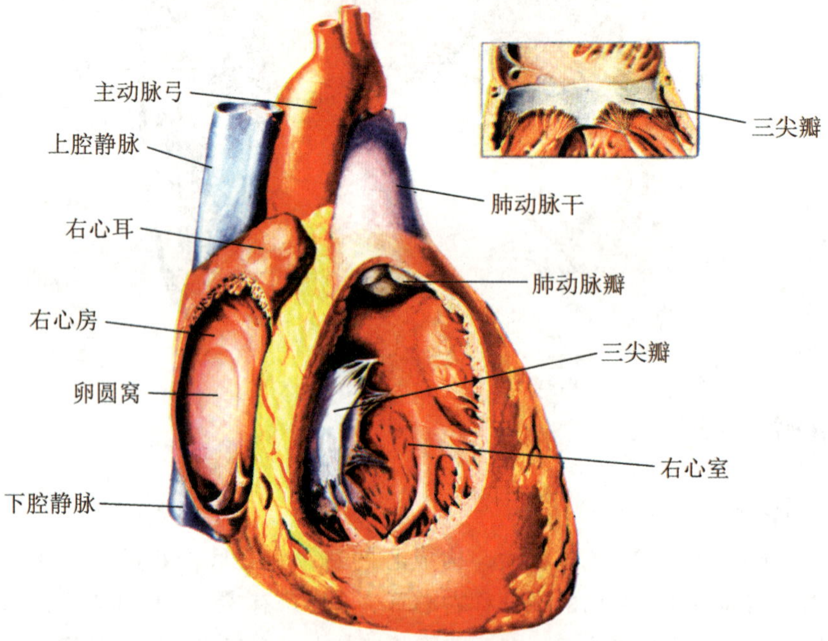

图10-5　右心房和右心室

（三）左心房

左心房（left atrium）（图10-6）构成心底的大部分，前部向右前方突出的部分称左心耳。左心房后壁两侧有左肺上下静脉、右肺上下静脉的开口，导入由肺回流的动脉血。左心房的出口为左房室口，通向左心室。

（四）左心室

左心室（left ventricle）（图10-6）构成心尖及心的左缘等。左心室以二尖瓣前瓣为界，分为流入道和流出道。

左心室的入口是左房室口，口周围的纤维环上有2片三角形瓣膜（图10-7），称**二尖瓣**或**左房室瓣**，分为前瓣和后瓣。二尖瓣的游离缘和心室面借多条腱索连于室壁的乳头肌。纤维环、二尖瓣、腱索和乳头肌合称**二尖瓣复合体**，功能与三尖瓣复合体相同。左心室的流出道室壁光滑，其出口是主动脉口，通主动脉。主动脉口周围的纤维环上也有与肺动脉瓣相似的瓣膜，称主动脉瓣，功能与肺动脉瓣相同。

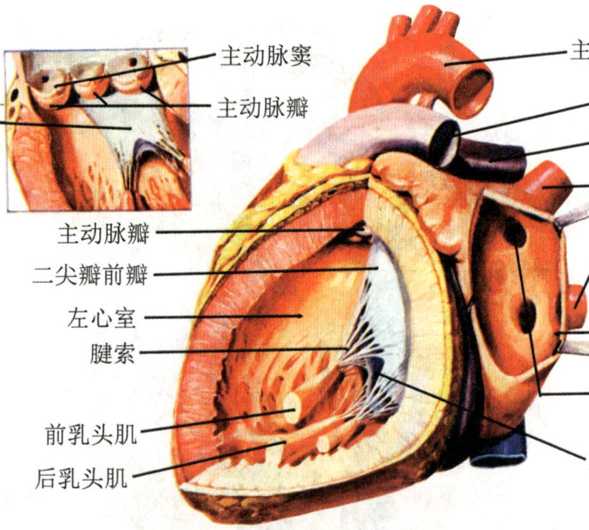

图 10 - 6　左心房和左心室

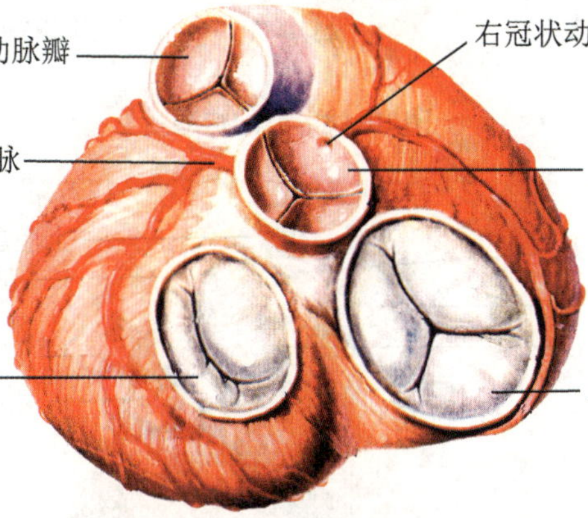

图 10 - 7　心瓣膜和纤维支架

四、心壁

（一）心壁构造

心壁由心内膜、心肌层和心外膜构成（图 10 - 8）。

1. 心内膜　是衬于心腔内面的一层光滑的薄膜，与血管的内膜相延续。心内膜在房室口和动脉口向心腔双层折叠形成瓣膜，薄而柔软。

2. 心肌层　构成心壁的主体，由心肌组织和结缔组织构成。结缔组织在两个动脉口、两个房室口及其周围形成 4 个纤维环和左、右纤维三角。它们构成心壁的纤维支架，供心房肌和心室肌附着。心房肌薄，心室肌厚，左心室肌最厚，可达 9 ~ 12 mm（图 10 - 9）。

3. 心外膜　即浆膜性心包的脏层，紧贴心肌层的表面。

（二）房间隔和室间隔

1. 房间隔　位于左、右心房之间，由两层心内膜夹薄层心房肌和结缔组织构成，厚度为 1 ~ 4 mm，卵圆窝处最薄（图 10 - 8）。

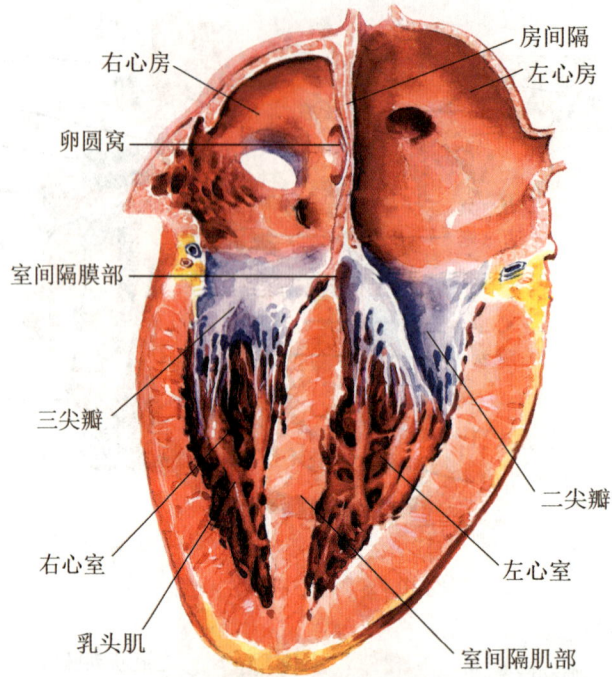

图 10 - 8　心的构造

图 10 - 9　心肌层

2. 室间隔　位于左、右心室之间，可分为上方的膜部和下方的肌部。室间隔膜部区域较小，缺乏肌质，较薄弱，是先天性室间隔缺损的好发部位（图 10 -8）。

五、心传导系

心传导系位于心壁内（图 10 - 10），由特殊分化的心肌细胞构成，是一些结节或束状结构，其功能是产生兴奋和传导冲动，维持心肌收缩的正常节律，使心房肌与心室肌的收缩相互协调。心传导系包括窦房结、房室结、房室束、左束支、右束支和浦肯野纤维等。

1. 窦房结（sinuatrial node）　是心的正常起搏点，呈长椭圆形，位于上腔静脉与右心房交界处上部的心外膜深面。

2. 房室结（atrioventricular node）　位于房间隔下部，呈扁椭圆形。它将窦房结传来的冲动短暂延搁后传向房室束及心室，实现心房收缩结束后心室才开始收缩。

3. 房室束（atrioventricular bundle）　又称 His 束，起于房室结的前端，经室间隔膜部后下缘下降，至室间隔肌部的上缘分为左、右束支。房室束是窦房结的冲动由心房传向心室肌的唯一正常通道。

4. 左、右束支和浦肯野纤维　左束支沿室间隔左侧面的心内膜下走行，逐渐分散为浦肯野纤维，与左心室乳头肌和室壁的普通心肌细胞相连。右束支沿室间隔右侧心内膜内下行，逐渐分散为浦肯野纤维，与右心室乳头肌和心肌细胞相连。

正常情况下，窦房结发出的兴奋通过心房肌传播到整个心房和房室结，心房首先收缩。兴奋在房室结的传导较缓慢，延搁一段时间后才传至心室。房室结的这种延搁传导保证了心室在心房收缩完毕后才开始收缩，不至于产生心房与心室同时收缩的重叠现象，实现了心脏各部分有次序地、协调地进行收缩活动，保证了心的正常泵血功能。

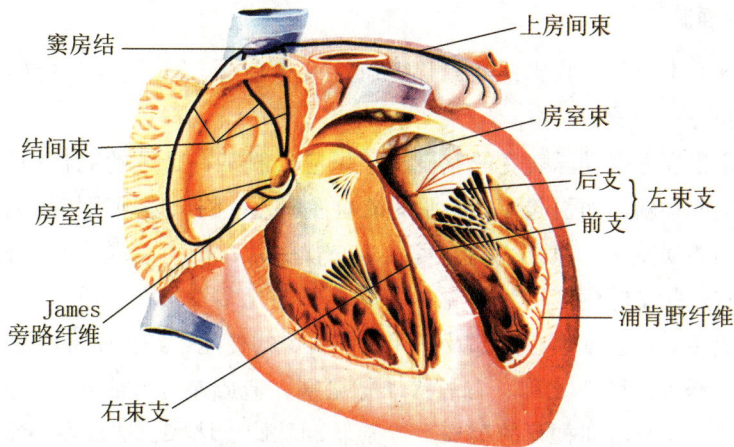

图 10 - 10　心传导系

六、心的血管

（一）心的动脉

心壁的营养来源于左、右冠状动脉（图 10 - 4）。

1. 左冠状动脉（left coronary artery）　起于升主动脉根部，向左行于左心耳与肺动脉干之间，至冠状沟分为前室间支和旋支。

（1）**前室间支**（anterior interventricular branch）：也称**前降支**，沿前室间沟下行，其末段绕过心尖切迹与后室间支吻合。前室间支分支分布于左心室前壁、右心室前壁的小部分和室间隔的前 2/3 等。

（2）**旋支**（circumflex branch）：沿冠状沟左行，绕心左缘至左心室膈面，分支分布于左心房、左心室侧壁、左心室后壁等。

2. 右冠状动脉（right coronary artery）　起于升主动脉根部，行于右心耳。于肺动脉干根部之间，沿冠状沟绕至心的膈面，末端分为**后室间支**和**左室后支**。右冠状动脉主要分布于右心房、右心室、左心室后壁的一部分、室间隔后 1/3、窦房结和房室结等。

知识拓展

人类的第一杀手——冠心病

动脉粥样硬化是一种与脂质代谢失调有关的全身性疾病，其病变特点是血液中的脂质进入动脉管壁并沉积于内膜形成粥样斑块，导致动脉管壁增厚、变硬、管腔狭窄。动脉粥样硬化最常累及主动脉、冠状动脉、脑底动脉、肾动脉和四肢动脉等大、中动脉，临床上常并发相应组织、器官缺血、缺氧和坏死等后果，严重时还可危及患者生命。

冠状动脉性心脏病（coronary heart disease，CHD）简称冠心病。冠状动脉粥样硬化常发生于左前室间支，依次还有右冠状动脉、旋支和左冠状动脉，或由于血管痉挛，使冠状动脉狭窄或阻塞而发生冠状循环障碍，引起心肌缺血、缺氧或坏死的心脏病，亦称缺血性心脏病。冠心病的发病随年龄的增长而增长，并且病情逐渐加重。由于其发病率高，死亡率高，严重危害人类的身体健康，从而被称作"人类的第一杀手"。

（二）心的静脉

心壁的静脉血由冠状窦收集，经冠状窦口注入右心房。冠状窦的主要属支有心大静脉、心中静脉和心小静脉。

心肌梗死是指在冠状动脉病变的基础上，供应心肌某一区域的冠状动脉干及其分支的血流急剧减少或中断，而引起相应心肌的缺血性坏死。临床表现为持续而剧烈的胸痛、特征性心电图动态演变、心肌酶增高，可发生心律失常、心力衰竭或心源性休克。由于左冠状动脉比右冠状动脉病变更为常见，所以心肌梗死多发生在左心室。左冠状动脉前降支堵塞，造成左心室前壁、心尖部及室间隔前2/3的梗死，约占全部心肌梗死的50%，故前室间支有**"猝死动脉"**之称。右冠状动脉堵塞，造成左心室后壁、室间隔后1/3及右心室梗死，约占全部心肌梗死的25%。左冠状动脉旋支堵塞，造成左心室侧壁的梗死。

七、心包

心包（pericardium）是包裹于心和出入心的大血管根部外面的纤维浆膜囊，分内、外两层。外层为**纤维心包**，由致密结缔组织构成，向上与大血管的外膜相续，下方与膈中心腱愈着。内层为**浆膜心包**，薄而光滑，分脏、壁两层。壁层衬贴于纤维心包的内面；脏层覆于心和大血管根部的表面，构成心壁的外膜。浆膜心包的脏、壁两层在出入心的大血管根部互相移行，两层之间的潜在性间隙称**心包腔**，内含少量浆液，起润滑作用。心包的主要功能为减少摩擦、防止心脏过度扩张，以保持心腔血容量相对恒定，同时也是一种屏障，可防止邻近结构的病变波及心脏。

八、心体表投影

心的体表投影个体差异较大，也可因体位而变化。一般采用4点连线来确定心界（图10-11）。

1. **左上点** 在左侧第2肋软骨的下缘，距胸骨左缘1~2 cm。

2. **右上点** 在右侧第3肋软骨的上缘，距胸骨右缘约1 cm。

3. **左下点** 即心尖的体表投影点，位于左侧第5肋间隙，距离前正中线7~9 cm。

4. 右下点　在右侧第 6 胸肋关节处。

左、右上点连线为心的上界；左、右下点连线为心的下界；右上点与右下点之间微向右凸的弧形连线为心的右界；左上点与左下点之间微向左凸的弧形连线为心的左界。了解心在胸前壁的投影，对临床上判断心界的大小及心音听诊等有重要意义。

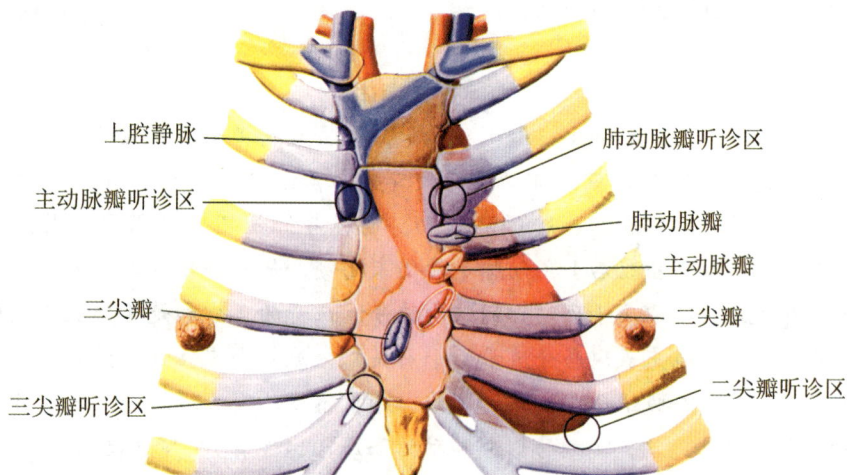

图 10 - 11　心体表投影

知识拓展

心肺复苏

　　心肺复苏（cardiopulmonary resuscitation，CPR）是针对心跳、呼吸骤停所采取的抢救措施，目的是恢复患者的自主呼吸和自主循环。当心脏停搏，血液循环便不能维持，尤其是对中枢神经的血液供应，若得不到及时有效地复苏抢救，4~6 分钟后会造成脑和其他重要组织器官的不可逆损伤，甚至短期内因全身缺氧而死亡。据有关数据显示，在心脏骤停患者倒地的 1 分钟内实施心肺复苏急救，抢救成功率可达 90%；在心搏骤停患者倒地的 4 分钟内实施心肺复苏急救，成功率降至 50%；而在心脏骤停患者倒地的 10 分钟以上再开始心肺复苏急救，患者的死亡率几乎为 100%，也就是每延误 1 分钟成功率下降 10%！可见时间就是生命！目前我国心搏骤停复苏率低于 1%，也就是说 100 例心搏骤停患者能抢救回来的不到 1 人，最主要的原因是心搏骤停绝大部分发生在院外，欧美发达国家的心肺复苏普及率远远超过我国，其中德国高达 80%。从 2020 年开始，每年 6 月 1 日至 7 日为"中国心肺复苏周"，广泛深入地普及心肺复苏急救操作方法，积极培养民众急救意识，提高院外心搏骤停存活率，改善我国心源性猝死率高的现状，争分夺秒挽救生命，推动中国心血管健康事业发展，助力健康中国。

第三节　肺循环血管

一、肺循环动脉

肺动脉干（pulmonary trunk）粗短，起自右心室，在升主动脉前方行向后上方，至主动脉弓的下方分为左、右肺动脉（图10-1）。左肺动脉向左横行至左肺门，分2支进入左肺上、下叶。右肺动脉向右横行至右肺门，分3支进入右肺上、中、下叶。

在肺动脉干分叉处与主动脉弓下缘之间连有一条结缔组织索，称**动脉韧带**，由胚胎时期的动脉导管于出生后闭锁退化而成。出生后6个月以上，动脉导管仍未闭合，称动脉导管未闭，是常见的先天性心脏病之一。

知识拓展

动脉导管未闭

动脉导管未闭（patent ductus arteriosus，PDA）是动脉导管在出生后未闭合而持续开放的病理状态。在胎儿时期，肺动脉的大部分血流经开放的动脉导管流至降主动脉。出生后呼吸建立，肺膨胀、肺循环启动，动脉导管便不再被需要，因废用而闭合，形成动脉韧带。若出生后1年动脉导管仍未闭锁，是一种较常见的先天性心血管畸形，其临床表现主要取决于主动脉到肺动脉分流血量的多少和是否产生继发肺动脉高压及其严重程度。临床表现与分流量大小有关，分流量小者往往无症状，部分可出现活动后气急、反复呼吸道感染、喂养困难、体重不增、发育迟缓等表现；分流量大者可见心前区隆起、鸡胸，晚期易形成肺动脉高压，出现青紫、蹲踞现象。目前，我国先心病的发生率位居出生缺陷儿第一，除极少数幼儿能自愈外，大多数都需要进行手术治疗，给家庭和社会带来巨大的经济负担。根据《中共中央国务院关于深化医药卫生体制改革的意见》，部分省份已经实施关于先心病的治疗救助政策。河南省卫生厅、河南省民政厅、河南省财政厅印发了《河南省提高农村儿童重大疾病医疗保障水平工作实施方案》，从2010年起，河南省已开始有计划、分步骤地将儿童急性白血病和先天性心脏病重大疾病保障范围扩大到全省所有新农合统筹地区。其中先心病主要针对0~14周岁（含14周岁）儿童先天性房间隔缺损、先天性室间隔缺损、先天性动脉导管未闭和儿童先天性肺动脉狭窄进行救治。我国政府的责任和担当，减轻了患者和家庭的医疗负担，展现了执政为民的良好形象，惠及百姓民生。

二、肺循环静脉

肺静脉（pulmonary vein）（图10-4）每侧肺各两条，即**左肺上、下静脉**和**右肺上、下静脉**。出肺门，行向内注入左心房。

第四节　体循环血管

一、体循环动脉

（一）体循环动脉分布特点

体循环的动脉是将动脉血由左心室运送到全身各个部位及器官的血管，由主动脉及其各级分支组成。动脉的分支进入器官前的部分称器官外动脉，进入器官后的分支称器官内动脉。器官外动脉分布的一般规律：①人体左右对称，动脉分支亦有对称性。②躯干部动脉主干的分支有壁支和脏支之分，其中壁支有明显的节段性。③人体每一大局部（头颈、躯干、四肢）都有1~2条动脉干。④动脉常与同路的静脉、神经和淋巴管伴行。

⑤大、中动脉在行程中多居于身体的屈侧、深部或安全隐蔽的部位。⑥动脉常以最短的距离到达所分布的器官。⑦动脉分布的形式与器官的形态和功能相一致。⑧动脉管径的粗细、分支多少与器官的形态、大小和功能密切相关。

（二）主动脉

主动脉（aorta）是人体最粗大的动脉，也是体循环的动脉主干。主动脉由左心室发出，先向右上斜行继而呈弓形弯向左后下方至第4胸椎体前面，沿脊柱的左前方下行，穿膈的主动脉裂孔进入腹腔，下行至第4腰椎体下缘平面分为左、右髂总动脉。以胸骨角平面为界，将主动脉分为**升主动脉**、**主动脉弓**和**降主动脉**。降主动脉又称主动脉降部，以膈的主动脉裂孔为界分为**胸主动脉**和**腹主动脉**。

1. 升主动脉（ascending aorta） 又称**主动脉升部**，发自左心室，向右上方斜行，移行为主动脉弓。其根部发出左、右冠状动脉。

2. 主动脉弓（aonic arch）（图10－12） 是胸骨角平面上方主动脉呈弓形的部分，其前方为胸骨柄，后方为气管与食管。主动脉弓的凸侧壁自右向左依次发出**头臂干**、**左颈总动脉**和**左锁骨下动脉**三大分支。头臂干又名**无名动脉**，为一短干，上行至右侧胸锁关节后方分为**右颈总动脉**和**右锁骨下动脉**。在主动脉弓的壁内有压力感受器，当血压增高时窦壁扩张，刺激感受器，反射性地引起心跳减慢、血管扩张，使血压下降，即参与血压的反射性调节。在主动脉弓的稍下方有2~3个粟粒样小体，称**主动脉小球**，为化学感受器，当血液中二氧化碳浓度增高时，可反射性地促使呼吸加深加快。

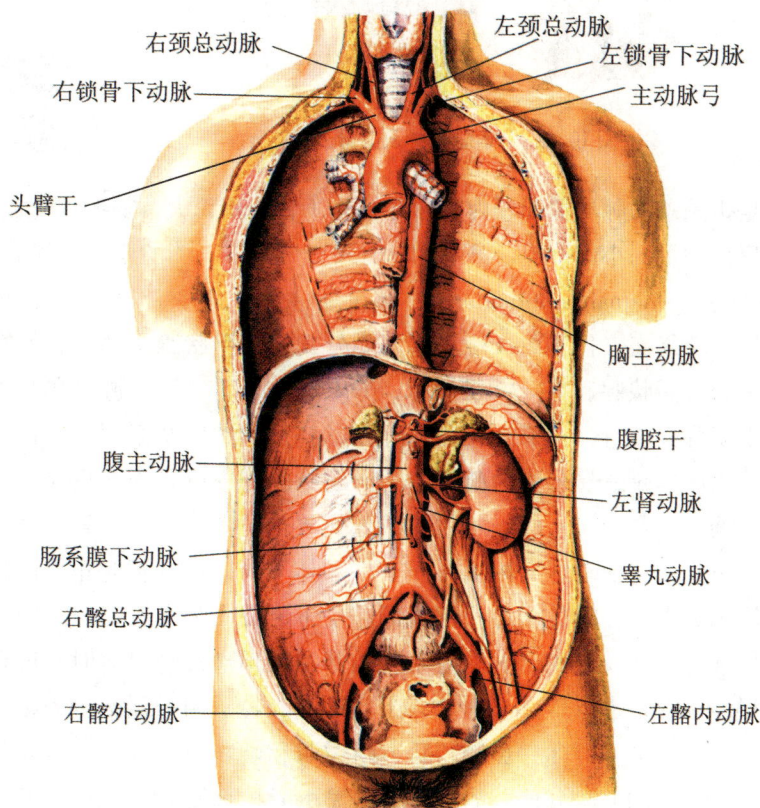

图10－12 胸、腹腔动脉干

（三）头颈部动脉

颈总动脉（common carotid artery） 是头颈部的动脉主干（图10－13），左侧发自主动脉弓，右侧起于头臂干。两侧颈总动脉出胸廓上口、沿食管、气管和喉的外侧上行，达甲状软骨上缘高度，分为**颈内动脉**和**颈外动脉**。颈总动脉上段和颈内、外动脉起始段于甲状软骨两侧位置较浅，在活体上可触及其搏动称颈动脉搏动。当头面部外伤大出血时，可在环状软骨两侧向后将颈总动脉压向第6颈椎的横突前结节（颈动脉结节）进行急救止血。

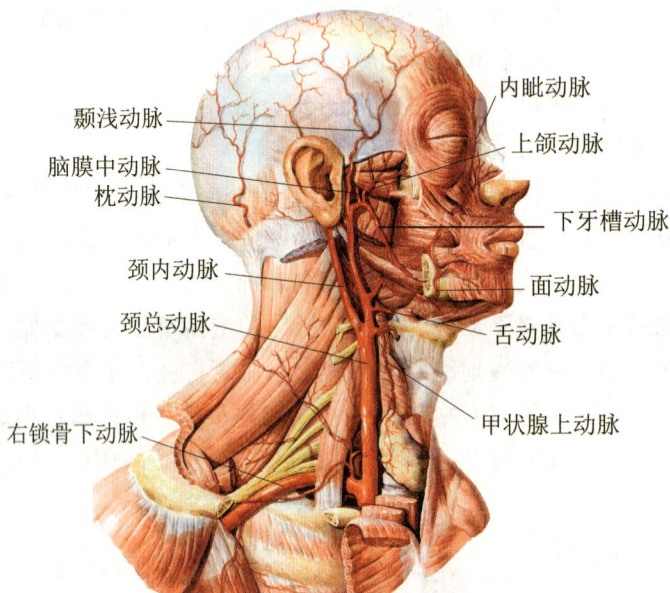

图10－13 颈总动脉及其分支

颈动脉窦是指颈总动脉末端和颈内动脉起始处，管腔稍膨大，窦壁内有压力感受器。**颈动脉小球**为扁椭圆形的小体，连于颈总动脉分叉处的后方，为化学感受器。

（1）**颈外动脉**（external carotid artery）：起自颈总动脉，上行至下颌颈高度分为颞浅动脉和上颌动脉两个终支（图10－13）。其主要分支：①**甲状腺上动脉**，发自颈外动脉起始处，分支分布于甲状腺和喉。②**舌动脉**，分支分布于舌、舌下腺和腭扁桃体。③**面动脉**，经下颌下腺深面前行，在靠近咬肌前缘处，绕过下颌体至面部，经口角和鼻翼的外侧，沿鼻唇沟至眼内眦，易名为**内眦动脉**。面动脉的分支分布于腭扁桃体、下颌下腺和面前部等处。面动脉在咬肌前缘与下颌体下缘交界部位置表浅，可触及动脉搏动。面部外伤出血时，可在此将面动脉向内上方压至下颌体下缘，达到暂时止血的目的。④**颞浅动脉**，在耳屏前方上行，越过颧弓根部至颞部皮下，分支分布于腮腺、颞部和颅顶部软组织。在耳屏前方可触及颞浅动脉的搏动。颞部和颅顶部外伤出血时，可在此将颞浅动脉向内压至颧弓根部，进行压迫止血。⑤**上颌动脉**，经下颌颈深面进入颞下窝，分支分布于外耳道、中耳、上下颌牙、鼻腔、腭、咀嚼肌和硬脑膜等处。其重要分支有脑膜中动脉，上行穿棘孔入颅腔，分前、后两支，紧贴颅骨内面走行，分布于硬脑膜。前支较粗，行经翼点的内面，颞部骨折时此支易受损伤出血，引起硬膜外血肿。

（2）**颈内动脉**（internal carotid artery）：由颈总动脉发出后，在咽的两侧垂直上行至颅底，穿颈动脉管入颅腔（图10－13）。颈内动脉在颅外无分支，在颅内分支营养脑和视器等。

（3）**锁骨下动脉**（subclavian artery）（图 10-13）：左侧起自主动脉弓，右侧发自头臂干。从胸锁关节后方斜向外上至颈根部，呈弓状经胸膜顶的前方，穿斜角肌间隙，达第 1 肋外缘移行为腋动脉。当上肢外伤出血时，于锁骨中点上方向后下方将该动脉压向第 1 肋进行临时压迫止血。

锁骨下动脉的主要分支有：①**椎动脉**，向上穿第 6 颈椎至第 1 颈椎横突孔和枕骨大孔入颅腔，分支分布于脑和脊髓。②**胸廓内动脉**，下行入胸腔，沿第 1~6 肋软骨（距胸骨外侧缘 1~5 cm）的后面下降，分腹壁上动脉和肌膈动脉两个终支，其分支腹壁上动脉穿膈肌入腹直肌鞘，营养腹前壁上部。胸廓内动脉分支分布于胸前壁、心包、乳房和膈等。③**甲状颈干**，为一短干，主要分支有甲状腺下动脉和肩胛下动脉，前者分支分布于甲状腺、喉、气管和食管等处，后者分支分布于冈上、下肌。

（四）上肢动脉

1. 腋动脉（axillary artery） 为上肢动脉的主干，于第 1 肋外缘由锁骨下动脉延续而来，经腋窝深部下行，至大圆肌下缘处移行为肱动脉。其主要分支有胸肩峰动脉、胸外侧动脉、肩胛下动脉、旋肱后动脉等。分支分布于肩部、胸前壁、乳房等结构（图 10-14）。

2. 肱动脉（brachial artery） 沿肱二头肌内侧沟下行，经肘窝至桡骨颈高度，分为桡动脉和尺动脉两个终支。在肘窝的内上方，肱二头肌腱内侧，肱动脉位置表浅，可触及搏动，是测量血压时的听诊部位。当前臂和手部外伤出血时，可在臂中部向后、向外将该动脉压至肱骨，进行急救止血。肱动脉的主要分支是**肱深动脉**，伴桡神经沿桡神经沟下行，分支分布于肱三头肌和肱骨等（图 10-14）。

3. 桡动脉（radial artery） 沿桡骨的前方下行，绕腕关节外侧至手背，穿第 1 掌骨间隙到手掌。桡动脉在桡骨下端前方位置表浅，易触及搏动，为临床切脉的首选部位（图 10-15）。桡动脉的主要分支如下。

（1）**掌浅支**：在腕关节前方发出，穿鱼际肌或沿其表面下行至手掌。

（2）**拇主要动脉**：在桡动脉进入手掌处发出，分为 3 支，分布于拇指两侧和示指桡侧。

4. 尺动脉（ulnar artery） 沿尺骨的前方下行，经豌豆骨的桡侧至手掌（图 10-15）。分支分布于前臂肌的尺侧部等结构，其主要分支如下。

（1）**骨间总动脉**：发自尺动脉的上端，分为骨间前动脉和骨间后动脉，分别沿前臂骨间膜前、后面下降，沿途分支分布于前臂肌、桡骨、尺骨等。

（2）**掌深支**：在豌豆骨的桡侧起自尺动脉，穿小鱼际肌至手掌深部。

5. 掌浅弓和掌深弓

（1）**掌浅弓**（图 10-16）：位于掌腱膜的深面，由尺动脉末端与桡动脉的掌浅支吻合而成，发出 3 支指掌侧总动脉和 1 支小指尺掌侧动脉。指掌侧总动脉下行至掌指关节附近，分为 2 支指掌侧固有动脉，后者分别分布于第 2~5 指的相对缘。当手指出血时，可在手指根部的两侧进行压迫止血。

（2）**掌深弓**（图 10-17）：位于指屈肌腱的深面，由桡动脉末端与尺动脉的掌深支吻合而成。发出 3 支掌心动脉，下行至掌指关节附近，分别与相应的指掌侧总动脉吻合。

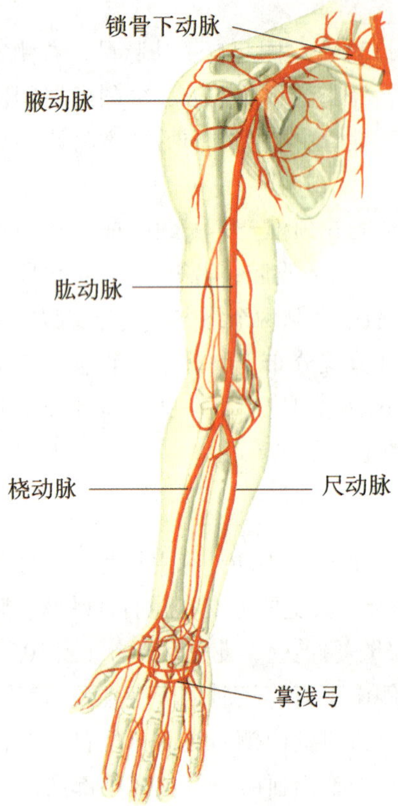

图 10-14 上肢动脉

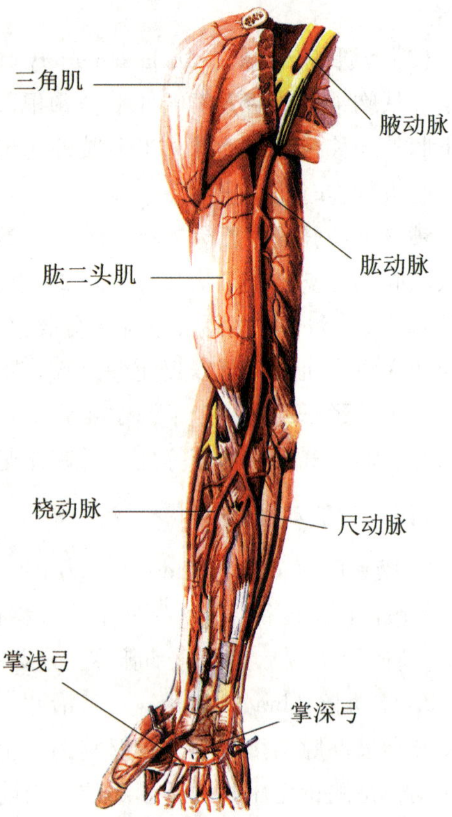

图 10-15 上肢动脉及其分支

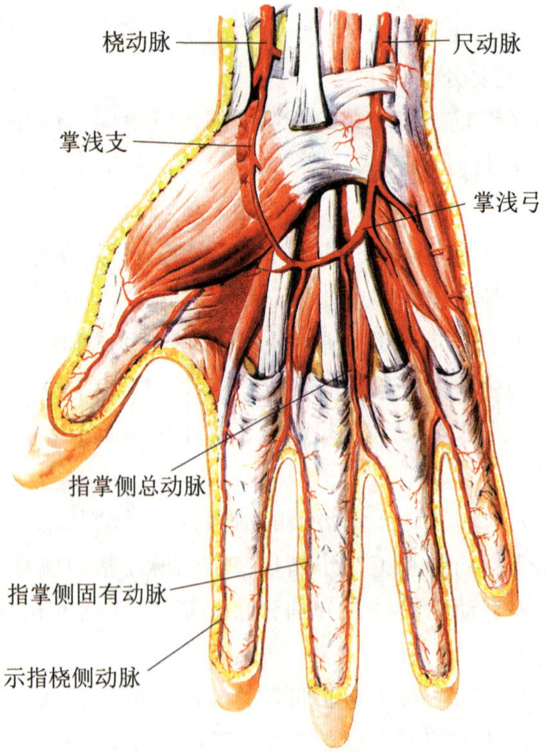

图 10-16 掌浅弓及其分支

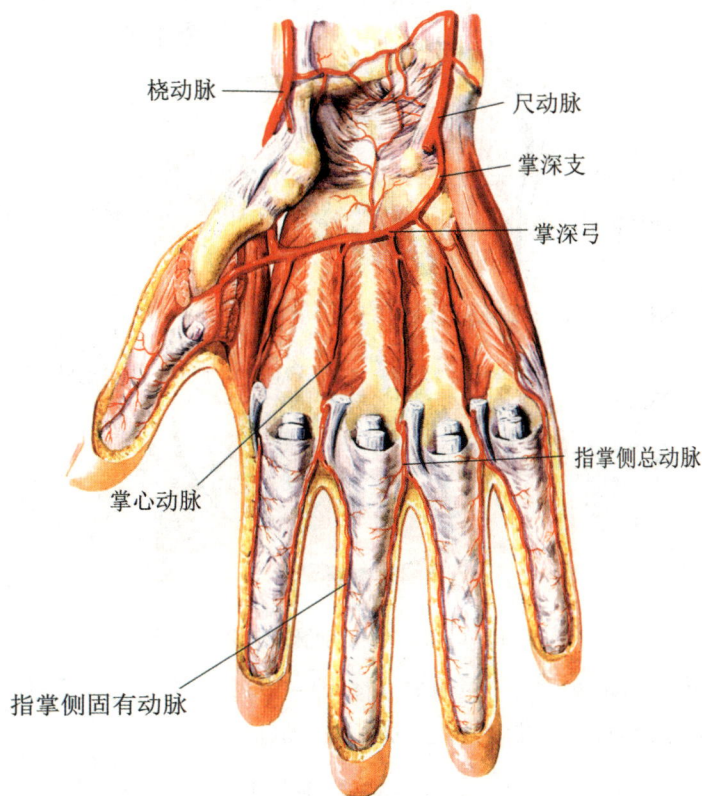

图 10 - 17　掌深弓及其分支

（五）胸部动脉

胸主动脉（thoracic aorta）位于胸腔后壁胸椎体前面，是胸部的动脉主干，其分支有壁支和脏支（图 10 - 12）。

1. 壁支　有**肋间后动脉**和**肋下动脉**。第 1、第 2 对肋间后动脉发自锁骨下动脉；第 3 ~ 11 对肋间后动脉和肋下动脉发自胸主动脉，行于相应的肋间隙和第 12 肋下方。分支分布于胸壁、腹壁上部等。

2. 脏支　有支气管支、食管支和心包支等，分布于相应的器官。

（六）腹部动脉

腹主动脉（abdominal aorta）位于腹腔后壁腰椎体前面，是腹部的动脉主干，分支分为壁支和脏支，其中脏支较粗大（图 10 - 18）。

1. 壁支　主要有腰动脉、膈下动脉和骶正中动脉。**腰动脉** 4 对，横行向两侧，分布于腹后壁和脊髓；1 对**膈下动脉**，分支分布于膈和肾上腺；1 条**骶正中动脉**，分支分布于盆腔后壁。

2. 脏支　分为成对和不成对脏支。成对的有左右肾上腺中动脉、左右肾动脉、左右睾丸（卵巢）动脉；不成对的有腹腔干、肠系膜上动脉和肠系膜下动脉。

（1）**肾动脉**（renal artery）：起于腹主动脉侧壁（图 10 - 18），横行向外，至肾门附近分 2 ~ 3 支，经肾门入肾。肾动脉较粗，既是肾的营养血管，又是肾的功能血管。

（2）**睾丸动脉**（testicular artery）：细而长，沿腰大肌前面斜向外下，参与精索的组成。睾丸动脉分支分布于睾丸和附睾等。在女性，相对应的动脉称为卵巢动脉，经卵巢悬韧带下行入盆腔，分布于卵巢和输卵管等。

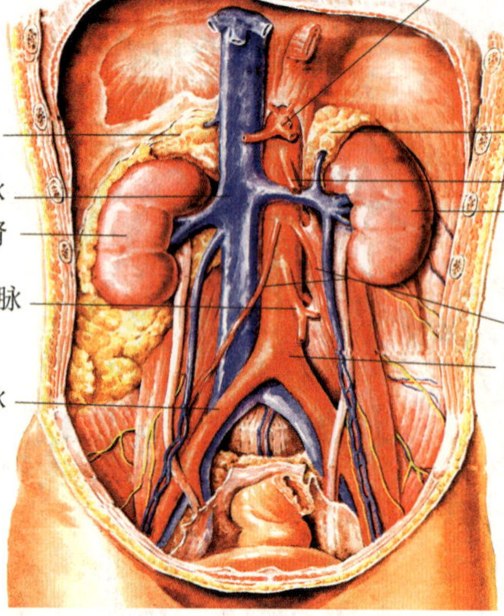

图 10 - 18　腹部动脉及其分支

（3）**腹腔干**（celia ctrunk）：粗而短（图 10 - 19），在主动脉裂孔的稍下方起自腹主动脉的前壁，迅即分为胃左动脉、肝总动脉和脾动脉。

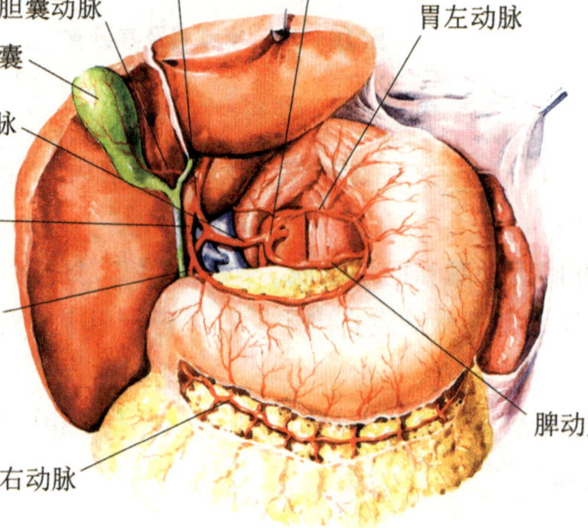

图 10 - 19　腹腔干及其分支

1）**胃左动脉**，向左上方行至胃门附近，沿胃小弯在小网膜两层间折向右行，与胃右动脉吻合，沿途分支至食管的腹段、贲门和胃小弯附近的胃壁。

2）**肝总动脉**，向右行至十二指肠上部的上缘入肝十二指肠韧带内，分为肝固有动脉和胃十二指肠动脉。①**肝固有动脉**，在十二指肠韧带内上行，至肝门分为左、右支进入肝左、右叶，右支在入肝前发出胆囊动脉分布于胆囊。肝固有动脉在起始段还发出胃右动脉沿胃小弯左行，与胃左动脉吻合，沿途分支分布于十二指肠上部和胃小弯附近的胃壁。②**胃十二指肠动脉**，经十二指肠上部后方下降，在幽门下缘分为胃网膜右动脉和胰十二指肠上动脉。前者沿大弯向左，沿途分支分布于胃大弯和大网膜。后者在胰头与十二指肠降部之间下降，分支分布于胰头和十二指肠。

3）**脾动脉**，为腹腔干最粗大的分支，沿胰的上缘左行至脾门，分数支入脾，沿途发出多条细小的胰支至胰体和胰尾。脾动脉在脾门附近，发出3～5支胃短动脉经胃脾韧带至胃底。脾动脉发出胃网膜左动脉沿胃大弯右行，分支分布于胃大弯左侧的胃壁和大网膜。

（4）**肠系膜上动脉**：在腹腔干稍下方起自腹主动脉前壁（图10－20），下行越过十二指肠水平部的前面进入小肠系膜根。其主要分支有胰十二指肠下动脉、空肠动脉、回肠动脉、回结肠动脉、右结肠动脉和中结肠动脉。沿途分支分布于胰头下部及十二指肠至横结肠左曲段的消化管。

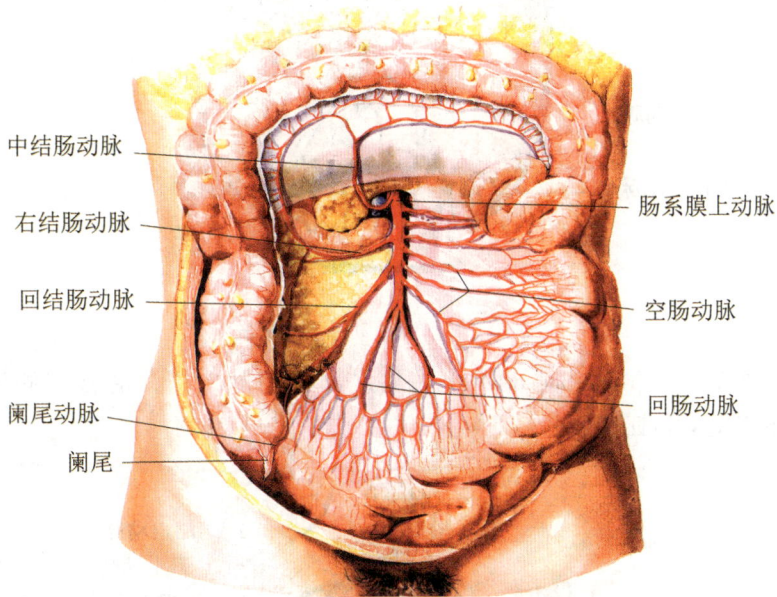

图10－20　肠系膜上动脉

（5）**肠系膜下动脉**：约平第3腰椎高度起于腹主动脉前壁（图10－21），在腹后壁腹膜的后面行向左下方，其主要分支有左结肠动脉、乙状结肠动脉和直肠上动脉。沿途分支分布于结肠左曲至直肠上部的消化管。

图10－21　肠系膜下动脉

（七）盆部动脉

髂总动脉（common iliac artery），腹主动脉末端与第4腰椎高度分出左、右髂总动脉（图10－22），沿腰大肌内侧行向外下方，至骶髂关节前方分为髂内动脉和髂外动脉。

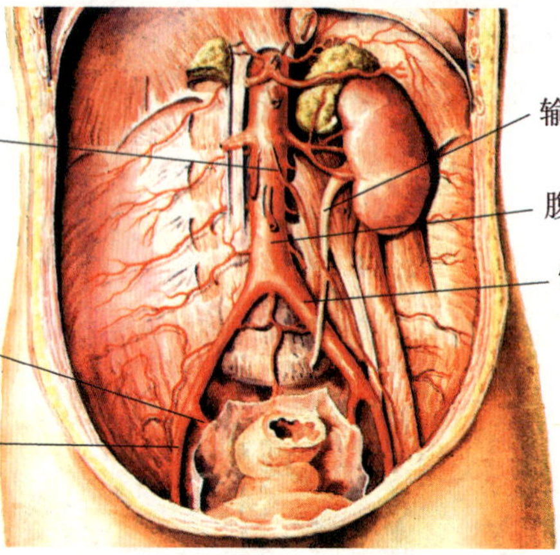

图10－22　髂总动脉及其分支

1. 髂内动脉（internal iliac artery）　是盆部的动脉主干，沿盆腔侧壁下行（图10－23），发出壁支和脏支。

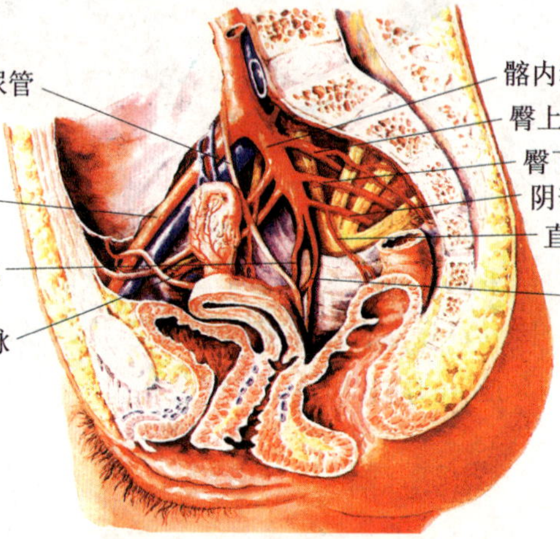

图10－23　髂内动脉及其分支（女性）

（1）**壁支**：主要有臀上动脉、臀下动脉和闭孔动脉。①**臀上动脉**，经梨状肌上孔出盆腔至臀部，分支分布于臀中肌、臀小肌和髋关节。②**臀下动脉**，经梨状肌下孔出盆腔至臀部，分支分布于臀大肌、股后部等。③**闭孔动脉**，经闭膜管至大腿内侧肌群和髋关节。

（2）**脏支**：主要分布于盆腔脏器和外生殖器。①**膀胱下动脉**，分支分布于膀胱底、精囊、前列腺等。②**直肠下动脉**，分支分布于直肠下部、前列腺和阴道等，并与直肠上动脉和肛动脉的分支吻合（图10－23）。③**子宫动脉**，沿骨盆侧壁下行，进入子宫阔韧带内，在子宫颈外侧2 cm处向内越过输尿管的前上方，沿子宫两侧迂曲上行至子宫底，分支分布于子宫、阴道、输卵管和卵巢等。在行子宫切除术结扎子宫动脉时，要注意该动脉与输尿管的交叉关系，以免误伤输尿管。④**阴部内动脉**，穿梨状肌下孔出盆腔，再经坐骨小孔入坐骨直肠窝，分支分布于肛管、会阴肌和皮肤、男女外生殖器。

2. 髂外动脉（external iliac artery）　沿腰大肌内侧缘下行，经腹股沟韧带中点深面至股三角移行为股动脉。髂外动脉在腹股沟韧带稍上方发出腹壁下动脉，后者经腹股沟管深环内侧上行，进入腹直肌鞘，末端与腹壁上动脉相吻合（图 10 - 22）。

（八）下肢动脉

1. 股动脉（femoral artery）　是髂外动脉的直接延续（图 10 - 24），在股三角内下行，穿收肌管至腘窝，移行为腘动脉。股动脉在腹股沟韧带稍下方位置表浅，可触及其搏动。股动脉的主要分支为股深动脉，在腹股沟韧带下方 2 ~ 5 cm 处自股动脉发出，分支分布于大腿肌和股骨。

2. 腘动脉（popliteal artery）　由股动脉延续而来，在腘窝深部下行，至小腿骨间膜的上端，分为胫前动脉和胫后动脉。腘动脉分支分布于膝关节及邻近肌肉（图 10 - 24）。

3. 胫后动脉（posterior tibial artery）　由腘动脉发出后，沿小腿后面浅、深层肌之间下行，绕内踝后方转至足底，分为足底内侧动脉和足底外侧动脉（图 10 - 24）。胫后动脉分支有腓动脉、足底内侧动脉和足底外侧动脉。分支分布于小腿后群肌、外侧群肌及足底肌。

4. 胫前动脉（anterior tibial artery）　由腘动脉发出后，穿小腿骨间膜，进入小腿前群肌之间下行，经踝关节前方至足背移行为足背动脉，沿途分支分布于小腿前群肌等（图 10 - 24）。

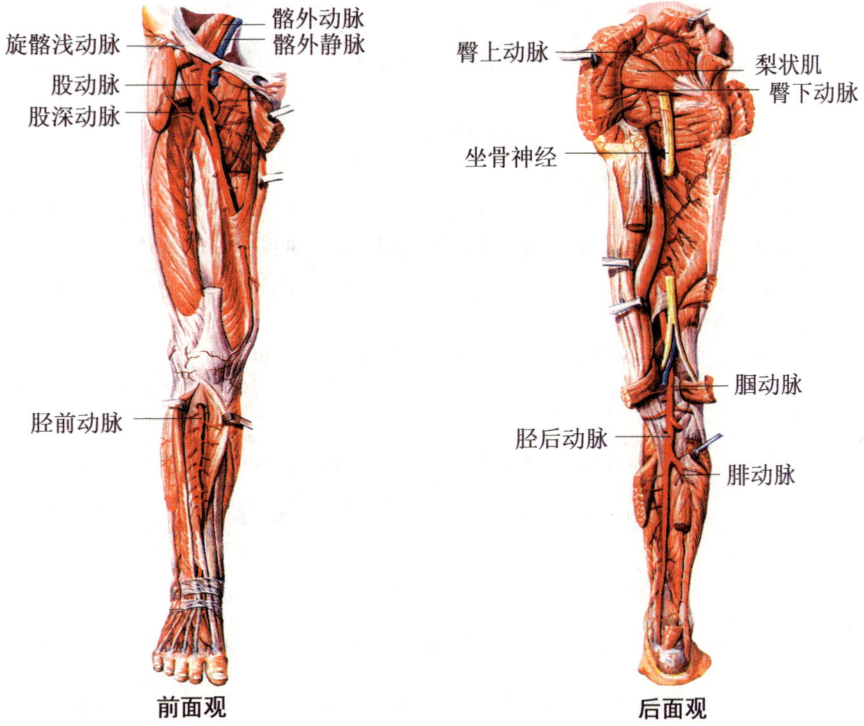

图 10 - 24　下肢动脉及其分支

5. 足背动脉（dorsal artery of foot）　由胫前动脉延续而来，经踇长伸肌腱和趾长伸肌腱之间前行，沿途分支分布于足背和足趾等处。足背动脉在第 1 跖骨间隙、踇长伸肌腱的外侧位置表浅，可触及其搏动。当下肢患脉管炎时足背动脉的搏动减弱或消失。股动脉穿刺术后，以足背动脉搏动强弱，来调整股动脉压迫止血时沙袋的重量或捆绑的松紧度。

知识拓展

主动脉瘤和主动脉夹层

主动脉瘤和主动脉夹层是临床上两种非常凶险的疾病，死亡率均很高。主动脉瘤原因是血压升高、血管畸形或者其他因素导致动脉管壁变薄但管壁完整，好发于腹主动脉。而主动脉夹层多是指胸主动脉或者是腹主动脉的夹层。动脉血管有3层膜，即内膜、中膜和外膜，由于内膜破裂血液冲进管壁内，动脉壁之间出现大量的血液，动脉管壁结构发生变化，这种情况管壁一般非常脆弱，破裂的风险会很高，严重时可以导致心包积液而诱发心包填塞，从而导致患者死亡。

表 10 - 1　全身动脉的主要分支和名称

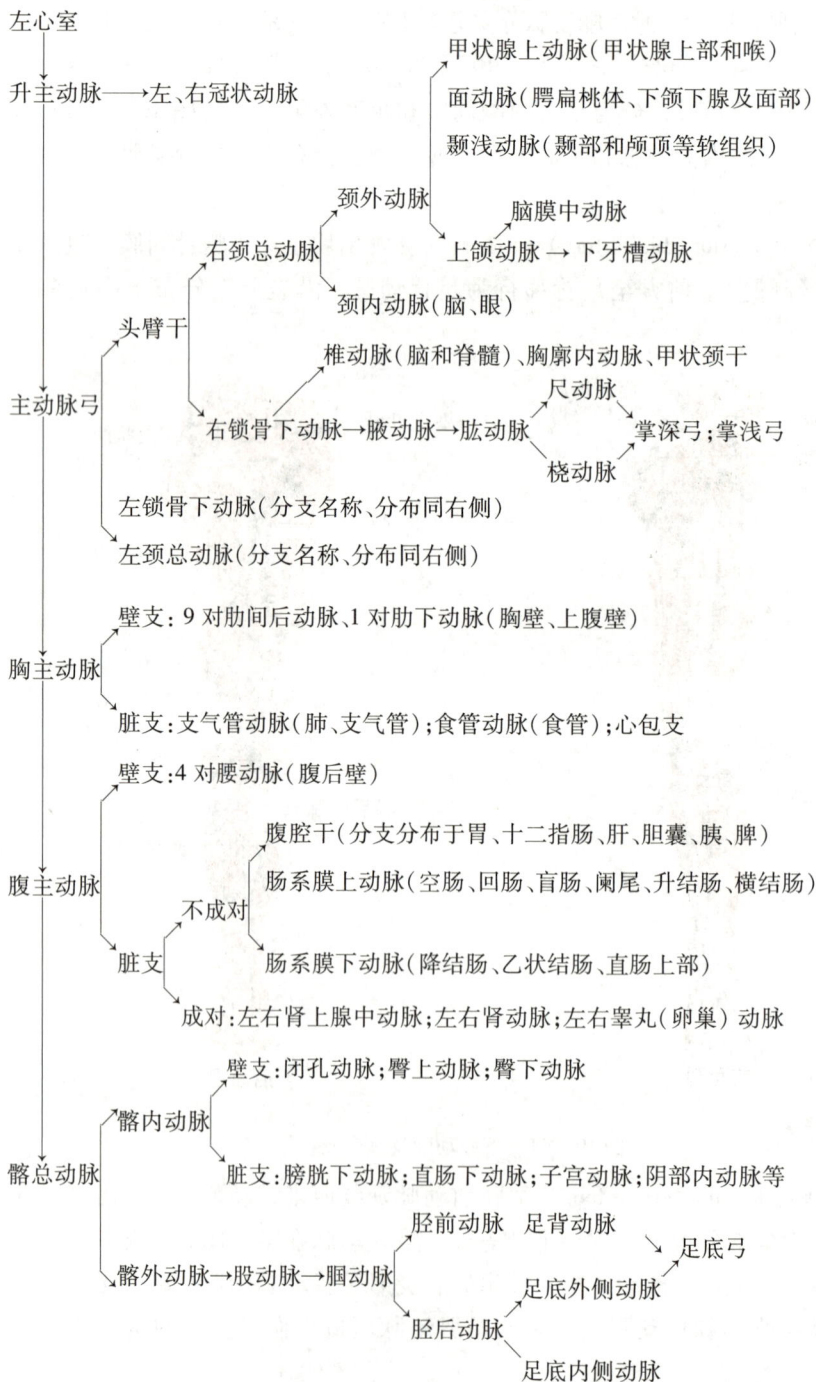

左心室

升主动脉——左、右冠状动脉

甲状腺上动脉(甲状腺上部和喉)

面动脉(腭扁桃体、下颌下腺及面部)

颞浅动脉(颞部和颅顶等软组织)

颈外动脉

脑膜中动脉

上颌动脉 → 下牙槽动脉

右颈总动脉

颈内动脉(脑、眼)

头臂干

椎动脉(脑和脊髓)、胸廓内动脉、甲状颈干

尺动脉

右锁骨下动脉→腋动脉→肱动脉

掌深弓;掌浅弓

桡动脉

主动脉弓

左锁骨下动脉(分支名称、分布同右侧)

左颈总动脉(分支名称、分布同右侧)

壁支:9 对肋间后动脉、1 对肋下动脉(胸壁、上腹壁)

胸主动脉

脏支:支气管动脉(肺、支气管);食管动脉(食管);心包支

壁支:4 对腰动脉(腹后壁)

腹腔干(分支分布于胃、十二指肠、肝、胆囊、胰、脾)

肠系膜上动脉(空肠、回肠、盲肠、阑尾、升结肠、横结肠)

不成对

腹主动脉

肠系膜下动脉(降结肠、乙状结肠、直肠上部)

脏支

成对:左右肾上腺中动脉;左右肾动脉;左右睾丸(卵巢)动脉

壁支:闭孔动脉;臀上动脉;臀下动脉

髂内动脉

脏支:膀胱下动脉;直肠下动脉;子宫动脉;阴部内动脉等

髂总动脉

胫前动脉　足背动脉

足底弓

髂外动脉→股动脉→腘动脉

足底外侧动脉

胫后动脉

足底内侧动脉

笔记

二、体循环静脉

体循环的静脉与动脉比较，在结构和配布上有以下特点。

1. 静脉的数量比动脉多。与伴行的动脉相比，管径较粗，管腔较大，管壁薄。

2. **静脉瓣**（图 10 – 25）呈半月形，游离缘朝向心，常成对分布。具有防止血液逆流的功能。受重力影响大、血液回流比较困难的部位如四肢，静脉瓣较多，而大静脉、肝门静脉、头颈部的静脉等一般缺少静脉瓣。

3. 体循环的静脉分为浅、深两类：**浅静脉**位于浅筋膜内，又称**皮下静脉**，不与动脉伴行，最后注入深静脉。临床上常选用浅静脉进行注射、输液、输血等。**深静脉**位于深筋膜深面或体腔内，多与同名动脉伴行，引流范围与伴行动脉的分布范围大体一致。

4. 静脉的吻合比较丰富：浅静脉在手、足等部位吻合成静脉网；深静脉之间吻合成静脉丛，以保证中空性脏器在扩张或管壁受压时仍能保持血流畅通；浅、深静脉干之间可有少量交通支相通。

5. 几种特殊结构的静脉：板障静脉位于颅顶扁骨的板障内，壁薄无静脉瓣，借导静脉与**头皮静脉**和**硬脑膜窦**相通；硬脑膜窦为颅内硬脑膜两层之间形成的静脉，管壁无平滑肌和静脉瓣，故外伤时自主性止血困难。

体循环的静脉分为上腔静脉系、下腔静脉系和心静脉系。

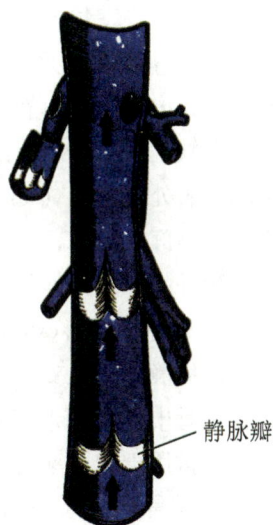

静脉瓣

图 10 – 25 静脉瓣

（一）上腔静脉系

上腔静脉系由上腔静脉及其各级属支组成，收集头颈部、上肢、胸部（心除外）等上半身的静脉血，其主干为上腔静脉。

上腔静脉（superior vena cana）是一条粗大的静脉干，由左、右头臂静脉在右侧第 1 胸肋结合处的后方汇合而成，沿升主动脉的右侧垂直下行，注入右心房。上腔静脉在注入右心房之前还接受奇静脉注入（图 10 – 26）。

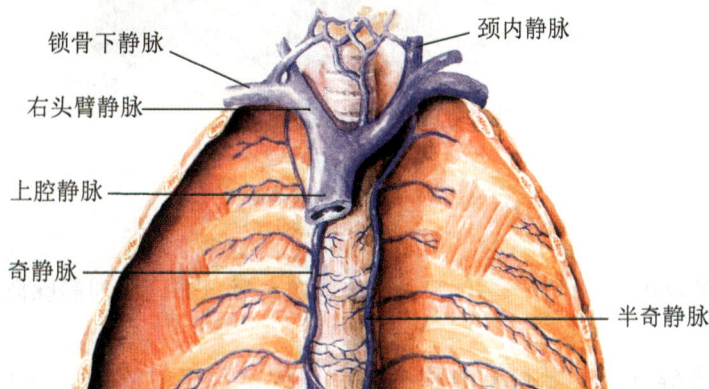

锁骨下静脉 颈内静脉
右头臂静脉
上腔静脉
奇静脉
半奇静脉

图 10 – 26 上腔静脉及属支

头臂静脉（brachiocephalic vein）又称**无名静脉**，左、右各一，由同侧的颈内静脉和锁骨下静脉汇合而成。汇合处的夹角称**静脉角**，为淋巴导管的注入部位。头臂静脉主要收集颈内静脉和锁骨下静脉的血液，还接受椎静脉、胸廓内静脉等属支。

1. 头颈部静脉　主要有颈内静脉、颈外静脉和锁骨下静脉。

（1）**颈内静脉**（internal jugular vein）（图 10 - 27）：在颅底颈静脉孔处续于颅内的乙状窦，行于颈动脉鞘内，沿颈内动脉和颈总动脉的外侧下行，至胸锁关节的后方与锁骨下静脉汇合形成**头臂静脉**。颈内静脉的属支分颅内属支和颅外属支。

1）颅内属支：通过颅内静脉和硬脑膜窦收集脑、脑膜、视器、前庭蜗器等处的静脉血，最后经乙状窦注入颈内静脉。

2）颅外属支：①**面静脉**（图 10 - 27），起自**内眦静脉**，伴面动脉行向外下，至舌骨平面注入颈内静脉。面静脉借内眦静脉、眼静脉与颅内的海绵窦相交通。面静脉在口角平面以上缺乏静脉瓣。面部尤其是鼻根与两侧口角之间的三角形区域（**危险三角**）发生感染时，若处理不当（如挤压），病菌可随血流经上述途径逆流进入海绵窦，引起颅内感染。②**下颌后静脉**，由颞浅静脉和上颌静脉在腮腺内汇合而成，下端分叉分别注入面静脉和颈外静脉。此静脉收集颞浅动脉和上颌动脉分布区的静脉血。

（2）**颈外静脉**（external jugular vein）（图 10 - 27）：是颈部最大的浅静脉，在下颌角处由下颌后静脉的后支和耳后静脉及枕静脉汇合而成，沿胸锁乳突肌表面的浅静脉内下行，在锁骨中点上方 2～5 cm 处穿深筋膜，注入锁骨下静脉。颈外静脉于颈部皮下易见和触及，常用于静脉穿刺和插管。当上腔静脉的血流回心受阻时，可致颈外静脉怒张。

（3）**锁骨下静脉**（subclavian vein）：于第 1 肋的外缘续于腋静脉，与颈内静脉在胸锁关节后方汇合形成头臂静脉。

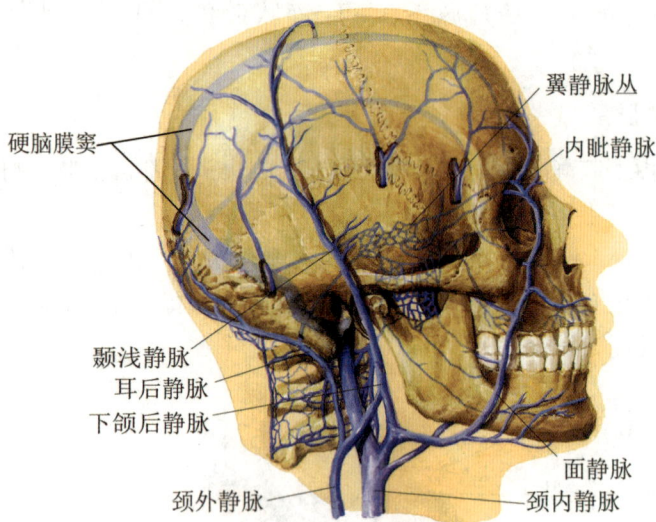

图 10 - 27　头颈部静脉

2. 上肢静脉

（1）**上肢深静脉**：与同名动脉伴行，收集同名动脉分布区域的静脉血，最后汇入**腋静脉**。

（2）**上肢浅静脉**：主要有头静脉、贵要静脉和肘正中静脉等（图 10 - 28，图 19 - 16）。

1）**头静脉**（cephalic vein）：起于手背静脉网的桡侧，逐渐转至前臂和肘部的前面，在肱二头肌的外侧缘前方上行，经三角胸大肌沟至锁骨下方，穿深筋膜注入腋静脉或锁

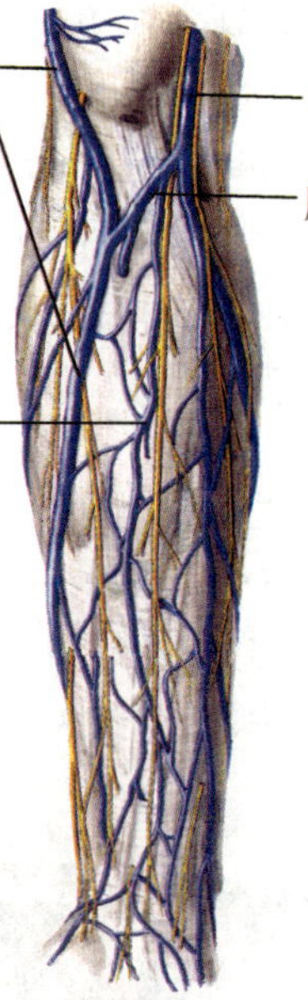

图 10 – 28　前臂主要浅静脉

骨下静脉。在肘窝处头静脉借肘正中静脉与贵要静脉相交通。

2）**贵要静脉**（basilica vein）：起于手背静脉网的尺侧，沿前臂尺侧上行，在肘部转到前面。在肘窝接受肘正中静脉后，再经肱二头肌内侧沟的前方到臂的中段，穿深筋膜注入肱静脉，或与肱静脉伴行汇入腋静脉。

3）**肘正中静脉**（median cubital vein）：位于肘窝前方的浅筋膜，连接头静脉和贵要静脉，变异较多。多数人的前臂正中静脉较细，注入肘正中静脉。有些人的前臂正中静脉较粗，上段分叉，分别注入头静脉和贵要静脉，致肘正中静脉缺如。临床上常选用肘正中静脉进行注射、输液或抽血。

知识拓展

中心静脉压及测定

　　通常将右心房和胸腔内大静脉的血压称为中心静脉压，正常为 4 ～ 12 cmH$_2$O。可经锁骨下静脉、颈内静脉穿刺插管至上腔静脉，也可经股静脉穿刺插管至下腔静脉。但在腹内压增高等情况下，应选择上腔静脉测压。中心静脉压测定用于判断患者血容量、心功能与血管张力的综合情况，适用于急性心力衰竭、大量输液或心脏病患者输液时，以及危重患者或体外循环手术时。

3. 胸部的静脉

（1）**胸腹壁静脉**：起于脐周静脉网，沿腹壁上部至胸前外侧部上行，汇入胸外侧静脉，收集腹壁上部、胸前外侧区浅层的静脉血。此静脉是上、下腔静脉系之间的重要交通之一。

（2）**奇静脉**（azygos vein）（图 10 – 26）：起于腹腔后壁的右腰升静脉，穿膈入胸腔，沿脊柱右侧上行至第 4 胸椎高度呈弓形向前绕右肺根上方注入上腔静脉。奇静脉收集右侧肋间后静脉、支气管静脉、食管静脉、半奇静脉和副半奇静脉的血液。

（3）**半奇静脉**（hemiazygos hemiazygos vein）：起于左腰升静脉，穿膈沿脊柱左侧上升，约在第8胸椎高度向右跨过脊柱注入奇静脉。半奇静脉收集左侧食管静脉、下部肋间后静脉和副半奇静脉的血液（图10-26）。

（4）**副半奇静脉**（accessory hemiazygos vein）：沿胸椎体左侧下行，注入半奇静脉或奇静脉。副半奇静脉收集左侧中、上部肋间后静脉的血液。

奇静脉和半奇静脉是上腔静脉的属支，但其下端借腰升静脉、腰静脉与下腔静脉连通，故奇静脉沟通了上、下腔静脉系。

（二）下腔静脉系

下腔静脉系由下腔静脉及其各级属支组成，收集下肢、盆部及腹部的静脉血。

下腔静脉（inferior vena cava）（图10-29）是全身最大的静脉干，于第5腰椎体的前方由左、右髂总静脉汇合而成，沿腹主动脉的右侧上行，穿膈的腔静脉孔进入胸腔，注入右心房。

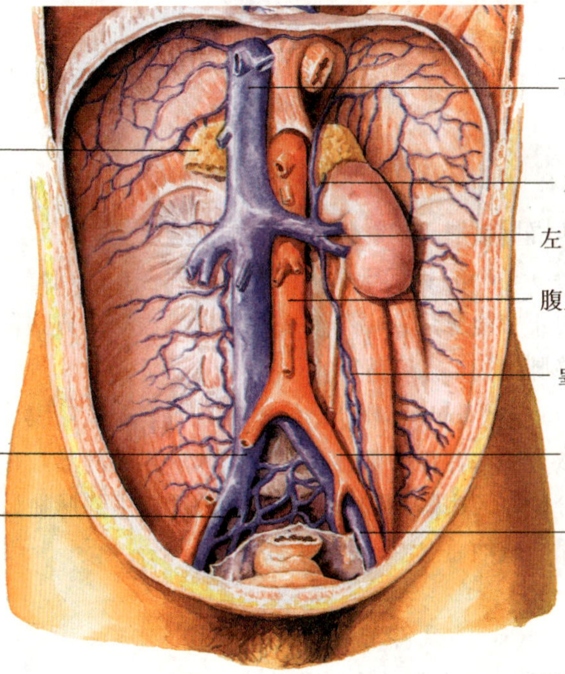

图10-29 下腔静脉及其属支

1. 下肢静脉

（1）**下肢深静脉**：与同名动脉伴行，收集同名动脉分布区域的静脉血。

（2）**下肢浅静脉**：主要是小隐静脉和大隐静脉（图10-30，图10-31）。

1）**小隐静脉**（small saphenous vein）：起自足背静脉弓（网）外侧（图19-17），绕外踝后方，沿小腿后面上行，至腘窝穿深筋膜注入**腘静脉**。

2）**大隐静脉**（great saphenous vein）：是全身最长的浅静脉，起自足背静脉弓（网）内侧，经内踝前方，沿小腿内侧、膝关节后内侧、大腿前内侧上行，至耻骨结节外下方3~4 cm处，穿深筋膜注入**股静脉**。大隐静脉在注入股静脉前接受腹壁浅静脉、阴部外静脉、旋髂浅静脉、股内侧浅静脉和股外侧浅静脉5条属支。大隐静脉主要收集足内缘、小腿前内侧、大腿、腹壁下部、外阴等处的浅层结构静脉血。大隐静脉在内踝前方位置表浅而恒定，临床上常在此进行注射、输液或静脉切开操作。

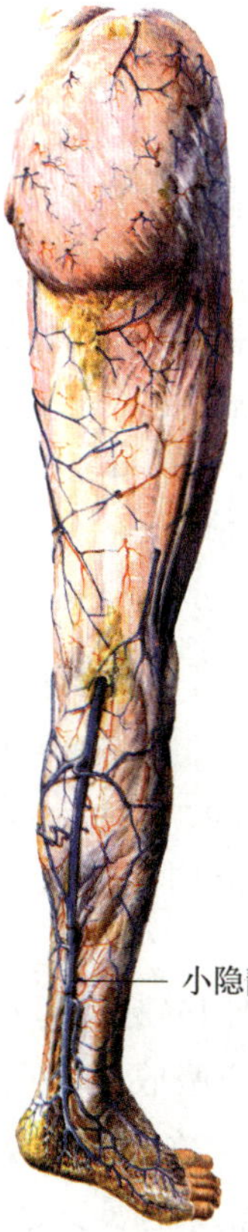

图 10 - 30 小隐静脉

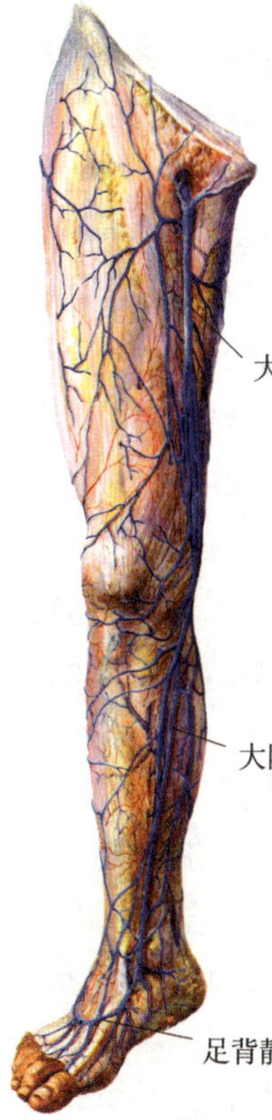

图 10 - 31 大隐静脉

知识拓展

下肢静脉曲张

由于下肢静脉病变导致静脉血液回流受阻，造成下肢浅静脉曲张、静脉高压、皮肤微循环障碍的综合征。临床表现为下肢浅静脉像蚯蚓一样曲张、延长、弯曲成团状或结节状并明显凸出皮肤，常见于中、老年患者，尤其是长时间负重或站立工作者。轻度静脉曲张患者有肿胀不适或疼痛感觉；中、重度静脉曲张患者还常伴有皮肤萎缩、湿疹和溃疡，晚期可并发慢性溃疡等症状。

2. 盆部静脉

（1）**髂内静脉**（internal iliac vein）（图 10 - 29）：与髂内动脉伴行，其属支分为壁支和脏支。壁支收集同名动脉分布区的静脉血；脏支包括直肠下静脉、阴部内静脉和子宫静脉等。这些静脉都起自盆腔脏器及周围的静脉丛（如直肠静脉丛、膀胱静脉丛和子宫静脉丛等），各丛间相互交通。直肠静脉丛位于直肠黏膜下层及肌层外面，其上、中、下部分别汇合形成直肠上静脉、直肠下静脉和肛静脉。

（2）**髂外静脉**（external iliac vein）：是股静脉的直接延续，伴同名动脉，收集同名动脉分布区的静脉血。

（3）**髂总静脉**（common iliac vein）：由同侧的髂内静脉和髂外静脉在骶髂关节的前方汇合而成，斜向内上至第 5 腰椎体的前方左右汇合形成下腔静脉。

3. 腹部静脉 腹部的静脉主干为下腔静脉，其属支可分为壁支和脏支，多数与同名动脉伴行。

（1）壁支：包括 1 对膈下静脉和 4 对腰静脉。

（2）脏支：①**肾静脉**（renal vein），肾门横行向内，注入下腔静脉（图 10-29）。左肾静脉长于右肾静脉，跨过腹主动脉的前方，并接受左睾丸（卵巢）静脉。②**睾丸静脉**（testicular vein），起自睾丸和附睾，在精索内相互吻合成蔓状静脉丛，在腹股沟管深环处合成一条睾丸静脉，左侧者以直角注入左肾静脉，右侧者以锐角注入下腔静脉。由于睾丸静脉细长，左侧又以直角汇入，还可受到乙状结肠的压迫，所以睾丸（精索）静脉曲张以左侧多见；卵巢静脉起自卵巢静脉丛，在卵巢悬韧带内上行，合成卵巢静脉，注入部位同睾丸静脉。③**肝静脉**（hepatic vein）3 支，分别称肝左静脉、肝中静脉和肝右静脉，收集肝血窦回流的血液，在肝脏后缘腔静脉沟处（第 2 肝门）注入下腔静脉。

（3）**肝门静脉系**：由肝门静脉及其各级属支组成，收集腹腔内不成对脏器（肝除外）的静脉血，提供给肝加工和处理后，注入下腔静脉。

1）**肝门静脉**（hepatic portal vein）（图 10-32）：长 6~8 cm，多由**肠系膜上静脉**和**脾静脉**在胰颈后方汇合而成，经肝十二指肠韧带上行达肝门，分左、右两支入肝，在肝内反复分支，最后注入**肝血窦**。

2）肝门静脉系的结构特点：①两端连毛细血管，肝门静脉系起始于胃、肠、脾等的毛细血管，末端为肝血窦（窦状毛细血管）。将胃、肠道吸收的物质输送到肝，在肝内进行合成、解毒和储存。②肝门静脉及其属支无静脉瓣，故肝门静脉内压力升高时，血液可发生逆流。③肝门静脉系相对独立，但与上、下腔静脉的属支之间有数处吻合。

3）肝门静脉属支（图 10-32）：①**肠系膜上静脉**，在肠系膜内伴同名动脉右侧上行，末端与脾静脉合成肝门静脉。②**脾静脉**，伴脾动脉下方行于胰的后方，向右行与肠系膜上静脉汇合成肝门静脉。③**肠系膜下静脉**，在同名动脉左侧上行，其上端在胰的后方注入脾静脉或肠系膜上静脉。④**胃左静脉**（胃冠状静脉），伴胃左动脉沿胃小弯右行，注入肝门静脉。⑤**胃右静脉**，向右注入肝门静脉。⑥**胆囊静脉**，注入肝门静脉或其右支。⑦**附脐静脉**（图 10-32），起自脐周静脉网，沿肝圆韧带上行入肝门静脉左支。

4）肝门静脉系与上、下腔静脉系之间的吻合（门-腔静脉吻合）（图 10-32）主要有 3 处：①**食管静脉丛**与上腔静脉系吻合，肝门静脉←胃左静脉←食管静脉丛→食管静脉→奇静脉→上腔静脉。②**直肠静脉丛**与下腔静脉系吻合，肝门静脉←脾静脉←肠系膜下静脉←直肠上静脉←直肠静脉丛→直肠下静脉、肛静脉→髂内静脉→髂总静脉→下腔静脉。③**脐周静脉网**与附脐静脉相交通，从而构成肝门静脉系与上、下腔静脉系之间的吻合。

正常情况下，肝门静脉系与上、下腔静脉系之间的吻合支都比较细小，血流量也较少。当肝门静脉回流受阻时（如肝硬化）导致门脉高压，肝门静脉系的滞留血液经上述交通途径形成侧支循环，血液逆流注入上、下腔静脉系。随着血流量的增多，吻合支变得粗大而弯曲，出现静脉曲张，如食管静脉丛曲张、直肠静脉丛曲张等。一旦曲张的静脉破裂，则引起呕血或便血等症状。当肝门静脉的侧支循环失代偿时，可导致胃肠和脾等器官瘀血，而出现腹水和脾大等多种异常表现。

案例与思考

患者，男，44 岁。因乏力、腹痛、腹胀及呕血入院。患者曾发生过呕血及大便呈黑色等情况，有长期大量饮酒史。体格检查：体温 36 ℃，脉搏 90 次/分，血压 90/60 mmHg，皮

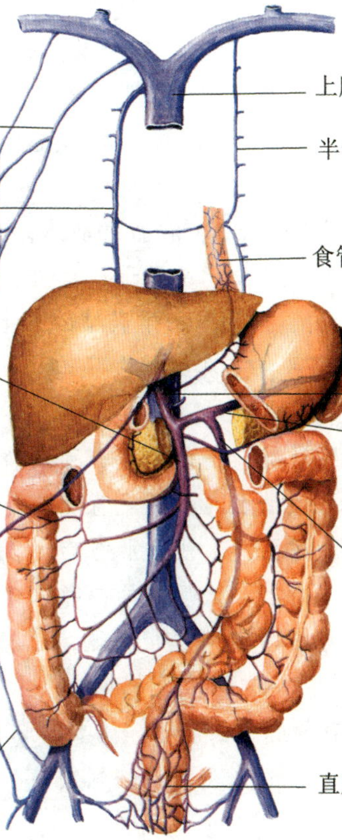

图 10 - 32　肝门静脉系和门 - 腔静脉吻合

肤、结膜微黄。眼球略凹。颈、胸、肩、上肢可见蜘蛛痣。腹部肿大、下垂。腹部触诊发现肝脾肿大，叩诊有移动性浊音。脐周静脉曲张。直肠检查未见出血。呕吐物中的血呈鲜红色。临床诊断：酒精性肝硬化，并发上消化道出血。

请思考：

（1）患者会呕血、便血和脐周静脉曲张的解剖学基础是什么？

（2）腹水和脾大的原因是什么？

本章要点

1. 心是血液循环的动力装置，具有泵血功能；动脉是运输血液远离心脏的血管；静脉是引导血液回流入心脏的血管；毛细血管管壁具有通透性，是血液与组织细胞之间进行物质交换的场所。

2. 体循环的途径和功能：左心室（动脉血）→主动脉及其各级分支（动脉血）→全身各部毛细血管（动脉血→静脉血）→上、下腔静脉及其各级属支（静脉血）→右心房（静脉血）；营养全身各部。

3. 心位于胸腔的中纵隔内，外面裹以心包，其2/3位于正中面的左侧，1/3位于正中面的右侧。心内注射的部位在胸骨左缘第4肋间隙，可避免伤及胸膜和肺。

4. 心尖由左心室构成，体表投影于左侧第5肋间隙，锁骨中线内侧1～2 cm，在活体可看到或触及其搏动。冠状沟是心房与心室在心表面的分界标志；前、后室间沟是左右心室表面的分界标志。

5. 右心室的入口是右房室口，有三尖瓣附着；出口是肺动脉口，有肺动脉瓣附着。

左心室的入口是左房室口，有二尖瓣附着；出口是主动脉口，有主动脉瓣附着。

6. 心的传导系统由窦房结、房室结、房室束及其分支组成，具有产生和传导冲动、控制心的节律性活动的功能。窦房结是心的正常起搏点。

7. 心的营养来自左、右冠状动脉。左冠状动脉发自主动脉根部，分为前室间支和旋支。

8. 主动脉起自左心室，末端分为左、右髂总动脉，全长分为升主动脉、主动脉弓、胸主动脉和腹主动脉。主动脉弓上缘发出头臂干、左颈总动脉和左锁骨下动脉。

9. 颈总动脉的末端分为颈内、外动脉，于喉结的外上方易触及颈动脉的搏动。咬肌前缘与下颌底交界处的面动脉，可用来测脉搏和压迫止血。耳屏前上方颧弓根浅部的颞浅动脉，可用来测脉搏和压迫止血。

10. 肱二头肌腱内上方的肱动脉、桡骨下端前面的桡动脉是上肢测脉搏最明显的部位。腹股沟中段下方的股动脉、足背面近侧的足背动脉是下肢测脉搏最明显的部位。

11. 体循环的静脉分为浅、深两类。浅静脉分布于浅筋膜，又称皮下静脉，末端注入深静脉；深静脉多与同名动脉伴行。大多数的中静脉有静脉瓣，用于防止血液倒流。

12. 因为面静脉经眼静脉与颅内海绵窦相交通，面静脉无静脉瓣，故面部的感染若处理不当，可蔓延至颅内。

13. 上肢的浅静脉干有手背静脉、头静脉、贵要静脉、肘正中静脉等。

14. 大隐静脉起于足背静脉弓的内侧，经内踝前方、小腿内侧、大腿前内侧，末端注入股静脉。

15. 同侧的颈内静脉与锁骨下静脉汇合形成头臂静脉，汇合处的夹角称静脉角。左、右头臂静脉汇合形成上腔静脉，后者注入右心房。

16. 肝门静脉由肠系膜上静脉、肠系膜下静脉、脾静脉、胃左右静脉、胆囊静脉等汇合而成，由肝门入肝。肝门静脉系与上、下腔静脉系之间的吻合部位有食管静脉丛、直肠静脉丛、脐周静脉网等。

思 考 题

1. 解释体循环、肺循环、微循环、侧支循环、心包腔、颈动脉窦、静脉瓣的概念，并说出其意义。
2. 用箭头连出体循环、肺循环、整个血液循环的途径。
3. 列表说明主动脉的分部及其主要分支。
4. 在活体触及面动脉、颞浅动脉、颈动脉、锁骨下动脉、肱动脉、桡动脉、股动脉、足背动脉的搏动。
5. 在活体观察并触及颈外静脉、手背静脉、头静脉、肘正中静脉、足背静脉弓、大隐静脉、小隐静脉、头皮静脉等。
6. 描述脑动脉造影时，由股动脉插管到大脑中动脉的途径。
7. 描述冠状动脉造影时，由股动脉插管到前室间支的途径。
8. 说明人体常用于压迫止血的动脉和方法。

第十一章　淋巴系统

学习目标

1. 掌握：胸导管的位置和收集范围；重要浅淋巴结的位置和收集范围；脾的位置。
2. 熟悉：淋巴系统的组成和功能；淋巴管道的分类及其特点；深淋巴结的位置和收集范围；淋巴结、脾和胸腺的组织结构特点。
3. 了解：头部、胸部、腹部和盆部淋巴结的名称。
4. 能够用所学知识理解感染、肿瘤转移和淋巴系统的关系。
5. 培养扎实的学习理念，为今后临床工作打下坚实的基础。

　　淋巴系统由淋巴管道、淋巴组织和淋巴器官组成（图11-1）。血液流经毛细血管动脉端时，血浆中的部分水和小分子物质经毛细血管壁进入组织间隙，形成组织液。组织液与组织细胞进行物质交换后，大部分经毛细血管静脉端吸收入血，少部分组织液和其中的大分子物质进入毛细淋巴管，形成**淋巴**。淋巴沿淋巴管道向心流动，途中经过若干淋巴结，最后汇入静脉干。

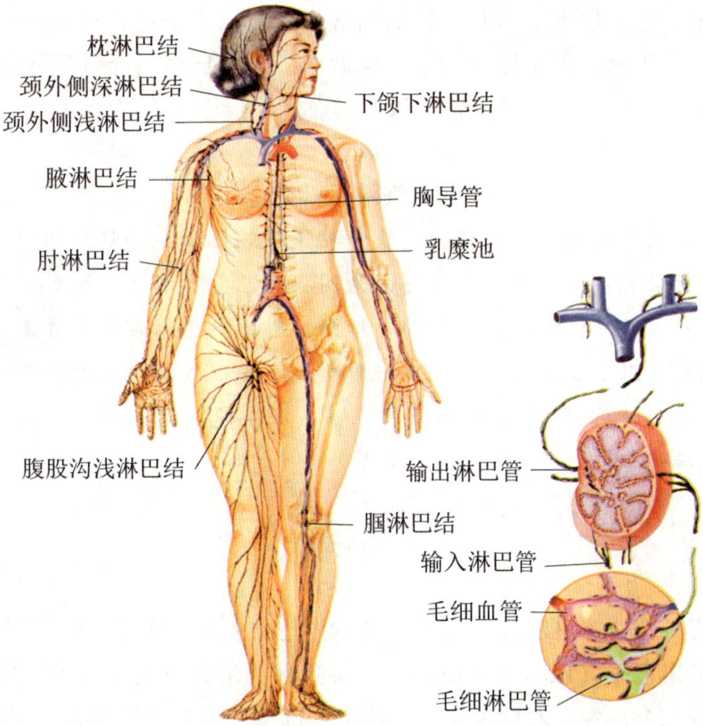

枕淋巴结
颈外侧深淋巴结
颈外侧浅淋巴结
下颌下淋巴结
腋淋巴结
胸导管
乳糜池
肘淋巴结
腹股沟浅淋巴结
输出淋巴管
腘淋巴结
输入淋巴管
毛细血管
毛细淋巴管

图 11-1　淋巴系统

淋巴组织以网状组织为支架，网眼内含大量淋巴细胞及一些浆细胞、巨噬细胞等。淋巴组织除构成淋巴器官外，还分布于消化管、呼吸道的黏膜等。淋巴器官和淋巴组织具有制造淋巴细胞、过滤淋巴和产生抗体等功能。因此，淋巴系统除具有辅助静脉运输体液回心的功能外，还具有重要的防御功能。

第一节　淋巴管道

根据结构和功能的差别，淋巴管道分为毛细淋巴管、淋巴管、淋巴干和淋巴导管。

一、毛细淋巴管

毛细淋巴管（lymphatic capillary）是淋巴管道的起始部分，位于组织间隙，管壁由单层内皮细胞构成，以膨大的盲端起始，彼此吻合成网，称**毛细淋巴管网**。毛细淋巴管的通透性大于毛细血管，一些不易经毛细血管壁透过的大分子物质，如蛋白质、细菌、异物、癌细胞等，较易进入毛细淋巴管。毛细淋巴管分布较广，除脑、脊髓及无血管的结构外，几乎遍布全身。

癌细胞最早、最常见的转移途径是淋巴道转移。癌细胞首先侵入毛细淋巴管，沿淋巴液的引流方向到达局部淋巴结，形成淋巴结内转移癌；还可继续转移至下一站的其他淋巴结。

二、淋巴管

淋巴管（lymphatic vessel）由毛细淋巴管汇合而成，结构与静脉相似，但管径细、管壁薄、瓣膜丰富。淋巴管在向心的流动行程中，一般要经过一个或多个淋巴结，进入淋巴结时称输入淋巴管；出淋巴结时，称输出淋巴管。输出淋巴管进入下一淋巴结前又改称输入淋巴管。淋巴管根据位置分为浅、深两组。**浅淋巴管**行于浅筋膜，引流皮肤和皮下组织的淋巴至深淋巴管；**深淋巴管**与深部的血管伴行。

> **知识拓展**
>
> ### 急性淋巴管炎
>
> 急性淋巴管炎指致病菌经破损的皮肤、黏膜或其他感染病灶侵入淋巴，引起淋巴管与淋巴结的急性炎症。急性淋巴管炎分为网状淋巴管炎和管状淋巴管炎。丹毒即网状淋巴管炎，发炎的皮肤红肿、有烧灼样疼痛，附近淋巴结常肿大并触痛。管状淋巴管炎多见于四肢，以下肢更常见，常因足癣所致。皮下浅层急性淋巴管炎，在病灶表面出现一条或多条"红线"，触之硬而有压痛；深层急性淋巴管炎，无表面红线，但患肢肿胀、有压痛。

三、淋巴干

在全身各部的浅、深淋巴管经过一系列的淋巴结群后，其最后一群淋巴结的输出管汇合形成较粗的**淋巴干**（lymphatic trunks）。头颈部的淋巴管汇集成**左、右颈干**；上肢及部分胸壁淋巴管汇合成**左、右锁骨下干**；胸壁、部分腹壁及胸腔脏器的淋巴管汇合成**左、右支气管纵隔干**；腹腔不成对脏器的淋巴管汇合成一条**肠干**；腹腔成对脏器与部分腹壁、盆部及下肢的淋巴管汇合成**左、右腰干**，共9条（图11-2）。

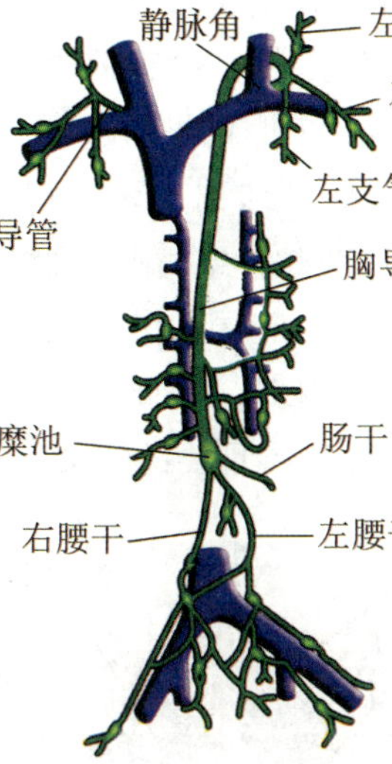

图11-2　淋巴干和淋巴导管

四、淋巴导管

9条淋巴干分别汇入两条大的淋巴导管，即胸导管和右淋巴导管。

1. 胸导管（thoracic duct）　是全身最大的淋巴管道，长30~40 cm，通常于第1腰椎体的前方，由左、右腰干和肠干汇合而成。起始部的膨大称**乳糜池**，因肠干引流的淋巴呈乳糜状而得名。胸导管经膈的主动脉裂孔进入胸腔，沿脊柱前方上行，出胸廓上口达左侧颈根部，接纳左颈干、左锁骨下干和左支气管纵隔干后，注入左静脉角。

胸导管收集下肢、盆部、腹部、左侧胸壁、左上肢和左半头颈部的淋巴，即全身的3/4区域的淋巴。

2. 右淋巴导管（right lymphatic duct）　位于右侧颈根部，长0.5~1.5 cm，由右颈干、右锁骨下干和右支气管纵隔干汇合而成，注入右静脉角。右淋巴导管收集右上肢、右半胸部与右半颈部的淋巴，即全身的1/4区域的淋巴。

知识拓展

乳糜胸

乳糜胸指胸导管堵塞或破裂引起乳糜样淋巴液（乳糜液）积聚于胸膜腔的现象，乳糜液由乳糜微粒和极低密度脂蛋白组成。大量乳糜液积聚于胸膜腔可导致患者胸闷、心悸、气急及呼吸困难；同时乳糜液的丢失可导致患者重度营养不良、免疫力低下，甚至低蛋白血症。

第二节　淋巴器官

淋巴器官包括淋巴结、胸腺、脾等，又称**免疫器官**。

一、淋巴结

淋巴结（lymph node）一般为灰红色的圆形或椭圆形小体（图11-3）。它的一侧隆凸，有数条输入淋巴管进入，另一侧向内凹陷为淋巴结门，有输出淋巴管、血管、神经等出入。淋巴结多呈群分布，按位置可有浅、深之分，淋巴结多沿血管排列，四肢的淋巴结多位于关节的屈侧；内脏的淋巴结多位于血管的周围或器官的门附近。淋巴结的主要功能是产生淋巴细胞、过滤淋巴及参与机体的免疫应答。

引流某一器官或部位淋巴的一组淋巴结称为该器官或部位的**局部淋巴结**（regional lymph nodes）。当某器官或局部发生病变时，致病因子如寄生虫、细菌、毒素或肿瘤细胞等可沿淋巴管进入相应的局部淋巴结，引起局部淋巴结的肿大。如果局部淋巴结不能阻止其扩散，则病变可沿淋巴管道向远处蔓延。因此，了解局部淋巴结的位置、收纳范围和淋巴引流途径，对疾病的诊断和治疗具有重要的意义。

图 11 - 3　淋巴结

二、全身主要淋巴结群

1. 头颈部淋巴结群　主要有下颌下淋巴结、颏下淋巴结、枕淋巴结、颈外侧浅淋巴结和颈外侧深淋巴结（图 11 - 4）。

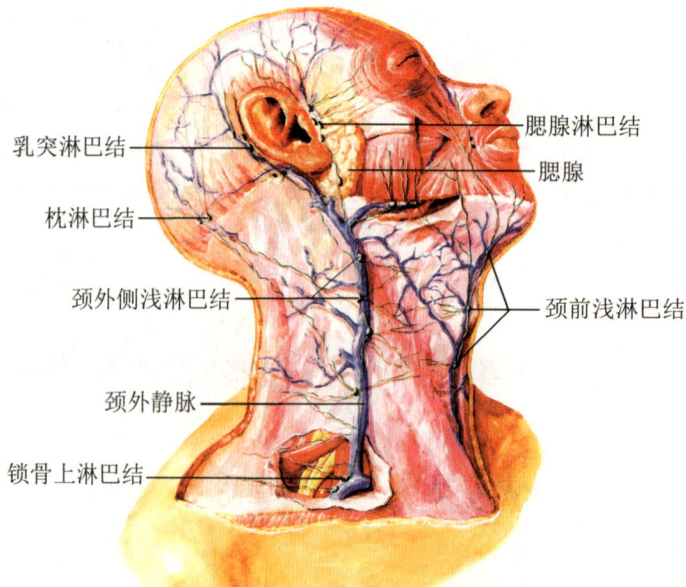

图 11 - 4　头颈部浅淋巴结

（1）**下颌下淋巴结**：位于下颌下腺周围，收纳面部和口腔的淋巴，其输出管注入颈外侧深淋巴结。

（2）**颈外侧浅淋巴结**：沿颈外静脉排列，收纳耳后部、枕部及颈浅部的淋巴，其输出管注入颈外侧深淋巴结。

（3）**颈外侧深淋巴结**：沿颈内静脉排列（图11-5）。其中位于锁骨上窝的几个淋巴结，又称**锁骨上淋巴结**。胃癌、食管癌的后期，癌细胞可通过胸导管经左颈干逆流转移到左锁骨上淋巴结，引起该淋巴结肿大。颈外侧深淋巴结直接或间接收集头颈部的淋巴，其输出管汇成颈干。左颈干注入胸导管，右颈干注入右淋巴导管。

图11-5　头颈部深淋巴结

2. 上肢淋巴结群　主要有滑车上淋巴结、腋淋巴结。

（1）**滑车上淋巴结**：位于肱骨内上髁的上方，收纳随贵要静脉上行的手和前臂尺侧半的部分淋巴管，其输出管注入腋淋巴结。

（2）**腋淋巴结**：位于腋窝内（图11-6），收纳上肢、胸壁和乳房等处的浅、深部淋巴。其输出管汇成锁骨下干，左锁骨下干注入胸导管，右锁骨下干注入右淋巴导管。乳腺癌常转移到腋淋巴结。

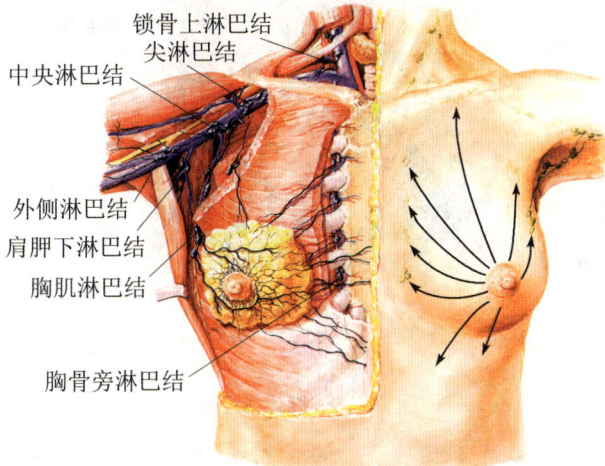

图11-6　腋淋巴结和乳房的淋巴回流

3. 胸部淋巴结　肺的局部淋巴结位于肺门，称**肺门淋巴结**或**支气管肺淋巴结**（图 11-7），其输出淋巴管经气管杈周围的气管支气管淋巴结注入气管旁淋巴结。左右气管旁淋巴结的输出管汇合形成支气管纵隔干。左支气管纵隔干注入胸导管，右支气管纵隔干注入右淋巴导管。肺结核和肺癌的癌细胞常转移至肺门淋巴结。

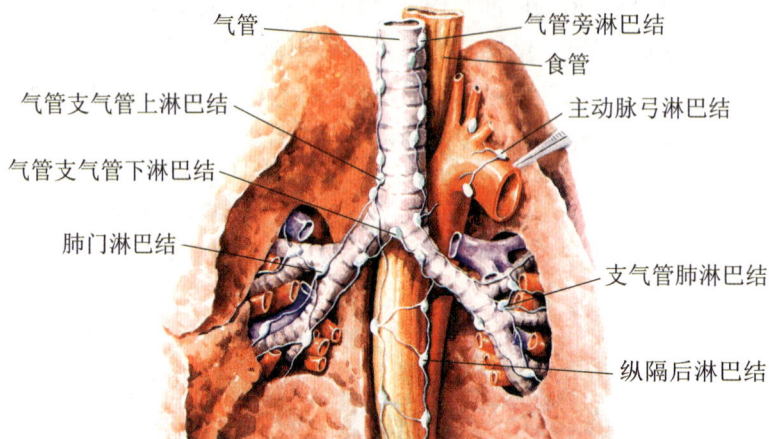

图 11-7　胸部淋巴结

4. 腹部淋巴结　主要有腰淋巴结、腹腔淋巴结、肠系膜上淋巴结和肠系膜下淋巴结等（图 11-8）。

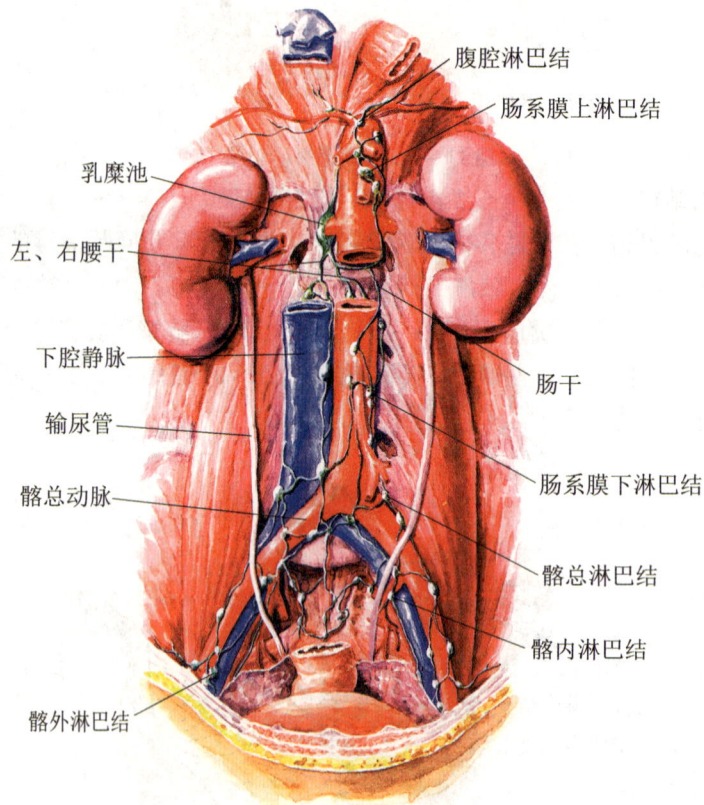

图 11-8　腹部淋巴结

（1）**腰淋巴结**：位于腹主动脉及下腔静脉的周围，接纳髂总淋巴结输出的淋巴、腹后壁的淋巴及腹腔成对器官的淋巴。其输出管汇成左、右腰干，注入乳糜池。

（2）**腹腔淋巴结、肠系膜上淋巴结和肠系膜下淋巴结**：分别位于腹腔干、肠系膜上动脉和肠系膜下动脉的根部周围。它们分别收纳同名动脉分布区的淋巴，输出管汇合成一条肠干，注入乳糜池。

5. 盆部淋巴结　沿髂内动脉和静脉、髂外动脉和静脉、髂总动脉和静脉排列，分别称髂内淋巴结、髂外淋巴结和髂总淋巴结（图 11－9）。它们分别收纳同名动脉分布区的淋巴，最后经髂总淋巴结的输出管注入腰淋巴结。

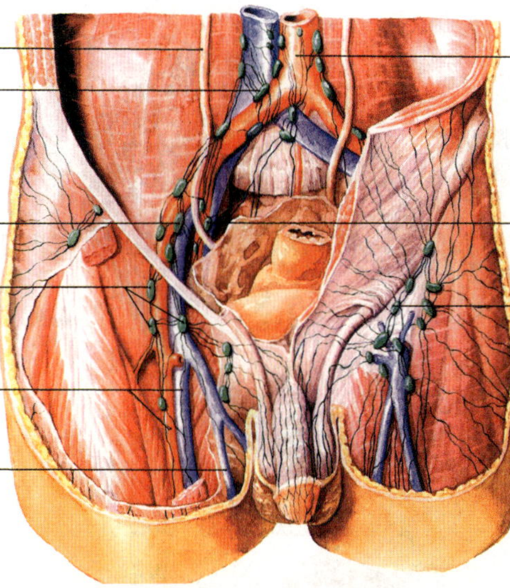

图 11－9　盆腔和腹股沟淋巴结

6. 下肢淋巴结　主要有腘淋巴结、腹股沟浅淋巴结、腹股沟深淋巴结等。

（1）**腘淋巴结**：位于腘窝，分浅、深两组，分别收纳足外侧缘小腿后外侧面浅层结构的淋巴和小腿、足的深淋巴管，其输出管注入腹股沟深淋巴结。

（2）**腹股沟浅淋巴结**：位于腹股沟皮下，收纳腹前壁下部、外生殖器、下肢除足外侧缘和小腿后外侧面以外的浅部淋巴，其输出管注入腹股沟深淋巴结。

（3）**腹股沟深淋巴结**：沿股静脉根部排列，收纳腹股沟浅淋巴结输出的淋巴及下肢的深部淋巴，其输出管注入髂外淋巴结。

知识拓展

锁骨上淋巴结

位于锁骨下动脉和臂丛附近的淋巴结称锁骨上淋巴结，属于颈外侧深淋巴结。由于胸部和腹部的淋巴主要经胸导管回流，食管癌和胃癌中后期，癌细胞可经胸导管上行，再经左颈干逆流至左锁骨上淋巴结。而胸部肿瘤如肺癌可向右侧锁骨上淋巴结转移，这种肿大的锁骨上淋巴结在临床上称为 Virchow 淋巴结，常为胃癌、食管癌、肺癌转移的标志。由于肿瘤细胞会随淋巴引流转移到各级淋巴结，所以在疾病诊疗过程中，尤其是癌症的诊疗过程中，既要检查局部，又要关注可能发生的远处转移，要具备局部和整体相统一的医学思维。

三、脾

脾（spleen）位于左季肋区，与第 9～10 肋相对，长轴与第 10 肋一致。正常情况下，在左侧肋弓下缘深面不能触及脾。脾略呈扁椭圆形，色暗红，质软而脆，受暴力打击容易破裂出血。脾可分为膈、脏两面（图 11 - 10），上、下两缘，前、后两端。脾的**膈面**光滑隆凸，与膈相贴；**脏面**凹陷，近中央处为**脾门**，是脾的血管、神经出入处。脾的上缘较锐，常有 2 ~ 3 个切迹，称**脾切迹**，是触诊脾大的标志。

脾为腹膜内位器官，是人体最大的淋巴器官，其主要功能是造血、储血、过滤血液及参与机体的免疫应答。在脾附近的韧带或大网膜内，常见副脾，其位置、大小、数目不定。

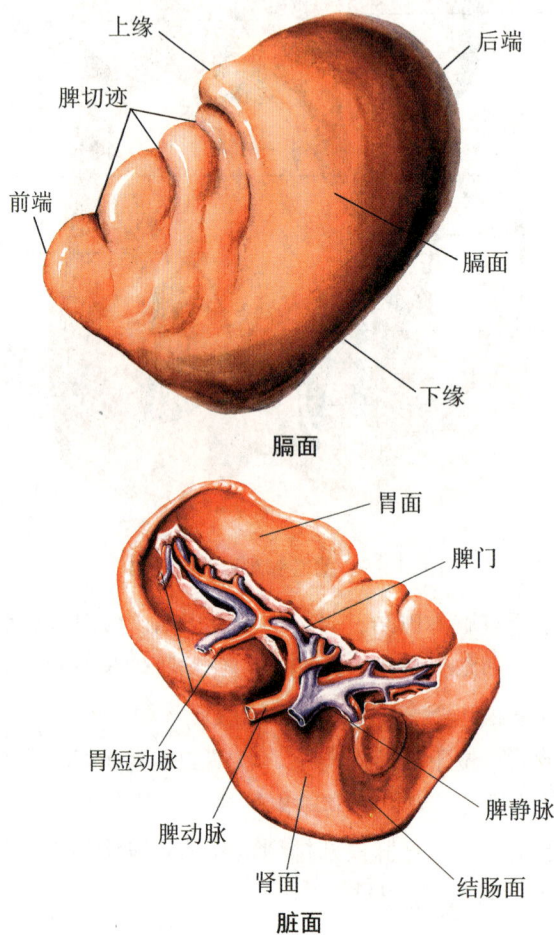

图 11 - 10 脾形态

四、胸腺

胸腺（thymus）位于上纵隔前部，在胸骨柄后面。可分为左、右两叶。幼儿的胸腺发达，青春期以后逐渐退化和萎缩，被脂肪组织所替代。胸腺是中枢淋巴器官之一，不参与免疫应答，主要功能是分泌胸腺素和产生 T 细胞。胸腺素能促进胸腺细胞增生和发育成熟。从骨髓来的造血干细胞，在胸腺素的作用下，迅速地分裂和分化，产生大量 T 细胞。T 细胞随血液循环离开胸腺到达全身淋巴结、脾等外周围淋巴器官定居和发挥免疫功能。

知识拓展

免疫系统

　　免疫系统是机体执行免疫功能的物质基础，由免疫器官和组织、免疫细胞及免疫分子组成。免疫器官可分为中枢免疫器官和外周免疫器官。中枢免疫器官由骨髓和胸腺组成，是免疫细胞发生、分化、发育和成熟的场所。骨髓既是各种血细胞和免疫细胞的来源，也是 B 淋巴细胞发育、分化、成熟的场所。胸腺是 T 淋巴细胞分化、发育、成熟的场所。外周免疫器官包括淋巴结、脾和黏膜免疫系统等，是成熟 T 细胞、B 细胞等免疫细胞定居的场所，也是产生免疫应答的部位。成熟淋巴细胞可通过淋巴细胞再循环运行于全身，以增强机体的免疫应答和免疫效应。

本章要点

　　1. 淋巴系统由淋巴管道、淋巴组织和淋巴器官组成。淋巴管道以毛细淋巴管分布于组织器官，末端注入静脉，协助静脉回收组织液。淋巴器官包括淋巴结、脾、胸腺等，与淋巴组织、免疫细胞共同组成免疫系统，执行免疫功能。

　　2. 胸导管由左、右腰干和肠干汇合而成，膨大的起始部称乳糜池。胸导管穿膈的主动脉裂孔至胸腔，沿胸腔后壁上行至左侧颈根部，注入左静脉角。收集上半身左侧半和下半身的淋巴。

　　3. 人体重要的淋巴结群：下颌下三角的下颌下淋巴结，颈外静脉附近的颈外侧浅淋巴结，锁骨上大窝的锁骨上淋巴结，腋窝的腋淋巴结，腹股沟下方的腹股沟浅淋巴结，肺门的肺门淋巴结等。

　　4. 脾位于左季肋区，质软而脆，暴力打击时易破裂出血。胸腺位于胸骨柄的后方，是中枢淋巴器官，具有培育和选择 T 淋巴细胞的功能。

思考题

　　1. 简述组织液的生成和回收。
　　2. 简述淋巴管道的分类及其功能。
　　3. 描述胸导管的起止、行程和收集范围。
　　4. 在活体寻找和触及下颌下淋巴结、颈外侧浅淋巴结、锁骨上淋巴结、腋淋巴结、腹股沟浅淋巴结、腘淋巴结等，并说出其淋巴的来龙去脉。

第十二章 视器

> 1. 掌握：眼球壁的层次及其主要结构；眼球内容物的位置和结构；房水的循环途径和功能；结膜的分部；视神经盘、黄斑、眼房、结膜囊、角膜、视网膜的概念。
> 2. 熟悉：眼睑、泪器、视网膜的结构和功能；眼球外肌的组成和功能；晶状体的概念。

感受器（receptor）是机体接受内、外环境各种刺激，并将其转化为神经冲动的特殊结构。其种类繁多，分布广泛，形态功能各异。根据感受器的所在部位和接受刺激的来源不同分为 3 类。

1. 外感受器 分布于皮肤、浅黏膜、眼、内耳等处，感受来自外界的刺激（如触、压、痛、温度、光、声等）。

2. 内感受器 分布于内脏、心血管等处，感受内环境的刺激（如压力、渗透压、离子浓度等）。

3. 本体感受器 分布于肌、腱、关节、内耳等处，感受机体自身运动和平衡状态的刺激。

由特殊感受器及其附属结构共同组成的器官，称**感觉器**（sensory organs）或感官，包括视器（眼）、位听器（耳）、嗅器（鼻）、味器（舌）和皮肤。

导入案例与思考

患者，男，27 岁。近日发现左眼单眼视物时看不见物体下方，且视野下方伴随一小阴影。经询问，患者主诉 4 天前踢足球时与人发生碰撞，左侧面部与左眼受撞击。双眼近视 -6.00D，佩戴近视镜。检查右眼视力 1.0（矫正后），左眼视力 0.1（矫正后），左眼内眦外皮肤有淤青。眼底检查：左眼底视盘颜色正常，黄斑中心光反射小，视网膜下方呈豹纹状，上方隆起呈灰白色，血管可见。右眼底正常。初步诊断：视网膜剥脱症。

请思考：

（1）眼球壁有哪几层？

（2）什么是视网膜剥脱？是哪两层之间的剥脱？

视器（visualorgan）即眼，可感受可见光的刺激，由眼球和眼副器构成（图 12 - 1）。

图 12-1　眼（矢状切面）

第一节　眼　球

　　眼球（eyeball）近似球形，位于眼眶的前部，其前面有眼睑保护，后面借视神经连于间脑，周围有眼副器围绕。眼球由**眼球壁**和**眼球内容物**组成，具有屈光成像和将光刺激转换为神经冲动的功能（图 12-2）。

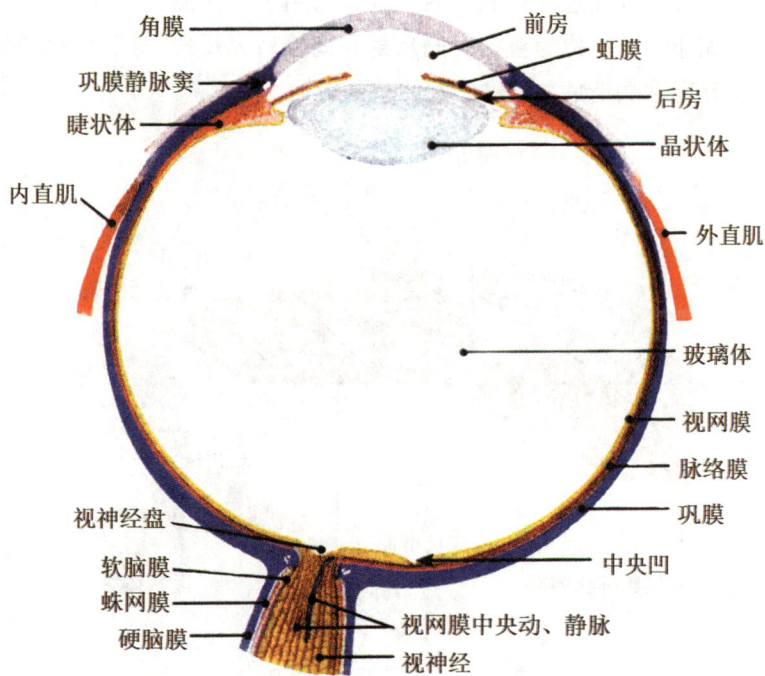

图 12-2　眼球（水平切面）

一、眼球壁

眼球壁由外至内分为 3 层薄膜状结构,即外膜、中膜和内膜。

1. 外膜 由致密结缔组织构成,又称**纤维膜**,较厚而坚韧,具有保护眼球内容物和维持眼球形态的作用,分为前、后两部分。

(1) **角膜**(cornea)占外膜的前 1/6,无色透明,略向前凸,具有屈光作用。角膜无血管,但有大量感觉神经末梢,故感觉敏锐。**角膜反射**即用棉絮触及角膜,引起眨眼的反应。

角膜移植是通过手术的方法用捐献的角膜替换病变的角膜,以达到患眼复明或治疗某些角膜疾患的目的。因为角膜本身不含血管,处于"免疫赦免"地位,因此角膜移植的成功率位于器官移植之首。

(2) **巩膜**(jclera)占外膜的后 5/6,乳白色不透明。在巩膜与角膜交界处的深部有一环形血管,称**巩膜静脉窦**,是房水流出的通道。巩膜露于眼裂的部分,正常呈乳白色,黄色常是黄疸的重要体征。

2. 中膜 含丰富的血管、神经和色素细胞,又称**血管膜**,具有营养眼球和遮光的作用。中膜由前向后分为虹膜、睫状体和脉络膜。

(1) **虹膜**(iris):位于角膜后方,呈圆盘状,其颜色因种族而异,黄种人为深棕色。虹膜中央有一圆孔,称**瞳孔**,光线穿角膜后,经此孔进入眼球内部。虹膜有两种排列方向不同的平滑肌,即围绕瞳孔呈环行排列的**瞳孔括约肌**和以瞳孔为圆心呈放射状排列的**瞳孔开大肌**(图 12 – 3),它们通过神经反射分别可缩小和开大瞳孔,调节进光量。

正常瞳孔的直径为 2.5 ~ 4.0 mm。瞳孔的大小随光照强度的改变而变化,以调节进入眼球的光线量,该过程称**瞳孔对光反射**。临床上用手电筒照射一侧眼球,可引起该侧或对侧眼的瞳孔缩小,分别称为**直接对光反射**和**间接对光反射**。该反射是临床上进行神经系统疾病定位诊断和病情危重程度判断的重要指标。

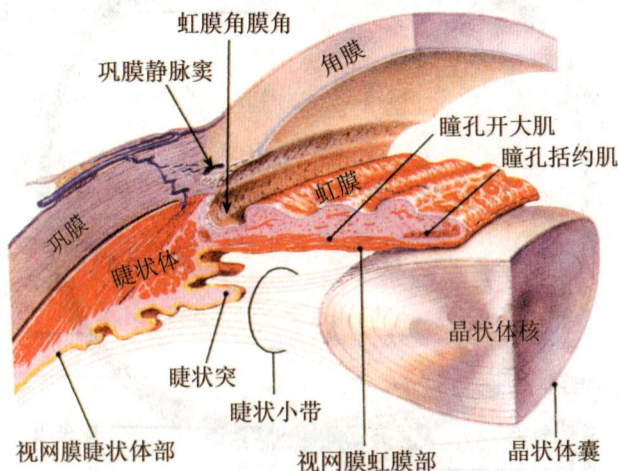

图 12 – 3 眼球结构局部放大

(2) **睫状体**(ciliary body):位于角膜和巩膜移行处内面,是中膜的最厚部分,借**睫状小带**连于晶状体。睫状体内有**睫状肌**,该肌舒缩可牵动睫状小带,改变晶状体曲度,调节屈光作用。睫状体还具有产生房水的功能。

（3）**脉络膜**（choroid）：为中膜的后 2/3，外面与巩膜疏松相连，内面紧贴视网膜，后部有视神经穿过。

3. 内膜 又称**视网膜**（retina），紧贴于中膜内面。其中衬于虹膜和睫状体内面的部分无感光作用，称**视网膜盲部**；而贴于脉络膜内面的部分有感光功能，称**视网膜视部**。通常说的视网膜指的是视网膜视部。

视网膜后部偏内侧，可见一圆盘形白色区域，称**视神经盘**或**视神经乳头**，此处是视神经的起始部位，无感光细胞，不能感光，故称**生理性盲点**。穿视神经盘进出的血管分别为**视网膜中央动脉**和**视网膜中央静脉**，它们分支分布于视网膜的内表面。在视神经盘的颞侧有一淡黄色小区，称**黄斑**，其中央的凹陷称**中央凹**，是感光辨色最敏锐的部位。视网膜的后部又称**眼底**，使用眼底镜等眼科器械方能看到上述结构（图 12 - 4）。

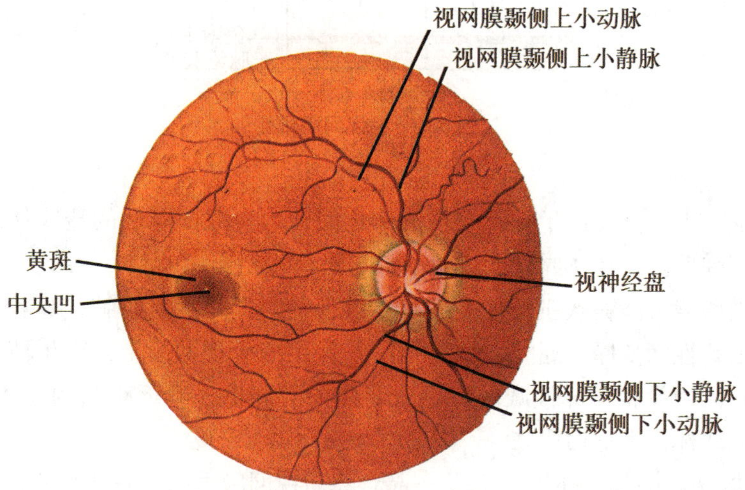

图 12 - 4 右眼眼底

视网膜的组织结构可分为内、外两层，外层由色素上皮构成；内层由神经细胞组成，两层间连接疏松。病理情况下，两层分离出现的视觉障碍称**视网膜剥离症**。视网膜内层自外向内由以下 3 层细胞组成（图 12 - 5）。①**视细胞**：视锥细胞有感受强光和辨色的能力；视杆细胞能感受弱光，不能辨色。若维生素 A 缺乏，视杆细胞功能异常，可致**夜盲症**。②**双极细胞**：其树突与视细胞联系，轴突与节细胞联系。③**节细胞**：接受经双极细胞传递的源自视细胞的神经冲动，其轴突向视神经盘处集中，穿出眼球壁组成视神经。

二、眼球内容物

眼球内容物包括房水、晶状体和玻璃体，均有折光作用，它们与角膜一起共同组成眼的**屈光系统**。

1. 房水（aqueous humor） 为无色透明的液体，充满于眼房。**眼房**是位于角膜与晶状体和睫状体之间的腔隙，被虹膜分隔成**眼前房**和**眼后房**，二者借瞳孔相通。在眼前房的周边，虹膜与角膜交界处的夹角称**虹膜角膜角**或**前房角**。

房水由睫状体产生，经眼后房、瞳孔到眼前房，再经虹膜角膜角，渗入巩膜静脉窦，最后汇入眼静脉。房水具有屈光、营养角膜晶状体、维持眼内压的作用。若房水的循环出现异常，房水滞留在眼房引起眼压增高，称**青光眼**，重度青光眼患者可出现视神经损

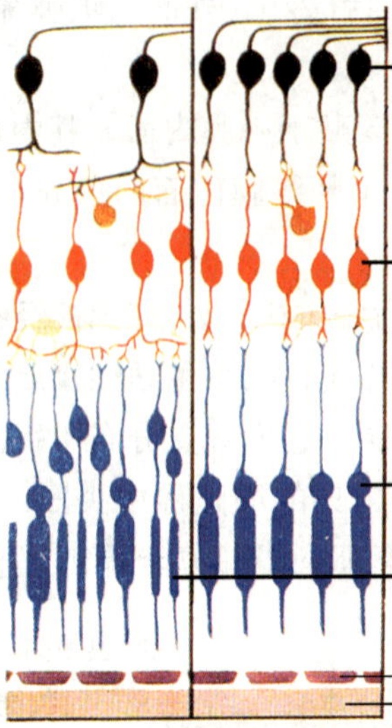

图 12 – 5　视网膜细胞

伤甚至失明。

2. 晶状体（lens）　位于虹膜与玻璃体之间，为一双面隆凸的透明体，无血管和神经分布，富有弹性。晶状体周缘借睫状小带与睫状体相连。

晶状体的曲度可随睫状肌舒缩而变化。看近物时，睫状肌收缩，睫状小带松弛，晶状体因自身的弹性而变厚，屈光作用增强，物像聚焦于视网膜上，产生清晰的物像；反之亦然。老年人的晶状体弹性减弱，导致变焦能力降低，看近距离的物体时模糊不清，称**老花眼**。晶状体浑浊称**白内障**。

3. 玻璃体（vitreous body）　是位于晶状体与视网膜之间的胶状物质，呈球形，无色透明，有屈光作用，并对视网膜起支撑作用。

第二节　眼副器

眼副器位于眼球周围，有保护、支持和运动眼球的作用，包括眼睑、结膜、泪器、眼球外肌和眶内结缔组织等。

一、眼睑

眼睑（eyelids）俗称眼皮，遮盖于眼球前方，分为**上睑**和**下睑**。二者之间的裂隙称**睑裂**。其内、外侧角分别称**内眦**和**外眦**。内眦钝圆，外眦较锐。眼睑的游离缘，称**睑缘**。睑缘的前缘生有睫毛，睫毛根部的皮脂腺，称**睫毛腺**。此腺感染肿胀称**睑腺炎**，又称**麦粒肿**。在上、下睑缘的内侧端各有一小突起，其顶部有一小孔，称**泪点**，是泪小管的开口。

眼睑组织结构由浅至深分为 5 层，即**皮肤**、**皮下组织**、**肌层**、**睑板**和**睑结膜**。眼睑的皮肤薄而柔软；皮下组织疏松且缺乏脂肪组织，易水肿。肌层为眼轮匝肌和提上睑肌等，前者收缩可闭合睑裂，后者收缩可提上睑开大睑裂；睑板由致密结缔组织构成，呈半月形，为眼睑的支架。睑板内有许多纵行排列的**睑板腺**，开口于睑缘，分泌脂性液体，有润滑睑缘和防止泪液外溢的作用。该腺导管堵塞，可形成**睑板腺囊肿**，又称**霰粒肿**。

睑结膜紧贴于睑板内面。

二、结膜

结膜（conjunctiva）为富有血管的薄层黏膜，衬于眼睑内面的部分称**睑结膜**，覆盖于巩膜前面的部分称**球结膜**。睑结膜与球结膜互相移行，其反折处分别称**结膜上穹**和**结膜下穹**。眼睑闭合时，睑结膜与球结膜和角膜共同围成的囊状间隙，称**结膜囊**，后者通过睑裂与外界相通。眼药水即滴入此囊内。沙眼和结膜炎是结膜的常见病。

三、泪器

泪器由泪腺和泪道组成（图12-6）。

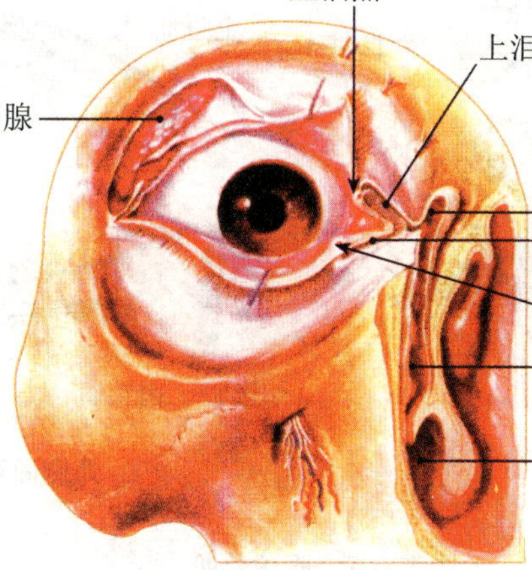

图12-6　泪器

1. 泪腺（lacrimal gland）　位于眶上壁外侧部的泪腺窝内，其排泄小管开口于结膜上穹的外侧部。泪腺分泌泪液，借眨眼动作湿润、清洁角膜和结膜，多余的泪液流向内眦，经泪点进入泪道。

2. 泪道（lacrimal passage）　包括泪点、泪小管、泪囊和鼻泪管。

（1）**泪点**（lacrimal punctum）是上、下睑缘内侧端的小突起，其顶端的小孔，是泪小管的开口。

（2）**泪小管**（lacrimal ductule）分为**上泪小管**和**下泪小管**。泪小管起于泪点，最初分别向上或向下与睑缘垂直走行一段，然后转向内侧与睑缘平行，两者汇合后开口于泪囊。泪囊炎患者做泪道冲洗术时，应注意泪小管的走行特点。

（3）**泪囊**（lacrimal sac）位于眶内侧壁前部的泪囊窝内，其上部为盲端，下端延续为鼻泪管。

（4）**鼻泪管**（nasolacrimal duct）位于骨性鼻泪管内。上端连泪囊，下端开口于下鼻道。炎症引起的鼻泪管及泪囊不畅通时，可引起**溢泪症**。

泪道冲洗术是用生理盐水或药液疏通泪道的操作技术，既可检查泪道有无阻塞，又可清除泪囊内积存的分泌物。操作的解剖要点是：嘱患者眼球外展，充分暴露泪点。操作者用左手将患者下睑内1/3处皮肤向下外方牵拉，将针头先垂直插入下泪点1.5~2.0 mm，再转向水平方向，然后顺泪小管方向推进5~6 mm，缓慢注入生理盐水。若鼻泪管畅通，则生理盐水自鼻腔流出；如果鼻泪管部分狭窄，则仅有少许生理盐水由鼻腔流出，大部分由上泪点溢出；如果鼻泪管完全阻塞，则生理盐水由原泪点返回。

四、眼球外肌

眼球外肌为骨骼肌，包括6块运动眼球的肌和1块提上睑的肌（图12-1，图12-7）。运动眼球的有4块直肌和2块斜肌，**上直肌、下直肌、内直肌和外直肌**可分别使瞳孔转向上内、下内、内侧和外侧。**上斜肌**的作用是使眼球转向下外方。**下斜肌**收缩可使眼球转向上外方。**上睑提肌**位于上直肌的上方，向前止于上睑板，可提上睑，开大睑裂。

眼球的正常转动，是两侧眼外肌协调运动的结果。当某块眼外肌瘫痪，则会出现患眼的**斜视、复视**等异常。

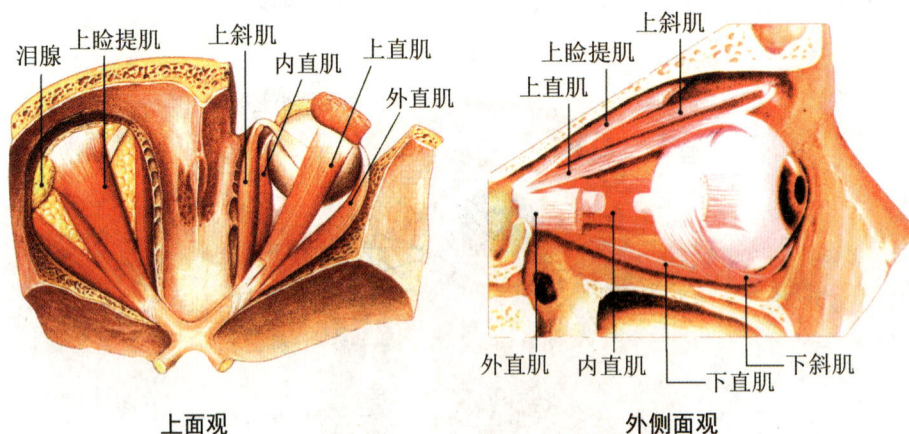

图12-7 眼球外肌

第三节 眼血管

一、眼的动脉

眼动脉（ophthalmic artery）起于颈内动脉，经视神经管入眶，分支营养眼球、眼球外肌、眼睑等，其中最重要的分支是视网膜中央动脉（图12-8）。

视网膜中央动脉（central artery of retina）发自眼动脉，穿入视神经前行，出视神经盘分为4支，即视网膜鼻侧上、下小动脉和视网膜颞侧上、下小动脉，营养视网膜内层。临床上常用眼底镜观察此动脉，以帮助诊断动脉硬化等疾病。

二、眼的静脉

眼静脉主要有**视网膜中央静脉**和**涡静脉**，前者收集视网膜的静脉血，与同名动脉伴行，穿出视神经后注入眼上静脉；涡静脉收集虹膜、睫状体和脉络膜的静脉血，穿出巩膜后注入眼上静脉和眼下静脉。

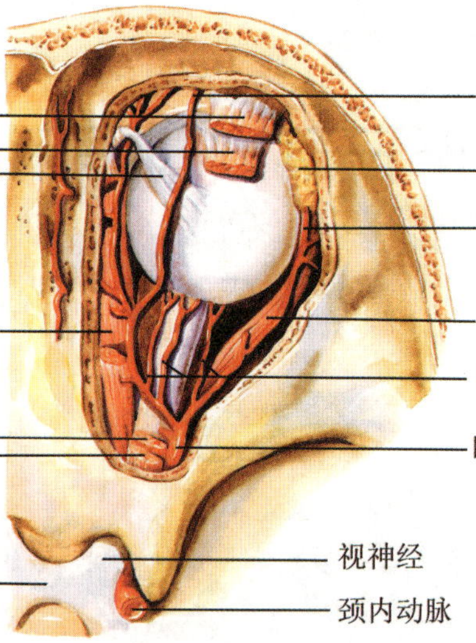

图 12 - 8　眼动脉

本章要点

1. 眼球壁外膜分为前 1/6 的角膜和后 5/6 的巩膜。角膜似单凸透镜，具有屈光作用。感觉敏锐，是角膜反射的感受器。

2. 虹膜中央的瞳孔，通过虹膜内的瞳孔括约肌和瞳孔开大肌调节其大小。睫状体收缩与舒张可牵动睫状小带，改变晶状体曲度，调节屈光作用。

3. 视网膜的后部被称为眼底，生理盲点指视神经盘或视盘，无感光作用。黄斑的中央凹是感光辨色最敏锐的部位。视网膜中央动脉和静脉及上述结构，使用眼底镜很容易观察清楚。

4. 眼球内容物包括房水、晶状体和玻璃体，均有屈光作用，它们与角膜一起组成眼的屈光系统。

5. 房水位于眼房，由睫状体产生，经过眼后房、瞳孔、眼前房、前房角、巩膜静脉窦至眼静脉进行循环，具有屈光、营养和维持眼内压的作用。

6. 结膜分为睑结膜、球结膜和结膜穹，睑结膜与球结膜和角膜之间的间隙称结膜囊，内有泪液缓慢流动。

第十三章 前庭蜗器

学习目标

1. 掌握：外耳、中耳的组成和位置。
2. 熟悉：内耳结构和感受器；鼓膜、迷路、咽鼓管的概念；声波的正常传导途径。

导入案例与思考

患儿，男，7岁。10天前到水塘游泳后呛水，后因发热、咳嗽、呕吐到卫生所治疗，诊断为咽喉炎，服药治疗。1天前开始出现右耳疼痛，伴有咳嗽时耳痛加剧，饮食减少，夜间疼痛导致睡眠不稳，今日耳部压痛加剧，且右耳有脓液外流，体温38.6℃。检查发现右侧鼓膜穿孔。初步诊断：右耳中耳炎；右侧鼓膜穿孔。

请思考：

（1）为什么咽喉炎会导致中耳炎？

（2）中耳炎将累及哪些部位？

前庭蜗器（vestibulocochlear organ）又称**位听器**或**耳**，位置觉感受器接受头位、体位及运动速度的刺激，产生空间感觉并借以维持身体姿势平衡。听觉感受器接受声波的刺激，通过蜗神经将冲动传入中枢神经而产生听觉。前庭蜗器分为外耳、中耳和内耳。外耳和中耳是传导声波的装置，内耳是位置觉和听觉感受器所在的部位。

第一节 外 耳

外耳（external ear）包括耳郭、外耳道和鼓膜（图13-1），具有收集和传导声波的作用。

一、耳郭

耳郭（auricle）又称**耳廓**，位于头部两侧，以弹性软骨为支架，外面覆以皮肤。皮下组织很少，但血管、神经丰富。耳郭下部无软骨，仅由皮肤和脂肪构成，称**耳垂**，是临床上常用的采血部位。耳郭前部的圆孔称**外耳门**，其前方的突起称**耳屏**。

二、外耳道

外耳道（external acoustic meatus）为外耳门与鼓膜之间的弯曲管道，成人长2.5～

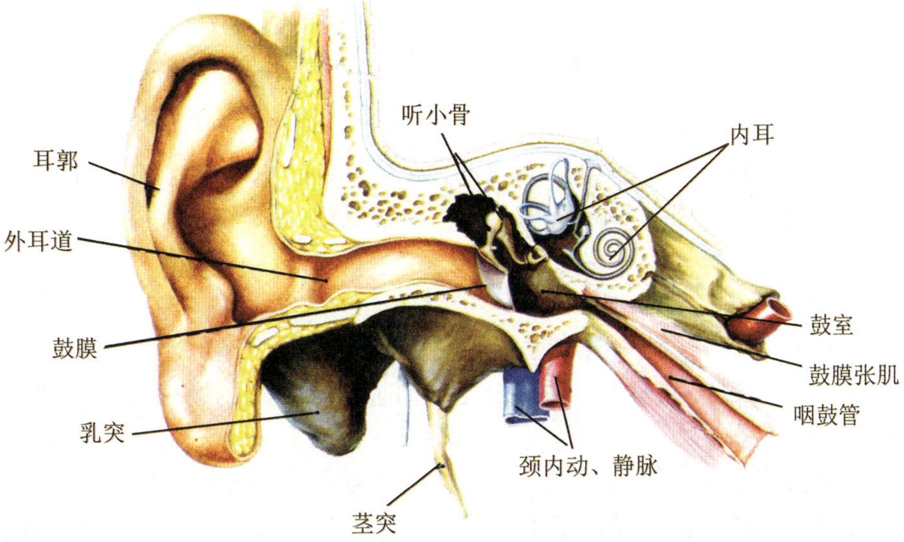

图 13 - 1　耳全貌

3.5 cm。其外侧 1/3 以软骨为基础，称**软骨部**；内侧 2/3 位于颞骨内，称**骨部**。两部交界处较狭窄。因软骨部可牵拉移动，检查鼓膜时应将耳郭向后上牵拉，即可拉直外耳道以便观察到鼓膜。检查婴幼儿外耳道时应将耳郭向后下方牵拉。

外耳道皮肤与软骨膜和骨膜结合紧密，故外耳道炎症或外伤时疼痛剧烈。外耳道皮肤除含有丰富的毛囊、皮脂腺外，还含有**耵聍腺**。耵聍腺分泌的黏稠液体称**耵聍**，干燥后结痂成块，可随下颌关节的活动向外移动而排出。大的耵聍硬块堵塞外耳道，影响听力时，称耵聍栓塞。

三、鼓膜

鼓膜（tympanic membrane）为椭圆形半透明薄膜（图 13 - 2），位于外耳道底与中耳的鼓室之间，呈倾斜位。鼓膜的前上 1/4 部分薄而松弛，称**鼓膜松弛部**，后下 3/4 部分较坚韧而紧张，称**鼓膜紧张部**。鼓膜的作用是放大传导声波。鼓膜穿孔可造成听力下降，严重者应做鼓膜修补术。

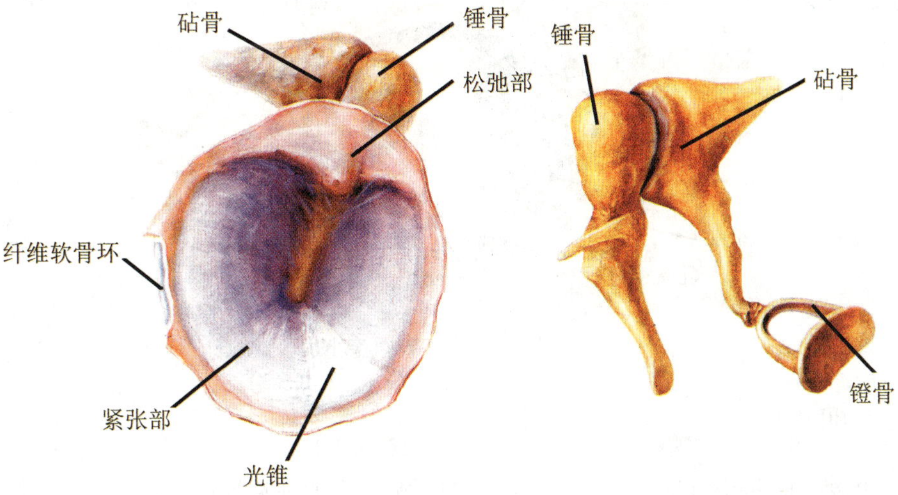

图 13 - 2　鼓膜与听小骨

第二节　中　耳

中耳（middle ear）位于外耳与内耳之间，包括鼓室、咽鼓管和乳突小房。

一、鼓室

鼓室（tympanic cavity）位于鼓膜与内耳之间（图13-1，图13-3），室腔内面衬有黏膜。鼓室向前经咽鼓管通鼻咽，向后借乳突窦通乳突小房。鼓室内有听小骨、韧带、肌肉、血管和神经等。

1. 鼓室的壁

（1）上壁：为**鼓室盖**，与颅中窝相隔。中耳炎时若破坏此壁，炎症可蔓延到颅内。

（2）下壁：由一薄层骨板构成，将鼓室与颈内静脉起始部隔开。中耳炎时可引起颈内静脉炎。

（3）前壁：即颈动脉管的后壁，邻颈内动脉。此壁上部还有咽鼓管的开口。

（4）后壁：有乳突窦通入乳突小房，故中耳炎时炎症可蔓延至乳突小房引起乳突炎。

（5）外侧壁：大部分由鼓膜构成，又称**鼓膜壁**。中耳炎时此壁受损可造成鼓膜穿孔，鼓室内脓液经穿孔和外耳道流出。

（6）内侧壁：即内耳的外侧壁。此壁的后上方有一卵圆形孔称**前庭窗**。在活体，由镫骨底及其周缘的韧带将前庭窗封闭。后下方有一圆形孔称**蜗窗**，在活体上由**第二鼓膜**封闭。前庭窗的后上方有弓形隆起，**称面神经管凸**，内有面神经管及面神经。

2. 听小骨　位于鼓室内，每侧3块，自外向内依次为**锤骨**、**砧骨**和**镫骨**。3块听小骨借关节相连构成**听小骨链**（图13-2）。该链似一曲折的杠杆系统，连于鼓膜和前庭窗之间，当声波振动鼓膜时，可借听骨链的运动，使镫骨底来回摆动，将声波的振动传入内耳。

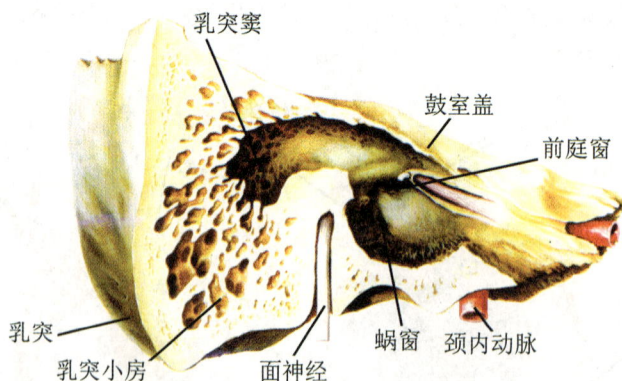

图13-3　鼓室与乳突小房

二、咽鼓管

咽鼓管（auditory tube）为连通鼻咽部与两侧鼓室的细长管道（图13-1）。管的内侧端开口于鼻咽侧壁的**咽鼓管咽口**，此口平时闭合，当吞咽或打呵欠时开放，空气经咽鼓管进入鼓室，以保持鼓膜内、外压力的平衡，以利于鼓膜的振动。幼儿的咽鼓管较成人的短而平直，管径较大，故上呼吸道感染易沿此途径侵入鼓室，引起中耳炎。

三、乳突小房和乳突窦

乳突小房为颞骨乳突内的许多含气小腔，互相连通。乳突小房与鼓室的黏膜相延续，故中耳炎时，病变可沿黏膜蔓延到乳突窦和乳突小房（图13-3）。

第三节　内　耳

内耳（internal ear）介于鼓室与内耳道底之间，由一系列构造复杂的弯曲管道组成，故又称迷路。迷路分为骨迷路和膜迷路。骨迷路是外层骨性的隧道，膜迷路套在骨迷路内，由互相连通的膜性小管和小囊组成。骨迷路与膜迷路之间的间隙充满外淋巴，膜迷路内充盈内淋巴，内、外淋巴互不相通。

一、骨迷路

骨迷路（bony labyrinth）是由骨密质构成的管和囊，由后外向前内依次为骨半规管、前庭和耳蜗，它们互相通连（图13-4）。

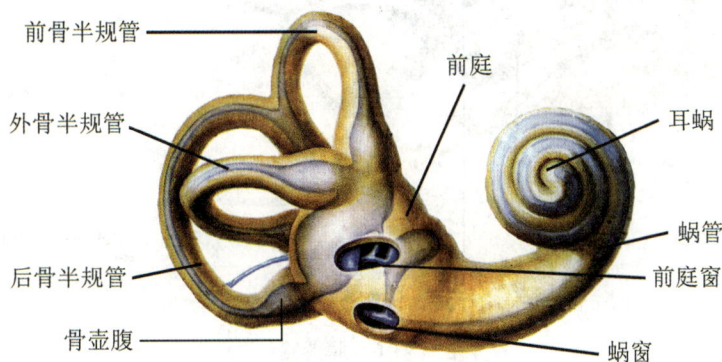

图13-4　骨迷路

1. 前庭（vestibule）　位于骨迷路中部，呈椭圆形，内藏膜迷路的椭圆囊和球囊。前庭的外侧壁（即鼓室内侧壁）上有前庭窗和蜗窗；内侧壁为内耳道底，有前庭蜗神经穿出。

2. 骨半规管（bony semicircular canals）　是由3个相互垂直的半环形小管组成，按其位置分别称前骨半规管、后骨半规管和外骨半规管。每管都有一端膨大，称骨壶腹。

3. 耳蜗（cochlea）　形似蜗牛壳，由骨性的蜗螺旋管环绕蜗轴约两圈半构成（图13-5），蜗轴发出骨片伸入蜗螺旋管内称骨螺旋板，此板与膜迷路的蜗管相连，将蜗螺旋管分成上、下两半，上半称前庭阶，下半称鼓阶。前庭阶与鼓阶内充满外淋巴，两者在蜗顶处借蜗孔彼此相通。前庭阶的另一端为前庭窗，鼓阶的另一端为蜗窗。

二、膜迷路

膜迷路（membranous labyrinth）位于骨迷路内，分为椭圆囊、球囊、膜半规管和蜗

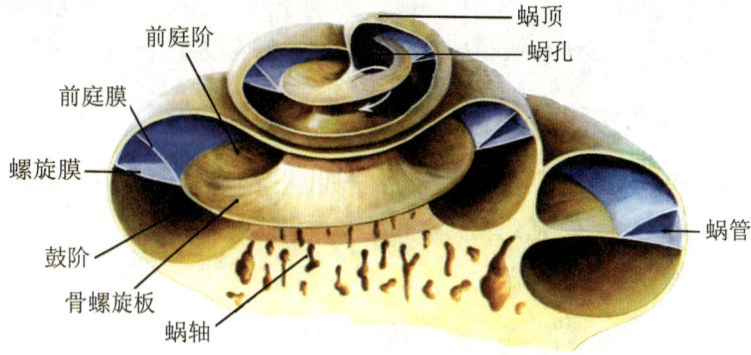

图 13 – 5　耳蜗

管（图 13 – 6）。

图 13 – 6　膜迷路

1. 椭圆囊（utricle）**和球囊**（saccule）　位于前庭内。椭圆囊底壁和球囊前壁上有略隆起的小斑，分别称**椭圆囊斑和球囊斑**，均为**位觉感受器**，能接受直线加速和减速运动的刺激，并经前庭神经传至脑。

2. 膜半规管（membranous duct）　也有 3 个，位于同名骨半规管内。位于骨壶腹内的膜半规管部分也相应膨大，称**膜壶腹**。在膜壶腹壁上有嵴状的隆起，称**壶腹嵴**。与前庭神经相连，它也是位觉感受器，能接受旋转运动的刺激。

3. 蜗管（cochlear duct）　是位于耳蜗前庭阶与鼓阶之间的膜性管道。横切面呈三角形，分上壁、下壁和外侧壁。其上壁分隔前庭阶与蜗管；下壁称**螺旋膜**，又称**基底膜**，与鼓阶相隔（图 13 – 7）。在螺旋膜上有**听觉感受器**，称**螺旋器**（图 13 – 7），也称柯蒂**器**（Corti 器），连蜗（听）神经。

三、声波的传导途径

1. 正常传导　声波由耳郭收集，经外耳道引起鼓膜振动，经中耳的听小骨链传至前庭窗，引起内耳外淋巴的波动，后者引起蜗管中的内淋巴波动，刺激基底膜上的螺旋器，

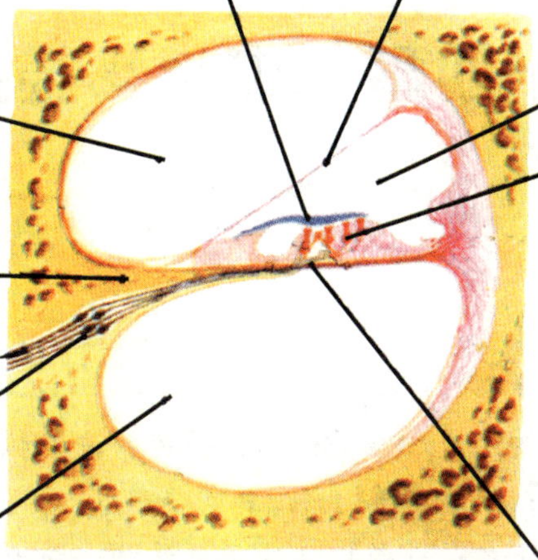

图 13 – 7　蜗螺旋管横断面

后者把内淋巴波动的刺激转化为神经冲动，经蜗神经传入中枢神经产生听觉。

2. 骨传导　声波经颅骨传入内耳。在声波振动冲击下，颅骨（包括骨迷路）发生轻微的振动，继而导致内耳淋巴的波动，刺激螺旋器引起听觉，但骨传导效能极微。

外耳和中耳的病变引起的听力下降，总称**传导性耳聋**，属不完全性耳聋；螺旋器、蜗神经、中枢神经的病变引起的听力丧失总称**神经性耳聋**，多为完全性耳聋。

本章要点

1. 咽鼓管是连于咽腔与鼓室之间的细长管道，具有平衡鼓膜内外压力的作用。婴幼儿的咽鼓管较成人短、平、腔粗，故咽部感染容易沿咽鼓管侵入鼓室，引发中耳炎。

2. 听觉的正常传导途径：耳郭→外耳道→鼓膜→听骨链→内耳螺旋器→蜗神经→脑听觉传导通路→大脑皮质听觉中枢。听力下降和丧失称耳聋，根据损伤部位及症状分为传导性耳聋和神经性耳聋。

第十四章　中枢神经系统

1. 掌握：神经系统的组成和常见结构；脊髓的位置和外形；脑的位置和组成；脑干的分部；大脑皮质的概念和重要中枢。
2. 熟悉：反射弧的组成；脊髓内部的重要结构；脑干内部的重要结构；间脑的位置和分部；小脑的位置和分部；大脑半球的分叶及其重要沟回；基底核、内囊的概念。
3. 能利用所学的中枢神经系统的知识理解中枢神经系统相关疾病的诊疗方案，并培养尊重生命、爱惜生命的职业素养。

第一节　神经系统概述

神经系统由颅腔内的脑、椎管内的脊髓及与脑和脊髓相连接并分布于全身各部的周围神经组成（图 14-1），在人体各个系统中起主导作用，通过反射控制和调节其他系统的活动，使人体成为一个有机的整体。通过对内、外环境刺激的反应，维持机体内环境的平衡和适应外环境的变化，保证生命活动的正常进行。

一、神经系统区分

神经系统（nerve system）分为**中枢部**和**周围部**。中枢部包括**脊髓**和**脑**，常称**中枢神经系统**（central nervous system，CNS）或**中枢神经**；周围部是指脊髓和脑以外的神经成分，常称**周围神经系统**（peripheral nervous system，PNS）或**周围神经**，包括**脊神经**、**脑神经**和**内脏神经**。周围神经又根据其分布的对象不同分为**躯体神经**和**内脏神经**。前者分布于皮肤、骨、关节和骨骼肌；后者分布于内脏、心血管和腺体。躯体神经和内脏神经均含有感觉和运动两种神经纤维。感觉纤维把感觉信息自周围向中枢神经传导，故又称**传入神经**；运动纤维则把运动指令自中枢神经向周围组织、器官传导，故又称**传出神经**。内脏运动神经又分为**交感神经**和**副交感神经**。

二、神经系统活动方式

神经系统活动的基本方式是**反射**。反射（reflex）是指在中枢神经系统参与下，机体对内、外环境刺激所做出的规律性应答。参与反射的神经系统结构，根据功能分为**感受器**、**传入神经**、**中枢**、**传出神经**和**效应器**。它们头尾相连组成**反射弧**（reflex arc），即感受器→传入神经→反射中枢→传出神经→效应器。在人体，反射弧的任何部分发生异常，

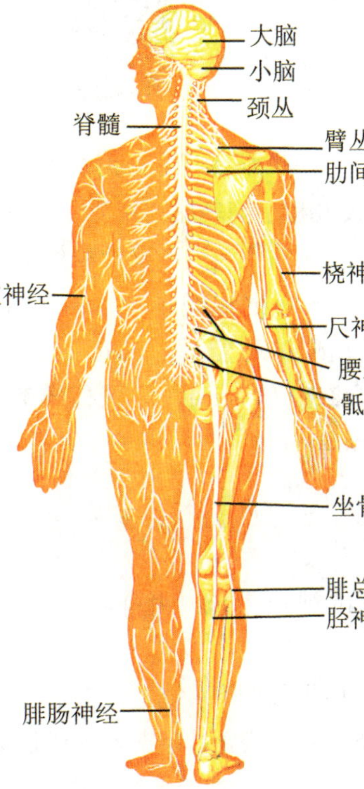

图 14 - 1　神经系统概况

反射活动就不能正常进行。临床上通过检查神经反射来协助某些疾病的诊断（图 14 - 2）。

　　临床上常用的反射有：①**浅反射**：刺激浅感觉感受器引出的躯体反射，如角膜反射、腹壁反射等。②**深反射**：刺激深感觉感受器引出的躯体反射，如膝反射、肱二头肌反射等。③**内脏反射**：刺激内脏感觉感受器引出的内脏反射，如呕吐反射、窦弓反射等。以上各种反射在正常人体都可引出，故称生理反射。在某些神经系统疾病时所引出来的反射，称病理反射，如巴宾斯基征（＋）等。

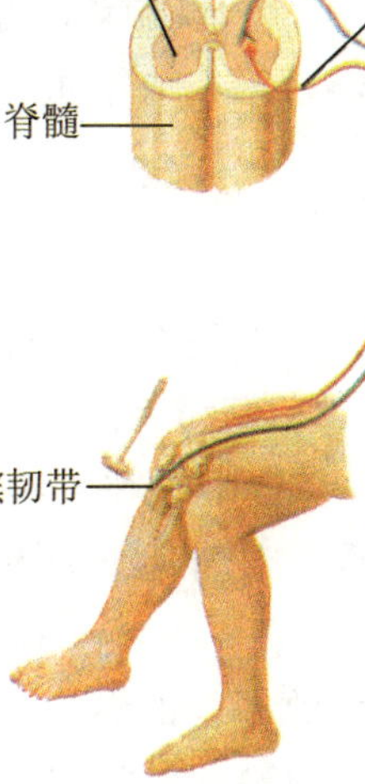

图 14 - 2　膝（髌）反射

三、神经系统的常用术语

（一）中枢神经系统

1. 灰质（gray matter） 在中枢神经系统，由神经元胞体和树突积聚而成的结构称**灰质**（图14-4）。其中构成大脑和小脑表层的灰质，又称**皮质**（cortex）。形态和功能相似的神经元胞体积聚而成的团块或柱状灰质，又称**神经核**（nucleus）（图14-10）。

2. 白质（white matter） 在中枢神经系统，由神经纤维积聚而成的结构称**白质**（图14-4）。其中皮质深面的白质又称**髓质**（medulla）。白质中，起止、行程和功能相同的神经纤维集中成束，称**纤维束**（fasciculus）或**传导束**（图14-5）。

3. 网状结构（reticular formation） 在中枢神经系统，神经纤维交织成网，神经元胞体散在其中的结构。

（二）周围神经系统

1. 神经（nerve） 在周围神经系统，由神经纤维聚集而成的条索状结构称**神经**（图14-3）。

2. 神经节（ganglion） 在周围神经系统，形态和功能相同的神经元胞体积聚形成的结节状结构称**神经节**。神经节分为**感觉神经节**和**内脏运动神经节**。

3. 神经丛（nerve plexus） 在周围神经系统，由神经的分支编织形成的丛状结构称**神经丛**，由神经丛再发出分支分布于器官或结构。

第二节 脊 髓

一、位置和形态

（一）位置

脊髓（spinal cord）位于椎管内，上端平枕骨大孔与延髓相连，成人脊髓下端平第1腰椎体下缘（新生儿可达第3腰椎下缘平面）。腰椎穿刺用于抽取脑脊液进行化验或向蛛网膜下隙注入麻醉药（腰麻），常选择第3、第4或第4、第5腰椎之间进针，可避免损伤脊髓。

（二）形态

脊髓呈前后略扁的圆柱状（图14-3），全长有两处梭形膨大，上部的膨大位于第4颈节至第1胸节，平第5、第6颈椎水平，称**颈膨大**，连有分布到上肢的神经；下部的膨大位于第2腰节至第3骶节，最粗部平第12胸椎水平，称**腰骶膨大**，连有分布到下肢的神经。脊髓的下端呈圆锥状，称**脊髓圆锥**。末端延续为无神经组织的结构，称为**终丝**，终止于尾骨。

脊髓的表面有6条纵贯全长、彼此大致平行的纵沟，分别是**前正中裂**、**后正中沟**、**前外侧沟**和**后外侧沟**。经**前正中裂**与**后正中沟**的矢状切面把脊髓分为左右对称的两半。左右前外侧沟和左右后外侧沟分别有脊神经的前根、后根附着。每条脊神经后根上有一膨大，称**脊神经节**。前根与后根在椎间孔处汇合成1条**脊神经干**。每条脊神经干自相应

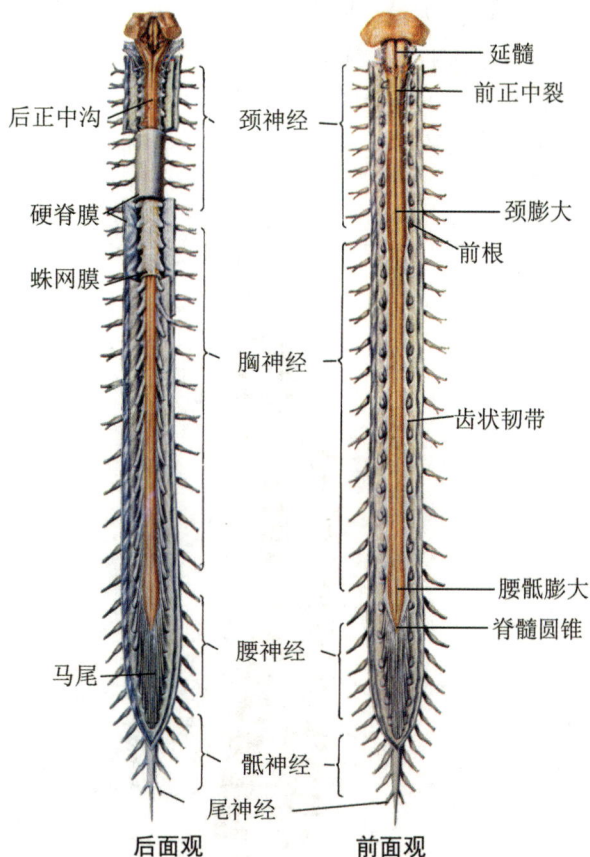

图 14 - 3 脊髓外形

椎骨上方或下方的椎间孔穿出（图 14 - 4），腰神经根、骶神经根、尾神经根在椎管内自上而下逐渐倾斜，围绕终丝，形成**马尾**。

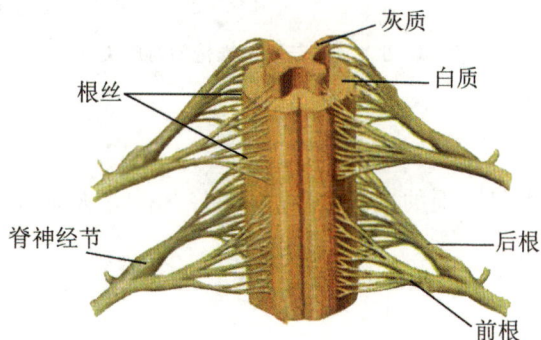

图 14 - 4 脊髓与脊神经（前面观）

脊髓两侧连有 31 对脊神经，每对脊神经根所连的一段脊髓，称一个**脊髓节段**。脊髓分为 31 个节段，即 8 个颈节（C）、12 个胸节（T）、5 个腰节（L）、5 个骶节（S）和 1 个尾节（C_0）。

胚胎早期，脊髓和脊柱大致等长，脊髓节段与相应椎骨平齐，所有脊神经根呈大致水平的方向经相应椎间孔出椎管。但胚胎从第 4 个月起，脊髓的增长速度比脊柱的增长速度缓慢，致使成人脊髓与脊柱的长度不相等，脊髓节段逐渐高于相应的椎骨。了解脊髓节段与椎骨的对应关系，对确定脊髓病变的部位和临床治疗有重要的实用价值（图 14 - 5）。

护理应用解剖学

在成人，上颈髓节段（$C_1 \sim C_4$）大致与同序数椎骨相对应。下颈髓节段（$C_5 \sim C_8$）和上胸髓节段（$T_1 \sim T_4$）与同序数椎骨上一节椎体平对，中胸髓的脊髓节段（$T_5 \sim T_8$）约与同序数椎骨的上两节椎体平对，下胸髓的脊髓节段（$T_9 \sim T_{12}$）约与同序数椎骨的上三节平对，腰髓节段（$L_1 \sim L_5$）平对第 $10 \sim 12$ 胸椎范围内，骶髓（$S_1 \sim S_5$）和尾髓（C_0）节段约平对第 1 腰椎。

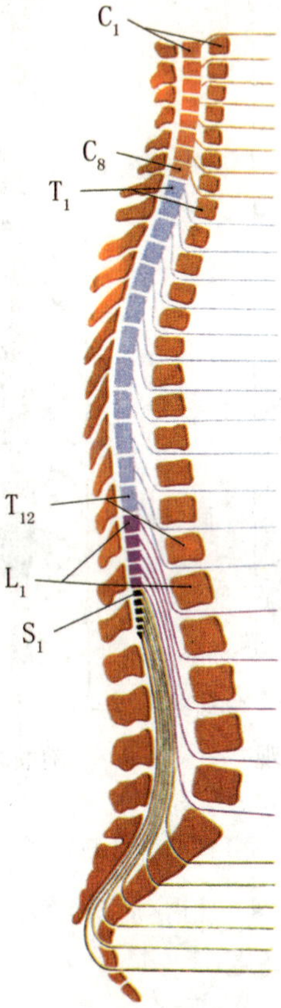

图 14 – 5　脊髓节段与椎骨的对应关系

二、内部结构

脊髓由中央的**灰质**和周围的**白质**构成（图 14 – 6）。灰质中央的纵行细管，称**中央管**。

（一）灰质

脊髓灰质为连续柱状，纵贯脊髓全长。在横切面上，呈"H"形，左右对称。

1. 前角　每侧灰质向前突出扩大的部分，称**前角**，内含躯体运动神经元。其轴突构成脊神经躯体运动纤维，支配躯干四肢骨骼肌运动。

2. 后角　脊髓灰质的后部狭长，称后角，由联络神经元构成，中继传导感觉冲动。其长轴突组成上行传导束到脑；短轴突在脊髓各节段之间起联络作用。

3. 侧角　脊髓胸段和上腰段（$T_1 \sim L_3$）的前角与后角之间，灰质向外侧突出形成**侧角**，内为交感神经节前神经元构成的低级中枢，其轴突（交感神经节前纤维）随脊神经前根出椎管。脊髓的第 $2 \sim 4$ 骶段（$S_2 \sim S_4$）无侧角，但相当于侧角的部位由副交感神经节前神经元聚集形成**骶副交感核**，为副交感神经的低级中枢之一，其轴突（副交感神经

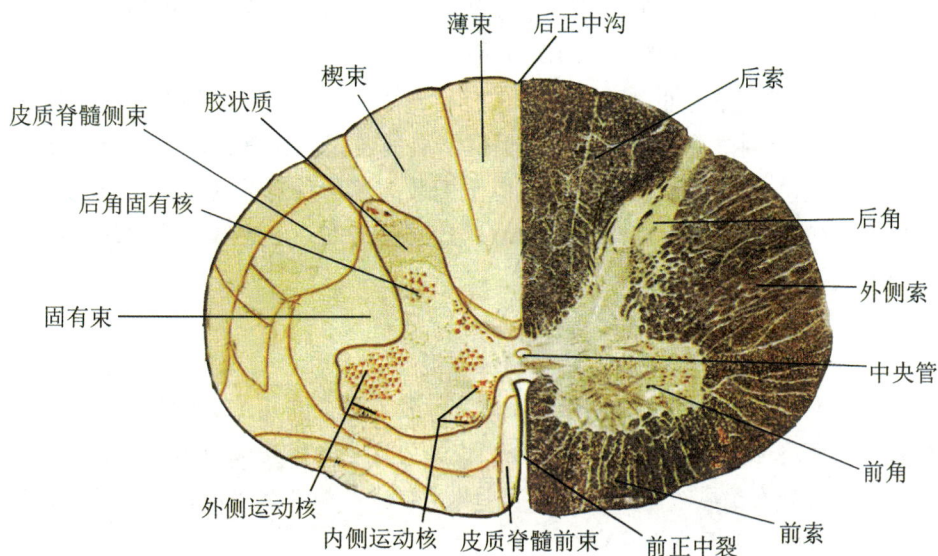

图 14 − 6　脊髓横切面

节前纤维）也随脊神经前根出椎管。

（二）白质

1. 分区　每侧白质借脊髓表面的纵沟分为 3 个索：后正中沟与后外侧沟之间的部分为**后索**；前、后外侧沟之间的部分为**外侧索**；前正中裂与前外侧沟之间的部分为**前索**。各索都由多个纤维束组成，纤维束分为上行和下行两大类。上行纤维束又称感觉传导束，下行纤维束又称运动传导束。紧贴灰质周围有一层短距离的纤维束，称固有束，起止均在脊髓，在脊髓不同节段之间起联络作用。

2. 上行纤维束

（1）**薄束和楔束**：位于后索，传导躯干四肢的本体感觉（位置觉、运动觉和振动觉）和精细触觉（两点辨别觉、纹理觉等）冲动至脑。后索病变时，本体感觉和精细触觉的信息不能传入大脑皮质，患者闭目时不能确定受累关节的位置和方向，运动时出现感觉性共济失调，患者的精细触觉也会丧失。

（2）**脊髓丘脑束**：位于外侧索的前部和前索，传导躯干四肢皮肤的痛觉、温度觉、（粗）触觉及压觉冲动至脑。当损伤一侧脊髓丘脑束时，损伤平面 1 ~ 2 节段以下的对侧身体部位的痛、温觉减退或消失，粗触觉和压觉不受影响。

3. 下行纤维束

（1）**皮质脊髓侧束和皮质脊髓前束**：皮质脊髓侧束位于外侧索，皮质脊髓前束位于前索。二者都发自大脑皮质，止于脊髓前角运动神经元，支配躯干四肢骨骼肌的随意运动。

（2）**红核脊髓束**：位于外侧索，起于中脑红核，下行终止于前角运动神经元，参与调节肌张力和协调肌运动。

三、脊髓功能

1. 传导功能　脊髓介于躯干四肢与脑之间，通过上行纤维束将感觉信息传至脑，形成知觉或参与反射活动；同时又通过下行纤维束完成高级中枢对脊髓和躯干四肢的调控。

脊髓横断损伤时，因上述上、下行纤维束全部阻断，脊髓失去高级中枢的调控，则损伤节段以下所管理的躯体感觉和随意运动功能全部丧失，称截瘫。

2. 反射功能 脊髓属于低级中枢。排便反射、排尿反射等反射的低级中枢位于脊髓骶段，浅反射、深反射（图14-6）的中枢位于脊髓各段。正常情况下，脊髓在脑的高级中枢和最高中枢的控制和调节下，完成躯干四肢的各种反射活动。疾病或损伤时，脊髓丧失高级中枢的调控，造成随意运动和意识性感觉丧失，上述低级反射的中枢虽然存在，但脊髓反射异常。

知识拓展

脊髓灰质炎

脊髓灰质炎是由脊髓灰质炎病毒所致的急性传染病，病毒主要侵犯人体脊髓灰质前角的灰质、白质部分，对灰质造成永久损害，使这些神经支配的肌肉无力，出现肢体弛缓性麻痹。好发于婴幼儿，故又称小儿麻痹症。本病可防难治，一旦引起肢体麻痹易成为终身残疾，甚至危及生命。

第三节　脑

脑（brain）位于颅腔内，分为**端脑**、**间脑**、**脑干**和**小脑**4部分（图14-7）。

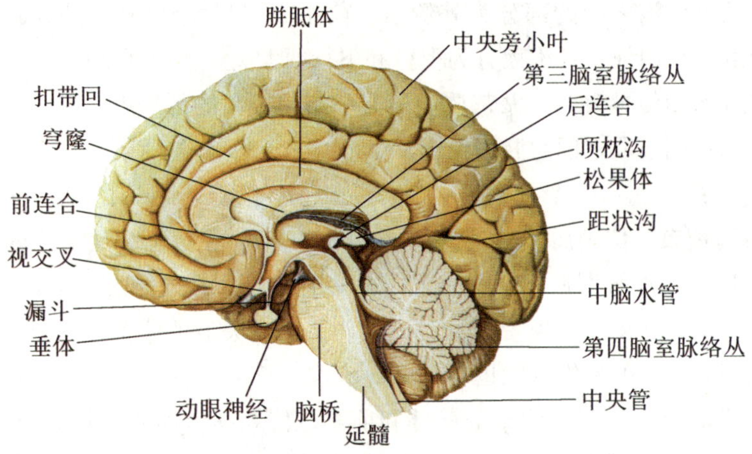

图14-7　脑正中矢状切面

一、脑干

脑干（brain stem）位于颅后窝，下端在枕骨大孔处与脊髓相续，上端与间脑相接，后方与小脑相连。自上而下分为**中脑**、**脑桥**和**延髓**，延髓、脑桥与小脑之间的室腔为**第四脑室**。

（一）脑干外形

1. 腹面（图14-8）　延髓上部前正中裂两侧各有一纵行隆起，称**锥体**。在锥体下方的前正中裂内，有左、右交叉的纹理，称**锥体交叉**。锥体背外侧的卵圆形隆起为**橄榄**。脑桥腹侧面膨隆，**称脑桥基底部**，向两侧延伸的巨大纤维束，称**小脑中脚**，与小脑相连。

基底部正中有一条纵行浅沟，称**基底沟**。中脑腹侧面有一对短柱状隆起，称**大脑脚**，两脚之间的凹窝，称**脚间窝**。

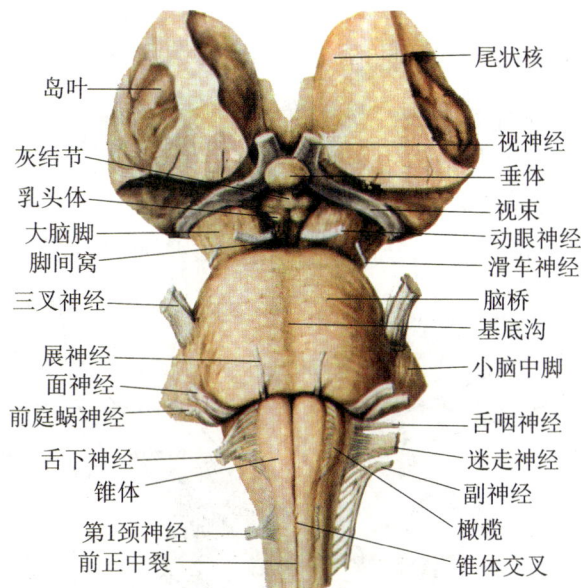

图 14 – 8 脑干腹面观

2. 背面（图 14 – 9） 延髓下部后正中沟两侧，各有 2 个纵行隆起，内侧的称**薄束结节**，外侧的称**楔束结节**。延髓上部和脑桥共同形成的菱形凹窝，称**菱形窝**。中脑背面有 2 对隆起，上方 1 对称**上丘**，与视觉反射有关；下方 1 对称**下丘**，与听觉反射有关。中脑内部有一贯穿中脑全长的纵行管道，称**中脑水管**。

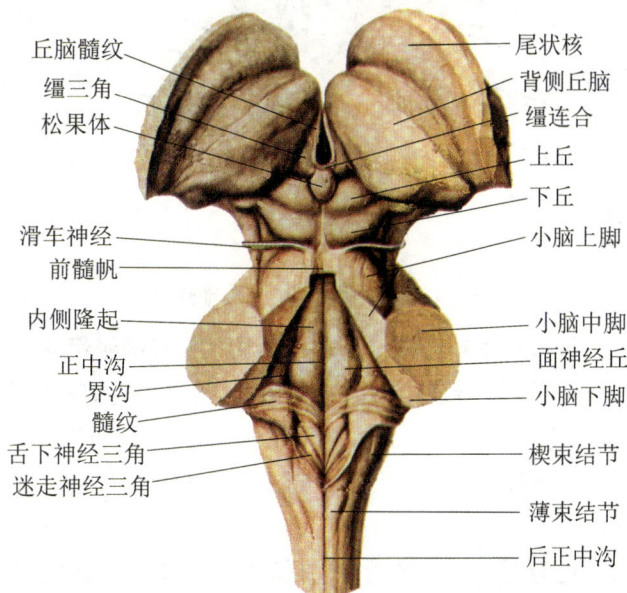

图 14 – 9 脑干背面观

12 对脑神经中，除嗅神经和视神经分别连于端脑和间脑外，其余 10 对脑神经均与脑干相连。其中，舌咽神经、迷走神经、副神经和舌下神经与延髓相连；三叉神经、展神经、面神经和前庭蜗神经连于脑桥；动眼神经和滑车神经发自中脑。

3. 第四脑室 是位于延髓、脑桥和小脑之间的室腔，向下通脊髓中央管，向上经**中脑水管**通第三脑室。借第四脑室**正中孔**和**外侧孔**，与蛛网膜下隙相通。室腔内的**第四脑室脉络丛**产生脑脊液。

（二）脑干内部结构

脑干的内部结构由**灰质**、**白质**和**网状结构**组成。

1. 灰质 脑干灰质为分散的团块或柱状结构（神经核）。其中与脑神经的神经纤维直接相连者称**脑神经核**，不直接相连者称**非脑神经核**。

（1）**脑神经核**（图14-10）：分4组，与脑神经4种纤维成分相对应。

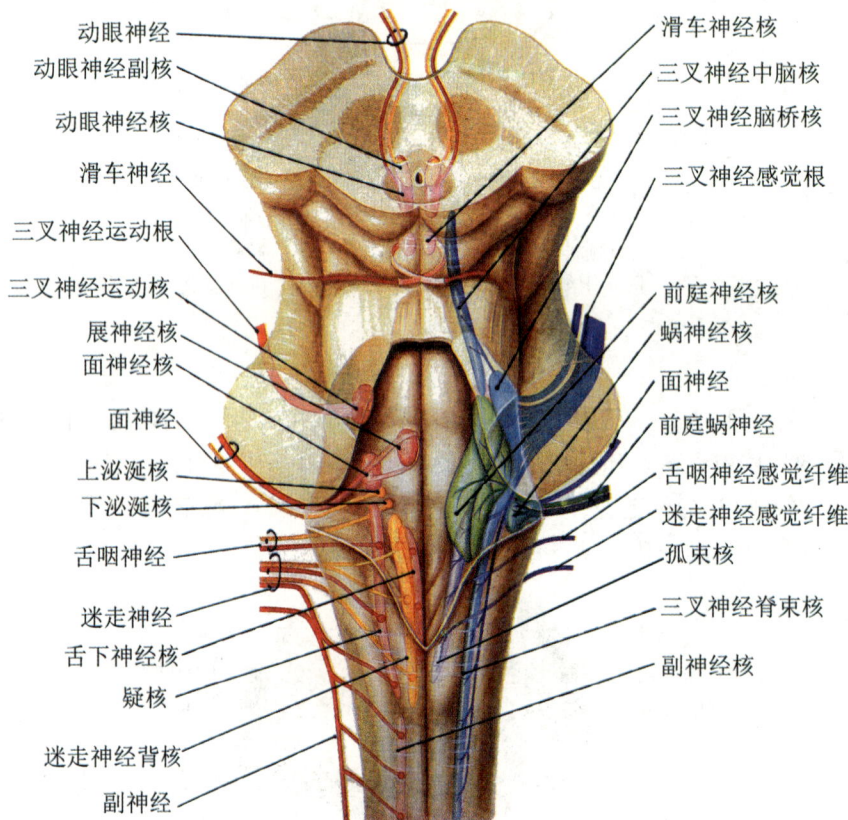

图14-10 脑神经核及纤维联系

1）**躯体运动核**：包括**动眼神经核**、**滑车神经核**、**三叉神经运动核**、**展神经核**、**面神经核**、**疑核**、**舌下神经核**和**副神经核**，其核团的轴突构成相应脑神经中的躯体运动纤维，支配头颈部的骨骼肌运动。具体来讲，动眼神经核、滑车神经核和展神经核支配眼球外肌；三叉神经运动核支配咀嚼肌；面神经核支配面肌；疑核支配咽喉肌；副神经核支配胸锁乳突肌和斜方肌。

2）**内脏运动核**：均为副交感神经核，包括**动眼神经副核**、**上泌涎核**、**下泌涎核**和**迷走神经背核**，为副交感神经的低级中枢之一，其轴突构成脑神经中的副交感神经节前纤维。其中的动眼神经副核支配瞳孔括约肌和睫状肌；上泌涎核支配舌下腺、下颌下腺和泪腺分泌；下泌涎核支配腮腺分泌；迷走神经背核支配颈部、胸腔和腹腔大部分器官的活动。

3）**躯体感觉核**：包括**三叉神经感觉核**（包括**三叉神经中脑核**、**三叉神经脑桥核**和三叉神经脊束核）、**前庭神经核**和**蜗神经核**。接受脑神经躯体感觉纤维的终止。其中三叉神经中脑核接受咀嚼肌、面肌和眼球外肌的本体感觉；三叉神经脑桥核接受头面部触、压觉；三叉神经脊束核接受头面部痛、温觉；蜗神经核接受听觉；前庭神经核接受平衡觉。

4）**内脏感觉核**：主要有**孤束核**，接受味觉及一般内脏感觉。

（2）**非脑神经核**。

1）**薄束核与楔束核**：位于延髓，接受薄束和楔束的纤维终止，发出纤维组成内侧丘系。其作用是接受躯干、四肢的本体感觉和精细触觉。

2）**红核**：位于中脑，发出红核脊髓束，终止于脊髓颈段前角运动神经元，主要兴奋屈肌运动神经元，同时抑制伸肌运动神经元。

3）**黑质**：位于中脑，黑质内的多巴胺能神经元，可以分泌多巴胺，参与调节肌张力和协调肌运动。

知识拓展

帕金森病

帕金森病是一种常见的老年神经系统退行性疾病，其病因主要是各种原因导致中脑黑质多巴胺能神经元变性死亡，致使新纹状体内多巴胺含量下降，到一定程度后，背侧丘脑向大脑皮质的运动中枢发放的兴奋性冲动减少。患者表现为肌肉僵硬，运动变慢，运动幅度减小，面部表情动作减少，瞬目运动减少，手部出现静止性震颤。

2. 白质

（1）**上行纤维束**。

1）**内侧丘系**：由薄束核与楔束核发出的纤维，经内侧丘系交叉至对侧上升形成。传导对侧躯干及四肢的本体感觉和精细触觉。

2）**脊髓丘系**：即脊髓丘脑束的脑干部分，传导对侧躯干及四肢皮肤的痛、温、触、压觉。

3）**三叉丘系**：由三叉神经脑桥核和三叉神经脊束核发出的纤维交叉至对侧组成，终止于背侧丘脑的腹后内侧核，传导对侧头面部的痛、温、触、压觉。

4）**外侧丘系**：由蜗神经核发出的纤维构成，主要终止于内侧膝状体，传导双侧听觉信息。

（2）**下行纤维束**：主要有锥体束，包括皮质脊髓束和皮质核束。

1）**皮质脊髓束**：其中的大部分纤维在锥体下端左、右相互交叉，形成锥体交叉。交叉后的纤维下行于脊髓外侧索，即**皮质脊髓侧束**；小部分未交叉的纤维在脊髓的前索内下行，即**皮质脊髓前束**。皮质脊髓束支配对侧四肢肌和双侧躯干肌的随意运动。

2）**皮质核束**：又称**皮质脑干束**，起自大脑皮质，下行过程中陆续分出纤维止于脑干躯体运动核，支配头颈部骨骼肌的随意运动。

3. 网状结构　位于脑干，由部分神经纤维交织成网状，其间散在大小不等的细胞团块，称为**网状结构**，特点为结构复杂、联系广泛、功能比较重要。具有调节内脏活动、调节躯体运动、维持大脑皮质的觉醒状态、调控睡眠等作用。

（三）脑干功能

1. 反射功能　脑干为低级中枢，内有许多反射中枢。心血管运动中枢和呼吸运动中枢，合称生命中枢，位于延髓网状结构；角膜反射中枢位于脑桥；瞳孔对光反射中枢位于中脑。

2. 传导功能 大脑与脊髓、小脑之间相互联系的纤维束都要经过脑干，如脑干白质的上下行纤维束和左右交叉的纤维束。

二、小脑

（一）位置和外形

小脑（cerebellum）位于颅后窝，在脑桥和延髓的后上方，借上、中、下3对小脑脚分别与中脑、脑桥和延髓相连。小脑与脑干间的腔隙即第四脑室。

小脑的两侧部膨大，称**小脑半球**（cerebellum hemisphere），中间部缩细，称**小脑蚓**（vermis）（图14-11A，图14-11B）；每侧小脑半球下部各有一隆起，称**小脑扁桃体**（tonsil of cerebellum）。小脑扁桃体前邻延髓，下邻枕骨大孔。当颅内压增高时，小脑扁桃体被推挤嵌入枕骨大孔，压迫延髓，危及生命，称**小脑扁桃体疝**或**枕骨大孔疝**。

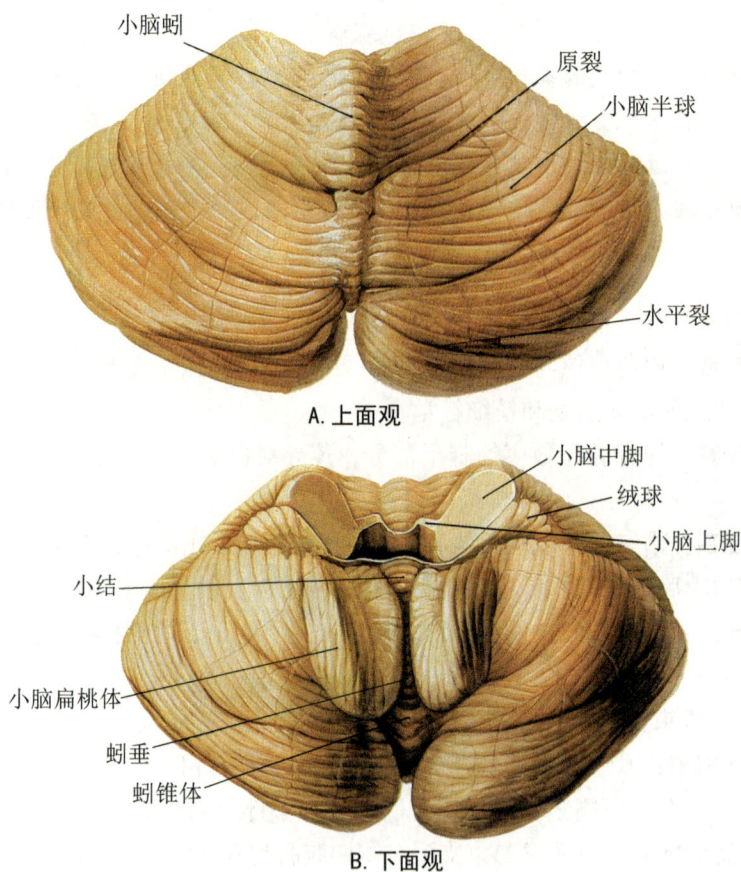

A. 上面观

B. 下面观

图14-11 小脑的外形

（二）小脑的分叶和功能

根据小脑的发生、功能及纤维的联系，可将小脑分为**绒球小结叶**、**前叶**和**后叶**3个叶。

1. 绒球小结叶 在种系的发生上，这部分出现最早，又称为**古小脑（原小脑）**，此叶与前庭关系密切，又称**前庭小脑**，作用是维持身体的平衡。

2. 前叶 又称**旧小脑**，主要接受来自脊髓的纤维，又称为**脊髓小脑**，其功能是调节肌张力和协调骨骼肌的运动。

3. 后叶　又称**新小脑**，其发生和纤维联系与大脑的关系密切，又称**大脑小脑**，其可调节骨骼肌的随意运动和精细运动。

（三）小脑的内部结构

小脑内部结构包括**皮质**、**髓质**和**小脑核**。小脑皮质为位于小脑表面的灰质，由隆起来的回和凹进去的沟组成；小脑髓质由纤维构成，主要分为小脑皮质和小脑核之间的往返纤维、小脑各叶之间的联络纤维及小脑的传入和传出纤维3类。小脑核埋于小脑髓质内，主要有顶核、球状核、栓状核和齿状核4对。

> **知识拓展**
>
> 睁眼指鼻试验与小脑病变
>
> 睁眼指鼻试验是检查人体平衡功能的一项试验。具体操作过程是检查者先给患者做示范动作，手臂外展并完全伸直，然后用示指指端点触自己的鼻尖，手臂伸出的位置不断变化，速度先慢后快。然后让患者做同样的动作，先睁眼后闭眼，并进行双侧对比。正常人动作准确，共济失调患者指鼻动作笨拙、不准确、不协调、不平稳。小脑半球的病变以病侧上肢的共济失调较为明显，睁眼和闭眼时变化不大，称为小脑性共济失调，临床上常见于小儿急性小脑性共济失调、小儿常染色体隐性小脑性共济失调、小儿遗传性共济失调、小儿共济失调毛细血管扩张Ⅰ型综合征、小儿常染色体显性小脑性共济失调、副肿瘤性小脑变性等疾病。

三、间脑

间脑（diencephalon）位于中脑与端脑之间，大部分被端脑掩盖。分为**背侧丘脑**、**后丘脑**、**下丘脑**、**底丘脑**和**上丘脑**。间脑内的室腔为**第三脑室**。

（一）背侧丘脑

背侧丘脑（dorsal thalamus）又称**丘脑**，是位于间脑背侧部的一对卵圆形灰质团块（图14-12）。丘脑内可借白质板分为**前核群**、**内侧核群**和**外侧核群**三部分，其中外侧核群的腹后核最重要，接受内侧丘系、脊髓丘系、三叉丘系的纤维，发出纤维投射至大脑皮质（丘脑皮质束），中继传导全身各部的浅感觉（痛、温、粗触和压觉）、深感觉（本体感觉和精细触觉）冲动。

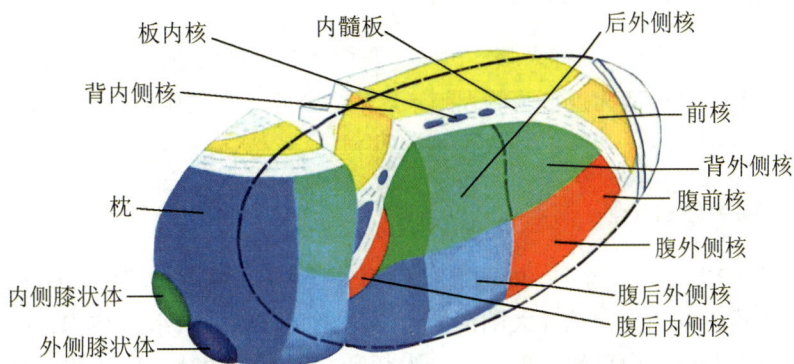

图14-12　背侧丘脑（右侧）

（二）后丘脑

后丘脑（metathalamus）位于丘脑的后端，包括**内侧膝状体**和**外侧膝状体**。内侧膝状体内的核接受外侧丘系传入的听觉冲动，发出听辐射投射至大脑皮质听觉中枢。外侧膝状体内的核接受视束传入的视觉冲动，发出视辐射投射至大脑皮质视觉中枢。

（三）下丘脑

下丘脑（hypothalamus）位于丘脑的前下方，暴露于脑外面的结构有**视交叉、视束、灰结节、漏斗、垂体**和**乳头体**等。下丘脑内有许多核团（图 14 - 13），其中的**视上核**和**室旁核**将合成的抗利尿激素和催产素，经其轴突运至垂体后叶储存和释放。

下丘脑是调节内分泌活动的高级中枢，通过某些核团分泌的释放激素和释放抑制激素管控腺垂体的分泌活动。下丘脑也是调节内脏活动的高级中枢，还对体温、摄食、水及电解质平衡、情绪活动等进行调节。

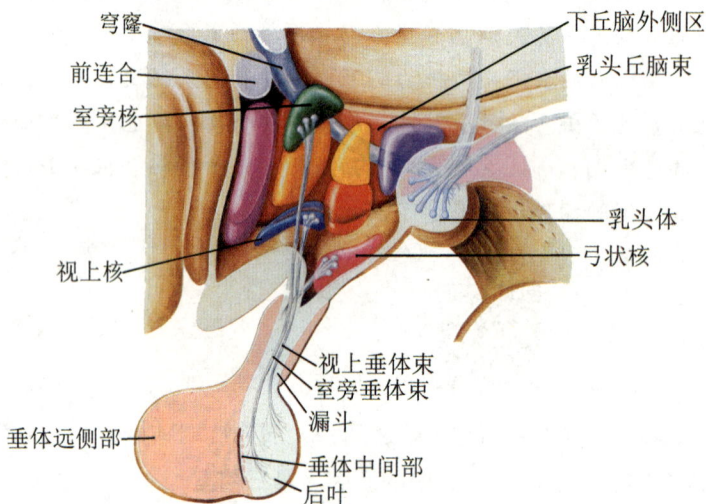

图 14 - 13　下丘脑核团

（四）第三脑室

第三脑室（ventriculus tertius）是位于间脑正中的矢状裂隙，前部借**室间孔**与侧脑室相通，向下经中脑水管与第四脑室相通。室内的第三脑室脉络丛可产生脑脊液。

四、端脑

端脑（telencephalon）又称**大脑**，由左、右两**大脑半球**组成。两侧大脑半球之间的深裂，称**大脑纵裂**。裂的底为连接两侧大脑半球的白质板，称**胼胝体**。位于大脑和小脑之间的裂隙为**大脑横裂**。

（一）大脑半球的外形

每侧大脑半球有上外侧面、内侧面和底面（图 14 - 14）。大脑半球表面凹凸不平，分布有许多深浅不同的沟，总称**大脑沟**。沟与沟之间隆起的脑组织结构，称**大脑回**。每侧大脑半球借外侧沟、中央沟和顶枕沟分为**额叶、顶叶、枕叶、颞叶**和**岛叶** 5 个叶。**外侧沟**位于大脑半球外侧面，是一条自前下向后上斜行的深裂；**中央沟**位于大脑半球上外侧面，自上缘中点稍后方向前下斜行；**顶枕沟**位于大脑半球内侧面后部，自胼胝体后端后下方，斜向后上。枕叶位于顶枕沟后下方；颞叶位于枕叶前方，外侧沟下方；顶叶位于外侧沟上方，顶枕沟和中央沟之间；额叶位于外侧沟之上，中央沟前方；岛叶隐藏于外侧沟深处，略呈三角形。

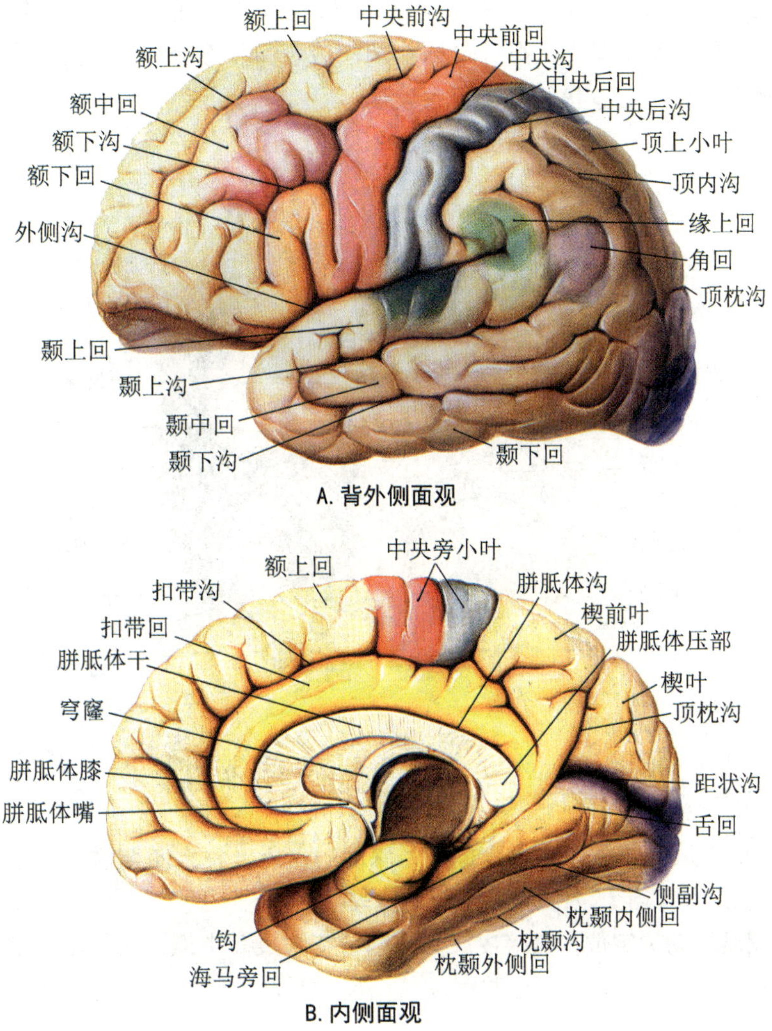

A. 背外侧面观

B. 内侧面观

图 14 - 14　大脑半球的外形（内侧面）

（二）大脑半球的主要沟、回

1. 上外侧面

（1）**额叶**：中央沟前方有一与其平行的**中央前沟**，两沟之间的大脑回，称**中央前回**（图 14 - 14）。中央前回以前的部分，被**额上沟**和**额下沟**分为上、中、下 3 部分，分别称**额上回**、**额中回**和**额下回**。

（2）**颞叶**：借两条与外侧沟平行的**颞上沟**和**颞下沟**，分为**颞上回**、**颞中回**和**颞下回**。颞上回上部、外侧沟下壁有**颞横回**。

（3）**顶叶**：中央沟后方有一与其平行的**中央后沟**，两沟之间的脑回为**中央后回**；围绕颞上沟末端的大脑回为**角回**；围绕外侧沟末端的脑回为**缘上回**。

2. 内侧面　内侧面位于胼胝体背侧和头端的大脑回，称**扣带回**。扣带回中部背侧，有中央前、后回在半球内侧面的延续部，合称**中央旁小叶**（图 14 - 14）。自胼胝体后端下方开始，有一弓形伸向枕叶的深沟，称**距状沟**。距状沟与顶枕沟之间为**楔叶**，距状沟的下方是**舌回**。胼胝体上方的沟为**胼胝体沟**，与之平行的为**扣带沟**，扣带沟和胼胝体沟之间为**扣带回**。

3. 底面　额叶下方有一对椭圆形的结构称**嗅球**，向后延续为**嗅束**（图 14 – 15）。嗅球和嗅束与嗅觉冲动传导有关。在距状沟前下方，自枕叶向前伸向颞叶的沟称**侧副沟**。侧副沟内侧的脑回称**海马旁回**，海马旁回前端向后弯曲的部分称**钩**。海马旁回的内侧为**海马沟**，沟的上方有呈锯齿状的**齿状回**。

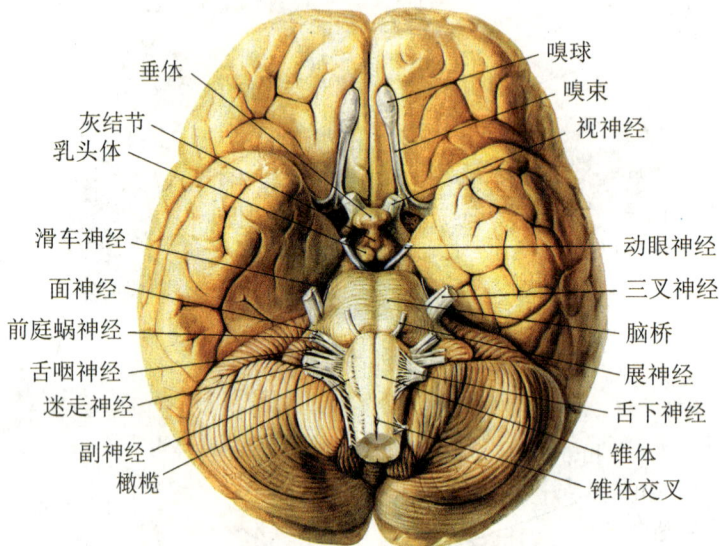

图 14 – 15　脑底面

（三）大脑半球的内部结构

大脑半球的表层为灰质，称**大脑皮质**，深部的白质又称**大脑髓质**。位于白质内的灰质团块称**基底核**，大脑半球内的室腔为**侧脑室**。

1. 大脑皮质的功能定位　大脑皮质是神经系统的最高中枢，它的不同部位逐渐进化成为接受某种刺激、产生特定感觉并完成某一反射活动的特定或核心区域，称大脑皮质的功能区或中枢。

（1）**第Ⅰ躯体运动区**：又称**运动中枢**，位于中央前回和中央旁小叶前部（图 14 – 14A），此区运动神经元发出皮质脊髓束和皮质核束，支配全身骨骼肌的随意运动。此中枢对骨骼肌运动的管理有下列特征：①交叉支配：一侧皮质运动区支配对侧半身骨骼肌的运动；②上下颠倒，但头部是正的：下肢骨骼肌运动中枢的代表区在中央前回上部和中央旁小叶前部；上肢和躯干骨骼肌运动中枢在中央前回中部，头面部骨骼肌运动中枢在中央前回下部；③运动愈精细、愈复杂的部位或骨骼肌群，在皮质运动中枢的对应区范围愈大。

（2）**第Ⅰ躯体感觉区**：又称**感觉中枢**，位于中央后回和中央旁小叶后部（图 14 – 14A），接受丘脑腹后核发出的投射纤维（丘脑皮质束或丘脑中央辐射），感知全身皮肤的浅感觉和骨骼肌关节的本体感觉。其特点与躯体运动中枢相似：①左右交叉；②上下颠倒，但头部是正的；③身体各部的感觉敏感程度决定了该区投射范围的大小。

（3）**视觉区**：又称**视觉中枢**，位于枕叶距状沟两侧的皮质（图 14 – 14B），接受视辐射的纤维投射，感知视觉。

（4）**听觉区**：又称**听觉中枢**，位于颞横回（图 14 – 14A），接受听辐射的纤维投射，感知听觉。

（5）**语言区**：又称**语言中枢**（图 14 - 14A）。①**听觉性语言中枢**，又称**听话中枢**；位于颞上回后部。此区受损伤，听觉虽无障碍，但不能理解语言表达的含义，称感觉性失语。②**视觉性语言中枢**，又称**阅读中枢**；位于角回，此区损伤，患者视觉无障碍，但不能阅读和理解文字符号的意义，称失读症。③**书写中枢**，位于额中回后部。此区损伤，手虽能灵活运动，但丧失了书写文字符号的能力，称失写症。④**运动性语言中枢**，又称**说话中枢**；位于额下回后部。此区损伤，喉肌不瘫痪，能发音，但不能将音节、词组等组成表达思维活动的语言，称运动性失语症。

知识拓展

大脑半球的不对称性

大脑半球在长期的进化和发育过程中，大脑皮质的结构和功能都得到了高度的分化。左右大脑半球的发育情况不相同，呈现不对称性。左侧大脑半球与语言、意识、数学分析等密切相关，因此语言中枢所在的大脑半球我们称为优势半球；右侧大脑半球则主要感知非语言信息、音乐、图形和时空。它们互相协调配合完成各种高级活动。习惯用右手的人，其优势半球绝大多数在左侧，习惯用左手的人的优势半球大多数也在左侧。左侧大脑半球的病变或损伤，常出现明显的语言功能障碍。两侧大脑半球功能具有可塑性，在未定型之前，当一侧半球受损时，另一侧可以代偿其功能。

2. 基底核　基底核为大脑半球基底部髓质内的灰质团块，包括**豆状核**、**尾状核**、**屏状核**和**杏仁体**（图 14 - 16）。

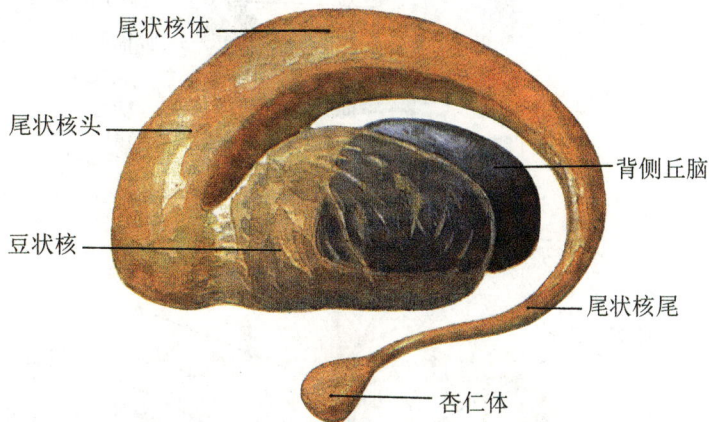

图 14 - 16　基底核外面观（左侧）

（1）**尾状核**：弯曲如弓，其前部膨大称**头**，中间稍细称**体**，后部缩细称**尾**。尾的末端与杏仁体相连。

（2）**豆状核**：位于背侧丘脑外侧，岛叶的深面。豆状核内部结构的外侧大部称**壳**，内侧的小部分称**苍白球**。

豆状核和尾状核合称**纹状体**。在种系发生上，尾状核及壳进化较晚，称**新纹状体**。苍白球为较古老的结构，称**旧纹状体**。纹状体的主要功能是调节肌张力和协调肌运动。震颤性麻痹（帕金森病）的病变部位在苍白球和黑质，主要症状为肢体震颤、肌张力增高、随意运动减少、面部表情呆板等。新纹状体的病变可导致舞蹈病，主要症状为上肢和头面部不自主和无目的的动作。

3. 大脑髓质　位于大脑皮质深面，由大量的神经纤维组成，依据纤维的行程和联系分为3类。

（1）**联络纤维**：是同侧大脑半球各叶各回之间的联络纤维。

（2）**连合纤维**：是左、右大脑半球之间的连接纤维，其中胼胝体最为重要。

（3）**投射纤维**：是大脑皮质与皮质下各级中枢之间的连接纤维，主要是内囊。

内囊是投射纤维，位于豆状核、背侧丘脑和尾状核之间的部分，在端脑经豆状核中部的水平切面上，为呈开口向外的"＞＜"形的宽厚白质板（图14-17，图14-18）。内囊分3部分：位于尾状核头与豆状核之间的部分，称**内囊前肢**；位于豆状核与背侧丘脑之间的部分，称**内囊后肢**，含有皮质脊髓束、丘脑中央辐射、视辐射和听辐射等；内囊前、后肢之间的部分为**内囊膝**，含有皮质核束等。一侧内囊广泛损伤（如内囊出血），可出现对侧偏瘫（损伤皮质脊髓束、皮质核束）、对侧半身感觉丧失（损伤丘脑中央辐射）和对侧偏盲（损伤视辐射）等症状，合称**"三偏综合征"**。

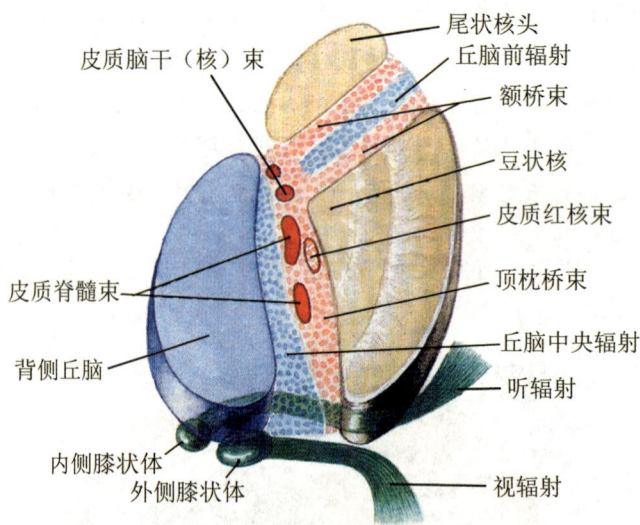

图14-17　内囊水平切面

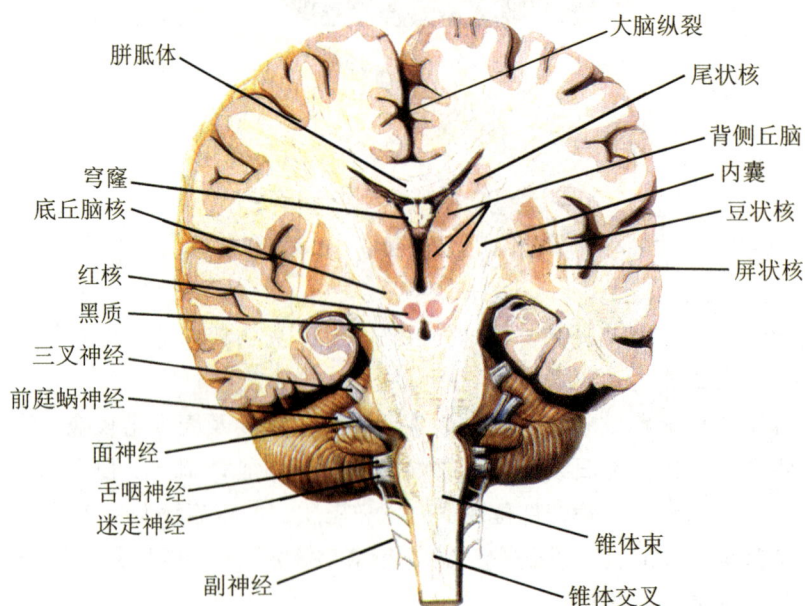

图14-18　脑的冠状切面

知识拓展

脑卒中

脑卒中又称"中风""脑血管意外"，是一种急性脑血管疾病，是由于脑部血管突然破裂或脑部血管阻塞导致血液不能流入大脑而引起脑组织缺血损伤的疾病，包括缺血性卒中和出血性卒中两类。缺血性卒中的发病率高于出血性卒中，占脑卒中总数的60%～70%。

脑卒中的最常见临床表现为一侧面部、上肢或下肢突然感到无力，猝然昏倒、不省人事，其他症状还包括突然出现一侧面部、上肢或下肢麻木或突然发生口眼歪斜、半身不遂；单侧眼或双侧眼视物困难；神志迷茫、说话或理解困难；行路困难、眩晕、失去平衡或协调能力等。

脑卒中的发生年龄多在40岁以上，男性多于女性，严重者可引起死亡。出血性卒中的死亡率较高。脑卒中具有发病率高、死亡率高和致残率高的特点。不同类型的脑卒中，其治疗方式不同。由于一直缺乏有效的治疗手段，所以目前认为预防是最好的措施，导致脑卒中的危险因素包括高血压、高血脂、高血糖、肥胖、过度饮酒、缺乏运动、精神压力过大等，其中高血压是导致脑卒中的重要可控危险因素，因此，降压治疗对预防脑卒中发病和复发尤为重要。应加强对全民普及脑卒中危险因素及先兆症状的教育，加强健康教育，才能真正降低脑卒中的发病率。

4. 侧脑室　左、右各一，位于大脑半球内，延伸至半球的各个叶的腔隙，分为**前角**、**中央部**、**后角**和**下角**4部分。左、右侧脑室各自借室间孔与第三脑室相通。室腔内的侧脑室脉络丛产生脑脊液（图14-19）。

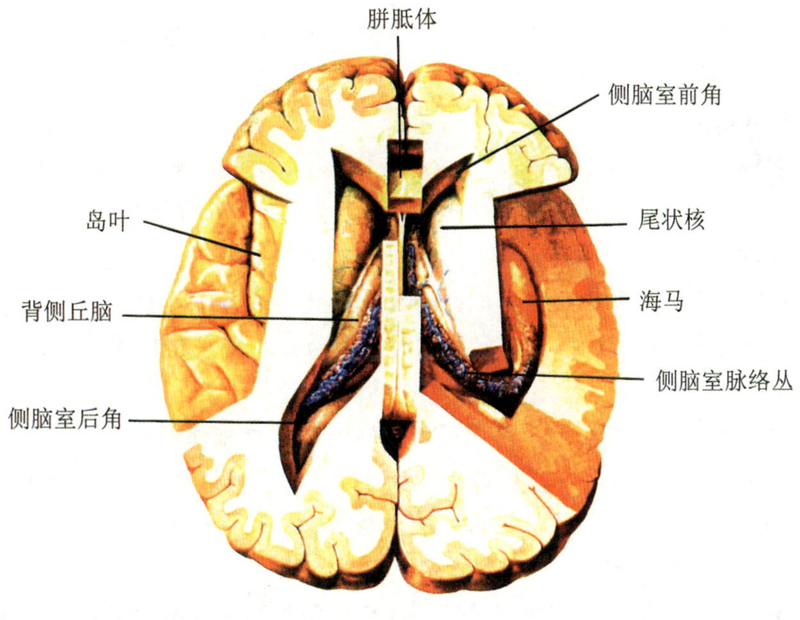

图14-19　侧脑室（上面观）

5. 边缘系统　由大脑半球内侧面的扣带回、海马旁回及其深面的海马和齿状回等组成边缘叶。由边缘叶及与其联系密切的皮质下结构共同组成边缘系统。边缘系统与内脏活动、情绪反应和性活动等密切关联，所以有**"内脏脑"**之称。

知识拓展

人口老龄化与神经退行性疾病

预计 2050 年中国老年人口将近 5 亿，独居空巢老人将增加到 1.18 亿人左右，人口老龄化将是 21 世纪中国的新国情。随着人年龄的增长，神经系统退行性疾病逐渐多发，其中最常见的有阿尔茨海默病和帕金森病等。

阿尔茨海默病（AD）是一种起病隐匿的进行性发展的神经系统退行性疾病。临床上以记忆障碍、失语、失用、失认、视空间技能损害、执行功能障碍及人格和行为改变等全面性痴呆表现为特征，病因迄今未明。65 岁以前发病者称早老性痴呆，65 岁以后发病者称老年性痴呆。如何提高老年人的生活质量，维护老年人的尊严、权利，是我们必须思考和解决的问题。

在中国传统道德规范中，孝道是中华民族尊奉的传统美德，具有特殊的地位和作用。真正意义上的"孝"是以"敬"为前提的，对内心的"敬"最好的表达就是"顺"，即"孝顺"。孔子曰："至于犬马，皆能有养；不敬，何以别乎？"孝养父母，没有一定的形式，但皆要出自敬爱之心。作为一名医务工作者，我们对待患病老人就要像对待孩子一样，每天分配出时间陪伴老人，帮老人洗手、洗脸、洗脚、洗衣服，将老人这一辈子的照片制成影集，每天翻阅给老人讲，让老人回忆年轻时的故事。因为我们每一个人都会老去，每一个人也都有患痴呆的可能，我们今天做的，就是儿孙们明天的榜样！要尊老爱老，弘扬孝道！

本章要点

1. 中枢神经系统包括脑和脊髓，在反射活动（神经调节）中起决策作用。周围神经系统包括脑神经、脊神经和内脏神经，可在反射活动（神经调节）中将感受器或效应器与中枢神经联系起来。

2. 反射弧的组成是感受器→传入（感觉）神经→中枢→传出（运动）神经→效应器。临床上常用的反射种类有浅反射、深反射、内脏反射、病理反射等。

3. 在中枢神经系统中，主要由神经元胞体和树突构成的结构称灰质，由神经纤维构成的结构称白质；表层的灰质又称皮质；团块或柱状的灰质又称神经核。在周围神经系统中，由神经元胞体聚集形成的结节状结构称神经节；由神经纤维聚集形成的条索状结构称神经。

4. 脊髓位于椎管内，上端连延髓，成人下端平第 1 腰椎体下缘，新生儿下端平第 3 腰椎体下缘。脊髓前角是躯干四肢骨骼肌运动的低级中枢，侧角是交感神经的低级中枢。

5. 脑位于颅腔内，分为大脑、小脑、脑干和间脑。脑干自下而上分为延髓、脑桥和中脑，连有第 Ⅲ ~ Ⅻ 对脑神经。

6. 端脑又称大脑，分为左右大脑半球，每侧大脑半球分为额叶、顶叶、枕叶、颞叶和岛叶，每叶表面可见大脑回和大脑沟。躯体运动中枢位于中央前回和中央旁小叶前部，支配全身骨骼肌的随意运动。躯体感觉中枢位于中央后回和中央旁小叶后部，可感知全身皮肤的浅感觉和肌、腱、关节的深（本体）感觉冲动。视觉中枢位于距状沟两侧的皮质。

思考题

1. 解释：反射弧、灰质、白质、神经节、神经、脊髓节段、脑干、内囊的概念。
2. 说出腰椎穿刺的部位和解剖层次。
3. 应用解剖学知识解释"截瘫"的主要表现和发生机制。
4. 简述小脑的位置、分叶和主要功能。
5. 简述大脑皮质的功能定位。
6. 应用解剖学知识解释"三偏综合征"的病变部位和发生机制。

第十五章 周围神经系统

学习目标

1. 掌握：周围神经系统的组成和常见结构；脊神经的分组；膈神经、正中神经、腋神经、股神经、坐骨神经的位置和分布；面神经、动眼神经、舌下神经、视神经的分布；三叉神经的主要分支和分布；内脏神经的分部与分布。
2. 熟悉：反射弧的组成；脊神经干的位置及毗邻关系；颈丛、臂丛、腰丛、骶丛的组成和位置；尺神经、桡神经、肋间神经、胫神经、腓总神经、臀上神经、臀下神经、闭孔神经的位置和分布；嗅神经、展神经、迷走神经、副神经的分布；交感神经和副交感神经的低级中枢和神经节；牵涉痛的概念。
3. 了解：脑神经和脊神经的区别。
4. 具有利用周围神经系统知识分析三叉神经痛和面神经、尺神经损伤等神经系统常见疾病的原因，并结合所学开展健康宣教。

周围神经是指脊髓和脑以外的神经成分，包括**脊神经**和**脑神经**。周围神经又根据其分布的对象不同分为**躯体神经**和**内脏神经**。前者分布于皮肤、骨骼肌和关节；后者分布于内脏、心血管和腺体。躯体神经和内脏神经均含有感觉和运动两种神经纤维。感觉纤维把感觉信息自周围向中枢神经传导，故又称**传入神经**；运动纤维则把运动指令自中枢神经向周围组织、器官传导，故又称**传出神经**。内脏运动神经又分为**交感神经**和**副交感神经**。

第一节 脊神经

脊神经与脊髓相连，左右对称，共31对，包括**颈神经**8对、**胸神经**12对、**腰神经**5对、**骶神经**5对及**尾神经**1对。

脊神经借前根和后根与脊髓相连。**前根**为运动性，**后根**为感觉性，两者在椎间孔处合成一条脊神经干。椎间孔内的脊神经干前方邻椎体和椎间盘，后方邻关节突关节和黄韧带。当上述结构发生病变，如椎间盘突出时，可使椎间孔变窄，压迫脊神经，出现相应区域的感觉和运动障碍。

脊神经干很短，出椎间孔后主要分为2支（图15-1）：①后支：较细，呈节段性分布于项部和背部的肌肉、皮肤等结构。②**前支**：粗大，除胸神经前支保持明显的节段性分布外，其余前支则先相互交织形成 4 对神经丛，即**颈丛、臂丛、腰丛**和**骶丛**，由丛再分支分布于相应区域。

脊神经中的纤维成分一般可分为 4 种（图 15 - 1）。①躯体感觉纤维：分布于皮肤、骨骼肌和关节，分别传导浅感觉和深感觉。②内脏感觉纤维：分布于内脏、心血管和腺体，传导它们的各种感觉。③躯体运动纤维：支配躯干四肢骨骼肌运动。④内脏运动纤维：支配由平滑肌和心肌为主构成的心、血管、中空性内脏的运动，控制腺体的分泌。

图 15 - 1　脊神经组成及其分支分布示意图

一、颈丛

（一）组成和位置

颈丛由第 1 ~ 4 颈神经前支组成，位于胸锁乳突肌上部的深面。

（二）主要分支

1. 皮支　共 4 支，由胸锁乳突肌后缘中点附近穿出深筋膜至浅筋膜，呈放射状分布于耳后、枕部、颈部和肩部的皮肤（图 15 - 2）。胸锁乳突肌后缘中点常作为上述区域皮肤浸润麻醉的一个阻滞点。

2. 膈神经（phrenicnerve）发自颈丛，沿前斜角肌表面下行，在颈根部经锁骨下动、静脉之间入胸腔（图 15 - 3）。在纵隔胸膜与心包之间下行达膈。膈神经中的运动纤维支配膈肌的运动，感觉纤维

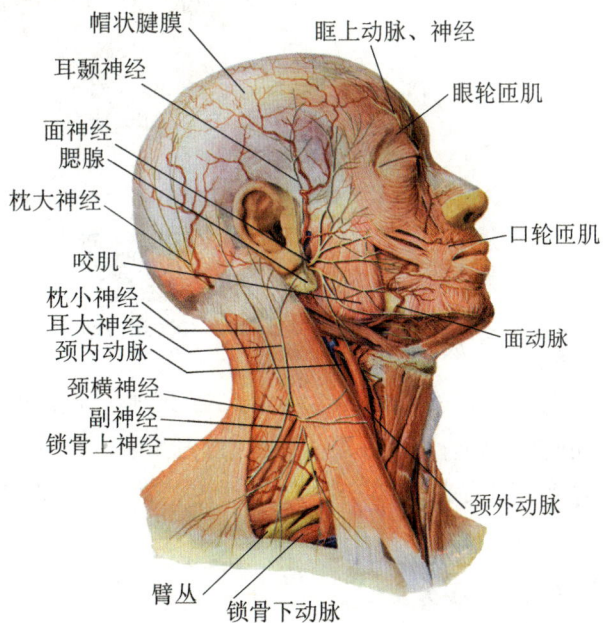

图 15 - 2　颈丛皮支的分布

分布于心包、胸膜和膈下面的部分腹膜。膈神经受刺激时可产生呃逆；受损伤时可产生膈肌瘫痪，造成呼吸困难甚至窒息。

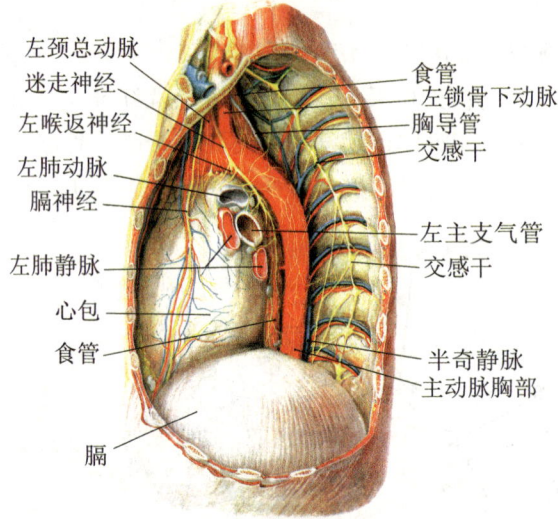

纵隔左侧面观

纵隔右侧面观

图 15 - 3　膈神经

二、臂丛

（一）组成和位置

臂丛（brachialplexus）由第 5～8 颈神经前支和第 1 胸神经前支的大部分组成。经斜角肌间隙、锁骨中点后方入腋腔，以内侧束、外侧束和后束围绕腋动脉排列（图 15 - 4）。臂丛及其分支支配上肢等。上肢手术，常采用臂丛阻滞麻醉，可选择斜角肌间隙、锁骨中点上方或腋窝作为进针部位。

（二）主要分支

1. 腋神经（axillarynerve）　绕肱骨外科颈、邻肩关节囊下壁向后外，至三角肌深面（图 15 - 5）。肌支支配三角肌等，皮支分布于肩部和臂外侧区上部的皮肤。肱骨外科颈

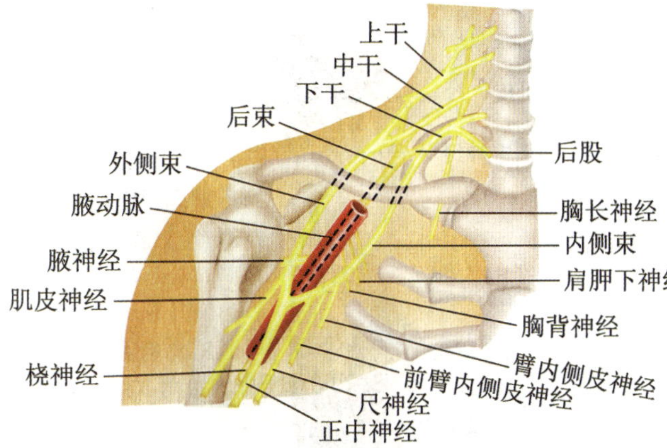

图 15 - 4　臂丛及其组成

骨折、肩关节脱位或腋杖使用不当，均可造成腋神经损伤，导致三角肌瘫痪、臂不能外展、三角肌区皮肤感觉丧失。若三角肌发生萎缩，肩部骨突耸出，失去圆隆的外貌，称"方形肩"。

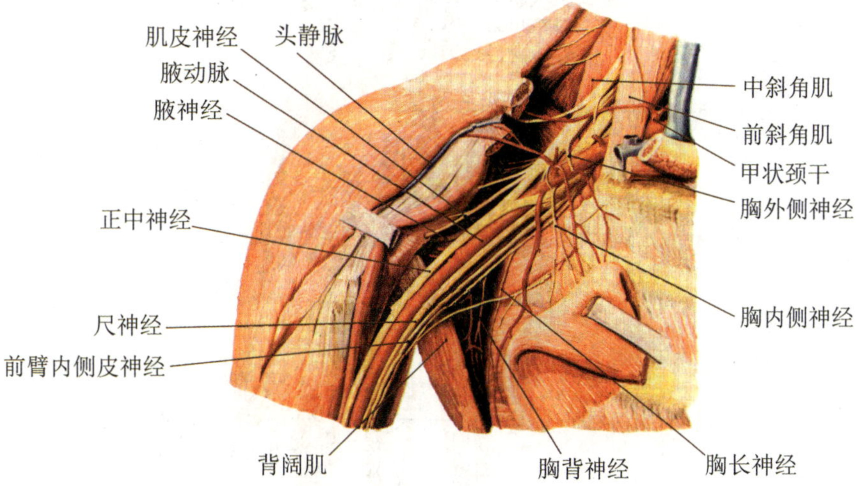

图 15 - 5　肩及上臂前面的神经

2. 正中神经（mediannerve）　伴肱动脉沿肱二头肌内侧沟下行至肘窝，继而沿前臂前部正中下行，穿腕管至手掌（图 15 - 6）。正中神经在前臂和手部发出分支，支配前臂肌前群的大部、鱼际肌（拇收肌除外）等，分布于手的掌面外侧 2/3 的皮肤等。正中神经于腕上方位置表浅，易受切割损伤；腕管中的正中神经受到损伤及引起的症状，称腕管综合征。感觉障碍以拇指、示指和中指的远节皮肤最为显著。

3. 尺神经（ulnernerve）　沿肱二头肌内侧沟下行，经肱骨内上髁后面的尺神经沟转至前臂前内侧，与尺动脉伴行降至手部（图 15 - 5 ~ 图 15 - 7）。尺神经在前臂和手部发出分支，支配前臂肌前群的小部分、手肌的外侧群和中间群等；皮支分布于手的掌面内侧 1/3 和手的背面内侧半的皮肤等。尺神经易在尺神经沟、腕的前外侧受损伤。感觉丧失区域以手内侧缘皮肤为主。

肌皮神经

正中神经

臂内侧皮神经

尺神经

肱二头肌

肱动脉

图 15 - 6　上肢的神经

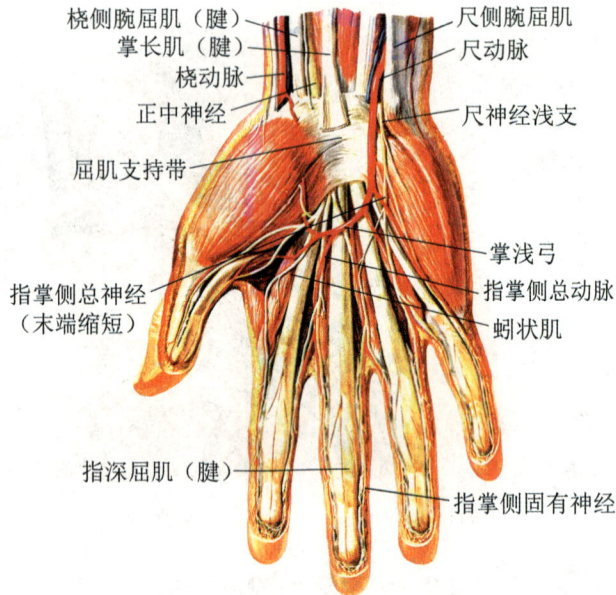

桡侧腕屈肌（腱）

掌长肌（腱）

桡动脉

正中神经

屈肌支持带

尺侧腕屈肌

尺动脉

尺神经浅支

掌浅弓

指掌侧总神经
（末端缩短）

指掌侧总动脉

蚓状肌

指深屈肌（腱）

指掌侧固有神经

图 15 - 7　手掌面的血管和神经

4. 桡神经（redialnerve）　伴肱深动脉沿桡神经沟行向外下，至肱骨外上髁前方分为浅支和深支。桡神经浅支下行至手背，分布于手的背面桡侧半的皮肤（图 15 - 8）；深支主要为肌支，支配前臂肌后群。桡神经在臂部发出分支分布于臂肌后群和臂后面的皮肤。肱骨中段骨折易合并桡神经损伤，导致前臂肌后群瘫痪，表现为抬前臂时出现垂腕状态。感觉障碍以"虎口"背面皮肤最为明显。

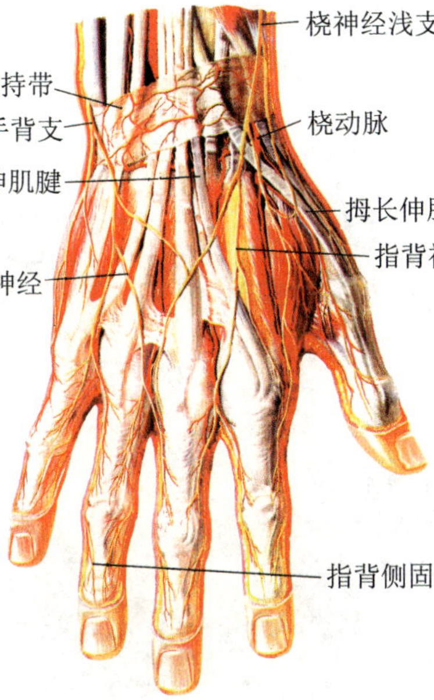

图 15 - 8　手背面的神经

知识拓展

腕管综合征

腕管综合征（carpal tunnel syndrome）是最常见的周围神经卡压性疾病。腕管综合征发生的原因是腕管内压力增高导致正中神经受卡压。正中神经和屈肌腱由腕管内通过，尽管腕管两端是开放的入口和出口，但其内组织液压力是稳定的。正中神经走行在屈肌支持带下方，紧贴屈肌支持带。无论是腕管内的内容物增加，还是腕管容积减小，都可导致腕管内压力增高。最常见的导致腕管内压力增高的原因，是特发性腕管内腱周滑膜增生和纤维化，其发生的机制尚不明了。过度使用手指，尤其是重复性的活动，如长时间用鼠标或打字等，可造成腕管综合征。

三、胸神经前支

胸神经前支 12 对，第 1～11 对位于相应的肋间隙，称**肋间神经**（intercostal nerves）；第 12 胸神经前支行于第 12 肋下方，称**肋下神经**（图 15 - 9）。上 6 对肋间神经分布于胸的前外侧壁；下 5 对肋间神经和肋下神经除分布于胸壁外，还分布于腹的前外侧壁。胸神经的感觉纤维分布于胸腹壁皮肤和壁胸膜、壁腹膜，运动纤维支配胸部肌和腹肌的前外侧群。

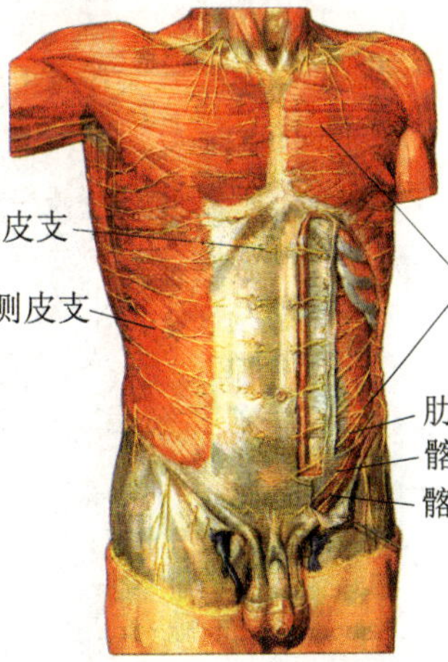

胸神经前后支在胸、腹壁皮肤呈环带状分布，节段性明显，自上而下按顺序依次排列（图 15 - 10）。T2 分布区相当于胸骨角平面，T4 分布区相当于乳头平面，T6 分布区相当于剑突平面，T8 分布区相当于肋弓平面，T10 分

图 15 - 9　胸神经前支

布区相当于脐平面，T12分布于脐与耻骨联合连线中点平面。临床上常以节段性分布区皮肤的感觉障碍来推定麻醉平面的高低或判定脊髓损伤的部位。

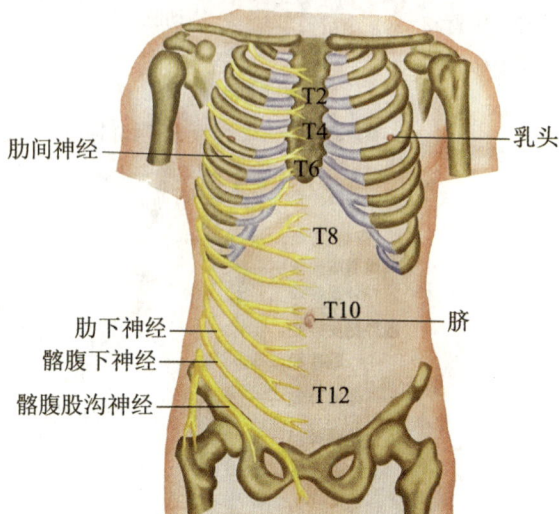

图 15 - 10　躯干皮神经的节段性分布

四、腰丛

（一）组成和位置

腰丛由第 12 胸神经前支的一部分、第 1 ~ 3 腰神经前支和第 4 腰神经前支的一部分组成（图 15 - 11），位于腰的深部、腰大肌后面。

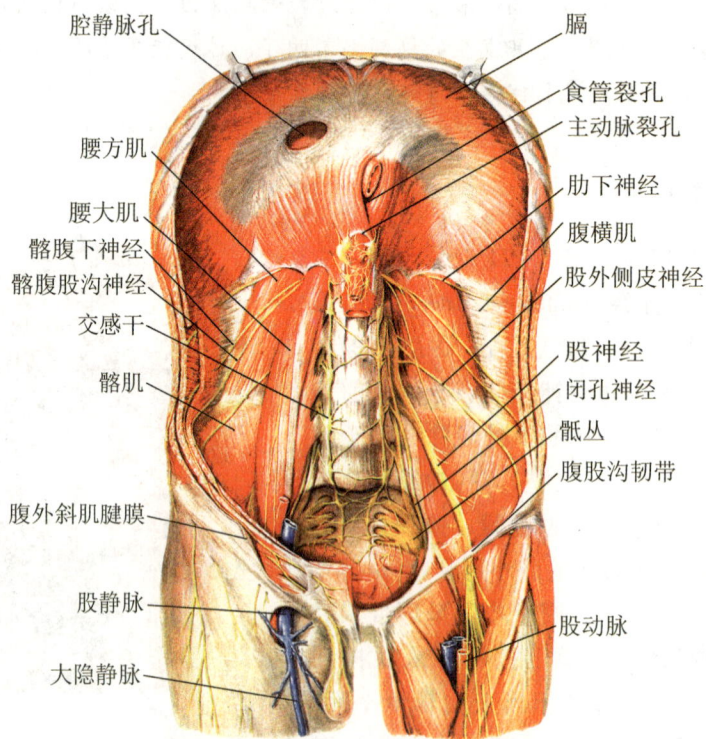

图 15 - 11　腰丛、骶丛及其分支

（二）主要分支

1. 股神经（femoralnerve）　于腰大肌与髂肌之间下行，经腹股沟韧带中点深面进入股三角（图 15 - 12）。肌支支配髂腰肌、股四头肌等。皮支除分布于大腿前面的皮肤外，其中最长的一支为**隐神经**，与膝关节以下的大隐静脉相伴行，分布于小腿内侧面和足内侧缘的皮肤。股神经损伤的患者屈髋无力，坐位时不能伸小腿，行走困难，膝反射消失。大腿前面和小腿内侧面的皮肤感觉障碍。

2. 闭孔神经（obturatornerve）　穿闭孔到大腿内侧，分布于大腿肌内侧群及大腿内侧面皮肤（图 15 - 12）。耻骨上支骨折易损伤闭孔神经，导致大腿内收功能障碍或丧失。

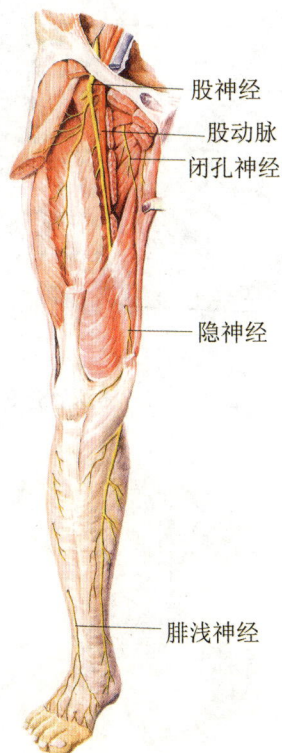

股神经

股动脉

闭孔神经

隐神经

腓浅神经

图 15 - 12　下肢的神经（前面观）

五、骶丛

（一）组成及位置

骶丛（sacralplexus）由第 4 腰神经前支的一部分、第 5 腰神经前支、全部骶神经和尾神经前支组成（图 15 - 13），位于盆腔的后壁，骶骨和梨状肌的前面。

（二）主要分支

1. 坐骨神经（sciaticnerve）　为全身最粗大、最长的神经，经梨状肌下孔出骨盆，至臀大肌深面，经大转子与坐骨结节之间下行至股后区，一般在腘窝上角处分为胫神经和腓总神经（图 15 - 14）。坐骨神经在股后区发出肌支支配大腿肌后群。行臀部肌内注射时，应注意选择正确的部位，以免损伤坐骨神经。坐骨神经痛是沿着坐骨神经及分布区的疼痛综合征，病因有椎管内病变（如腰椎间盘突出、椎管内肿瘤）和椎管外病变

护理应用解剖学

（如盆腔肿瘤、臀肌注射不当、梨状肌综合征等）。

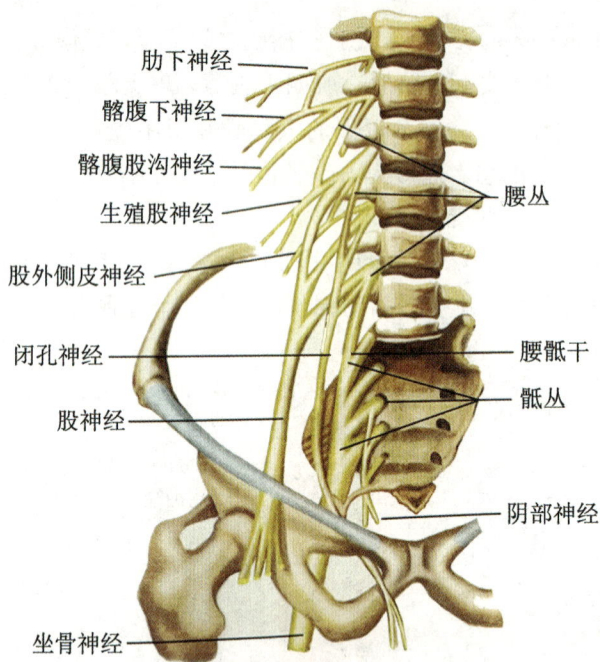

图 15 - 13　骶丛的分支

图 15 - 14　坐骨神经

（1）**胫神经**（tibial nerve）发自坐骨神经（图 15 - 15），经腘窝、小腿三头肌深面、跟腱内侧下行，绕内踝后下方至足底，分为**足底内侧神经**和**足底外侧神经**。胫神经分支分布于小腿肌后群与足底肌以及小腿后面和足底的皮肤。

胫神经损伤可导致足不能跖屈、屈趾和足内翻，小腿后面及足底皮肤感觉迟钝或丧失，并呈现"钩状足"畸形。

（2）**腓总神经**（commonperoneal nerve）沿腘窝上外侧界行向外下，经腓骨颈外侧面向前，至小腿肌前群分为腓浅神经和腓深神经。**腓浅神经**的肌支支配小腿肌外侧群，皮支分布于小腿前外侧面和足背的皮肤；**腓深神经**经小腿肌前群内下行，经踝关节前方达足背，肌支支配小腿前群肌和足背肌。

腓总神经损伤表现为足不能背屈，行走时呈"跨阈步态"，以及分布区皮肤感觉迟钝或消失，并呈"马蹄内翻足"畸形。

2. 臀上神经（superiorgluteal nerve）　经梨状肌上孔出骨盆，支配臀中肌和臀小肌等（图15-15）。

3. 臀下神经（inferiorgluteal nerve）　经梨状肌下孔出骨盆，支配臀大肌等。

第二节　脑神经

脑神经12对，按其与脑相连的顺序编码用罗马数字表示。嗅神经（Ⅰ）、视神经（Ⅱ）、动眼神经（Ⅲ）、滑车神经（Ⅳ）、三叉神经（Ⅴ）、展神经（Ⅵ）、面神经（Ⅶ）、前庭蜗神经（Ⅷ）、舌咽神经（Ⅸ）、迷走神经（Ⅹ）、副神经（Ⅺ）、舌下神经（Ⅻ）（图15-16）。

脑神经含有4种纤维成分。①**躯体感觉纤维**：分布于头面部皮肤、浅部黏膜、关节、骨骼肌、视器和位听器，分别传导浅感觉、深感觉、视觉、位置觉和听觉冲动。②**内脏感觉纤维**：分布于内脏、心血管和腺体，传导它们的各种感觉。③**躯体运动纤维**：支配头颈部骨骼肌运动。④**内脏运动纤维**：支配平滑肌和心肌的运动，控制腺体的分泌。

依据脑神经所含纤维成分的不同，分为3组：感觉性脑神经（Ⅰ、Ⅱ、Ⅷ）、运动性脑神经（Ⅲ、Ⅳ、Ⅵ、Ⅺ、Ⅻ）和混合性脑神经（Ⅴ、Ⅶ、Ⅸ、Ⅹ）。

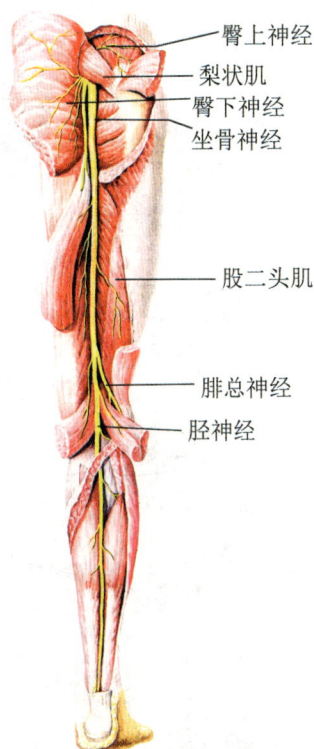

图15-15　下肢的神经（后面）

一、嗅神经

嗅神经（olfactory nerve）起自鼻黏膜嗅区的嗅细胞，其中枢突聚集成20多条嗅丝，穿筛孔入颅前窝，终止于端脑的嗅球，将嗅觉冲动传入大脑（图15-17）。颅前窝骨折，脑脊液可沿嗅神经漏至鼻腔。故脑脊液鼻漏提示颅前窝骨折。

二、视神经

视神经（optic nerve）由视网膜节细胞的轴突汇集而成（图15-18），出眼球后极后行，经眶后部，穿视神经管入颅腔，连于间脑的视交叉，传导视觉冲动。一侧视神经完全损伤，则患侧眼的视野全盲，瞳孔直接对光反射消失。

三、动眼神经

动眼神经（oculomotor nerve）由中脑发出，经海绵窦、眶上裂入眶（图15-18）。动眼神经中的躯体运动纤维支配5块眼外肌（提上睑肌、上直肌、内直肌、下直肌、下斜肌）；副交感纤维支配瞳孔括约肌和睫状肌。一侧动眼神经完全损伤，则出现眼外斜视、眼睑下垂、瞳孔对光反射消失、瞳孔散大等症状。

图 15 - 16　脑神经概况

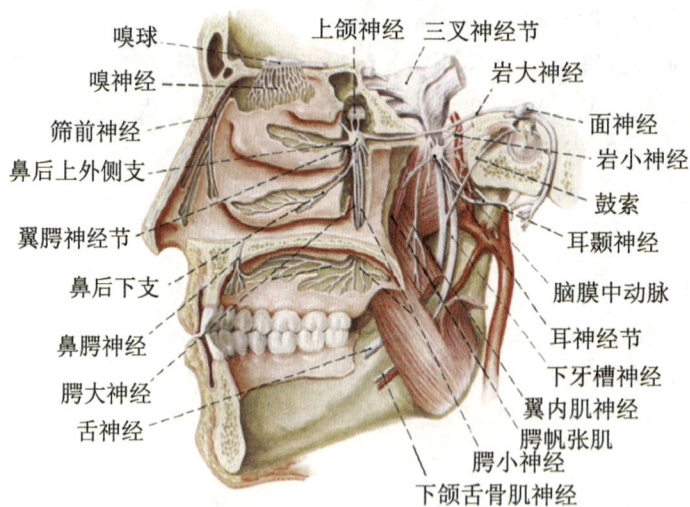

图 15 - 17　嗅神经

四、滑车神经

滑车神经（trochlear nerve）由中脑发出，经海绵窦、眶上裂入眶，支配上斜肌（图 15 - 18）。

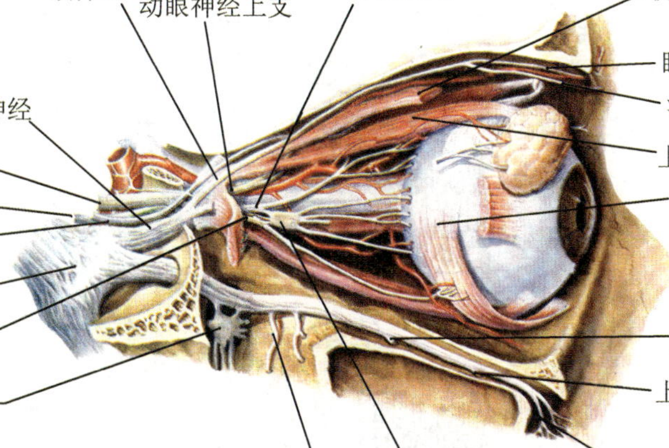

图 15 - 18 眼眶内的神经

五、三叉神经

三叉神经（trigeminal nerve）连于脑桥，分为眼神经、上颌神经和下颌神经（图 15 - 19）。含躯体感觉纤维和躯体运动纤维，躯体感觉纤维的胞体位于三叉神经节。

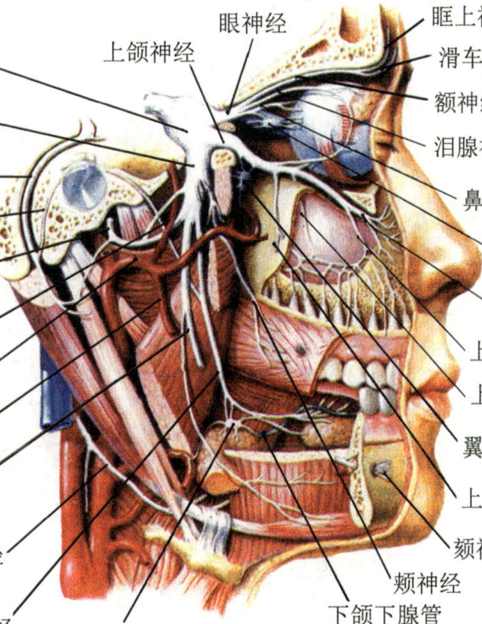

图 15 - 19 三叉神经

1. 眼神经 为感觉性神经，经海绵窦、眶上裂进入眼眶，分支分布于眼球、结膜、泪腺、部分鼻黏膜及睑裂以上的额顶部皮肤等。眶上神经为眼神经的分支，穿眶上切迹或眶上孔至面部。

2. 上颌神经 为感觉性神经，经海绵窦、圆孔出颅腔。分支分布于睑裂与口裂之间的皮肤、上颌牙与牙龈、鼻腔黏膜、腭部黏膜等。眶下神经为上颌神经的分支，穿眶下孔至面部。

3. 下颌神经 为混合性神经，经卵圆孔出颅腔。肌支支配咀嚼肌等，感觉纤维分布于硬脑膜、下颌牙及牙龈、舌前 2/3 及口腔底的黏膜、口裂以下的面部皮肤等。下牙槽神经是下颌神经的分支，经下颌孔进入下颌管，其末段由颏孔穿出至面部。

六、展神经

展神经（abducent nerve）由脑桥发出，经海绵窦、眶上裂入眶，支配外直肌（图 15-18）。

七、面神经

面神经（facial nerve）自延髓发出，经内耳道、面神经管，由茎乳孔出颅腔，前行进入腮腺，在腮腺内分支交织成丛，再由丛发出十几条细支，呈扇形分布于同侧面肌和颈阔肌等（图 15-20）。面神经中的躯体运动纤维，主要支配同侧表情肌；副交感纤维控制泪腺、下颌下腺、舌下腺等的分泌；内脏感觉纤维分布于舌前 2/3 味蕾。

面神经损伤多发生于面神经管、腮腺等处。管外损伤可导致同侧面肌瘫痪，出现患侧额纹消失、眼睑不能闭合、鼻唇沟变浅或消失、发笑时口角偏向健侧等表现。面神经管内损伤，除面肌瘫痪外，还伴有泌泪障碍引起的角膜干燥、唾液分泌障碍和舌前 2/3 味觉消失等表现。

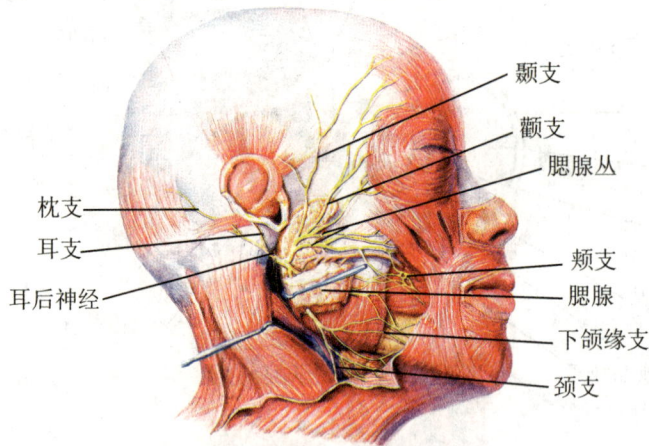

图 15-20　面神经的分布

八、前庭蜗神经

前庭蜗神经（vestibulocochlear nerve）又称位听神经，由前庭神经和蜗神经组成。

1. 前庭神经 分布于内耳的椭圆囊斑、球囊斑和壶腹嵴等平衡觉感受器，经内耳道入颅腔，连于脑桥。传导平衡觉冲动。

2. 蜗神经 分布于内耳螺旋器，伴随前庭神经穿内耳道入颅腔，连于脑桥。传导听觉冲动。

九、舌咽神经

舌咽神经（glossopharyngeal nerve）起自延髓，穿颈静脉孔出颅腔（图 15 – 21）。其中的内脏感觉纤维分布于舌后 1/3 黏膜、咽黏膜、鼓室黏膜及颈动脉窦和颈动脉小球等；副交感纤维控制腮腺分泌；躯体感觉纤维分布于耳后皮肤。

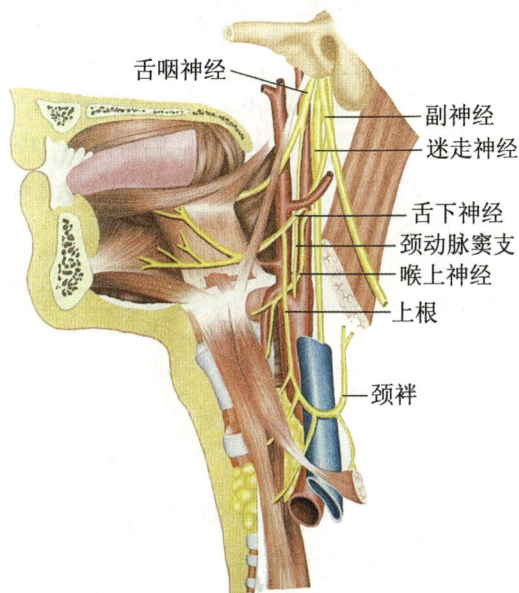

图 15 – 21　舌咽神经的分布

十、迷走神经

迷走神经（vagus nerve）连于延髓，经颈静脉孔出颅腔，下行于颈部、胸腔，伴食管穿膈的食管裂孔进入腹腔（图 15 – 22）。迷走神经含有 4 种纤维成分。

1. 副交感纤维　分布于颈部、胸腔和腹腔脏器，控制平滑肌、心肌的收缩和腺体的分泌活动。

2. 内脏感觉纤维　分布于颈部、胸腔和腹腔脏器，传导它们的各种感觉。

3. 躯体运动纤维　支配咽肌、喉肌的运动。

4. 躯体感觉纤维　主要分布于耳郭和外耳道的皮肤及硬脑膜。

十一、副神经

副神经（accessory nerve）经颈静脉孔出颅腔，支配胸锁乳突肌和斜方肌。

十二、舌下神经

舌下神经（hypoglossal nerve）起自延髓，经舌下神经管出颅腔，分支支配舌内肌和舌外肌（图 15 – 19）。一侧舌下神经损伤，患侧舌肌瘫痪继而萎缩，伸舌时，舌尖偏向患侧。

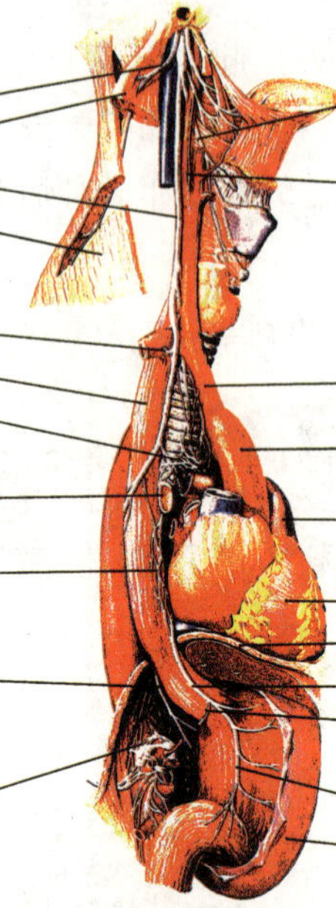

图 15-22　迷走神经的分布

知识拓展

三叉神经痛

　　三叉神经痛是三叉神经感觉支分布区出现的短暂发作性剧烈疼痛，可为三叉神经的某一支、二支或全部分支。按病因分为原发性三叉神经痛和继发性三叉神经痛。原发性三叉神经痛指找不到病因的三叉神经痛，继发性三叉神经痛一般由肿瘤压迫、炎症、血管畸形引起。多数患者存在异常敏感点，即"扳机点"，如眶上孔、眶下孔、额孔、下颌孔等，刺激"扳机点"可诱发疼痛发作。

第三节　内脏神经

　　内脏神经主要分布于内脏、心血管和腺体（图 15-23），按性质分为内脏运动神经和内脏感觉神经。内脏运动神经调节内脏、心血管的运动和腺体的分泌，以控制和调节生物共有的物质代谢活动，通常不受人的意志控制，故又称**自主神经**。内脏感觉神经将来自内脏、心血管等处的感觉冲动传入中枢神经，通过反射调节这些器官的活动，来维持机体内环境的稳定和保障机体的正常生命活动。

一、内脏运动神经

　　内脏运动神经与躯体运动神经在结构和功能上存在较大差异，主要表现在：①支配的效应器不同。躯体运动神经支配骨骼肌收缩并受意志支配；内脏运动神经支配平滑肌、心肌收缩和腺体分泌，在一定程度上不受意志直接控制。②纤维成分不同。躯体运动神经只有一种纤维成分；内脏运动神经则有交感和副交感神经两种纤维成分，而且多数内脏器官同时接受交感和副交感神经的双重支配。③躯体运动神经自低级中枢至骨骼肌只

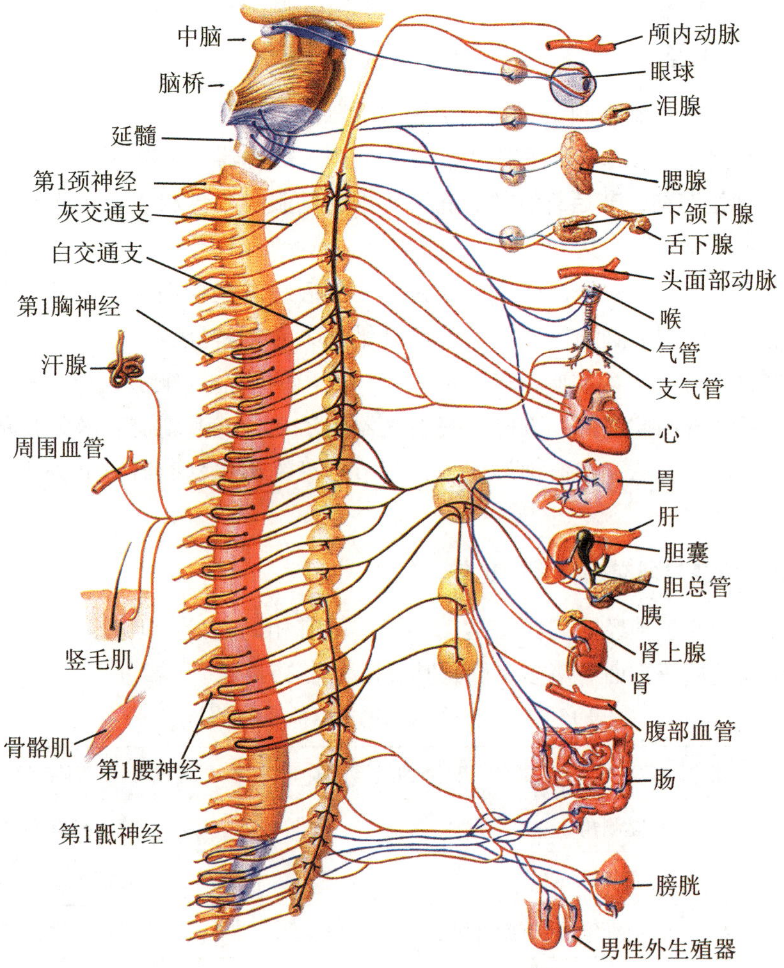

图 15-23 内脏运动神经概况

有一级神经元；内脏运动神经由低级中枢到效应器需两级神经元，第 1 级神经元称**节前神经元**，胞体位于脑干和脊髓，构成低级中枢，其轴突称**节前纤维**；第 2 级神经元称**节后神经元**，胞体位于内脏运动（自主或植物）神经节，其轴突称**节后纤维**。

（一）交感神经

1. 低级中枢 位于脊髓第 1 胸节至第 3 腰节节段的**灰质侧角**。

2. 交感神经节 分为椎旁节和椎前节。椎前节位于腰椎体前方，包括腹腔神经节、主动脉肾神经节、肠系膜上神经节和肠系膜下神经节。椎旁节位于脊柱两旁，每侧有 19 ~ 24 个。同侧椎旁节借节间支连接形成串珠状结构，称**交感干**。交感干按位置分为颈部、胸部、腰部和盆部。

3. 节前纤维 起自脊髓侧角，通过不同路径到达椎旁节或椎前节，交换神经元。

4. 节后纤维 起自椎旁节或椎前节，通过不同路径达到内脏、心血管和腺体，发挥调节功能。

交感神经节前和节后纤维的分布规律：①来自脊髓第 1 ~ 5 胸节节段侧角的节前纤维，交换神经元后，其节后纤维分布到头、颈、胸腔脏器和上肢的血管、汗腺、竖毛肌。②来自脊髓第 5 ~ 12 胸节节段侧角的节前纤维，交换神经元后，其节后纤维支配腹腔脏器及胸腹壁的血管、汗腺和竖毛肌。③来自脊髓上腰段侧角的节前纤维，交换神经元后，其节后纤维支配盆腔器官、外生殖器和下肢的血管、汗腺及竖毛肌。

（二）副交感神经

1. 低级中枢 位于脑干副交感神经核和脊髓骶副交感核。

2. 副交感神经节 多位于器官附近或器官壁内，故称器官旁节或器官（壁）内节。

3. 副交感神经节前、节后纤维的分布 ①中脑动眼神经副核发出的节前纤维随动眼神经入眶，交换神经元后，其节后纤维支配瞳孔括约肌和睫状肌的收缩。②脑桥上泌涎核发出的节前纤维加入面神经，交换神经元后，节后纤维调控泪腺、下颌下腺和舌下腺等的分泌活动。③延髓下泌涎核发出的节前纤维加入舌咽神经，交换神经元后，其节后纤维调控腮腺的分泌活动。④延髓迷走神经背核发出的节前纤维加入迷走神经，交换神经元后，其节后纤维调控颈部、胸腔、腹腔脏器的活动。⑤骶副交感核发出的节前纤维组成盆内脏神经加入盆丛，交换神经元后，其节后纤维调控盆腔脏器和外生殖器的功能活动。

（三）交感神经与副交感神经的比较

交感神经和副交感神经同属内脏运动神经，虽有相同之处，但在神经来源、形态结构、分布范围和功能等方面有诸多不同，其异同见表 15 - 1。

表 15 - 1　交感神经与副交感神经的比较

项目	交感神经	副交感神经
低级中枢位置	脊髓侧角	脑干和脊髓骶段
自主神经节	椎旁节、椎前节	器官旁节、器官内节
节前纤维、节后纤维	节前纤维短，节后纤维长	节前纤维长，节后纤维短
分布范围	内脏、心和腺体、血管、汗腺、竖毛肌、肾上腺髓质	内脏、心和腺体
何时兴奋	应激和运动状态	睡眠和平静状态

自主神经功能紊乱为大脑高级神经中枢和自主神经的功能失调，出现头痛、头晕、失眠、记忆力减退及心血管、胃肠神经系统功能失调的症状。患者具有性格内向、情绪不稳定等性格缺陷，并由长期强烈精神刺激引起。

二、内脏感觉神经

各内脏器官除接受交感和副交感神经支配外，也有感觉神经分布。内脏感觉神经元胞体位于脑感觉神经节或脊神经节，其周围突随脊神经、面神经、舌咽神经、迷走神经、交感神经和副交感神经等分布到内脏、心血管和腺体，将内脏接受的各种刺激传入中枢神经，形成内脏感觉或执行内脏反射。

内脏感觉的特点：①一般强度的内脏活动不引起主观感觉，但脏器活动较强烈时，可产生内脏感觉甚至痛觉。②内脏对切割或烧灼不敏感，对过度牵拉、膨胀、代谢产物聚积、痉挛性收缩等刺激敏感。③内脏感觉的定性模糊，定位不准确。

三、牵涉痛

当某些内脏器官发生病变时，常在体表的一定区域产生感觉过敏或痛觉，这种现象称**牵涉痛**（图15-24）。牵涉痛可发生在患病内脏附近的皮肤，也可发生在与患病器官相距较远的区域。如发生心绞痛时，常在胸前区及左臂内侧皮肤感到疼痛。发生肝胆疾病时，常在右肩部感到疼痛等。了解器官病变时牵涉痛的发生部位，具有辅助临床诊断和避免误诊的意义。

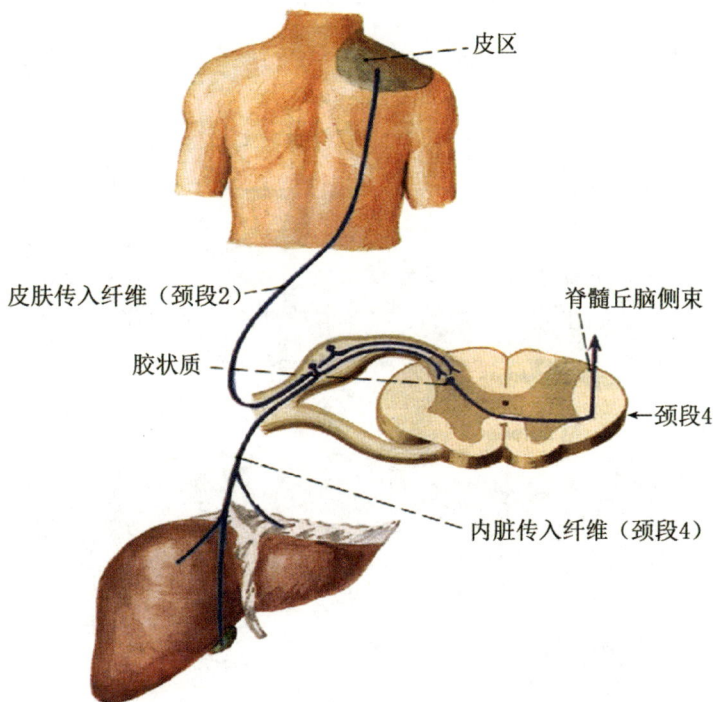

图15-24 牵涉痛反射

本章要点

1. 膈神经发自颈丛，下行经颈根部、纵隔两侧至膈，其运动纤维支配膈肌的运动。

2. 臂丛及其分支支配上肢。正中神经经过肘窝、腕管等；尺神经经过肱骨内上髁后方的尺神经沟、豌豆骨桡侧等；桡神经经过肱骨中段后面的桡神经沟、肘窝等；腋神经经过肩关节囊下方、肱骨外科颈等，支配三角肌等。

3. 胸神经在胸、腹部皮肤的节段性分布规律：T2胸骨角平面，T4乳头平面，T6剑突平面，T8肋弓平面，T10脐平面，T12脐与耻骨联合连线中点平面。

4. 坐骨神经发自骶丛，由梨状肌下孔出骨盆至臀大肌深面，下行经坐骨结节与股骨大转子之间、股后部，至腘窝，分为胫神经和腓总神经。

5. 三叉神经分为眼神经、上颌神经和下颌神经，眼神经传导眼球、结膜、睑裂以上额、顶部皮肤的感觉；上颌神经传导上颌牙和牙龈、口裂与睑裂之间的皮肤感觉；下颌神经传导下颌牙和牙龈、舌前2/3黏膜、口裂以下面部皮肤的感觉，支配咀嚼肌的运动。

6. 传导视觉冲动的神经是视神经，支配瞳孔括约肌的神经是动眼神经，支配表情肌的神经是面神经，支配舌肌的神经是舌下神经。

7. 内脏神经主要分布于内脏、心血管和腺体，分为内脏感觉神经和内脏运动神经，内脏运动神经又分为交感神经和副交感神经。

8. 自主神经或植物神经即内脏运动神经，分为交感神经和副交感神经，负责心肌、平滑肌的收缩和腺体的分泌活动。

思考题

1. 解释灰质、白质、神经节、神经、自主神经、牵涉痛的概念，并说出其意义。
2. 画出反射弧，并解释各组成部分的结构和功能。
3. 简述腋神经的走行和分布。
4. 简述坐骨神经的走行和分布。
5. 描述三叉神经的分支及其主要分布。
6. 综述分布于舌、眼球、眼外肌、心、胃的神经及其功能。

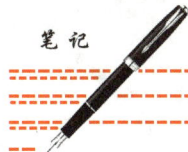

第十六章 神经系统传导通路

1. 掌握：躯干和四肢深感觉（本体感觉和精细触觉）传导通路；躯干和四肢浅感觉（痛觉、温觉、粗触觉和压觉）传导通路；锥体系的概念。
2. 熟悉：头面部浅感觉传导通路；视觉传导通路；上运动神经元和下运动神经元损伤后的临床表现。
3. 能利用所学的神经系统传导通路的知识理解神经系统传导通路相关疾病的诊疗方案，并培养尊重生命、爱惜生命的职业素养。

神经系统的最高中枢是大脑皮质。全身各种感受器借多级神经元链向大脑皮质上传感觉信息，构成**感觉（上行）传导通路** [sensory（ascending）pathway]；大脑皮质借多级神经元链向全身各种效应器下传"行动命令"，构成**运动（下行）传导通路** [motor（descending）pathway]。上、下行传导通路是复杂反射的反射弧的重要组成部分。

第一节　感觉传导通路

我们通常所说的感觉包括以下几种：肌、肌腱、关节的位置觉、振动觉和运动觉，这又称为**本体感觉**或者**深感觉**；皮肤和黏膜内的痛觉、温度觉、粗触觉、压觉，称之为**浅感觉**；辨别两点之间的距离和物体纹理的感觉，称为**精细触觉**；还包括听觉和视觉等。

感觉传导通路有以下共同特征：①传导通路由 3 级神经元组成。②第 2 级神经元发出的神经纤维交叉至对侧。③第 3 级神经元（视觉传导通路除外）多位于背侧丘脑。④经过内囊后肢。⑤投射到大脑皮质特定的功能区。

一、躯干和四肢的本体感觉和精细触觉传导通路

本体感觉又称深感觉，传导来自躯干和四肢肌、肌腱、关节的位置觉、运动觉和震动觉。该传导通路还包含传导来自皮肤的精细触觉冲动的感觉神经元。此传导通路由 3 级神经元组成（图 16 - 1）。

第 1 级神经元胞体位于**脊神经节**，其周围突随脊神经分布于躯干四肢肌、肌腱、关节和皮肤的感受器，中枢突经脊神经后根入同侧脊髓后索延续为薄束和楔束。**第 2 级神经元**胞体位于**薄束核和楔束核**，它们发出的 2 级纤维，交叉至对侧半脑干上行，形成内侧丘系。内侧丘系终止于背侧丘脑腹后外侧核。**第 3 级神经元**胞体位于**背侧丘脑腹后外侧核**，发出第 3 级纤维参与组成丘脑中央辐射，经内囊后肢投射到中央后回中、上部和

中央旁小叶后部。

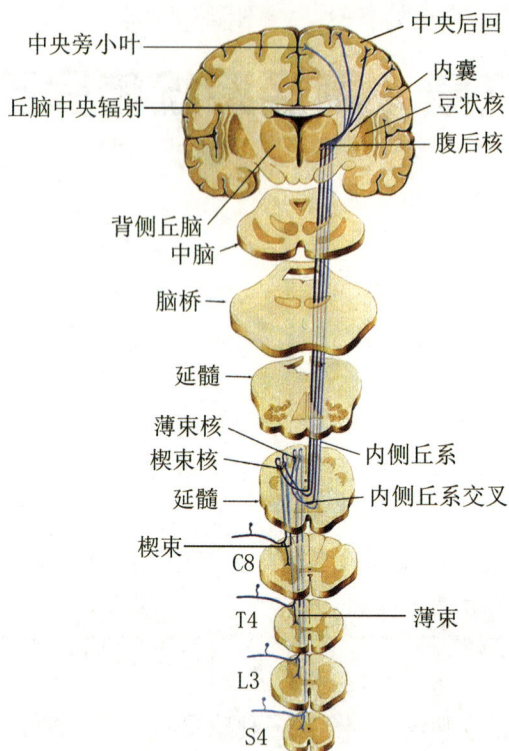

图 16-1　躯干和四肢本体感觉、精细触觉传导通路

二、躯干和四肢痛觉、温度觉、粗触觉和压觉传导通路

因皮肤的痛觉、温度觉、粗触觉和压觉，合称浅感觉（图 16-2），所以该通路又称躯干和四肢浅感觉传导通路。

第 1 级神经元胞体位于**脊神经节**，周围突随脊神经分布于躯干四肢皮肤的痛觉、温度觉、粗触觉和压觉感受器；中枢突经脊神经后根入脊髓的后角。**第 2 级神经元**胞体位于**脊髓后角**，发出的第 2 级纤维，在脊髓各节段交叉至对侧形成脊髓丘脑束，经脊髓、脑干上行，形成脊髓丘脑侧束（传导痛、温觉）和脊髓丘脑前束（传导粗略触觉和压觉），止于背侧丘脑腹后外侧核。**第 3 级神经元**胞体位于**背侧丘脑腹后外侧核**，发出的第 3 级纤维参与组成丘脑中央辐射，经内囊后肢投射到中央后回的中、上部及中央旁小叶后部。

三、头面部痛觉、温度觉、粗触觉和压觉传导通路

第 1 级神经元胞体位于**三叉神经节**，其周围突经三叉神经的分支分布于头面部的痛觉、温度觉、粗触觉和压觉感受器；中枢突经三叉神经感觉根入脑干，终于三叉神经感觉核。**第 2 级神经元**胞体位于**三叉神经感觉核**，发出第 2 级纤维，交叉至对侧形成三叉丘系，止于背侧丘脑腹后内侧核。**第 3 级神经元**胞体位于**背侧丘脑腹后内侧核**，发出第 3 级纤维参与组成丘脑中央辐射，经内囊后肢投射到中央后回的下部（图 16-3）。

图 16 - 2　躯干和四肢痛觉、温度觉、粗触觉和压觉传导通路

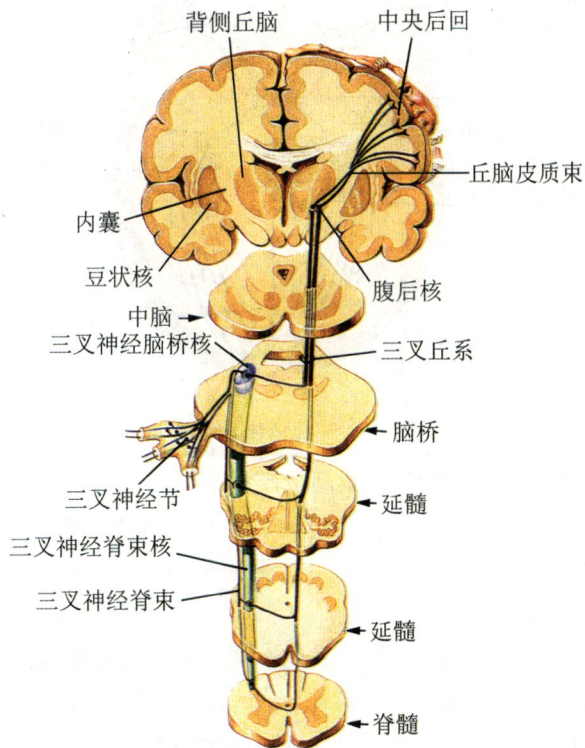

图 16 - 3　头面部痛觉、温度觉、粗触觉和压觉传导通路

四、视觉传导通路和瞳孔对光反射通路

（一）视觉传导通路

视觉传导通路（visual pathway）也是由 3 级神经元组成（图 16 - 4）。视网膜的视锥细胞和视杆细胞属感光细胞，它们感受光的刺激后，把神经冲动传给**双极细胞**，即**第 1 级神经元**。**第 2 级神经元**是视网膜**节细胞**，接受双极细胞的视觉冲动，其轴突集中于视神经盘，由此穿出眼球形成视神经。两侧视神经入颅后在下丘脑汇合形成视交叉。视交叉为不完全交叉，即来自两眼视网膜鼻侧半的纤维交叉，而来自两眼视网膜颞侧半的纤维不交叉。视交叉向后延续为视束。视束向后绕过大脑脚终于外侧膝状体。**外侧膝状体**为**第 3 级神经元**胞体所在，发出纤维组成视辐射，经内囊后肢，投射到枕叶距状沟上、下缘的皮质（视觉中枢）。

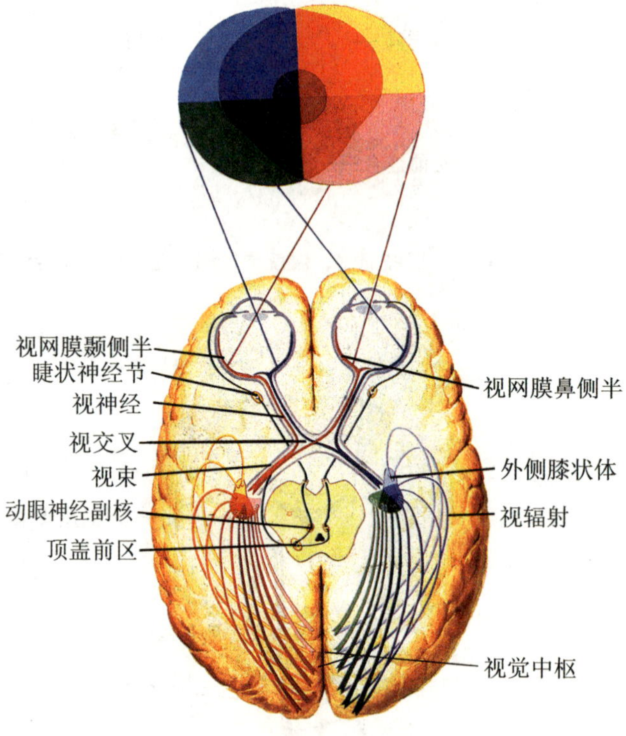

图 16 - 4　视觉传导通路

当眼球固定向前平视时所能看到的空间范围称视野。眼的视野分为鼻侧半和颞侧半。由于眼球屈光装置的作用，一眼鼻侧半视野的物像投射到该眼视网膜颞侧部；而颞侧半视野的物像，则投射到视网膜鼻侧部；上半视野的物像投射到视网膜下半部，下半视野的物像投射到视网膜上半部。

视觉传导通路的不同部位损伤，临床表现不同。如一侧视神经损伤，患眼视野全盲；视交叉中部交叉纤维损伤可致双眼视野颞侧半的偏盲；当一侧视束、视辐射、视觉中枢完全损伤时，则引起同侧眼鼻侧半视野和对侧眼颞侧半视野偏盲，即两眼同向性偏盲。

（二）瞳孔对光反射通路

光照一侧瞳孔，引起双眼瞳孔都缩小的反应称瞳孔对光反射。光照一侧的瞳孔缩小称**直接对光反射**，光未照射一侧的瞳孔缩小称**间接对光反射**。瞳孔对光反射的具体通路

如下：视网膜（视锥细胞、视杆细胞→双极细胞→节细胞）→视神经→视交叉→视束→上丘臂→顶盖前区→两侧动眼神经副核→动眼神经→睫状神经节→节后纤维→瞳孔括约肌收缩→两侧瞳孔缩小。

知识拓展

瞳孔反射通路的临床意义

瞳孔对光反射不同部位受损时，可引起不同的瞳孔对光反射障碍：当一侧视神经损伤后，传入神经损伤，光照患侧眼时，双侧瞳孔都不缩小；但光照健侧眼时，双侧瞳孔均缩小，即此时患侧眼直接对光反射消失，间接对光反射正常。若中脑顶盖前区（中枢）病变，瞳孔对光反射中枢病变，则双侧瞳孔对光反射都消失。如果一侧动眼神经损伤，导致传出神经中断，无论光照哪一侧眼，患侧眼的瞳孔直接对光反射和间接对光反射均消失，而健侧眼的瞳孔直接对光反射和间接对光反射均存在。另外，瞳孔对光反射消失，可能预示患者病危。

感觉传导通路的意义：正常人对内、外环境各种刺激的感受及由此引起的反应是通过感觉传导通路的参与实现的。感觉传导通路的不同部位病变可出现相应的感觉障碍，故了解传导通路的知识具有生理意义和临床意义。

第二节 运动传导通路

大脑皮质的兴奋，经过一定路径传递到骨骼肌，产生复杂的动作，此通路称运动传导通路。运动传导通路分为**锥体系**和**锥体外系**。锥体系支配骨骼肌的随意运动。锥体外系是指锥体系以外的通路，主要调节随意运动。两个系统相互协调，共同完成复杂精巧的随意运动。

一、锥体系

锥体系（pyramidal system）是大脑皮质通过上、下两级运动神经元链，支配骨骼肌随意运动的下行传导通路。锥体系由 2 级神经元构成，分别称为**上运动神经元**和**下运动神经元**，上运动神经元的胞体主要位于**中央前回和中央旁小叶的前部**（躯体运动中枢），其轴突组成皮质脊髓束和皮质核束，二者合称锥体束。下运动神经元的胞体即**脊髓前角运动神经元和脑干躯体运动核**，它们的轴突分别形成脊神经和脑神经中的躯体运动纤维。锥体系运动传导通路有以下共同的特征：①传导通路由 2 级神经元组成，分别称为上运动神经元和下运动神经元。②上运动神经元发出的神经纤维交叉至对侧。③经过内囊。

（一）皮质核束（头颈部骨骼肌的随意运动传导通路）

上运动神经元的胞体主要位于中央前回的下部皮质。其锥体细胞的轴突形成皮质核束，经内囊膝下降至脑干，终止于双侧脑神经躯体运动核，即动眼神经核、滑车神经核、展神经核、三叉神经运动核、面神经核上部、疑核和副神经核，这些脑神经运动核的轴突组成脑神经中的躯体运动神经纤维，分布于眼球外肌、咀嚼肌、面肌、舌肌、咽喉肌等，支配它们的运动。小部分的纤维交叉至对侧，终止于面神经核下部和舌下神经核，二核发出的纤维分别支配同侧面下部的面肌和舌肌（图 16-5）。

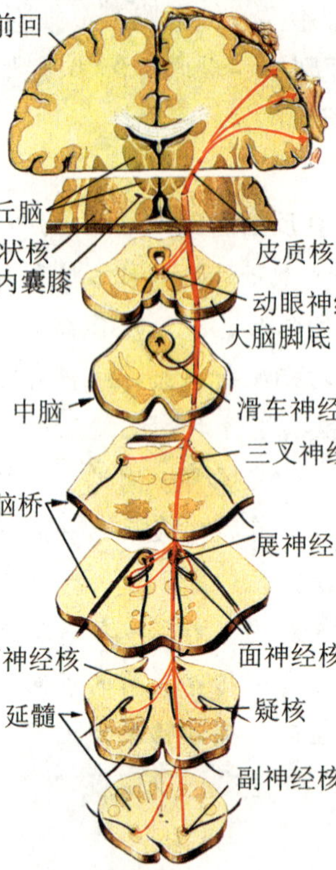

中央前回

背侧丘脑

豆状核
内囊膝   皮质核束

   动眼神经核
   大脑脚底

中脑   滑车神经核

   三叉神经运动核

脑桥

   展神经核

舌下神经核   面神经核

延髓   疑核

   副神经核

图 16 - 5   运动传导通路（皮质核束）

知识拓展

核上瘫和核下瘫

由于大部分脑神经躯体运动核接受两侧皮质核束的控制，故一侧皮质核束损伤不会引起受双侧皮质核束支配的下运动神经元所支配的骨骼肌瘫痪。面神经核下部和舌下神经核只接受对侧皮质核束控制，故一侧皮质核束损伤只会引起对侧面神经核下部和舌下神经核所支配骨骼肌的瘫痪，即对侧睑裂以下的面肌瘫痪和对侧半舌肌瘫痪。这种瘫痪由于损伤发生在脑神经运动核以上的神经元，临床称核上瘫；而脑干躯体运动核或其轴突组成的脑神经损伤，导致同侧运动性脑神经所支配的骨骼肌瘫痪，称核下瘫（图 16 - 6）。

（二）皮质脊髓束（躯干和四肢骨骼肌的随意运动传导通路）

上运动神经元的胞体主要位于中央前回上、中部和中央旁小叶前部皮质，其锥体细胞的轴突构成皮质脊髓束，下行经内囊后肢和脑干，在延髓锥体下端，皮质脊髓束大部分纤维经锥体交叉至对侧，交叉后的纤维在脊髓外侧索下行，称皮质脊髓侧束，终止于对侧脊髓前角运动神经元，主要支配四肢肌；少部分不交叉的纤维，在同侧脊髓前索下行，即皮质脊髓前束，也终止于同侧脊髓前角运动神经元，主要支配躯干肌。由此可知，四肢肌受对侧大脑皮质支配，而躯干肌受双侧大脑皮质支配（图 16 - 7）。

一侧躯体运动中枢或皮质脊髓束的损伤，主要引起一侧四肢肌的瘫痪，躯干肌不瘫痪；一侧下运动神经元损伤，瘫痪出现于病灶侧骨骼肌。

下运动神经元接受上运动神经元的控制和调节。不同神经元的损伤，表现不完全相同（表 16 - 1）。

图 16 – 6　面神经、舌下神经瘫

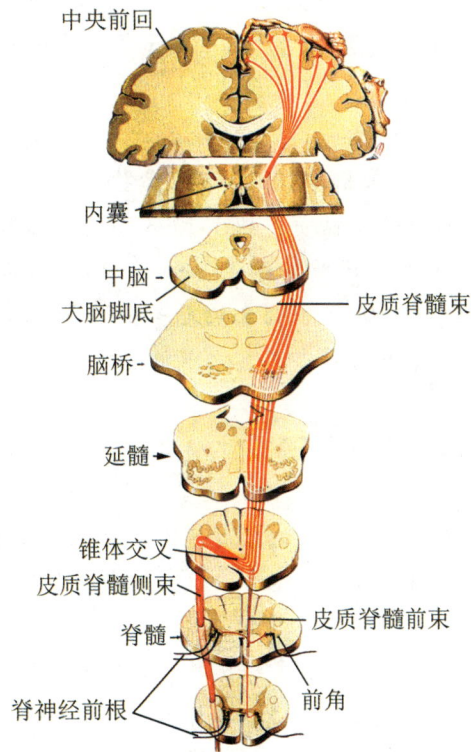

图 16 – 7　运动传导通路（皮质脊髓束）

表 16-1　上、下运动神经元损伤后表现的比较

损 伤 部 位		上运动神经元	下运动神经元
		躯体运动中枢 锥体束	脑干和脊髓躯体运动核 脑神经、脊神经
症状和体征	瘫痪特点	痉挛性瘫痪(硬瘫) 中枢性瘫痪	弛缓性瘫痪(软瘫) 周围性瘫痪
	肌张力	增高	降低
	深反射	亢进	消失
	病理反射	阳性(＋)	阴性(－)
	肌萎缩	不明显	明显

二、锥体外系

锥体外系是指锥体系以外管理骨骼肌活动的传导通路或环路的总称。

锥体外系的上运动神经元也位于**大脑皮质**。下运动神经元也是**脑干躯体运动核**和**脊髓前角运动神经元**。但中途与纹状体、红核、黑质、网状结构、小脑等有复杂的联系。锥体外系的主要功能是调节肌张力、协调肌群运动、保持身体平衡和进行习惯性动作。锥体外系损伤，主要表现是肌张力的改变和不随意运动的出现。常见的疾病有震颤性麻痹（帕金森病）、舞蹈病、小脑（运动性）共济失调等。锥体系和锥体外系的活动相辅相成，其作用不能截然分开。

知识拓展

脊髓横断患者——桑兰

桑兰是原中国国家女子体操队队员，她于 1993 年进入国家队；1995 年获得全国冠军赛跳马冠军；1996 年获得全国锦标赛跳马亚军；1997 年获得第八届全运会跳马冠军、全国锦标赛跳马亚军；1998 年获得全国冠军赛跳马第二名。1998 年 7 月 22 日在参加第四届美国友好运动会的练习中不慎受伤，造成颈椎骨折、胸部以下高位截瘫后退役。

遭遇如此严重创伤的桑兰并没有气馁，这个阳光女孩用她的努力和坚强，以"桑兰式微笑"征服了无数人。后来，她不仅加盟了星空卫视，成为《桑兰 2008》节目的主持人，而且在众多媒体上开设了她的体育评述专栏。2002 年，她进入北京大学新闻系攻读学士学位，同时还成立了桑兰基金，以关注和救助贫困家庭疑难骨病患者为责任，倡导"关爱、健康、乐观"的人生价值观，逐步改善贫困家庭疑难骨病患者的生存发展环境，为进一步促进贫困地区骨科医疗事业的发展做出贡献。

桑兰的事迹让我们明白：残酷的命运并不可怕，只要自己拥有坚强的信念和乐观积极的心态，面对生活中的挫折和困难，仍然能够不屈不挠地前行，才能成就美好的人生。

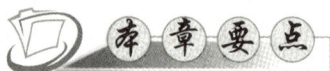

本章要点

1. 神经传导通路分为感觉（上行）传导通路和运动（下行）传导通路。

2. 感觉传导通路包括躯干和四肢本体感觉和精细触觉传导通路，躯干和四肢痛觉、温度觉、粗触觉和压觉传导通路，头面部痛觉、温度觉、粗触觉和压觉传导通路，视觉传导通路和瞳孔对光反射通路。

3. 运动传导通路包括锥体系和锥体外系，锥体系又分为皮质脊髓束和皮质核束，分别管理躯干和四肢骨骼肌的随意运动，以及头面部骨骼肌的运动。

4. 锥体外系的主要功能是调节肌张力、协调骨骼肌的运动。

思考题

1. 简述躯干和四肢深感觉传导通路。

2. 试述一侧视神经损伤、视交叉中央部损伤的临床表现。

3. 简述上、下运动神经元损伤后的临床表现。

4. 简述核上瘫和核下瘫的临床表现。

第十七章 脑和脊髓的被膜、血管及脑脊液循环

第一节 脑和脊髓的被膜

脑和脊髓的表面包有 3 层被膜，由外向内依次为硬膜、蛛网膜和软膜，对脑和脊髓起保护和支持作用。

一、脊髓的被膜

（一）硬脊膜

硬脊膜（spinal dura mater）呈管状包绕脊髓和脊神经根（图 17 - 1），上端附着于枕骨大孔边缘，并与硬脑膜相续。下端包裹终丝附着于尾骨。硬脊膜与椎管内面骨膜之间有宽窄不等的间隙，称硬膜外隙（腔）。腔内除有脊神经根通过外，还有静脉丛和大量脂肪，略呈负压。硬膜外麻醉是把麻醉用药注入此间隙，以阻断神经根的传导功能。

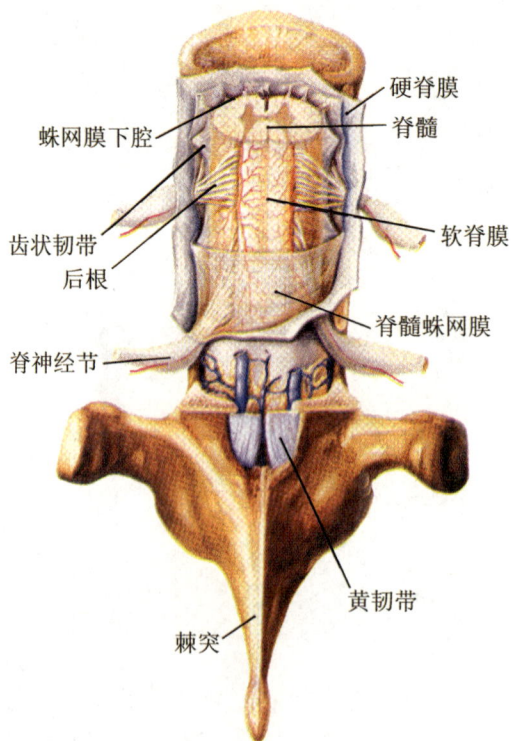

图 17 - 1 脊髓被膜

（二）脊髓蛛网膜

脊髓蛛网膜（spinal arachnoid mater）薄而透明，衬贴于硬膜的内面。蛛网膜与软膜之间的间隙，称**蛛网膜下隙**，内有脑脊液。

（三）软脊膜

软脊膜（spinal pia mater）薄而透明，富含血管，紧贴脊髓表面，并深入其沟、裂。

二、脑的被膜

（一）硬脑膜

硬脑膜（cerebral dura mater）包于脑的外面，坚厚而光泽。与硬脊膜相比，有以下特点。

（1）硬脑膜由两层构成，两层之间有神经和血管。硬脑膜外层为颅腔内表面的骨膜，因此，硬脑膜外面无硬脑膜外隙。

（2）硬脑膜与颅盖骨的连结较疏松，与颅底的颅骨连结紧密。颅顶外伤时，易形成硬膜外血肿；颅底骨折时，易连同硬脑膜及其深面的蛛网膜一起撕裂，引起脑脊液外漏。

（3）硬脑膜在某些部位折叠形成不同形状的板状结构。

1）**大脑镰**：形似镰刀，伸入大脑纵裂。

2）**小脑幕**：深入大脑横裂，把大脑和小脑隔开。其前缘为近似半圆形的凹陷游离缘，称**小脑幕切迹**，前方邻中脑。当颅内压升高时，海马旁回及钩可被挤向小脑幕切迹，推挤中脑，出现一系列症状和体征，称**小脑幕切迹疝**或**钩回疝**。

（4）硬脑膜的某些部位两层分开，内衬内皮，形成特殊静脉，称**硬脑膜窦**（图17－2）。较大的硬脑膜窦如下。

1）**上矢状窦**：位于大脑镰上缘。

2）**横窦和乙状窦**：横窦位于小脑幕后缘，其外侧端向下方续于乙状窦；乙状窦向前下经颈静脉孔出颅腔续于颈内静脉；横窦、上矢状窦和直窦的连接处称**窦汇**。

3）**海绵窦**（图17－3）：位于蝶骨体两侧，内有颈内动脉、动眼神经、滑车神经、展神经及三叉神经的眼神经和上颌神经通过。海绵窦病变可影响上述结构。

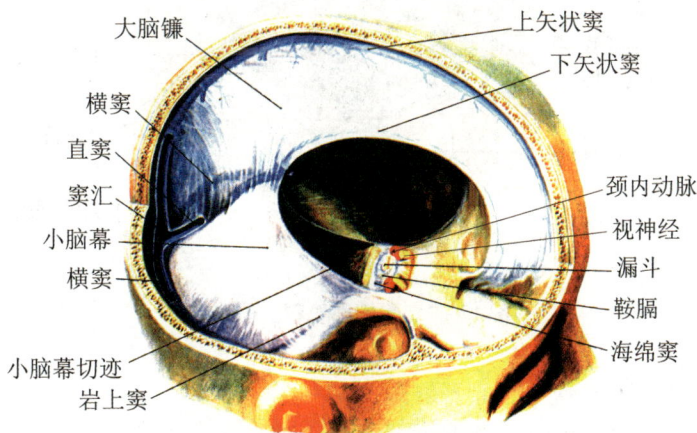

图17－2　硬脑膜及硬脑膜窦

4）硬脑膜窦借贯穿颅骨的导静脉与颅外静脉相交通。海绵窦向前经眼上静脉与面静脉相通。颅外感染有可能经上述途径蔓延到颅内。

图 17 - 3　海绵窦

（二）脑蛛网膜

脑蛛网膜（cerebral arachnoid mater）（图 17 - 4）衬贴于硬膜的内面。蛛网膜与软膜之间的间隙称**蛛网膜下隙**，内有脑脊液。蛛网膜下隙的某些部分扩大，称**蛛网膜下池**，较大的有**小脑延髓池**，位于小脑和延髓之间，接受第四脑室正中孔和外侧孔流出的脑脊液；临床上可在项部经枕骨大孔行小脑延髓池穿刺术。

蛛网膜在上矢状窦两侧形成许多细小突起，突入上矢状窦内，称**蛛网膜粒**。脑脊液通过蛛网膜粒渗入上矢状窦。

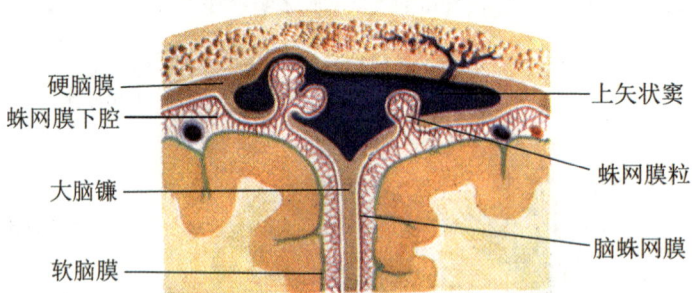

图 17 - 4　蛛网膜粒和上矢状窦

（三）软脑膜

软脑膜（cerebral pia mater）薄而透明，富含血管，紧贴脑表面，并深入其沟、裂。软脑膜血管在脑室某些部位分支形成毛细血管丛。毛细血管丛与覆盖在其外面的软脑膜和室管膜上皮共同突入脑室，形成脉络丛，能产生脑脊液。

第二节　脑和脊髓血管

一、脑的血管

（一）脑的动脉

脑的动脉（图 17-5）来自颈内动脉和椎动脉。颈内动脉的分支分布于大脑半球前2/3 和部分间脑。椎动脉的分支分布于大脑半球后 1/3、部分间脑、脑干和小脑。临床上把脑的动脉分为 2 组，即**颈内动脉系**和**椎 - 基底动脉系**。

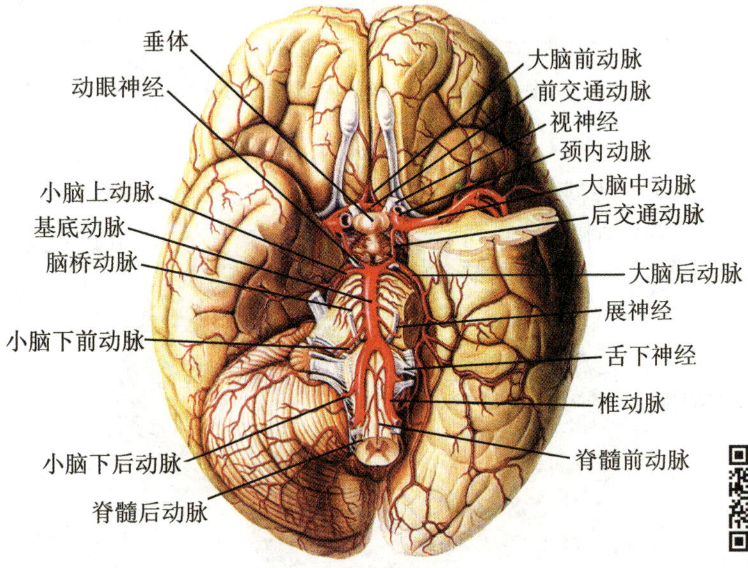

图 17-5　脑底的动脉

1. 颈内动脉　起自颈总动脉，向上经颅底颈动脉管入颅腔，主要分支有眼动脉、大脑前动脉和大脑中动脉等。

（1）**大脑前动脉**（图 17-6）：行于大脑半球内侧面，分支分布于大脑半球顶枕沟以前的内侧面及上外侧面上缘等。

（2）**大脑中动脉**：为颈内动脉的直接延续，向外行于外侧沟，分支分布于大脑半球上外侧面大部分（图 17-7）。大脑中动脉起始段发出一些细小的中央支，垂直向上进入大脑髓质，营养基底核和内囊（图 17-8）。该中央支在脑血管疾病中，易破裂出血，故有"出血动脉"之称。

2. 椎动脉　起自锁骨下动脉，向上经颈椎横突孔和枕骨大孔入颅腔，至脑桥下缘，左、右椎动脉合成一条基底动脉，沿基底沟上行，至脑桥上缘分为左、右大脑后动脉，椎动脉、基底动脉及其分支合称椎 - 基底动脉系。

3. 大脑动脉环　又称 **Willis 环**，由大脑后动脉起始段、后交通动脉、颈内动脉末端、大脑前动脉起始段和前交通动脉在脑底面吻合而成（图 17-5）。该环将颈内动脉系与椎 - 基底动脉系连接起来，并使左、右大脑半球的动脉相连通，以调节左、右大脑半球的血液供应。

233

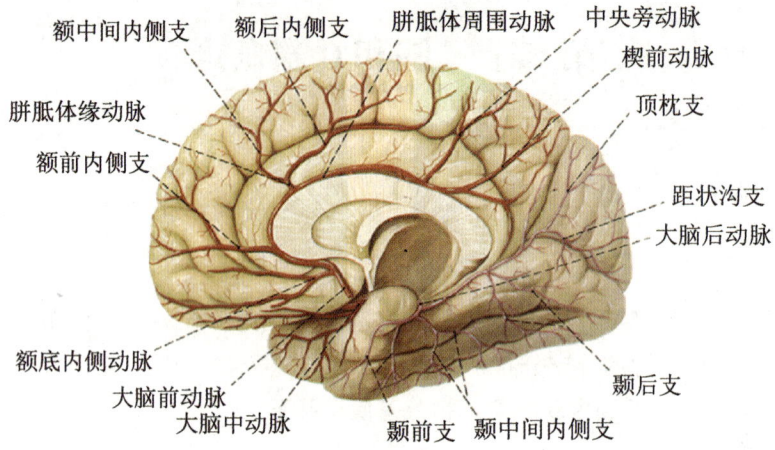

图 17 – 6   大脑半球内侧面的动脉

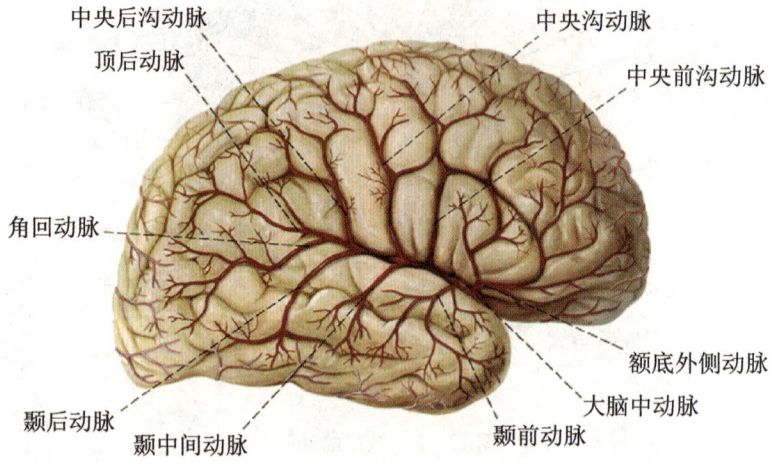

图 17 – 7   大脑半球上外侧面的动脉

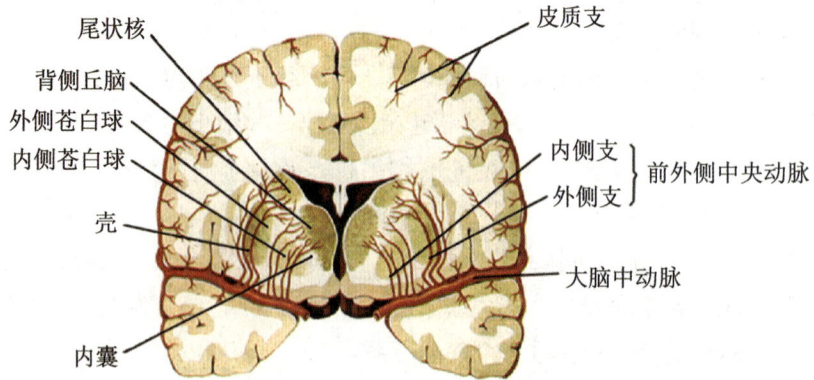

图 17 – 8   大脑中动脉的中央支

（二）脑的静脉

脑的静脉不与动脉伴行，可分为深、浅两组，最终注入硬脑膜窦（图17-9）。

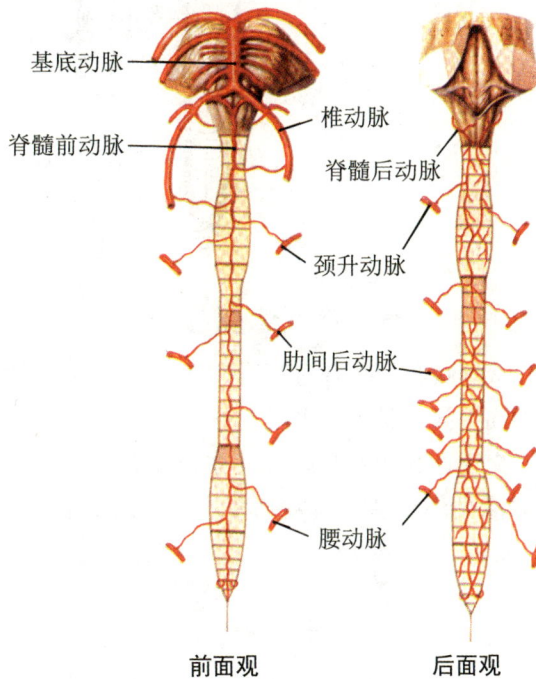

图17-9　脑的静脉

二、脊髓的血管

脊髓的动脉包括从椎动脉发出的**脊髓前动脉**、**脊髓后动脉**及从主动脉降部分支发出的节段性动脉（图17-10）。脊髓的静脉汇合形成脊髓前、后静脉，注入椎内静脉丛。

图17-10　脊髓的动脉

第三节　脑脊液及其循环

脑脊液是一种无色透明液体，充满于脑室和蛛网膜下隙（图17-11），总量约为150 ml，压力为70~150 mmH$_2$O。脑脊液主要由各脑室脉络丛产生，最后回归血液。循环途径为：左、右侧脑室→室间孔→第三脑室→中脑水管→第四脑室→第四脑室正中孔和外侧孔→蛛网膜下隙→蛛网膜粒→上矢状窦。

　　脑脊液具有运送营养物质、带走代谢产物、缓冲颅内压力、减轻震荡和保护脑免受震荡的作用。正常人体的脑脊液有较恒定的化学成分、压力和细胞含量。脑的某些疾病可改变脑脊液的成分，临床上通过检测脑脊液的化学成分和压力，来帮助诊断疾病。脑脊液循环受阻，可引起脑室积水或颅内压升高。

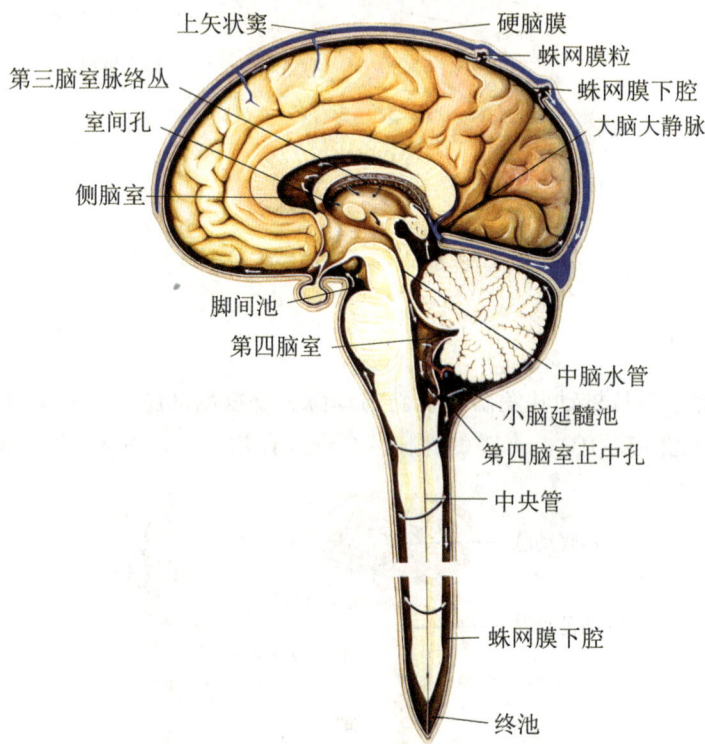

图 17－11　脑脊液循环

　　脑积水是指脑脊液生成、吸收或循环过程发生障碍而致脑室内脑脊液量过多，压力增高，从而引起颅内压增高、脑室扩大。多发生在 2 岁之内的婴幼儿，可分为交通性脑积水和非交通性脑积水。交通性脑积水是脑脊液在脑表面的吸收受阻而致；非交通性脑积水是脑室系统内的脑脊液循环阻塞。导致脑积水的病因很多，常见的有先天性畸形、感染、肿瘤等。

知识拓展

脑积水

　　脑积水（hydrocephalus）不是一种单一的病，脑积水多见于各种颅脑外伤后或颅内肿物，使脑脊液吸收障碍、循环受阻或分泌过多而致脑室系统进行性扩张或（和）蛛网膜下隙扩张。按压力可分为高颅压性脑积水和正常颅压性脑积水，根据脑脊液动力学可分为交通性脑积水和梗阻性脑积水。早期 CT 表现为脑室系统进行性扩张或（和）蛛网膜下隙扩张。其典型症状为头痛、下肢无力、起步或步态站立不稳、尿失禁、共济失调、反应迟钝、进行性自主语言躯体活动减少，腰椎穿刺观察后可确诊。

第四节 脑屏障

一、血-脑屏障

在中枢神经系统，毛细血管内的血液与脑组织之间有多层结构相隔，后者具有选择性通透作用，称**血-脑屏障**（blood-brain barrier，BBB）。血-脑屏障可阻止有害物质进入脑组织，维持脑组织内环境的相对稳定。临床选用药物治疗脑部疾病时，必须考虑其通过血-脑屏障的能力，以期达到预期效果。

二、血-脑脊液屏障

血-脑脊液屏障（blood-CSF barrier）位于脑室脉络丛的毛细血管和脑脊液之间，其结构基础是脉络丛上皮细胞间隙的顶部有闭锁小带。脉络丛的毛细血管内皮细胞上有窗孔，因此该屏障仍有一定的通透性。

三、脑脊液-脑屏障

脑脊液-脑屏障（CSF-brain barrier）由室管膜上皮细胞和星形胶质细胞共同构成，对于脑脊液中的物质进入脑细胞起选择性通透作用。

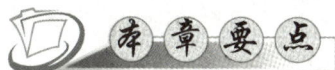

本章要点

1. 硬膜外腔是指硬脊膜与椎管内表面之间的区域，容纳脊神经根等结构。硬膜外腔是硬膜外麻醉的注药部位。

2. 蛛网膜下隙是指蛛网膜与软膜之间的腔隙，容纳脑脊液。小脑延髓池和终池是蛛网膜下隙的扩大部。

3. 脑脊液由各脑室脉络丛产生，循环途径为左右侧脑室→室间孔→第三脑室→中脑水管→第四脑室→第四脑室正中孔和外侧孔→蛛网膜下隙→蛛网膜粒→上矢状窦→颈内静脉。

4. 脑组织的营养来自颈内动脉和椎动脉，它们的分支在脑底面吻合形成大脑动脉环。

思考题

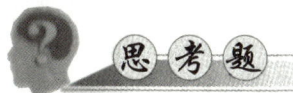

1. 解释硬膜外腔、蛛网膜下隙、大脑动脉环、血-脑屏障的概念，并说出其意义。
2. 用箭头连接的形式说明脑脊液的循环途径。

第十八章　内分泌系统

学习目标

1. 掌握：内分泌系统的组成和激素的概念；甲状腺、肾上腺、垂体的位置和形态结构。
2. 熟悉：甲状腺、肾上腺、垂体分泌的激素；甲状旁腺的位置和分泌的激素。

内分泌系统（endocrine system）由**内分泌器官**和**内分泌组织**组成（图18-1）。内分泌器官又称**内分泌腺**，包括甲状腺、甲状旁腺、肾上腺、垂体、松果体等；内分泌组织是指散在分布于某些器官或组织内的内分泌细胞或细胞团，如胰腺内的胰岛、卵巢内的黄体、睾丸内的间质细胞、胃黏膜的G细胞等。

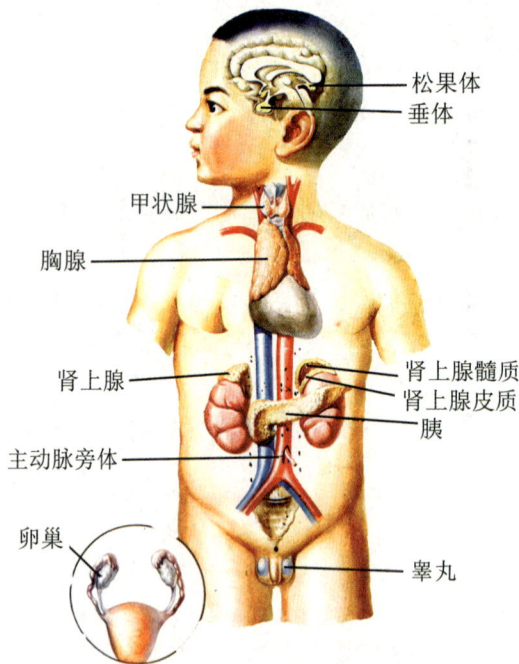

图18-1　内分泌系统概况

　　内分泌细胞的分泌物称**激素**（hormone），后者直接进入血液，通过血液循环作用于特定的细胞。能接受激素作用的器官或细胞称该激素的**靶器官**或**靶细胞**。激素主要参与调节机体的新陈代谢、生长发育、生殖等功能活动，并对机体稳态的维持发挥重要的作用。激素的这种功能称体液调节。内分泌系统的活动是在中枢神经系统，特别是下丘脑的控制下进行的。

一、甲状腺

甲状腺（thyroid gland）作为人体内最大的内分泌腺，位于喉下部、气管上部的两侧和前面，质地柔软，血供丰富。呈"H"形，分为左、右侧叶和中间的峡部（图 18 - 2）。甲状腺侧叶上端达甲状软骨中部，下端达第 5 气管或第 6 气管软骨环高度；甲状腺峡位于第 2 ~ 4 气管软骨环的前面。

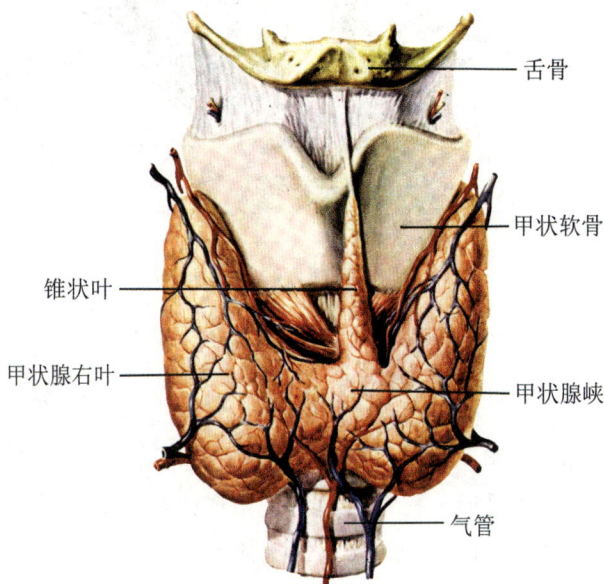

舌骨

甲状软骨

锥状叶

甲状腺右叶

甲状腺峡

气管

图 18 - 2　甲状腺和喉（前面观）

成人甲状腺为 20 ~ 40 g，外层包裹结缔组织形成的纤维囊，囊外借助甲状腺鞘固定在喉和气管壁上，故吞咽时甲状腺会随喉上、下移动。甲状腺过度肿大时，可压迫喉和气管导致呼吸困难等。

甲状腺可分泌甲状腺激素和降钙素。**甲状腺激素**的主要作用是促进人体的代谢活动和生长发育，特别是婴儿脑和骨的生长发育。**降钙素**则可抑制人体对钙的吸收，使血钙降低。

知识拓展

甲状腺的常见疾病

婴幼儿的甲状腺功能低下可引起呆小症；成人的甲状腺功能低下、蛋白合成减少可引起黏液性水肿；甲状腺素分泌过多，可导致产热增多、食欲增加、怕热、多汗等表现，称甲状腺功能亢进症。当饮食中缺碘造成甲状腺滤泡代偿性增大导致甲状腺肿大，称单纯性甲状腺肿或地方性甲状腺肿。

二、甲状旁腺

甲状旁腺（parathyroid gland）上、下各一对，呈扁椭圆形，如黄豆大小，位于甲状腺侧叶背面（图 18 - 3），少数埋入腺组织内。

甲状旁腺分泌**甲状旁腺素**，具有升高血钙的作用。甲状旁腺素和降钙素协同调节，维持机体血钙的稳定。甲状腺部分切除手术时，如误摘甲状旁腺致血钙降低，可引起患

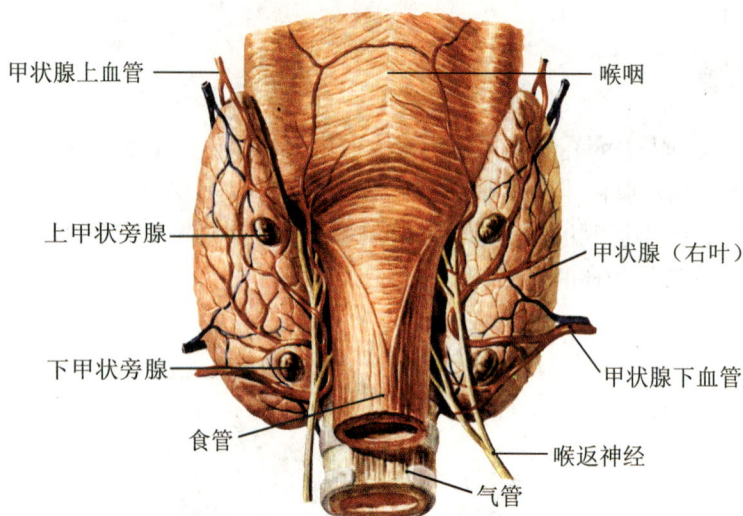

图 18 – 3　甲状旁腺（后面观）

者肌肉抽搐，甚至死亡。

三、肾上腺

肾上腺（suprarenal gland）左、右各一，位于腹膜后间隙，附着于两肾的上端（图 18 – 1）。左肾上腺呈半月形，右肾上腺呈三角形或椭圆形。肾上腺和肾虽然一起包在肾筋膜内，但各自拥有独立的被膜，故不会随肾下垂而下降。

肾上腺实质由皮质和髓质构成。**皮质**位于外周，占肾上腺体积的 80% ~ 90%，呈浅黄色，可分泌盐皮质激素、糖皮质激素等，参与调节体内的水、盐、糖、蛋白质代谢；**髓质**位于腺体的中央，占总体积的 10% ~ 20%，呈棕色，可分泌肾上腺素和去甲肾上腺素，前者主要使心肌收缩力增强，心跳加快，心搏出量增加，血压升高；肾上腺素药在临床上常被用作"强心药"。去甲肾上腺素主要使小动脉平滑肌收缩，口径变小，阻力增加，血压升高；去甲肾上腺素在临床上常被用作"升压药"。

四、垂体

垂体（hypophysis）是人体最复杂的内分泌腺，外观呈椭圆形，位于颅中窝蝶骨体上面的垂体窝内，借漏斗连于下丘脑。垂体按组织结构分为腺垂体和神经垂体。**腺垂体**包括远侧部、结节部和中间部；**神经垂体**包括神经部和漏斗，后者包括正中隆起和漏斗柄。垂体远侧部又称**垂体前叶**，垂体中间部和神经部合称**垂体后叶**。

腺垂体可分泌生长激素、催乳激素、促甲状腺激素、促性腺激素和促肾上腺皮质激素。神经垂体可储存和释放下丘脑分泌的抗利尿激素和催产素，且垂体细胞即神经胶质细胞，具有支持和营养神经纤维的作用。

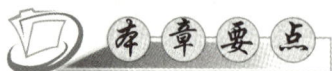

本章要点

1. 内分泌系统由内分泌器官和内分泌组织组成，它们的分泌物统称激素。激素可直接释放至血液和淋巴，通过细胞外液运输和发挥作用（体液调节）。

2. 甲状腺位于喉的下部和气管上部，分为左、右侧叶和甲状腺峡。甲状腺滤泡分泌的甲状腺素具有促进机体新陈代谢、提高神经系统兴奋性、促进生长发育的作用。对婴幼儿的骨骼发育和中枢神经系统的发育影响最大。

3. 肾上腺附着于两肾的上端，由皮质和髓质构成。肾上腺皮质分泌盐皮质激素、糖皮质激素和少量性激素。肾上腺髓质分泌肾上腺素和去甲肾上腺素。

4. 垂体位于颅底的垂体窝内。按组织结构分为腺垂体和神经垂体两大部分。腺垂体分泌生长激素、催乳激素、促甲状腺激素、促肾上腺皮质激素、促性腺激素。下丘脑产生的抗利尿激素和催产素被运至神经垂体储存和释放。

第十九章 护理应用解剖学

学习目标

1. 掌握：生命体征观察所涉及的部位和结构；肌内注射、静脉注射的常用部位和穿经层次；颈内静脉、锁骨下静脉、股静脉和前囟、后囟穿刺的定位和穿经层次；插胃管、灌肠和导尿所经过的结构；人工呼吸、体外心脏按压的定位；膝胸卧位、截石位、皮下注射、胸腔穿刺、椎管内麻醉、瞳孔对光反射、角膜反射的概念及其意义。

2. 熟悉：常见卧位的要求；体位性神经伤的多发部位；压疮的好发部位；皮内注射、皮下注射的常用部位和穿经层次；胸腔、腹腔、膀胱和上颌窦穿刺的定位和穿经层次；环甲膜穿刺、心内注射的定位和穿经层次；神经阻滞、椎管内麻醉的原理和穿经层次；常用神经反射的操作和结果判断。

护理应用解剖学是以系统解剖学和局部解剖学为基础，以研究护理专业所涉及器官的位置、形态、结构和毗邻关系为目的，将解剖学知识与护理专业的有关内容紧密结合，形成的实用性很强的边缘学科。

第一节 体位解剖学

一、常用卧位的应用解剖

卧位（patient position）是患者休息、接受检查或治疗时所采取的姿势。维持适当的卧位，不但可以使患者感觉舒适，还可以预防因长期卧床可能导致的并发症。根据卧位的自主性，卧位分为自主卧位、被动卧位和被迫卧位 3 类。

1. 主动卧位（active lying position） 患者自主采取的卧位。见于病情较轻的患者。通常患者身体活动自如，能根据自己的意愿和习惯采取舒适卧位，并能随意变换卧位。

2. 被动卧位（passive lying position） 患者自身无变换卧位的能力，保持他人安置的卧位。通常见于昏迷、极度衰弱、瘫痪的患者。

3. 被迫卧位（compelled lying position） 患者意识清晰，也有变换卧位的能力，因疾病或治疗被迫采取的卧位。如肺心病患者由于呼吸困难而被迫采取端坐卧位。

（一）仰卧位

仰卧位（supine position）又称平卧位，为一种自然的休息姿势。患者仰卧，头下放一枕，两臂放于身体两侧，两腿自然放置。根据病情或检查等需要，仰卧位又可进一步调整。

1. 去枕仰卧位

（1）要求：患者去枕仰卧，头偏向一侧，两臂放于身体两侧，两腿自然放平，枕头横放于床头（图19-1）。

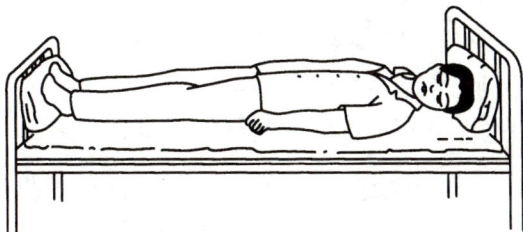

图 19-1　去枕仰卧位

（2）适用范围：①全身麻醉未清醒或昏迷患者。采用去枕仰卧位，头偏向一侧，以防止呕吐物流入气管而引起患者窒息或肺部并发症。②椎管内麻醉或蛛网膜下隙穿刺后的患者。采用此种卧位，可预防患者因颅内压降低而引起的头痛。

2. 中凹卧位（休克卧位）

（1）要求：患者头胸部抬高 10°~20°，下肢抬高 20°~30°（图19-2）。

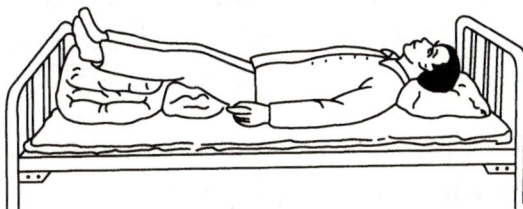

图 19-2　中凹卧位

（2）适用范围：休克患者。抬高头部胸部，有利于保持气道通畅，增加肺活量，改善缺氧症状；抬高下肢，可促进其静脉血回流，增加心排血量而缓解休克症状。

3. 屈膝仰卧位

（1）要求：患者仰卧，两臂放于身体两侧，两膝屈起，并稍向外分开（图19-3）。检查或操作时注意保暖及保护患者的隐私。

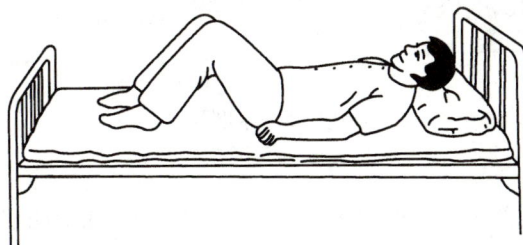

图 19-3　屈膝仰卧位

（2）适用范围：①腹部检查的患者，可使腹肌放松，便于检查。②为患者导尿或会阴冲洗时，可以暴露操作部位。

护理应用解剖学

（二）侧卧位

1. 要求　患者侧卧，两臂屈肘，一手放在枕旁，一手放在胸前。下位腿伸直，上位腿的膝部弯曲。在两膝之间、胸腹部、背部可放置软枕，以扩大支撑面，增加舒适度和安全性（图 19 - 4）。

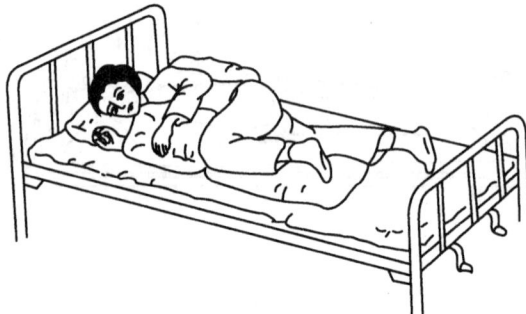

图 19 - 4　侧卧位

2. 适用范围

（1）灌肠、肛门检查及配合胃镜、肠镜检查等。

（2）臀部肌内注射。

（3）预防压疮。侧卧位与平卧位交替，可减少身体局部受压的时间，避免压疮发生。

（4）单侧肺部病变者，可视病情采取患侧卧位或健侧卧位。

（三）半坐卧位

1. 要求　患者仰卧，先摇起床头支架成 30°～50°，再摇起膝下支架，以防患者下滑。恢复仰卧位时，先摇平膝下支架，再摇平床头支架（图 19 - 5）。

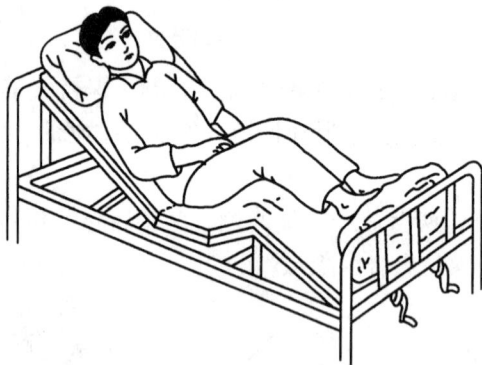

图 19 - 5　半坐卧位

2. 适用范围

（1）某些面部及颈部手术后的患者。采取半坐卧位可减少局部出血。

（2）心肺疾病引起呼吸困难的患者。采取半坐卧位时，一方面，由于重力作用，可使膈肌位置下降，胸腔容量扩大，同时腹腔脏器对心肺的压力减轻，肺活量增加；另一方面，半坐卧位可使部分血液滞留在下肢和盆腔，回心血量减少，从而减轻肺部淤血和心脏负担，改善呼吸困难。

（3）胸腔、腹腔、盆腔手术后或有炎症的患者。采取半坐卧位，可使腹腔渗出液流入盆腔，促使感染局限。因盆腔腹膜吸收性能较弱，这样可以达到限制炎症扩散和毒素吸收的目的，减轻中毒反应。同时又可防止感染向上蔓延引起膈下脓肿。

（4）腹部手术后患者。采取半坐卧位，可减轻腹部切口缝合处的张力，缓解疼痛，增加舒适度，有利于伤口愈合。

（5）疾病恢复期体质虚弱的患者。使其逐渐适应体位改变，有利于向站立位过渡。

（四）端坐位

1. 要求　扶患者坐起，身体稍向前倾，床上放一跨床小桌，桌上放一软枕，患者可伏桌休息（图19-6）。并用床头支架或靠背架将床头抬高70°~80°，使患者能向后倚靠；膝下支架抬高15°~20°。

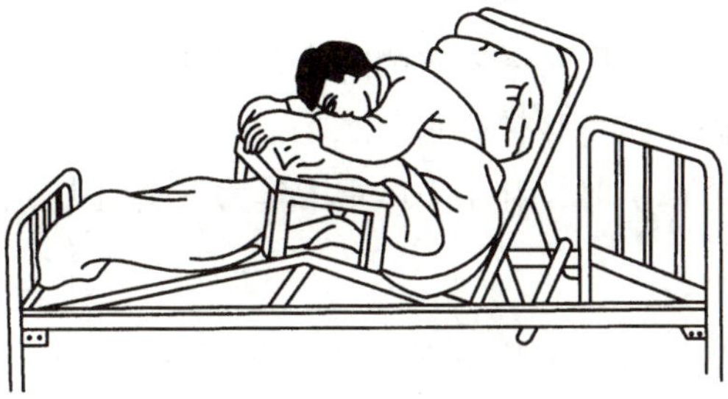

图19-6　端坐位

2. 适用范围　心力衰竭、心包积液、支气管哮喘发作的患者。由于极度呼吸困难，患者被迫采取端坐位。

（五）俯卧位

1. 要求　患者俯卧，两臂屈肘放于头的两侧，两腿伸直，胸下、髋部及踝部各放一软枕，头偏向一侧（图19-7）。

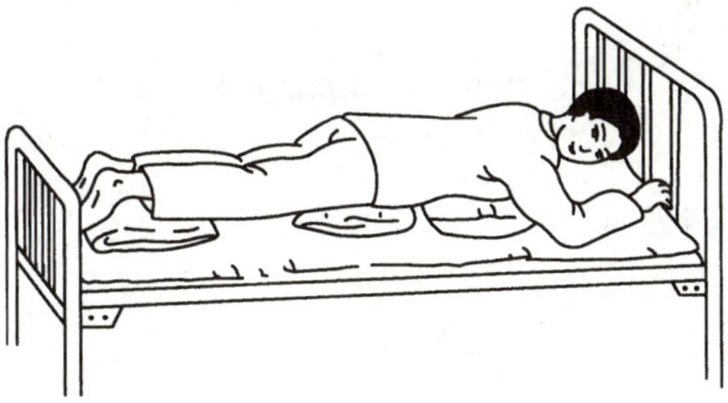

图19-7　俯卧位

2. 适用范围

（1）腰、背部检查或配合胰、胆管造影检查时。

（2）脊椎手术后或腰、背、臀部有伤口，不能平卧或侧卧的患者。

（3）胃肠胀气所致腹痛。俯卧位时腹腔容积增大，可缓解胃肠胀气所致的腹痛。

（六）头低足高位

1. 要求　患者仰卧，头偏向一侧，枕头横立于床头，以防碰伤头部。床尾的床腿用支托物垫高15~30 cm（图19-8）。此体位使患者感到不适，不宜长时间使用。颅内压高者禁用。

2. 适用范围

（1）肺部分泌物引流，使痰液易于咳出。

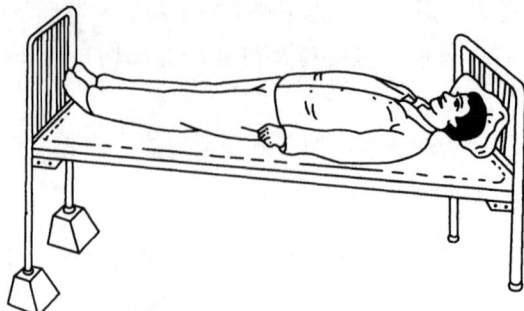

图 19 - 8　头低足高位

（2）十二指肠引流术，需同时采取右侧卧位，有利于胆汁引流。

（3）妊娠时胎膜早破，防止脐带脱垂。

（4）跟骨或胫骨结节牵引时，利用人体重力作为反牵引力，防止下滑。

（七）头高足低位

1. 要求　患者仰卧，床头的床腿用支托物垫高 15～30 cm 或根据病情而定。另用一枕横立于床尾（图 19 - 9）。

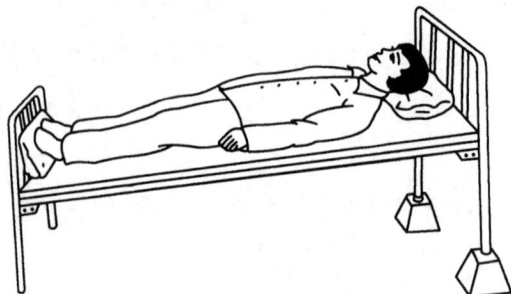

图 19 - 9　头高足低位

2. 适用范围

（1）颈椎骨折的患者做颅骨牵引时作为反牵引力。

（2）减轻颅内压，预防脑水肿。

（3）颅脑术后患者。

（八）膝胸卧位

1. 要求　患者跪卧，两小腿平放于床上，稍分开，大腿和床面垂直，胸贴床面，腹部悬空，臀部抬起，头转向一侧，两臂屈肘，放于头的两侧（图 19 - 10）。孕妇取此卧位矫正胎位时，应该注意保暖，但每次不应该超过 15 分钟。

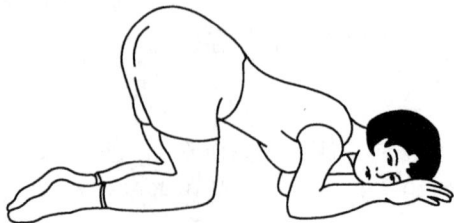

图 19 - 10　膝胸卧位

2. 适用范围

（1）肛门、直肠、乙状结肠镜检查或治疗。

（2）矫正胎位不正或子宫后倾。

（3）促进产后子宫位置和形态复原。

（九）截石位

1. 要求　患者仰卧于检查台上，两腿分开，放于支腿架上（支腿架上放软垫），臀部齐床沿，两手放在身体两侧或胸前（图 19 – 11）。应注意遮挡患者的隐私部位和采取保暖措施。

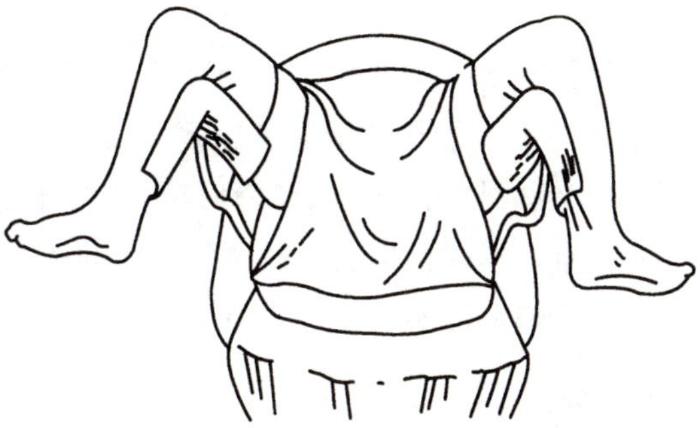

图 19 – 11　截石位

2. 适用范围

（1）会阴、肛门部位的检查、治疗或手术，如膀胱镜检查、妇产科检查、阴道灌洗等。

（2）产科分娩。

二、腹腔体位引流术

化脓性腹膜炎或胃肠道、肝、胆管、脾等腹腔脏器手术后均产生不同数量的脓性或血性渗出物，采取半坐卧位有利于将渗出物引流至盆腔陷凹内。

（一）解剖学基础

以横结肠及其系膜为界，将腹膜腔分为结肠上区和结肠下区。在结肠上区的肝周围存在着数个间隙，统称为膈下间隙。膈下间隙以肝为界又分为肝上间隙和肝下间隙。在肝下间隙中以肝右叶下方与右肾上方之间的间隙（肝肾隐窝）较大，当患者仰卧位时，此处为腹膜腔最低处。在小网膜和胃后方与腹后壁腹膜之间的腹膜腔最大隐窝叫网膜囊或小腹膜腔，当囊内积液时，采取右侧卧位液体可通过网膜孔流至大腹膜腔的肝下间隙。

在结肠下区，小肠系膜将结肠围成的间隙分为右肠系膜窦和左肠系膜窦。前者呈三角形，周围是封闭的，积液不易扩散，当采取右侧卧位时，积液可越过升结肠至右结肠旁沟；左肠系膜窦略呈向下开放的斜方形，半卧位时左肠系膜窦的积液可引流到盆腔内。升结肠的外侧为右侧腹壁，两者间腹膜移行形成一纵行间隙，称为右结肠旁沟，此沟向上与肝下间隙相通，向下经髂窝与盆腔相通。降结肠与左侧腹壁之间腹膜移行所形成的纵行间隙称为左结肠旁沟，由于其上方有左膈结肠韧带，故沟内的积液只能向下流入盆腔。

结肠上区的腹膜吸收能力比结肠下区略强，主要原因是：①结肠上区腹膜面积较大。

②毛细血管和毛细淋巴管更丰富。③受呼吸运动的影响。

（二）半卧位时腹膜腔渗出物的引流方向

手术后患者需取半坐卧位时，腹腔脏器渗出物分别沿左、右结肠旁沟或左肠系膜窦下方开口引流至盆腔的直肠膀胱陷凹或直肠子宫陷凹内，通过肛门指诊、阴道后穹指诊或穿刺等方法容易发现，进一步穿刺或切开引流也方便和安全。另外，脓液集聚于盆腔，减少了脓液与腹膜的接触面积，同时由于该处腹膜吸收能力较差，吸收缓慢，故可减缓中毒症状。

三、体位性神经伤的解剖学基础

在护理工作中，使患者保持在解剖学和生理学所要求的正常体位状态下，不仅患者感到安全舒适，而且有利于护理操作，有利于患者康复。反之，不但影响医疗和护理操作，还可能造成患者不同部位某些结构的损伤，特别是长期处于昏迷或麻醉状态下的患者，肢体某一部分处于异常位置而本身又失去自我调整体位的能力，更易造成组织损伤，其中以神经伤最为严重，且功能恢复困难，护理人员应予以高度重视。

（一）体位性神经伤的种类

由于患者所处的体位及受压部位不同，造成的神经损伤种类也不同，常见的有5种。

1. 臂丛伤　上肢处于功能位置时，臂丛处于松弛状态。当上臂呈后伸状态时，对整个臂丛产生不同程度的牵拉力，此时如臂部伴有内旋可进一步增加后束或腋神经、桡神经的张力，伴有外旋则增加肌皮神经的张力。臂部外展90°并伴有后伸时，臂丛及5大分支的张力均增加。臂丛后束、桡神经或腋神经近段牵拉伤最为常见。

2. 桡神经伤　桡神经从臂丛后束分出，贴肱骨中段后面由内上向外下通过肱骨肌管（由桡神经沟与肱三头肌内、外侧头共同围成），二者间缺乏软组织缓冲。当上肢长时间保持外展位，臂部中段的背外侧面置于较硬的物体上，如手术时臂部置于手术台边缘，运送伤员时臂部置于担架边缘，卧床患者臂部置于病床边缘，均可致桡神经损伤。制止小儿或神志不清患者躁动的措施，将上肢固定在木板上进行输液，如固定不当也可造成桡神经损伤。

3. 尺神经伤　尺神经从臂丛内侧束发出后沿臂部内侧下行，在肘部经肱骨内上髁背侧的尺神经沟进入前臂内侧。尺神经常见的损伤部位在臂部和尺神经沟处。当臂部轻度外展并后伸时，臂内侧紧贴于较硬物体上（如臂部垂于担架边缘或床缘，醉酒者臂部架在椅背上昏睡）时，均可致其损伤。尺神经沟内的尺神经表面仅覆以皮肤和浅筋膜，当受到有棱角的物体撞击或长时间置于手术台边缘均可造成尺神经损伤。

4. 坐骨神经伤　坐骨神经自梨状肌下孔进入臀部，经股骨大转子与坐骨结节之间至股后部，在臀沟处位置较表浅。昏迷或瘫痪患者臀下放置便盆时间过长，而且便盆边缘正好置于臀沟处，易造成坐骨神经伤。

5. 腓总神经伤　腓总神经于腘窝上角自坐骨神经发出，沿股二头肌腱内侧缘下行，绕过腓骨颈进入小腿肌前外侧群。腓总神经绕腓骨颈处位置表浅，深面紧贴骨面。如患者长时间处于侧卧位伴屈髋屈膝时，下方小腿的外侧面置于较硬的物体上，易致腓总神经损伤。外科或妇科手术时，双下肢腘窝置于支架上时间过长，支架前外侧缘又过高过硬，也可造成腓总神经损伤。

（二）体位性神经伤的防范措施

体位性神经伤多为医源性因素造成，只要引起重视完全可以避免。医学生首先要加强责任心，认真对待医护过程中的每一个环节；其次要熟悉易受损伤神经的局部解剖关系。

轻度神经伤只要解除压迫因素，一般在数天至数周内功能即可恢复，不需特殊处理。较严重的神经伤要及早彻底地进行神经松解减压，以解除局部压迫、缺血，改善神经内微循环，通常也可获得满意的效果。如受压的神经坏死，要进行切除并重新吻合或做神经移植。

四、压疮的好发部位

压疮（pressure ulcer）也称压力性溃疡或褥疮，是指身体局部组织长时间受压，血液循环障碍，持续缺血、缺氧、营养不良而致软组织溃烂和坏死。压疮本身不是原发疾病，大多是原发疾病未经良好护理而造成的损伤。

一般情况下，压疮常发生于瘫痪、昏迷、年老体弱、消瘦的患者。对于长期卧床的患者来说，压疮容易发生，但同时也可以通过良好的护理减少发生的可能性或减轻其症状。压疮好发于受压且缺乏脂肪组织保护、无肌肉包裹或肌层较薄的骨骼隆突处（图19-12）。压疮发生的部位与卧位有着密切的关系。仰卧位时好发于枕外隆凸、肩胛骨、肘部、脊椎体隆突处、骶尾部、足跟处。侧卧位时好发于耳郭、肩峰、肋骨、肘部、股骨大转子及膝关节的内外侧、内外踝等部位。俯卧位时好发于面颊、耳郭、肩峰、女性乳房、肋缘突出处、男性外生殖器、髂前上棘、膝部和足尖等部位。坐位时好发于坐骨结节处。

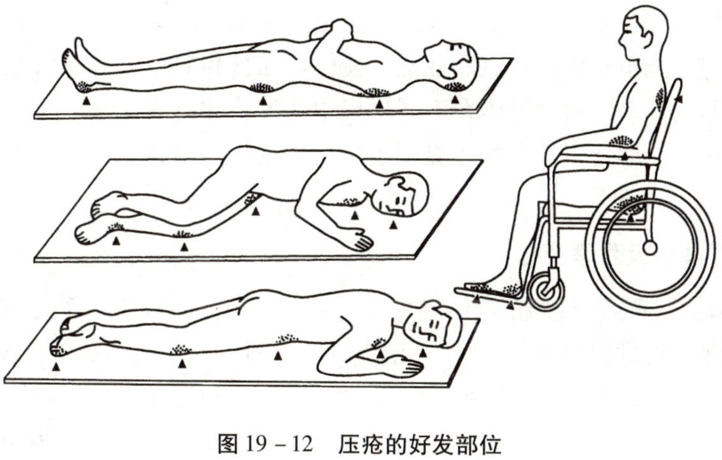

图 19-12　压疮的好发部位

第二节　生命体征观察的应用解剖

生命体征（vital signs）是体温、脉搏、呼吸和血压的总称，是机体内在生命活动的一种客观反映，是评价机体身心状况的可靠指标。正常情况下，人的生命体征在一定范围内相对稳定，变化很小；但在病理情况下，其变化极其敏感。护理人员通过观察生命体征的变化，可以了解疾病的发生、发展及转归，为疾病的预防、诊断、治疗、护理提供依据。

一、体温的观察

体温（body temperature）通常是指身体深部（心、肺、脑、腹腔脏器等处）的温度，又称体核温度，其特点是相对稳定且较皮肤温度高。皮肤温度也称体表温度，不恒定，容易受到环境温度的影响，各部位之间的差异也较大。

（一）测量体温的目的

（1）判断体温有无异常。

（2）动态监测体温变化，分析热型。

（3）协助诊断，为疾病的预防、治疗、康复、护理提供依据。

（二）体温的产生及生理调节

1. 体温的产生　体温是由三大营养物质，即糖类（碳水化合物）、脂肪、蛋白质氧化分解而产生。三大营养物质在体内氧化时所释放的能量，其总量的50%以上转化为热能，以维持体温，并不断地散发到体外；其余不足50%的能量贮存于三磷酸腺苷（ATP）内，以化学能的形式供机体使用。

2. 产热与散热

（1）产热过程：人体以化学反应方式产热，主要的产热器官是肝脏和骨骼肌，产热的主要方式有食物氧化、骨骼肌运动、交感神经兴奋、甲状腺素的作用等。

（2）散热过程：人体以物理方式散热，主要的散热器官是皮肤。此外，呼吸、排泄也散发少部分热量。散热的方式有辐射散热、传导散热、对流散热、蒸发散热。

3. 体温的调节　体温的调节包括自主性（生理性）体温调节和行为性体温调节两种方式。自主性体温调节是指机体受内外环境温度变化的刺激，下丘脑体温调节中枢通过一系列生理反应，调节机体的产热和散热，使体温保持相对恒定。行为性体温调节是指人类有意识的行为活动，通过机体在不同环境中的姿势和行为改变来达到调节体温的目的，如增减衣服等。因此，行为性体温调节是以自主性体温调节为基础的，是对自主性体温调节的补充。

（三）正常体温及生理变化

1. 正常体温　通常所说的正常体温并不是指某一具体的数值，而是指一定的温度范围。临床上测量体温常以口腔、直肠、腋窝温度为标准，其中直肠温度最接近于人体深部温度，但口腔、腋下温度的测量更为方便。温度可用摄氏温度（℃）和华氏温度（°F）来表示。口腔正常温度为36.3~37.2℃，平均37.0℃；直肠正常温度为36.5~37.7℃，平均37.5℃；腋下正常温度为36.0~37.0℃，平均36.5℃。

2. 生理变化　体温可随昼夜、年龄、性别、情绪等因素变化而在一定范围内出现生理性波动，但其波动范围很小，一般不超过0.5~1.0℃。

（四）体温的测量

体温的测量使用体温计进行，体温计分为水银体温计、电子体温计等。现以水银体温计为例介绍测量体温的方法。

1. 测量口腔温度　①将口表的水银端斜放于舌下热窝处，该处靠近舌动脉，是口腔中温度最高的部位。②嘱患者紧闭口唇，用鼻呼吸，勿咬体温计。③测量时间3分钟。

测量口温最方便，但易引起交叉感染。

2. 测量直肠温度　①体位：侧卧、俯卧、屈膝仰卧位，暴露测温部位。②润滑肛表水银端，以便于插入，避免擦伤肛门及直肠黏膜，插入肛门 3 ~ 4 cm。③测量时间 3 分钟。

3. 测量腋下温度　①擦干腋窝的汗液，将体温计水银端放置于腋窝深处。②体温计紧贴皮肤，屈臂过胸，夹紧。③测量时间为 5 ~ 10 分钟。测量腋温安全易接受，但准确性不是很高。

二、脉搏的观察

每个心动周期中，动脉内的压力随着心室的收缩和舒张而发生的周期性波动所引起的动脉管壁的搏动，称动脉脉搏，简称脉搏（pulse）。

（一）测量脉搏的目的

（1）判断脉搏有无异常。
（2）动态监测脉搏变化，间接了解心脏状况。
（3）协助诊断，为疾病的预防、治疗、康复、护理提供依据。

（二）正常脉搏的生理变化

1. 脉搏的产生　当心脏收缩时，左心室将血射入主动脉，主动脉内压力骤然升高，动脉管壁随之扩张；当心脏舒张时，动脉管壁弹性回缩。这种动脉管壁随着心脏的收缩与舒张而出现的周期性起伏波动，形成动脉脉搏。临床上以触诊或仪器测得脉搏的多种信息。

2. 正常脉搏及其生理变化　脉率是指每分钟脉搏搏动的次数（频率）。正常成人在安静状态下，脉率为 60 ~ 100 次/分。脉率受许多因素的影响，如年龄、性别、体型、精神状况等，在一定范围内波动。脉律是指脉搏的节律性，它反映了左心室的收缩情况，正常脉律均匀规则，间隔时间相等。脉搏的强弱是指触诊时对血管内血流的一种感觉，与心搏量和脉压大小有关。

（三）脉搏的测量

1. 脉搏的测量部位　选取位置表浅且靠近骨骼的较大动脉作为测量脉搏的部位。常用的测量部位见图 19 – 13，临床上最常用的诊脉部位是桡动脉。

2. 测量脉搏的方法（以桡动脉为例）
（1）体位：卧位或坐位，手腕伸展，与心脏在同一水平面，手臂放于舒适的位置。
（2）护士以示指、中指、环指的指端按压在桡动脉处；按压力量适中，以能清楚地测得脉搏搏动为宜。
（3）计数：正常的脉搏，只需测 30 秒，数值乘以 2 即可；异常脉搏应测 1 分钟；脉搏细弱难以触诊时，应测心尖冲动 1 分钟，以得到正确的心率与脉率。
（4）若发现患者脉搏短绌，应由 2 名护士同时测量：一人听心率，另一人测脉率。听心率者发出"起"或"停"口令，计时 1 分钟。听心音的部位一般在左侧第 5 肋间隙，锁骨中线稍内侧。

三、血压的观察

血压（blood pressure）是血管内流动的血液对血管壁的侧压力，分为动脉血压、静

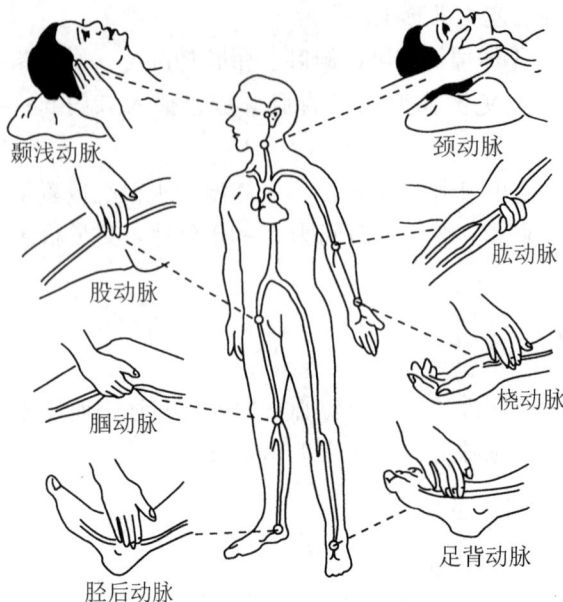

图19-13 常用的诊脉部位

脉血压和毛细血管血压。一般所说的血压是指体循环的动脉血压。

在一个心动周期中,动脉血压随着心室的收缩与舒张而发生规律性的波动。在心室收缩时,动脉血压上升达到的最高值称为收缩压(俗称的高压)。在心室舒张末期,动脉血压下降达到的最低值称为舒张压(俗称的低压)。收缩压与舒张压之差称为脉压。

(一)测量血压的目的

(1)判断血压有无异常。

(2)动态监测血压变化,间接了解循环系统的功能状况。

(3)协助诊断,为疾病的预防、治疗、康复、护理提供依据。

(二)正常血压的生理变化

1. 血压的形成 在循环系统中,足够的血液充盈是形成血压的前提条件,心脏收缩射血和外周血管阻力则是形成血压的两个重要因素。此外,大动脉的弹性对血压的形成也起到一定的作用。

在心动周期中,心室收缩所释放的能量一部分以动能形式推动血液向前流动,另一部分以势能形式贮存弹性血管并形成对血管壁的侧压力,使动脉管壁扩张。

2. 正常血压值及生理变化

(1)正常血压值:一般以肱动脉血压为标准。正常成人安静状态下的血压范围:收缩压90~140 mmHg(12.0~18.5 kPa),舒张压60~89 mmHg(8.0~11.8 kPa),脉压30~40 mmHg(4.0~5.3 kPa)。

(2)生理变化:①年龄:随年龄的增长,收缩压和舒张压均有逐渐增高的趋势,但收缩压的升高比舒张压的升高更为显著。②昼夜和睡眠:一般清晨血压最低,然后逐渐升高,至傍晚血压最高。③体位:立位血压高于坐位血压,坐位血压高于卧位血压,这与重力引起的代偿机制有关。对于长期卧床或使用某些降压药物的患者,若由卧位改为立位时,可出现头晕、眩晕、血压下降等直立性低血压的表现。

3. 血压的测量 血压测量可分为直接测量和间接测量两种方法。直接测量血压法精确、可靠，但它属于创伤性检查，特殊情况下才使用。临床上应用血压计间接测量血压。

（1）血压计的种类：主要有水银血压计、无液血压计、电子血压计。前两种血压计常利用臂部的肱动脉，特殊情况下也可利用股动脉测得血压。电子血压计的种类很多，根据放置部位分为腕式、臂式、指式等。

（2）测量血压的方法（略）。

四、呼吸的观察

机体在新陈代谢的过程中，需要不断地从外界环境中摄取氧气并把自身产生的二氧化碳排出体外，这种机体与环境之间的气体交换过程，称呼吸（respiration）。呼吸是维持机体新陈代谢和其他功能活动所必需的基本生理过程。

（一）呼吸测量的目的

（1）判断呼吸有无异常。

（2）动态监测呼吸变化，了解患者的呼吸功能情况。

（3）协助诊断，为预防、治疗、康复、护理提供依据。

（二）正常呼吸的生理变化

1. 呼吸运动的调节　呼吸运动是一种节律性的活动，由呼吸器官和呼吸肌等共同完成。呼吸运动具有随意性和自主性，受呼吸中枢的调节，呼吸中枢通过一些反射来影响呼吸运动。

2. 正常呼吸及生理变化

（1）正常呼吸：正常成人安静状态下的呼吸频率为 16～20 次/分，节律规则，呼吸均匀、无声且不费力。呼吸与脉搏的比例为 1:4。男性及儿童以腹式呼吸为主，女性以胸式呼吸为主。

（2）生理变化：呼吸运动受许多生理因素的影响而在一定范围内波动，如年龄、性别、活动、情绪等。

（三）呼吸的测量

护士保持诊脉手势，以避免引起患者的紧张。观察患者胸部或腹部的起伏（一起一伏为一次呼吸）。正常情况下测 30 秒，数值乘以 2 即可；同时观察呼吸深度、节律、声音、形态及有无呼吸困难。异常呼吸患者或婴儿应测 1 分钟的呼吸次数。呼吸微弱或危重患者，可用少许棉絮置于鼻孔前，观察棉絮被吹动的次数，计数 1 分钟，以得到准确的结果。

第三节　注射技术的应用解剖

注射给药法（administering injection）是将无菌药液注射入人体内的方法。这种给药方法药物吸收快，吸收的量也较准确，药效发挥作用较快，适用于因各种原因不宜口服给药的患者。但注射给药会造成组织一定程度的损伤，可引起疼痛及潜在并发症的发生。一般根据注射器针头进入的组织类别，将注射给药法分为皮内注射、皮下注射、肌内注射、静脉注射、动脉注射等类型（图 19-14）。

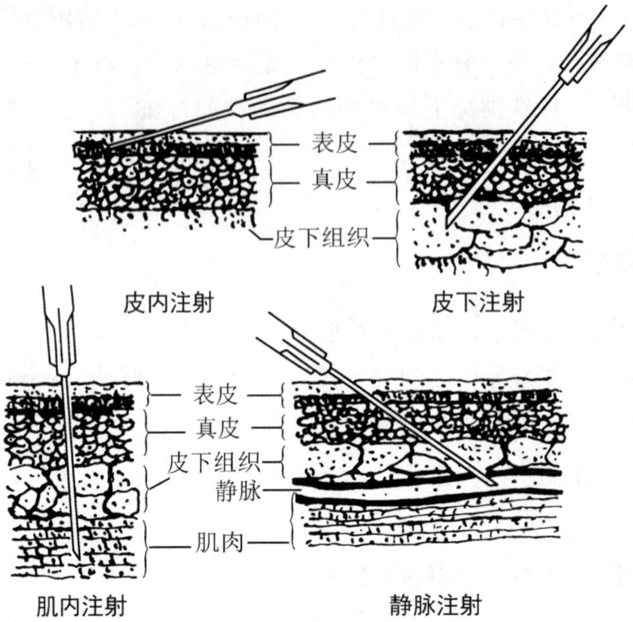

图 19 – 14　各种注射方法的进针角度和深度

一、皮内注射

皮内注射（intradermal injection，ID）是将少量药液注射于表皮和真皮之间的方法。

1. 目的

（1）进行药物过敏试验，以观察有无过敏反应。

（2）预防接种。

（3）局部麻醉的起始步骤。

2. 注射部位　通常根据皮内注射的目的选取不同的部位：如药物过敏试验选择前臂掌侧下段，因该处皮肤较薄，易于注射，且易辨认局部反应；预防接种常选择上臂外侧面三角肌下缘；局部麻醉常选择实施局部治疗的部位。

3. 注射技术　一手绷紧局部皮肤，一手平持注射器，针头斜面向上，与皮肤呈5°夹角刺入皮内。待针头斜面完全进入皮内后，放平注射器，固定针栓，注入药液，使局部隆起呈半球状皮丘，皮肤变白并显露毛孔。注射完毕，迅速拔出针头。

二、皮下注射

皮下注射（subcutaneous injection）是将少量药液注入皮下组织的方法。

1. 目的

（1）注入小剂量药物，用于不宜口服给药，而需在一定时间内发生药效时；如胰岛素日常注射给药。

（2）预防接种。

（3）局部麻醉用药。

2. 注射部位　常用的有上臂外侧面三角肌下缘、两侧腹壁、后背、大腿中段的前面和外侧面（图 19 – 15）。

3. 注射技术　一手绷紧局部皮肤，一手持注射器，示指固定针栓，针头斜面向上，与皮肤呈30°～40°夹角，快速将针梗的1/2～2/3刺入皮下。松开绷皮肤的手，抽动活

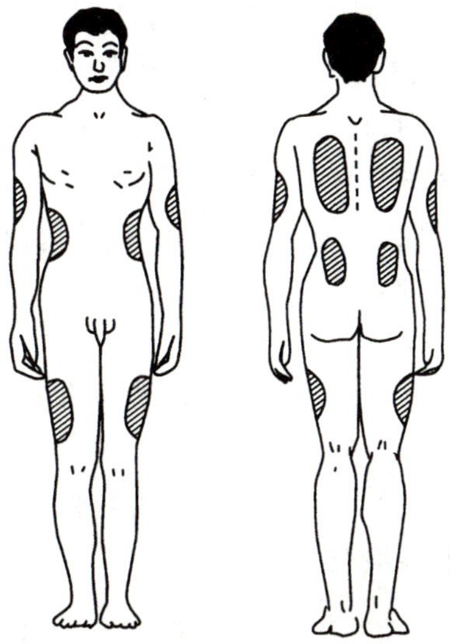

图 19 – 15 常用的皮下注射部位

塞，如无回血，缓慢推注药液。注射毕，快速拔针，用干棉签轻压针刺处。

三、肌内注射

肌内注射（intramuscular injection，IM）是将一定量的药液注入肌肉组织的方法。

1. 目的 注入药物，用于不宜或不能口服、皮下注射、静脉注射给药，且要求迅速发挥疗效时。

2. 注射部位 一般选择肌肉丰厚且距大血管、神经干较远处，其中最常用的部位为臀大肌，其次为臀中肌、臀小肌、股外侧肌及上臂三角肌。

（1）臀大肌及注射定位法：臀大肌起自髂后上棘与尾骨尖之间的骨面，肌纤维向外下方止于股骨上部。臀大肌深部的梨状肌穿经坐骨大孔，将其分为梨状肌上孔和梨状肌下孔。穿经梨状肌上孔的有臀上血管和神经，穿经梨状肌下孔的有臀下血管和神经、坐骨神经、阴部内血管、阴部神经、股后皮神经等。坐骨神经出骨盆点位于髂后上棘与坐骨结节连线的中点外侧 2～3 cm 处；在臀部和股部的体表投影为经大转子尖与坐骨结节连线的中、内 1/3 交点与腘窝上尖的连线。臀大肌注射时应注意避免损伤坐骨神经。

臀大肌注射的定位方法有两种：①十字法：从臀裂顶点向左侧或向右侧做一水平线，然后从臀部髂嵴最高点向下做一垂线，将一侧臀部划分为 4 个象限，其外上象限（避开内角）为注射区。②连线法：从髂前上棘至尾骨做一连线，将此线分为 3 等份，其中、外 1/3 交点附近为注射部位。穿经层次：皮肤→浅筋膜→臀肌筋膜→臀大肌。

（2）臀中肌、臀小肌注射定位法：臀中肌、臀小肌位于臀大肌的外上方，臀中肌的内下半被臀大肌遮盖，臀小肌位于臀中肌深面。该处神经、血管分布较少，且脂肪组织较薄。定位方法：①将用力展开的示指尖和中指尖分别置于髂前上棘和髂嵴下缘处，在髂嵴、示指、中指之间构成一个三角形区域，其示指与中指之间的内角为注射区。②髂前上棘外侧 3 横指处为注射区域（以患者的手指宽度为准）。穿经层次：皮肤→浅筋膜→臀肌筋膜→臀中肌和臀小肌。

（3）股外侧肌注射定位法：在大腿中段的外侧，一般成人可取髋关节下 10 cm 至膝关节上 10 cm 之间，宽约 7.5 cm 的范围。此处无大血管和神经干，且注射范围较广，可供多次注射。穿经层次：皮肤→浅筋膜→深筋膜→股外侧肌。

255

（4）上臂三角肌注射定位法：取上臂外侧面，肩峰下 2～3 横指处。此处注射方便，但是肌肉较薄，只可做小剂量注射。进针层次：皮肤→浅筋膜→深筋膜→三角肌。

3. 肌内注射的方法　一手拇指、示指绷紧局部皮肤；另一手持注射器，中指固定针栓，将针头迅速垂直刺入达针梗的 2/3。松开绷紧皮肤的手，抽动活塞，如无回血，缓慢注入药液，同时观察患者的表情及反应。注射毕，快速拔针，用干棉签轻压进针处。

四、静脉注射

静脉注射（intravenous injection，IV）是自体循环的浅、深静脉注入药液的方法。

1. 目的

（1）药物不宜口服、皮下注射、肌内注射，或需迅速发生药效时。

（2）注入药物做某些诊断性检查。

（3）输液或输血。

（4）静脉营养性治疗。

2. 静脉注射常用的部位

（1）四肢浅静脉：①上肢浅静脉：肘部和腕部浅静脉（贵要静脉、肘正中静脉、头静脉），腕部和手背部浅静脉网。②下肢浅静脉：大隐静脉、小隐静脉、足背静脉弓（图 19－16～图 19－18）。

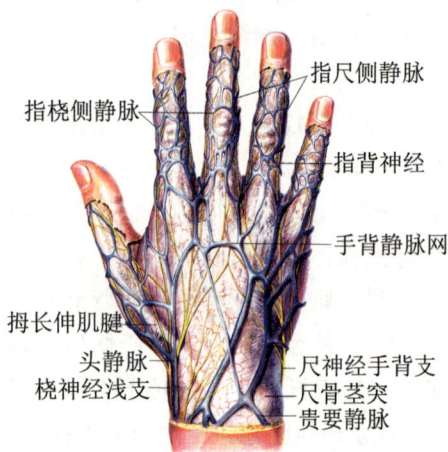

图 19－16　手背的浅静脉

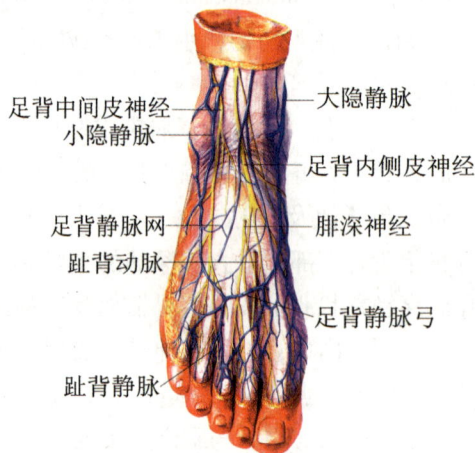

图 19－17　足背的浅静脉

（2）头皮静脉：小儿头皮静脉极为丰富且浅表易见。操作时易于固定，且方便患儿肢体活动。故患儿静脉注射多采用头皮静脉，临床常用的头皮静脉有：颞浅静脉、额前正中静脉、耳后静脉等（图 19－19）。

（3）股静脉：股静脉位于股三角内，股动脉的内侧（图 19－20）。

3. 四肢浅静脉注射

（1）血管选择：选择合适的浅静脉干，在穿刺部位上方（近心端）约 6 cm 处扎紧止血带。

（2）注射方法：一手拇指绷紧静脉下端皮肤使其固定。另一手持注射器，示指固定针栓，与皮肤呈 15°～30°夹角，自静脉前方或侧方刺入皮内再刺入静脉。见回血，视情况再顺静脉进针少许。松开止血带，固定针头。

4. 小儿头皮静脉注射　患儿取仰卧位或侧卧位。由助手固定患儿头部，操作者一手

1型占47.6%，头静脉借一条肘正中静脉与贵要静脉相连

2型占30%，前臂正中静脉分2支分别与头静脉和贵要静脉相连，Y形的两臂分别称头正中静脉和贵要正中静脉

3型占5.8%，头静脉与贵要静脉在肘浅部无静脉交通

4型占13.5%，头静脉在肘前入贵要静脉，臂部头静脉来源于肘部深静脉，臂部头静脉细小

图 19-18　肘前部浅静脉的类型

滑车上静脉
眶上静脉
内眦静脉
颞浅静脉
面深静脉
枕静脉
耳后静脉
上颌静脉
下颌后静脉
下颌后静脉后支
下颌后静脉前支
面静脉
胸锁乳突肌
颏下静脉
颈外静脉
面总静脉

图 19-19　头部的浅静脉

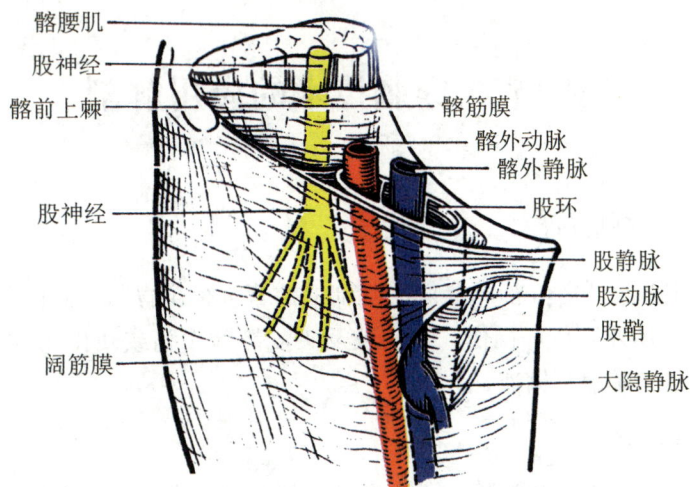

髂腰肌
股神经
髂前上棘
髂筋膜
髂外动脉
髂外静脉
股环
股神经
股静脉
股动脉
股鞘
阔筋膜
大隐静脉

图 19-20　股三角的血管、神经

257

拇指、示指固定静脉两端皮肤。另一手持头皮针头的小翼，以静脉最清晰点后约 0.1 cm 处为进针点，向心方向与头皮平行刺入静脉。见回血后推药少许。如无异常，用胶布固定针头。

5. 股静脉注射

（1）体位：患者取仰卧位，穿刺侧下肢伸直稍外展外旋。

（2）注射方法：操作者一手示指和中指于腹股沟下方扪及股动脉搏动最明显部位并固定，另一手持注射器，针头与皮肤呈 90°角或 45°角。在股动脉内侧 0.5 cm 处刺入，抽动活塞见有暗红色血，提示针头进入股静脉。固定针头，缓慢推注药液。注射结束，快速拔出针头，用无菌纱布加压止血 3 ~ 5 分钟，以免引起出血或形成血肿。

五、动脉注射

动脉注射（intra-arterial injection）是自浅表的体循环动脉干注入药液的方法。

1. 目的

（1）加压注入血液或高渗葡萄糖液，迅速增加有效循环血量，用于抢救重度休克，尤其是创伤性休克的患者。

（2）注入造影剂，施行某些特殊检查。

（3）注射抗癌药物做区域性化疗。

2. 注射部位　常用于注射的动脉有股动脉、桡动脉、肱动脉等，以左手桡动脉为首选。做区域性化疗时，头面部疾病选用颈总动脉，上肢疾病选用锁骨下动脉，下肢疾病选用股动脉。

3. 注射技术　协助患者取适当体位，选择并显露穿刺部位。在欲穿刺动脉的搏动最明显处固定动脉于两指间，一手持注射器，在两指间垂直或与动脉走向呈 40°夹角刺入动脉，见有鲜红色血液涌进注射器，即固定穿刺针的方向和深度，推注药液。注射毕，迅速拔出针头，局部用无菌纱布加压止血 5 ~ 10 分钟，也可用沙袋加压止血。

桡动脉穿刺的穿刺点为前臂前面腕关节上方 2 cm，动脉搏动明显处；股动脉穿刺点在腹股沟下方股动脉搏动明显处。股动脉穿刺时，患者取仰卧位，下肢伸直略外展外旋，以充分暴露穿刺部位。

第四节　穿刺技术的应用解剖

一、颈内静脉穿刺置管术

颈内静脉穿刺置管术是在静脉穿刺的基础上插管进行全胃肠外高能营养疗法、中心静脉压测定、建立体外循环等操作。对四肢及头皮静脉塌陷或硬化而难以穿刺成功者，也可选择该途径进行输血、输液。

（一）解剖学基础

颈内静脉是颈部最粗大的深静脉干，在颅底的颈静脉孔处续于颅腔的乙状窦，与颈内动脉、颈总动脉和迷走神经伴行并共同位于颈动脉鞘内。该静脉在胸锁关节后方与锁骨下静脉汇合形成头臂静脉。颈动脉鞘是指裹于颈内动脉、颈总动脉、颈内静脉和迷走神经周围的深筋膜鞘。

颈内静脉的体表投影为乳突尖与下颌角连线中点至胸锁关节中点的连线。

（二）临床应用要点

1. 部位选择　右侧颈内静脉与头臂静脉、上腔静脉几乎成一直线，插管较易成功，故常选右侧颈内静脉。颈内静脉中段位置较表浅，操作视野暴露充分，重要的毗邻器官较少，操作较安全，多选此段穿刺。

2. 体位参考　患者多取仰卧位，肩部垫枕使头后仰，头偏向左侧（因多选右侧穿刺），操作者站于患者头端。

3. 穿经结构　皮肤→浅筋膜→胸锁乳突肌→颈动脉鞘→颈内静脉。颈动脉鞘比较坚韧，与血管壁紧密相连。

4. 进针技术　在选定的进针处，针头对准胸锁关节后下方，针与皮肤成30°～45°角缓慢进针，防止穿透静脉后壁。要求边进针边抽吸，有落空感并回血提示已进入颈内静脉。进针插管深度应考虑到个体的身长及体型。自穿刺点到胸锁关节的距离，加上头臂静脉及上腔静脉的长度，右侧为13.3～14.3 cm，左侧为15.8～16.8 cm。

二、锁骨下静脉穿刺置管术

锁骨下静脉穿刺置管术的目的同颈内静脉。锁骨下静脉口径大，位置恒定、较浅，为深静脉穿刺之首选。

（一）解剖学基础

锁骨下静脉于第1肋骨外缘由腋静脉延续而来，长3～4 cm，直径1～2 cm，呈轻度向上的弓形，至胸锁关节的后方，与颈内静脉汇合形成头臂静脉，其汇合处形成向外上方开放的静脉角。近胸骨角的右侧，左右头臂静脉汇合形成上腔静脉。锁骨下静脉的前上方有锁骨与锁骨下肌；后方则为锁骨下动脉，动、静脉之间由厚约0.5 cm的前斜角肌隔开；下方为第1肋；内后方为胸膜顶，锁骨下静脉末段与胸膜仅相距5 mm。该静脉的管壁与颈深筋膜、第1肋骨膜、前斜角肌及锁骨下筋膜鞘等结构相附着，因而位置恒定，不易发生移位，有利于穿刺。但管壁不易回缩，若术中不慎，空气进入易导致气体栓塞。

（二）锁骨上入路操作的解剖学要点

1. 穿刺部位　穿刺点选在胸锁乳突肌锁骨头外侧缘与锁骨上缘之间交角的尖部外侧0.5～1.0 cm处。从解剖学角度讲，选择右侧锁骨下静脉穿刺为宜（图19-21）。

2. 参考姿势　一般情况较好的患者取仰卧位，肩部垫枕，头后仰15°并偏向对侧。大出血、休克患者应采用头低脚高位，心功能不全者可采用半卧位。

3. 穿经结构　皮肤→浅筋膜→深筋膜→锁骨下静脉。由于静脉壁是扩张的，故易穿入。

4. 穿刺技术

（1）针尖应指向胸锁关节方向，针身与矢状面及锁骨各成45°角，在冠状面呈水平或与皮肤呈15°夹角。一般进针1.5～2.0 cm可进入静脉。操作者要边进针边抽吸，见回血后再稍推进少许即可。

（2）穿刺方向始终朝向胸锁关节，不可偏向后下方，以免损伤胸膜及肺。

（3）锁骨下静脉离心较近，当右心房舒张时，锁骨下静脉血压较低，穿刺操作或输

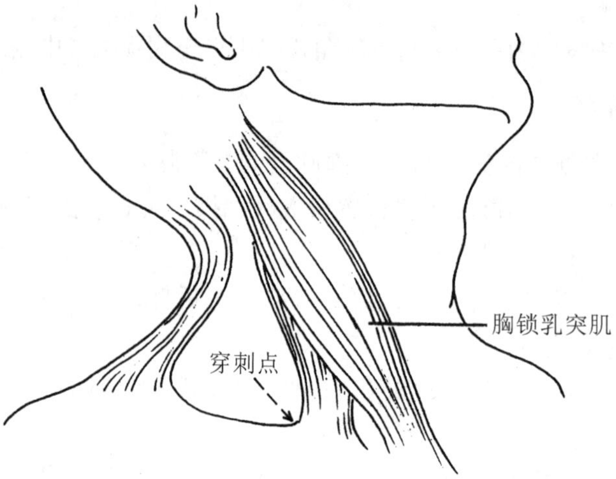

胸锁乳突肌

穿刺点

图 19 - 21　锁骨下静脉穿刺的部位

液时要严防空气进入发生气体栓塞。

（三）锁骨下入路操作的解剖学要点

1. 参考姿势　采取仰卧位，肩下垫枕，头后仰并偏向对侧。

2. 穿经层次　皮肤→浅筋膜→胸大肌→锁骨下肌→锁骨下静脉，其深度为 3 ~ 4 cm。

3. 部位选择

取锁骨中、内 1/3 交界处下方 1 cm 为穿刺点，针尖向内并稍向上指，向同侧胸锁关节后上缘进针；如未刺入静脉，可退针至皮下，针尖改指向甲状软骨下缘进针。也可选择锁骨中点下方 1 cm 为穿刺点，针尖指向颈静脉切迹进针。针梗与胸壁成 15° ~ 30° 夹角，一般刺入 2 ~ 4 cm 可进入静脉。多选择右侧锁骨下静脉。

4. 进针技术

（1）导管达上腔静脉，在左侧需插入 15 cm 左右，在右侧需插入 12 cm 左右。

（2）针尖不可过度向上向后，以免伤及胸膜。

（3）锁骨下静脉与颈内静脉相汇合处恰为针尖所对，继续进针的安全程度不如锁骨上入路大，故不可大幅度进针。

（4）防止空气进入，预防空气栓塞。

三、股静脉穿刺术

股静脉穿刺术适用于外周浅静脉穿刺困难、但需采血标本或需静脉输液、用药的患者。也适用于心导管检查术。

（一）解剖学基础

股静脉是下肢的深静脉干，其上段位于股三角内（图 19 - 20），外侧邻股动脉，内侧为股管及其结缔组织。血管神经的前面有深筋膜、浅筋膜和皮肤覆盖。寻找股静脉时应以搏动的股动脉为标志。

（二）临床应用要点

1. 部位选择　穿刺点选在髂前上棘与耻骨结节连线的中、内 1/3 段交界点下方 2 ~ 3 cm，股动脉搏动点的内侧 0.5 cm 处。

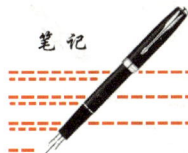

2. 体位参考　患者取仰卧位，膝关节微屈，臀部稍垫高，髋关节伸直并稍外展、外旋。

3. 穿经层次　皮肤→浅筋膜→阔筋膜→股鞘→股静脉。股鞘是指包裹于股动脉和股静脉上段周围的深筋膜鞘。

4. 进针技术　在腹股沟韧带中点稍下方触及搏动的股动脉，其内侧即为股静脉。以示指、中指分开压迫股静脉，右手持穿刺针向上呈 45°～60°夹角斜刺或垂直穿刺。要边穿刺边回抽针芯，见暗红色血液，提示针头已进入股静脉。穿刺点不可过低，以免穿透大隐静脉根部。

四、前囟、后囟穿刺术

前囟、后囟穿刺术实为硬脑膜窦穿刺术。婴幼儿患者，若在四肢、头皮及颈部的浅静脉采集血液标本不成功，可改用前囟或后囟穿刺取血。其方法简便，成功率高，适用于前囟、后囟未闭合的婴幼儿患者。

（一）解剖学基础

硬脑膜窦为硬脑膜的某些部位两层分开、内衬内皮形成的特殊静脉。前、后囟穿刺术所穿入的硬脑膜窦为上矢状窦。上矢状窦位于大脑镰上缘，前端为盲端，向后终于窦汇。

（二）临床应用要点

1. 部位选择　前囟穿刺点选择在前囟的后角正中，后囟穿刺点选择在后囟正中。

2. 体位参考　前囟穿刺取仰卧位，后囟穿刺取俯卧位。操作者站在患儿头侧，助手右手托着项部，左手固定头部，使上矢状窦与操作台面垂直。

3. 穿经结构　皮肤→浅筋膜→帽状腱膜→颅囟的膜性结构→上矢状窦。

4. 进针技术　前囟穿刺时，穿刺针与头皮间呈 45°角进针，针尖指向眉间。后囟穿刺时，由穿刺点刺向颅顶方向，针与头皮角度为 35°～40°，穿刺深度 4～5 mm，不超过10 mm。新生儿后囟穿刺易成功，稍大的婴幼儿应选择前囟穿刺。前囟处上矢状窦较细，穿刺难度较大。穿刺时进针方向应沿头颅正中矢状面方向，不可偏向两侧，以免损伤脑组织。要边进针边回抽，有落空感后即停止进针。因硬脑膜缺乏弹性，拔针后针眼不会立即自行闭合，应在局部压迫片刻，以减少出血。

五、胸腔穿刺术

胸腔穿刺术是将穿刺针经胸壁刺入胸膜腔的技术，实际为胸膜腔穿刺术。其目的有：①抽出胸膜腔内积液进行化验，以明确诊断。②穿刺抽液、抽气，以减轻胸腔积液或气胸对肺的压迫。③向胸膜腔内注射药物。

（一）解剖学基础

1. 胸壁的层次结构　因部位不同略有差异。由浅入深有 6 层：①皮肤。②浅筋膜。厚度与个体发育、营养状况、年龄和性别有关。③深筋膜和肌层。胸前外侧壁有胸大肌和胸小肌，胸侧壁有前锯肌和腹外斜肌，胸后壁有斜方肌、背阔肌等。④肋间隙和肋间结构。肋间结构包括肋间外肌、肋间内肌、肋间血管和神经。在肋角后内侧，肋间血管和神经走行于肋间内肌两层之间，并紧贴肋沟前行。排列关系自上而下为静脉、动脉和神经。⑤胸内筋膜。⑥壁层胸膜。

2. 胸膜　胸腔穿刺仅涉及肋胸膜。肋膈隐窝是胸膜腔的最低处，各种原因引起的胸腔积液首先积存于此处。

（二）临床应用要点

1. 部位选择　穿刺部位和操作要点因目的不同而有较大差异。胸腔积液的穿刺部位应根据患侧呼吸音消失或叩诊实音区及 X 线检查或超声波检查结果确定。通常在肩胛线或腋后线的第 7～9 肋间隙，沿下位肋骨的上缘进针。气胸患者的穿刺点应选在患侧呼吸音消失及叩诊鼓音区，通常在锁骨中线第 2～3 肋间隙，从肋间隙中点进针（图 19 - 22）。

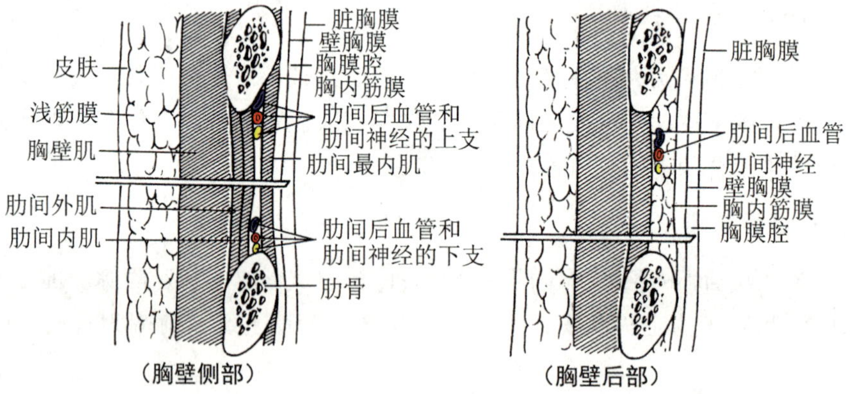

图 19 - 22　胸腔穿刺的部位和层次

2. 体位参考　根据病情、穿刺部位确定穿刺体位。通常选择床上坐位，椅上反坐位或半坐卧位。

3. 穿经层次　皮肤→浅筋膜→深筋膜及肌层→胸内筋膜→壁胸膜→胸膜腔。不同穿刺点的肌层不尽相同，从肩胛线或腋后线附近第 7～9 肋间隙进针，穿经背阔肌；从胸前壁进针穿经胸大肌。

六、腹腔穿刺术

腹腔穿刺术是借助穿刺针从腹前外侧壁刺入腹膜腔的一项诊疗技术。其目的是：①明确腹膜腔积液的性质，协助诊断。②作为腹水量较大时的排放措施，以减轻患者腹腔内的压力，缓解腹胀、呼吸困难等症状。③向腹膜腔内注入药物。

（一）解剖学基础

1. 腹前外侧壁的层次　腹前外侧壁的厚薄因人而异，由浅入深有 6 层。

（1）皮肤：腹部皮肤薄而富有弹性，可适应生理性或腹内压增大时的腹部膨胀。

（2）浅筋膜：由脂肪及疏松结缔组织构成。一般成人下腹部腹壁全层厚度为 1～2 cm,而肥胖者，仅此层即可超过 2 cm。体质甚差或长期大量腹水患者，腹压过大，致腹壁高度紧张，腹壁厚度可小于 1 cm。

（3）深筋膜和肌层：深筋膜较薄。肌层包括腹直肌和其外侧的 3 层阔肌。腹壁下动脉位于腹直肌与腹直肌鞘后层之间，体表投影于腹股沟韧带中、内 1/3 段交界处与脐的连线。

（4）腹横筋膜：为衬附于腹横肌和腹直肌鞘后层深面的薄层深筋膜。

（5）腹膜外脂肪：填充于腹横筋膜与壁腹膜之间的脂肪组织，上腹部菲薄，下腹部特别是腹股沟区较发达。

（6）壁腹膜。

2. 腹水对脏器位置的影响　腹膜内位器官在腹水的"漂浮"作用下，容易改变其位置。当穿刺放出大量腹水之后，腹内压骤降，腹壁松弛，被推移的脏器复位或超复位而下降，结果牵拉与其相连的系膜及其血管神经，引起腹部不适。腹腔内压的突然下降，还可使大量血液滞留于肝门静脉系统内，回心血量减少，影响血液循环。所以，放腹水时要控制速度和总量。

（二）临床应用要点

1. 部位选择　穿刺点可选择以下3处（图19-23）。

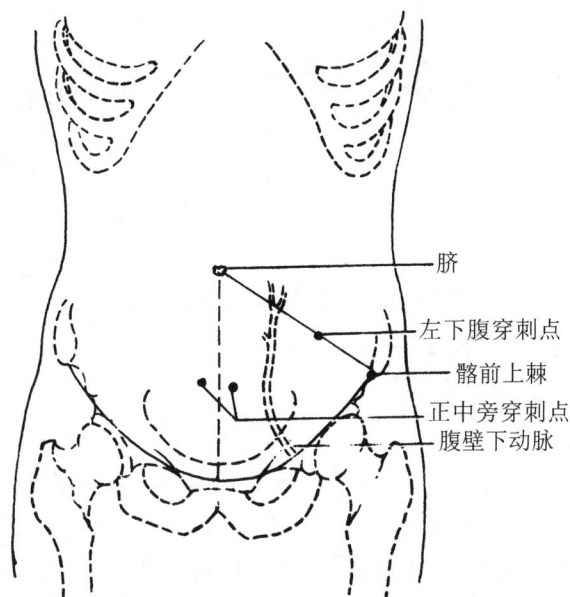

图19-23　腹腔穿刺的部位

（1）下腹部正中线旁穿刺点：脐与耻骨联合上缘间连线的中点上方1 cm（或连线的中1/3段）偏左或右1~2 cm，此处深部无重要器官，穿刺较安全。

（2）左下腹部穿刺点：脐与左髂前上棘连线的中、外1/3段交界处，此处可避免损伤内下方的腹壁下动脉。

（3）侧卧位穿刺点：脐平面与腋前线或腋中线交点处，此处穿刺多用于腹膜腔内少量积液的诊断性穿刺。

2. 体位参考　根据病情和需要取坐位、半卧位或平卧位，尽量使患者舒服，以便能够耐受较长时间的操作。对疑有腹膜腔内出血或腹水量少者行实验性穿刺时，宜取侧卧位。

3. 穿经层次　不同穿刺部位穿经层次的差别主要在肌层。下腹部正中线旁穿刺点穿经层次为皮肤、浅筋膜、腹直肌内缘（如旁开2 cm，则穿经腹直肌鞘前层、腹直肌）、腹横筋膜、腹膜外脂肪、壁腹膜，进入腹膜腔。左下腹部穿刺点和侧卧位穿刺点穿经层次均为皮肤、浅筋膜、腹外斜肌、腹内斜肌、腹横肌、腹横筋膜、腹膜外脂肪、壁腹膜，进入腹膜腔。

七、心包穿刺术

心包穿刺术是借助穿刺针刺入心包腔的诊疗技术。其目的是：①引流心包腔内积液，降低内压，是急性心脏压塞的急救措施。②抽取心包积液，进行化验或细菌培养，以协助诊断。③通过心包穿刺，注射抗生素等药物，以进行治疗。

（一）解剖学基础

1. 胸骨下角　胸骨下角即两侧肋弓之间的夹角，被剑突分为左、右剑肋角。

2. 心包窦与心包前下窦　心包腔在某些部位形成的隐窝称心包窦，包括心包横窦、心包斜窦、心包前下窦等。心包前下窦是指浆膜心包壁层的前部与下部移行处所夹的腔隙，深1～2 cm，位置较低，心包积液时液体首先积聚于此。

（二）临床应用要点

1. 部位选择

（1）心前区穿刺点：左侧第5肋间隙，心浊音界内侧1～2 cm处。沿第6肋上缘向内后方（脊柱方向）进针。此部位较胸骨下穿刺点的操作难度小，但不适于化脓性心包炎或渗出液体较少的患者。

（2）胸骨下穿刺点：左侧剑肋角。穿刺针与腹壁之间的角度为30°～45°，针尖刺向上、后、内方达心包腔底部（图19-24）。

2. 体位参考　多取坐位或半卧位。

3. 穿经结构

（1）心前区穿刺点：经皮肤、浅筋膜、深筋膜和胸大肌、肋间外韧带、肋间内肌、胸内筋膜、纤维性心包及浆膜心包壁层，进入心包腔。成人进针深度为2～3 cm。

（2）胸骨下穿刺点：经皮肤、浅筋膜、深筋膜和腹直肌、膈肌、纤维性心包及浆膜心包壁层，进入心包腔，成人进针深度为3～5 cm。

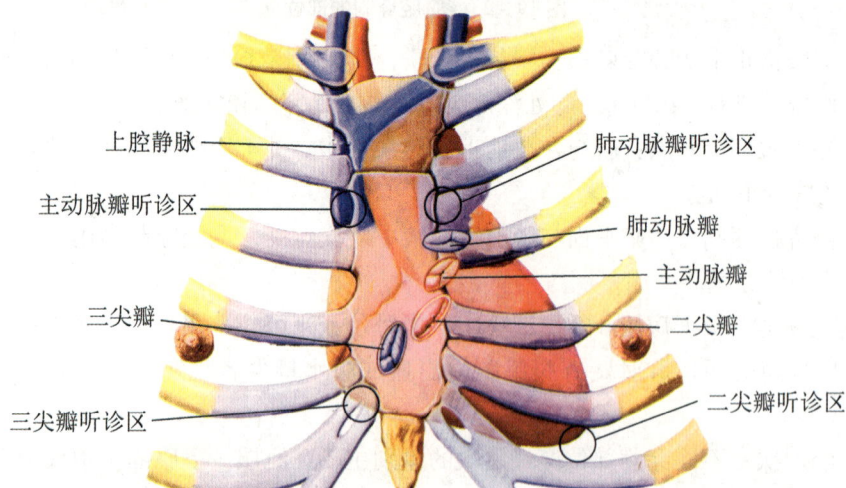

图19-24　心包穿刺术

八、膀胱穿刺术

膀胱穿刺术适用于急性尿潴留而导尿失败的患者，或有导尿禁忌证而又无条件施行耻骨上膀胱造口术者，也可用于需取膀胱尿液做化学检查或细菌培养者。

（一）解剖学基础

1. 位置和形态　成人的膀胱位于盆腔前部，耻骨联合及左、右耻骨支的后方。空虚时完全位于小骨盆内，充盈时膨胀并上升至耻骨联合上缘以上，此时由腹前壁折向膀胱上面的腹膜转折部也随之上移，使膀胱的下外侧壁直接与腹前壁接触，行膀胱穿刺时不经过腹膜腔。

2. 膀胱的毗邻　膀胱的前面为耻骨联合及二者之间的耻骨后间隙，间隙内充满疏松结缔组织和膀胱静脉丛；膀胱的上面被腹膜所覆盖，并与小肠襻和乙状结肠相邻。在女性，子宫体俯于其后上面。膀胱的后面，在男性，是直肠、输精管末端和精囊腺；在女性，是借疏松结缔组织与阴道、子宫颈和阴道上部相邻。

（二）临床应用要点

1. 部位选择　穿刺点在耻骨联合上缘正中部（图19－25）。

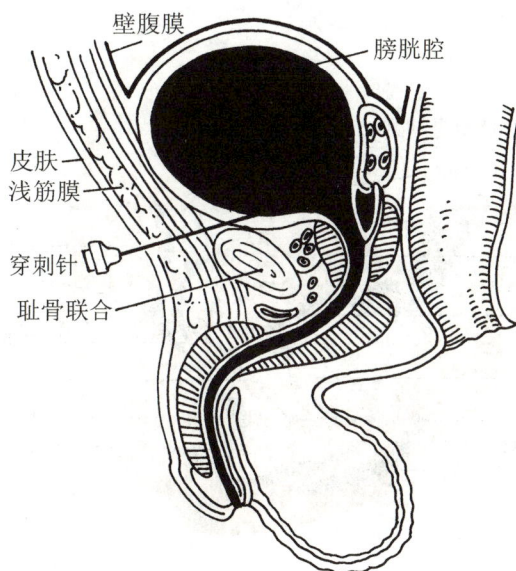

图19－25　膀胱穿刺的层次

2. 体位参考　患者取仰卧位。
3. 穿经结构　皮肤→浅筋膜→腹白线→腹横筋膜→膀胱前壁→膀胱腔。
4. 进针技术　在耻骨联合上缘垂直进针2～3 cm。针尖勿向后下穿刺，以免刺伤耻骨联合后方的静脉丛；也勿向后上穿刺，以免损伤腹膜。待有尿液抽出后再缓缓进针少许。对大量尿潴留者，不宜将尿液快速排空，应持续1～2小时缓慢排出，使膀胱内压逐渐降低，以免膀胱内压骤然下降而引起患者虚脱或膀胱内出血。

九、阴道后穹穿刺术

阴道后穹穿刺术是通过阴道后穹穿刺抽取直肠子宫陷凹内的炎性渗出液、血液或脓液等，以达到诊断或治疗的目的。

（一）解剖学基础

1. 阴道的形态和位置　阴道上端包绕子宫颈阴道部，二者之间形成环状凹陷，即阴道穹。阴道穹可分为前穹（部）、后穹（部）和侧穹（部）。后穹较为深阔，与直肠子宫陷凹之间仅隔阴道后壁和一层腹膜。在坐位时，直肠子宫陷凹是腹膜腔的最低处，腹膜腔的炎性渗出液、血液、脓液等常积存于该陷凹内。

2. 阴道的毗邻　阴道前壁的上部借膀胱阴道隔与膀胱底及颈相邻，下部借尿道阴道隔与尿道相邻。阴道后壁的上部与直肠子宫陷凹相邻，故阴道后穹触诊或直肠指诊可探查该陷凹内的情况；中部借直肠阴道隔与直肠壶腹相邻；下部与肛管之间有会阴中心腱。

（二）临床应用要点

1. 部位选择　阴道后穹中央部。

2. 体位参考　取截石位或半卧位。

3. 穿经层次　穿经阴道后壁、腹膜进入直肠子宫陷凹（图 19 – 26）。

4. 进针技术　穿刺针应与子宫颈方向平行进针，边进针边抽吸，刺入 1 ~ 2 cm 有落空感时表示达直肠子宫陷凹。穿刺不宜过深，以免伤及直肠。子宫后位时应防止刺入子宫。必要时可做阴道后穹切开引流。

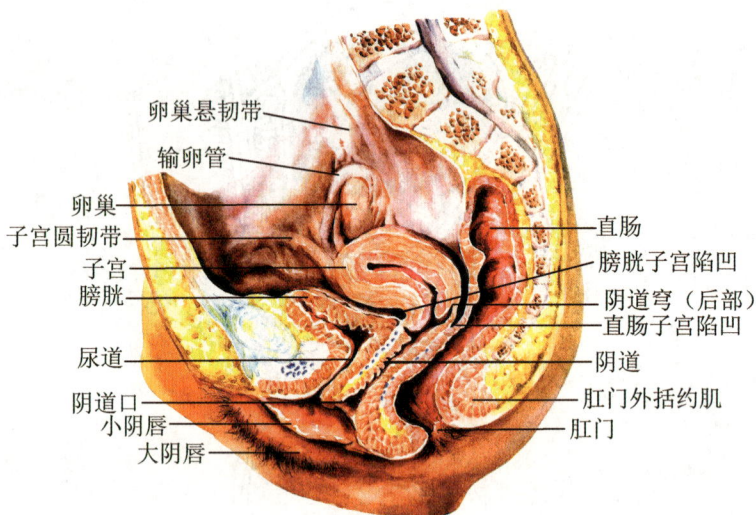

图 19 – 26　阴道后穹穿刺术

十、肝脏穿刺术

肝脏穿刺术是借助穿刺针直接刺入肝脏的一种诊疗技术，可分为肝脓肿穿刺术和肝活组织穿刺术。前者适用于抽出脓液以治疗肝脓肿及辅助病因诊断；后者适用于通过临床检查、实验室检查或其他辅助检查仍无法确诊的肝脏疾病的病理学诊断。另外，临床推广应用的经皮肝穿刺胆管造影术及置管引流术，也属肝脏穿刺术的范畴。

1. 部位选择

（1）肝脓肿穿刺术：准确叩出肝浊音界，取右腋前线第 8、第 9 肋间隙或以肝区压痛最明显处为穿刺点。术前结合超声检查，明确脓肿位置、范围，以协助确定穿刺部位、方向及进针深度。

（2）肝活组织穿刺术：一般取右腋前线第 8 肋间隙或腋中线第 9 肋间隙为穿刺点。肝大超过肋弓下缘 5 cm 以上者，亦可自右肋弓下缘下穿刺。

2. 体位参考　取仰卧位，躯干右侧靠近床沿，右上肢屈肘置于枕后。

3. 穿经结构　两种穿刺层次基本相同，由浅入深为皮肤、浅筋膜、深筋膜及腹外斜肌、肋间结构、胸内筋膜、壁胸膜、肋膈隐窝、膈、膈下间隙，进入肝实质。

十一、上颌窦穿刺冲洗法

（一）适应证

诊断和治疗上颌窦疾病，多用于治疗慢性化脓性上颌窦炎。

（二）体位参考

患者取坐位。

（三）进针部位

穿刺侧下鼻道外侧壁，距下鼻甲前端 1.0 ~ 1.5 cm 的下鼻甲附着处稍下的部位（图 19 - 27）。此处骨壁最薄，易于穿透。

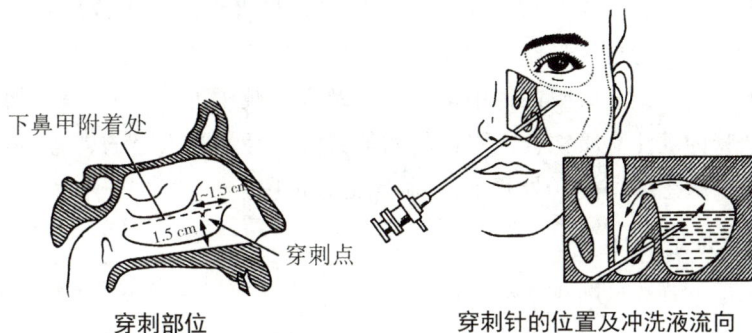

下鼻甲附着处

~1.5 cm

1.5 cm

穿刺点

穿刺部位　　　　穿刺针的位置及冲洗液流向

图 19 - 27　上颌窦穿刺

（四）操作技术

在前鼻镜窥视下，将上颌窦穿刺针尖置于上述进针部位，稍用力钻动即可进入窦内，此时有落空感，应立即停止深入。拔出针芯，接上注射器，抽吸无回血，而有空气或脓液吸入情况下，则再次证实穿刺针在上颌窦内。撤下注射器，用一橡皮管连接于穿刺针和注射器之间，缓慢注入温生理盐水进行冲洗，即有脓液经上颌窦口被冲出，直至洗净为止。必要时可在冲洗完毕后注入抗菌药液。拔出穿刺针，塞入消毒棉片以压迫止血。

十二、骨髓穿刺术

骨髓穿刺术是利用骨髓穿刺针抽取骨髓液的操作方法。

（一）骨髓穿刺的目的

（1）采取骨髓液，用于观察骨髓内细胞的形态及分类，以协助诊断血液病。
（2）做骨髓涂片或细菌培养，用以检查某些传染病或寄生虫病。
（3）采集供者骨髓，以备骨髓移植。

（二）穿刺部位

髂前上棘穿刺点、髂后上棘穿刺点、胸骨穿刺点、腰椎棘突穿刺点等。

（三）体外参考

选用髂前上棘部位穿刺者，取仰卧位；选用髂后上棘部位穿刺者，取侧卧位或俯卧位；选用胸骨部位穿刺者，取仰卧位且于后背垫以枕头；选用腰椎棘突穿刺点者，则取坐位，尽量弯腰，头俯屈于胸前使棘突暴露。

（四）穿刺技术

用左手拇指和示指固定穿刺部位，以右手持穿刺针垂直刺入。当针尖接触骨膜后则将穿刺针左右旋转缓慢钻刺骨质，当阻力突然消失，穿刺针固定在骨内不再晃动时，表明针尖已进入骨松质及红骨髓。

第五节　插管技术的应用解剖

一、插胃管术

插胃管术多用于洗胃、鼻饲或抽取胃液。洗胃是将胃管由口腔或鼻腔入路，经咽、食管插入胃内，利用重力与虹吸作用的原理，使用适量液体进行胃腔冲洗，常用于胃部手术前减少手术区的污染、口服毒物中毒的抢救及胃肠减压等。鼻饲是将胃管由鼻腔入路插入胃内，从管内灌注流质饮食、水或药物的方法。经鼻腔入路的患者不出现张口疲劳，也不刺激反应敏感的腭垂（悬雍垂），临床上较常用。

（一）解剖学基础

上消化道的解剖结构见消化系统的相关章节。

在钡餐X线下观察，活体胃的形态分为3种基本类型（图19-28）。①角型胃：位置较高，全胃几乎居横位，角切迹不明显，胃体与幽门部之间无角度，此型多见于小儿及矮胖型人。②钩型胃：呈倾斜位，胃体斜向右下或较垂直，角切迹较明显，胃体与幽门部之间的角度呈鱼钩状。此型多见于中等体型的人。③长型胃：胃体、胃底几乎垂直，胃下缘低于髂嵴水平，全胃几乎呈垂直位，角切迹呈锐角，多见于瘦长体型的人。插胃管时应根据不同胃型采取适当体位和选择插管长度。

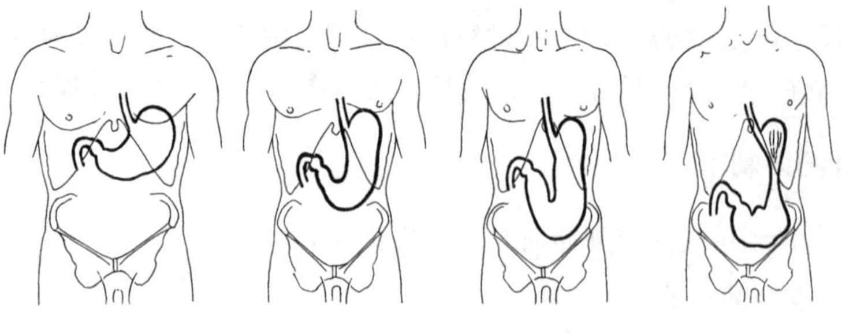

图19-28　体型与胃的位置

（二）临床应用要点

1. 体位参考　患者取侧卧位、半卧位或仰卧位。

2. 插管长度　约为前额发际至剑突的距离，或耳垂至鼻尖再至剑突的长度。成人为45～55 cm。

3. 操作技术

（1）意识不清或不合作的患者需经口腔插管时，首先用开口器将口撬开，然后用舌钳将舌牵出。插管成功后，放置牙垫并将胃管固定于口旁。

（2）经鼻腔插管时，注意鼻中隔前下部的易出血区，避免损伤黏膜。事先需了解插管侧鼻孔有无狭窄、鼻腔有无息肉等不利情况。

（3）当胃管进入喉咽部时，嘱患者做吞咽动作，顺势送下胃管。若患者发生呛咳，提示导管误入喉内，应立即退出。

（4）食管起始部至贲门之间的管道细而直，导管不易弯曲，可以快速通过，至 50 cm 标记处即达胃内。

（5）导管是否在胃内的鉴别方法是用空注射器抽出胃液，或将胃管口末端浸入水中看有无气泡逸出，如有大量气体逸出表明误入气管。

二、灌肠术

灌肠术是将一定量的液体由肛门经直肠灌入结肠，以帮助患者排便排气、解除便秘、清洁肠道或由肠道供给药物，达到缓解症状、协助治疗疾病的目的。根据灌肠的目的可分为保留灌肠和不保留灌肠。

（一）解剖学基础

大肠的位置和形态结构见消化系统的相关章节。

（二）临床应用要点

1. 患者体位　清洁灌肠的目的是清除下段结肠中滞留的粪便，以解除便秘或减轻腹胀。应采取左侧卧位，以重力作用将液体灌入肠内。结肠灌洗应取右侧卧位，使乙状结肠、降结肠在上方，以利于全程结肠内容物的清除。

2. 插管技术　一手分开肛门，另一手将灌肠管在患者深呼吸时轻轻插入直肠至所需深度，然后固定肛管。

3. 插管深度　一般清洁灌肠插管深度为 10～12 cm，保留灌肠时应插入 15～20 cm，至直肠以上部位。做治疗灌肠时，根据病变部位不同，深度可达 30 cm 以上。

4. 注意事项　术前应让患者排尿排便。插管应沿直肠弯曲缓慢插入直肠。插管时勿用强力，以免损伤直肠黏膜，特别是直肠横襞。如遇阻力可稍停片刻，待肛门括约肌松弛或将插管稍后退改变方向再继续插入。

三、导尿术

导尿术（urethral catheterization）是在无菌操作的原则下，将导尿管经尿道插入膀胱，引出尿液的方法。

（一）解剖学基础

男、女性尿道的解剖学特点见生殖系统的相关章节。

（二）临床应用要点

1. 体位选择　患者取仰卧位，两腿分开。

2. 操作技术

（1）男性患者：将阴茎向上提起，使其与腹壁之间成 60°角，使尿道的耻骨前弯变直消失。将导尿管自尿道外口插入 20～22 cm，见有尿液流出，再继续插入 1～2 cm。切勿插入过深，以免导尿管盘曲。

（2）女性患者：分开大、小阴唇，仔细观察尿道外口，将导尿管自尿道外口插入尿道 4~6 cm，见有尿液流出，再插入少许。

3. 注意事项　插入导尿管时手法要轻柔，以免损伤尿道黏膜。尤其对男性患者，需轻柔缓慢插管，使导尿管顺尿道的耻骨下弯方向滑行。当导尿管进入到尿道膜部或尿道内口狭窄处，因刺激而使括约肌痉挛导致进管困难，此时切勿强行插入，可稍待片刻，让患者做深呼吸，使会阴部放松，再缓缓插入。女性尿道外口较小，尤其经产妇和老年女性，需仔细辨认清楚。女性尿道较短，导尿管容易脱出，应妥善固定。

第六节　常用急救技术的应用解剖

一、气管切开术

气管切开术（tracheotomy）系切开气管颈段，放入金属气管套管，以解除喉源性呼吸困难、呼吸功能失常或下呼吸道分泌物潴留所致呼吸困难的一种常见手术。

（一）解剖学基础

气管颈部上端于第 6 颈椎下缘平面接环状软骨，下端前面平胸骨颈静脉切迹。气管颈段长约 6.5 cm，包括 6~8 个气管软骨环，横径约 1.94 cm，矢状径约 1.87 cm。当仰头、低头时，该段的长度可增加或减少 1.5 cm 左右。该段位置较浅，当头后仰时，则更加接近体表。

气管颈部的前方由浅入深依次为皮肤、浅筋膜、深筋膜及舌骨下肌群。第 2~4 气管软骨环的前方有甲状腺峡。气管后方为食管；两侧为甲状腺侧叶及与食管之间的喉返神经；其后外侧为颈动脉鞘和颈交感干。在婴幼儿，因胸腺和头臂静脉可位于气管颈部下端的前面，故手术时应避免损伤上述结构。

（二）临床应用要点

1. 部位选择

（1）纵切口：自环状软骨下缘至颈静脉切迹上 2 cm 处，沿颈正中线做纵切口。

（2）横切口：在环状软骨下约 3 cm，做长 2~3 cm 的横切口。

2. 体位参考　取仰卧位，头保持正中。颈下垫枕，使头尽量后仰。

3. 操作技术

（1）切口：操作者用左手拇指和中指固定环状软骨，示指置于环状软骨上方。右手持手术刀自环状软骨下缘至颈静脉切迹做纵切口。

（2）分离组织：切开皮肤、浅筋膜和深筋膜，分离两侧的舌骨下肌群，显露甲状腺峡部。若峡部不过宽，只要将其向上牵拉，就可暴露气管；若峡部较宽，应沿正中将其切断后缝扎，再向两侧拉开，暴露气管。

（3）确认气管：用示指触摸有一定弹性及凹凸感。不能确认时，可用注射器穿刺，抽出气体即为气管。

（4）切开气管：一般在第 3、第 4 或第 4、第 5 软骨环之间，切开气管时应用尖刀头自下向上挑开。注意刀尖不宜插入过深，以免刺穿气管后壁和后面的食管，并发气管食管瘘。

（5）插入气管套管：撑开气管切口，插入气管套管，当即有气体和分泌物喷出。固定气管套管。在切口上部缝合1~2针，套管下方切口不予缝合，以免发生皮下气肿，同时便于切口引流。

二、环甲膜穿刺、切开术

（一）环甲膜穿刺术

1. 适应证
（1）各种原因所致上呼吸道完全或不完全阻塞。
（2）牙关紧闭，经鼻的气管插管失败。
（3）气管内给药。

2. 操作方法 患者仰卧位，头尽量后仰；在喉结下方，甲状软骨与环状软骨之间确定环甲膜的位置。在前正中线处，用粗针头与皮肤成35°~45°夹角向足部方向进针，刺穿环甲膜进入气管腔，重建气体通道。另外也可通过金属气管穿刺针，连接呼吸机进行人工通气。

环甲膜穿刺术是非确定性气管开放技术，一旦复苏成功应立即改为气管切开术或尽早进行消除病因的处理。进针不要过深，避免损伤气管后壁及后面的食管。

（二）环甲膜切开置管术

1. 适应证
（1）气管异物、颌面和喉外伤、喉痉挛或肿瘤等引起完全或不完全气道梗阻者。
（2）昏迷或脑外伤后咳嗽反射消失而导致呼吸道分泌物潴留者。
（3）牙关紧闭并且经鼻气管插管失败者。

2. 操作方法
（1）患者取仰卧位，头后仰，喉头充分向前突出。病情允许时可将肩部垫高20~30 cm。
（2）左手示指触及甲状软骨下缘和环状软骨上缘，再用中指和拇指固定甲状软骨侧板，右手用小刀或其他替代物，在环甲膜表面皮肤做一横切口，长2~3 cm，分离其下组织，暴露环甲膜，横行切开约1 cm，并迅速将刀背旋转90°，或用血管钳撑开切口，插入气管套管或橡胶管，建立气体通道，并妥善固定。

三、心内注射术

心内注射术是将药液通过胸壁直接注入心室腔内的一种复苏术，用于抢救心搏骤停的患者。心内注射时有将药液注入心壁的可能性，为了避免药物对心肌的损伤，目前临床上更多采用经周围静脉给药辅以心外按压的方法使心脏复苏。

（一）解剖学基础

1. 心前面的毗邻 心的前壁主要由右心室和部分左心室组成，前方大部被肺和胸膜遮盖，只有一小部分隔着心包与胸骨体下份和左侧第4~6肋软骨相贴，此为实施心内注射术的解剖学基础。

2. 胸膜前界及肺前界的体表投影 两侧胸膜前界在第2~4肋软骨平面间相互靠拢。在第4肋软骨平面以下，两侧胸膜前界间形成一三角形的分离区，心包前面在此区直接与胸壁相连，称心包裸区，其范围相当于胸骨体下份左半和左侧第4～6肋软骨后方。

（二）临床应用要点

1. 部位选择　进针点选在左侧第4肋间隙、胸骨左缘旁开0.5～1.0 cm处（图19-24）。

2. 体位参考　仰卧位。

3. 穿经层次　穿经皮肤、浅筋膜、深筋膜和胸大肌、肋间肌、胸内筋膜、心包、右心室前壁至右心室腔。

4. 注意事项　垂直进针3～4 cm，有回血后方可注药，以免将药物注入心壁。穿刺点不可偏外，以免穿破胸膜，造成气胸。紧贴胸骨左缘进针有可能刺伤胸廓内血管，应旁开0.5～1.0 cm。

四、心肺复苏术

对任何原因所致的心搏骤停和呼吸停止的患者，可在发病现场进行徒手心肺复苏术，又称初期复苏处理或现场急救。采取心脏按压或其他方法形成的暂时的人工循环以期恢复心跳和血液循环，用人工呼吸代替自主呼吸以期恢复自主呼吸，达到恢复苏醒和挽救生命的目的。基础生命支持（BLS）包括心跳、呼吸停止的判定，保持呼吸道畅通（A：airway），人工呼吸（B：breathing），建立有效血液循环（C：circulation）和向医院转运等环节，概括为心肺复苏术的ABC步骤。

（一）判断生命体征并启动急救医疗服务系统

1. 判断患者反应　在判定事发地点易于就地抢救后，急救人员在患者身旁快速判断其有无损伤，是否有反应。可轻拍或摇动患者，并大声呼叫。以上检查应在10秒以内完成，不可太长。如果患者有头颈部创伤或怀疑有颈部损伤，切勿轻易搬动，以免造成进一步损伤。不适当地搬动有脊髓损伤的患者可能造成截瘫。

2. 检查血液循环体征　检查桡动脉或颈动脉搏动，时间不要超过10秒。1岁以上的患儿，颈动脉比股动脉易触及，1岁以下的婴儿则检查肱动脉。

3. 启动急救医疗服务系统　一旦判定患者意识丧失，无论能否肯定有无血液循环，急救人员都应立即实施心肺复苏。同时立即呼救，呼喊附近的人参与急救或帮助拨打当地急救电话启动急救医疗服务系统（emergency medical services system，EMSS）。

（二）患者体位

1. 复苏体位　患者平卧在平地或硬板上。如果患者面朝下，应将患者整体翻转，即头、肩、躯干同时转动，避免躯干扭曲。将双上肢放置于身体两侧。

2. 恢复体位　对无反应但已有呼吸和循环体征的患者，应采取恢复体位即侧卧位。

（三）开放气道

患者无意识时，肌张力下降，舌体和会厌可使咽喉部阻塞。舌后坠又是造成呼吸道阻塞最常见的原因。使下颌上抬，即可防止舌后坠，使气道打开，同时应清除患者口中的异物和呕吐物。

1. 仰头抬颏法　一手放在患者前额，手掌向后下方施力，使其头部向后仰；另一手的手指放在靠近颏部的下颌骨下方，将颏部向前抬起，拉开颈部（图19-29）。如果患者义齿松动，应取下，以防脱落阻塞气道。

图 19 - 29　仰头抬颏法

2. 托颌法　把肘部放在患者头部两侧，用双手同时将左右下颌角托起，使头后仰，同时将下颌骨前移（图 19 - 30）。对于怀疑有头、颈部创伤的患者，此法更安全，不会因颈部动作而加重颈部损伤。

图 19 - 30　托颌法

3. 托颈压额法　一手抬起患者颈部，另一手以小鱼际侧下按患者前额，使其头部后仰，颈部抬起（图 19 - 31）。

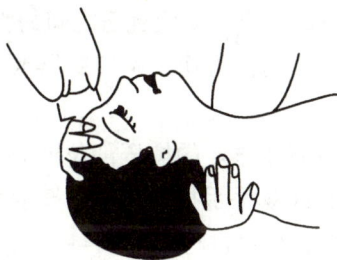

图 19 - 31　托颈压额法

（四）呼吸支持

1. 检查呼吸　开放气道后，先将耳朵贴近患者的口鼻附近，感觉有无气息，仔细听有无气流呼出的声音，再观察胸部有无起伏动作。若无上述体征，可确定无呼吸。判断及评价时间不得超过 10 秒。开放气道后发现患者无呼吸或呼吸异常时，应立即实施人工通气，如果不能确定通气是否异常，也应立即进行人工通气。

2. 人工呼吸　人工呼吸是用人工方法（手法或机械）借外力来推动肺、膈肌或胸廓的活动，使气体被动进入或排出肺，以保证机体氧的供给和二氧化碳排出。

（1）口对口人工呼吸：抢救者以一只手的拇指和示指捏住患者鼻孔，深吸一口气，屏气；双唇包住患者口部（不留缝隙），用力吹气，使胸廓扩张。吹毕，松开口鼻，观察患者胸部复原情况。每次吹气量 700~1000 ml，每次吹气持续时间 2 秒以上。人工呼吸频率为每分钟 10~12 次。

（2）口对鼻人工呼吸：在患者不能经口呼吸时（如牙关紧闭不能开口、口唇创伤、口对口人工呼吸难以实施者），采用口对鼻人工呼吸。救治溺水者最好应用口对鼻人工呼吸方法。用仰头抬颏法保持气道通畅，一手将患者口唇闭紧，深吸气后，双唇包住患者鼻部向上方吹气，吹气时间要长，用力要大。

（3）口对口鼻人工呼吸：用于婴幼儿，抢救者双唇包住患儿口鼻吹气，吹气时间要短，用力要小。

（4）有条件时，使用面罩通气或气管插管人工呼吸。

（五）血液循环支持

1. 心前区捶击   在人工胸外心脏按压前，予以迅速心前区捶击。

（1）方法：右手松握空心拳，小鱼际侧朝向患者胸壁，以距离胸壁 20~25 cm 高度，垂直向下捶击心前区，即胸骨下段。捶击 1~2 次，每次 1~2 秒，力量中等。此方法主要用于目击心搏骤停患者而又暂无除颤仪可使用时。

（2）注意事项：①捶击不宜反复进行，最多不超过 2 次。②捶击时用力不宜过猛。③婴幼儿禁用。

2. 胸外心脏按压

（1）禁忌证：胸廓严重畸形、广泛性肋骨骨折、心脏外伤、血气胸、心脏压塞等。

（2）使患者仰卧于硬板床或地上；睡在软床上的患者，则用心脏按压板垫于其肩背下。抢救者站或跪于患者的一侧，救护者应根据个人身高及患者位置的高低，采用踩踏脚凳或跪式等相应姿势。

（3）确定按压部位：按压部位是胸骨下半段，定位方法有两种。①先以一手中指沿患者一侧肋弓向上滑动至剑突，示指并拢于中指；另一手掌根部沿胸骨下滑到示指。该手掌中心部分即是胸骨下 1/2 段的中点。②两乳房之间的胸骨部分也是胸骨的下 1/2 段。定位须准确，过高可伤及大血管，过低可伤及胸腔脏器或引起胃内容物反流，偏离胸骨则可能引起肋骨骨折。

（4）按压手法：一手掌根部置于选定的按压部位的胸骨上（图 19-32），另一手掌重叠在其手背上，双手交叉抬起或双手手指均后翘；双肘关节伸直，利用身体重量，垂直向下用力按压，然后迅速放松，反复进行。对 1~10 岁患儿用单手掌根部按压。1 岁以下婴儿用 2 根或 3 根手指垂直按压。

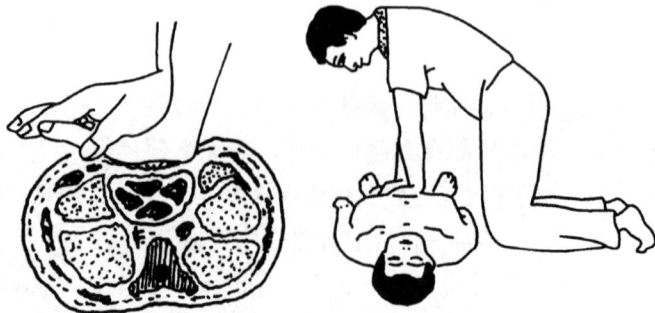

图 19-32   胸外心脏按压的手法和姿势

按压时，两手指不能压于患者胸壁上，防止肋骨骨折或肋骨与肋软骨交界处骨折；放松时，手掌不离开定位点，以免改动按压部位，引起骨折或达不到按压效果。要确保按压的力量垂直作用于患者的胸骨部。按压的力量应根据患者体型的大小适当增加或减少。

（5）按压深度：成人胸骨下陷 4 ~ 5 cm；幼儿胸骨下陷 2 ~ 3 cm；婴儿胸骨下陷 1 ~ 2 cm。

（6）按压频率：成人和小孩每分钟 100 次，新生儿每分钟 120 次。按压与放松时间之比为 1∶1。

3. 人工呼吸与胸外心脏按压应同时进行　成人的心脏按压与人工呼吸的比例，无论是单人还是双人操作，均为 15∶2。操作途中换人，应在心脏按压、吹气间歇进行，抢救中断时间不能超过 7 秒。

4. 心肺复苏　此过程中应密切观察患者心肺复苏的有效指征，包括可触及大动脉搏动，肱动脉收缩压大于 60 mmHg；面色、口唇、甲床、皮肤等处色泽转为红润；散大的瞳孔缩小；吹气时可听到肺泡呼吸音或有自主呼吸，呼吸改善；意识逐渐恢复，昏迷变浅，可出现刺激反应或挣扎；有小便出现；心电图检查有波形改变。

第七节　麻醉的应用解剖

麻醉的基本任务是消除手术所致的疼痛和不适感觉，保障手术患者的安全，并为手术创造良好的工作条件。麻醉作用的产生，主要是利用麻醉药使神经系统中某一（或某些）部位受到抑制的结果。麻醉药的作用使中枢神经系统抑制则可使周身都感觉不到疼痛，称全身麻醉。麻醉药作用于周围某一（或某些）神经时，只产生躯体某一部位的麻醉，称局部麻醉。在全身麻醉和局部麻醉这两大类麻醉方法中，还可根据麻醉技术操作的特点分列出各种更具体的麻醉方法。

一、局部麻醉

用局部麻醉药（以下简称局麻药）暂时阻断某些周围神经的冲动传导，使受这些神经支配的相应区域产生麻醉作用，称为局部麻醉（以下简称局麻）。局麻适用于较表浅局限的中小型手术。在这种麻醉下，患者保持清醒，重要器官的功能受干扰轻微，并发症较少，且简便易行，费用低廉，是一种很受欢迎的较安全的麻醉方法。常用的局麻方法有表面麻醉、局部浸润麻醉、区域阻滞和神经阻滞。

（一）表面麻醉

将穿透力强的局麻药施用于黏膜表面，使其透过黏膜而阻滞位于黏膜下面的神经末梢，使黏膜产生麻醉现象，称表面麻醉。眼、鼻、咽喉、气管、尿道等处的浅表手术或内镜检查常用此法，如眼用滴入法，鼻用涂敷法，咽喉、气管用喷雾法，尿道用灌入法。

1. 眼中滴入法　患者平卧，在角膜和球结膜表面滴麻醉药 2 滴，让患者闭眼。每 2 分钟滴 1 次，重复 3 ~ 5 次。麻醉作用持续 0.5 小时左右，可重复应用。

2. 鼻腔黏膜棉片浸药填敷法　用小块棉片浸入麻醉药中，取出后挤去多余的局麻药液，然后敷于鼻甲与鼻中隔之间约 3 分钟。在上鼻甲前端与鼻中隔之间再填敷第 2 块局麻药棉片，10分钟后取出，即可行鼻息肉摘除术、鼻甲和鼻中隔手术。

3. 咽喉、气管及支气管内喷雾法　是施行气管镜、支气管镜检查以及施行气管、支气管插管的麻醉方法。先让患者张口吸气，对咽部喷雾3~4下，间隔2~3分钟，重复2次或3次即可。

4. 环甲膜穿刺注药法　患者平卧，头向后仰，在环状软骨与甲状软骨之间用注射器针头垂直刺入环甲膜，注入麻醉药。穿刺及注药时嘱患者屏气，注药后鼓励患者咳嗽，使局麻药分布均匀。

5. 尿道内灌入法　对男性患者可用注射器将局麻药灌入尿道；对女性患者可用细棉棒浸药后塞入尿道。药液容量不宜过大，浓度不宜过高，操作时切勿损伤黏膜，以免发生局麻药中毒。

（二）局部浸润麻醉

将局麻药注射于手术区的组织内，主要通过神经末梢被阻滞来达到麻醉作用，称局部浸润麻醉。它的基本操作方法如下：先在手术切口线一端进针，针的斜面向下刺入表皮与真皮之间，注药后造成橘皮样隆起，称皮丘。将针拔出，在第1个皮丘的前缘再进针，如法操作出第2个皮丘，如此连续进行下去，在切口线上形成皮丘带。上述操作法的目的是使患者只有第一针刺入时有痛感。此后经皮丘向皮下组织注射局麻药，完成后切开皮肤和皮下组织。如手术要达到的部位还在深层，看到肌膜后，在肌膜下和肌层内再注药。分开肌肉后如为腹膜，应行腹膜浸润。如此浸润一层切开一层，注射器和手术刀交替使用，以期浸润确切。局部浸润麻醉用药时间比较分散，故单位时间内的药物剂量不会太大。

（三）区域阻滞

在手术区四周和底部注射局麻药，使通入手术区的神经纤维的冲动传导被阻滞，称区域阻滞。它适用于一些肿块切除术，特别是乳房良性肿瘤的切除术，以及头皮手术和腹股沟疝修补术等。由于它不像局部浸润麻醉那样将药液注满手术区域，故用于上述手术时有以下优点：①可避免穿刺肿瘤组织。②不至于因局部浸润药液后，使一些小的肿块特别是小的乳房肿块不易被扪及，而增加手术难度。③不会使手术区的局部结构因注药而难于辨认，这对疝修补术之类的手术说来，是很重要的。

（四）神经阻滞

在神经干、神经丛、神经节的周围注射局麻药，阻滞其神经冲动传导，使受它支配的区域产生麻醉作用，称神经阻滞。它的操作比较简便，往往只需注射一处，即可获得较大的麻醉区域。操作时必须熟悉局部解剖，了解穿刺针所要经过的组织，以及附近的血管、脏器和体腔等，以免发生严重并发症。

常用的神经阻滞有肋间神经阻滞、眶下神经阻滞、坐骨神经阻滞、指（趾）神经干阻滞，颈丛、臂丛等神经丛阻滞，以及诊疗用的星状神经节阻滞等。下文只简单介绍臂丛神经阻滞。

臂丛阻滞麻醉术，一般常在肌间沟、锁骨上和腋窝3处进行，分别称为肌间沟径路、锁骨上径路和腋径路（图19-33）。阻滞时必须将局麻药注入腋鞘内才能见效。腋鞘是指包裹于腋动脉、腋静脉和臂丛周围的深筋膜鞘。

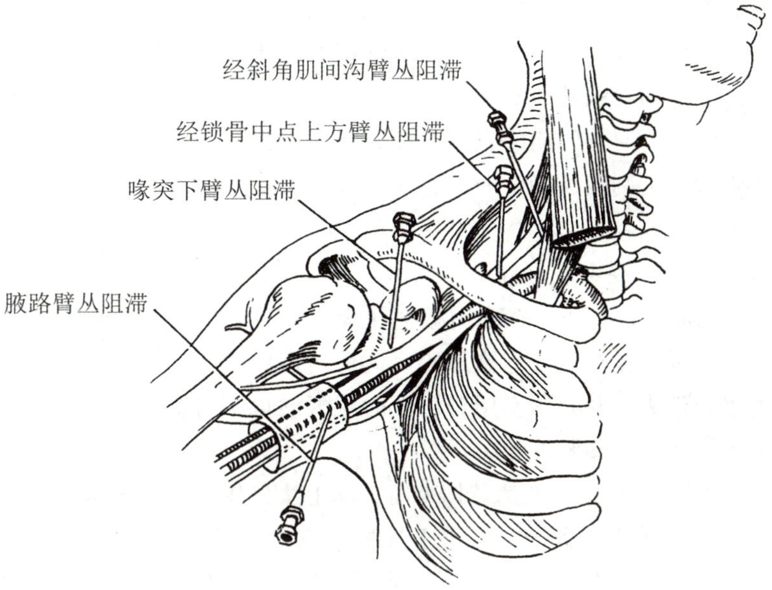

图 19-33　臂丛阻滞麻醉术的途径

经斜角肌间沟臂丛阻滞
经锁骨中点上方臂丛阻滞
喙突下臂丛阻滞
腋路臂丛阻滞

二、椎管内麻醉

椎管内有两个可用于麻醉的腔隙，即蛛网膜下隙和硬膜外腔，将局麻药注入上述腔隙中，即能产生麻醉现象。根据注入腔隙的不同，它们分别称为蛛网膜下隙阻滞和硬膜外阻滞，统称椎管内麻醉。在这类麻醉下，患者神志清醒，镇痛效果确切，肌肉松弛良好。

（一）蛛网膜下隙阻滞

蛛网膜下隙阻滞又称脊椎麻醉或腰麻。

1. 麻醉平面　阻滞平面达到或低于 T10 为低平面，高于 T10 但低于 T4 为中平面，达到或高于 T4 为高平面。目前高平面腰麻已很少使用。

2. 腰椎穿刺术　即蛛网膜下隙穿刺术。成人一般选 L3～L4 间隙，根据实际情况也可上移或下移一个椎间隙作为穿刺点。关于椎间隙的定位，可在两侧髂嵴之间做一连线，此线与脊柱相交处即为 L4 棘突或 L3～L4 棘突之间。穿刺时患者取侧卧位，两膝弯曲，大腿向腹壁靠拢，头则向胸部屈曲，以便腰背部尽量向后弓，使棘突间隙张开以利于穿刺。摸清棘突间隙后，腰椎穿刺针进针方向应与患者背部垂直，当针穿过黄韧带时，常有明显落空感，再进针刺破硬脊膜和蛛网膜，可有第 2 次落空感。拔出针芯见有脑脊液（正常为无色透明液体）自针内滴出，即表示穿刺成功。有些患者脑脊液压力较低，穿刺后无脑脊液流出，或流出不畅，可由助手压迫患者的颈内静脉，以升高脑脊液压力使其畅流。确证后将装有局麻药的注射器与穿刺针连接，注入药液后，将穿刺针连同注射器一起拔出，此为单次给药法。

如遇老年患者韧带钙化或肥胖患者穿刺有困难时，可改用侧入穿刺法。即在棘突中线旁开 1.0～1.5 cm 处进针，针尖向中线倾斜，约与皮肤呈 75°角，即可避开棘上韧带和棘间韧带，经黄韧带刺入蛛网膜下隙。

（二）硬膜外阻滞

硬膜外阻滞分单次法和连续法，一般采用连续法。

硬膜外穿刺术与腰椎穿刺术相似，也有直入法和侧入法。除穿刺间隙的选择不局限于腰椎间隙外，体位、进针部位和针所经过的层次均相近。硬膜外穿刺在针尖通过黄韧带后即须停止前进。因硬膜外阻滞采用连续给药法，故需用特制的硬膜外穿刺针，针的尖端呈勺状，以便导管通过时能成直角改变方向。硬膜外穿刺成功的关键是不能刺破硬脊膜，故特别强调针尖刺破黄韧带时的感觉，并采用一些客观的测试方法。下面介绍两种常用方法。

1. 阻力消失法　针在穿刺过程中，开始阻力较小，当抵达黄韧带时，阻力增大，并有韧性感。这时可将针芯取下，接上内盛生理盐水留一小气泡的 2 ml 或 5 ml 注射器，推动注射器芯，有回弹感觉，空气泡被压小。此后边进针边推动注射器芯试探阻力，一旦突破黄韧带时阻力消失，并有落空感，注液时小气泡也不再缩小，回抽注射器芯如无脑脊液流出，表示针尖已在硬膜外腔。

2. 毛细管负压法　穿刺针抵达黄韧带后，同上法先用盛有生理盐水和小气泡的注射器试验阻力，然后取下注射器，在针蒂上连接盛有液体的玻璃毛细管，继续缓慢进针，当针进入硬膜外腔时，除有落空感外，管内液体被吸入，此即硬膜外腔特有的负压现象。

确定穿刺针尖已在硬膜外腔后，取出针芯，通过针管插入聚乙烯塑料导管，超出针尖 3~4 cm，退出穿刺针，留置塑料导管，以后可按需要随时经导管给药。

由于硬膜外穿刺不刺破硬脊膜，不损伤脊髓，故在项部、背部、腰部的椎骨间隙均可进行穿刺。又因硬膜外腔内无脑脊液，药液注入后依赖本身的容积，向两端扩散，故一般选取支配手术区范围中央的相应棘突间隙穿刺。

(三) 骶管阻滞

经骶管裂孔将局麻药注入骶管腔内，阻滞骶神经，称骶管阻滞，属于硬膜外阻滞的一种。

骶管穿刺术患者取侧卧位或俯卧位。侧卧位时腰背向后弓曲，两膝向腹部靠拢。俯卧位时髋部垫一厚枕，两腿略分开，脚尖内倾，足跟外旋，以放松臀部肌肉。穿刺前先摸清尾骨尖端（图 1-4），再沿中线向头的方向移动 3~4 cm，可摸到一个"∧"形或"U"形凹陷，其两旁各有一豆大骨性隆起的骶角，此凹陷即骶管裂孔。一般穿刺针或腰椎穿刺针垂直刺过皮肤和覆盖骶管裂孔的骶尾韧带时，有阻力突然消失的落空感。此时倾倒针干，调整角度使针与骶管纵轴一致，一般与皮肤约呈 30°角进入骶管。针插入骶管腔后，推进深度约 2 cm 即可。由于硬脊膜囊下端终止于 S2 水平，S2 的体表标志是两侧髂后上棘的连线，故穿刺针不得进入过深而越过此连线，否则有刺入蛛网膜下隙的危险，这在使用腰椎穿刺针时更应特别小心；穿刺成功后，接上注射器，回抽无血液和脑脊液，即可注入局麻药。注药时应无阻力，注药后不应出现局部皮下肿胀。

三、全身麻醉

麻醉药经呼吸道吸入或静脉、肌内注射，产生中枢神经系统抑制，呈现神志消失，周身不感疼痛，也可有反射抑制和肌肉松弛等表现，这种方法称全身麻醉。这些抑制状态，即痛觉消失、肌肉松弛、反射活动减弱等是可以控制的，也是可逆的。其抑制深浅与药物在血液内的浓度有关，当麻醉药从体内排出或在体内代谢后，患者即逐渐恢复清醒，且不留任何后遗症。

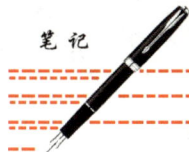

第八节　神经反射的应用解剖

反射的分类方法有多种，以反射建立的时间可将其分为非条件反射和条件反射；以感受器的位置可分为浅反射和深反射；按效应器的位置可分为躯体反射和内脏反射；按反射的性质可分为生理性反射和病理性反射；按反射中枢所在部位可分为脊髓反射、脑干反射等。

反射的解剖学基础是反射弧。简单的反射弧只有感觉和运动两级神经元构成，但一般都由3级或3级以上神经元构成。不论反射弧是简单或复杂，都由5个环节组成，即感受器、传入神经、反射中枢、传出神经和效应器。正常人，任何反射都要经过完整的反射弧才能实现；如果其中任何一个环节中断或异常，反射就不能正常进行。

神经系统病变所致的反射异常主要有3种：①反射减弱或丧失。②反射活跃或亢进。③出现病理性反射。

一、瞳孔对光反射

用强光突然照射角膜时，出现两侧瞳孔同时缩小（缩瞳）；光线突然减弱或移开，瞳孔立即散大（散瞳）。瞳孔随光照强度变化而出现缩瞳或散瞳的现象叫瞳孔对光反射。被照射侧瞳孔缩小叫直接对光反射，对侧瞳孔缩小叫间接对光反射。瞳孔对光反射的意义在于使眼睛尽快地适应光线的变化。

（一）解剖学基础

瞳孔位于虹膜的中央，其前方为角膜，后方为晶状体。虹膜内有两种平滑肌，其中围绕瞳孔呈环形排列的为瞳孔括约肌，呈辐射状排列的为瞳孔开大肌，二者分别受副交感神经和交感神经支配，使瞳孔缩小与开大，以调节进入眼内的光线量。正常成人瞳孔直径为 2.5～4.0 mm，小于 2.0 mm 时称瞳孔缩小，大于 5.0 mm 时称瞳孔散大。其变化范围在 1.5～8.0 mm。

瞳孔对光反射的感受器为视网膜，传入神经依次为视神经、视交叉、视束，反射中枢是中脑的顶盖前区。由顶盖前区发出的纤维，支配双侧动眼神经副核。动眼神经副核发出的副交感纤维随动眼神经入眶，支配瞳孔括约肌和睫状肌。由于视神经在视交叉处有部分纤维交叉和顶盖前区发出的纤维终止于两侧动眼神经副核，所以光照一侧眼球能引起两侧瞳孔缩小。

（二）反射异常在护理诊断中的意义

正确的瞳孔对光反射检查方法是用聚光较强的手电筒对准视轴照射，同时观察两侧瞳孔的变化，比较是否有异常。人在觉醒状态下瞳孔的直径随周围光线的强弱、注视物体的远近、情绪紧张与否及恐惧、疼痛等刺激而改变。

瞳孔对光反射的反射弧病变造成的瞳孔对光反射异常：①一侧视网膜、视神经病变，当光线照射患侧瞳孔时，患侧眼直接对光反射和健侧眼的间接对光反射均消失。这是由于光刺激不能使视网膜产生神经冲动。光照健侧眼时，直接对光反射和患侧眼的间接对光反射均存在。②一侧顶盖前区病变，两侧瞳孔对光反射均消失，但调节反射仍存在，由于瞳孔调节反射的反射弧不经过顶盖前区。这种对光反射与调节反射分离现象是诊断顶盖前区病变的依据之一。③一侧动眼神经损伤造成瞳孔对光反射的传出通路不通，由于传入通路仍然完好，所以光照患侧眼时，直接对光反射消失，而健侧眼的间接对光反射存在。光照射健侧眼时，直接对光反射存在，患侧眼的间接对光反射消失。总之，无论光照哪一侧眼，患侧眼的瞳孔均无反应。④脑室出血、催眠药中毒等可使瞳孔缩小；昏迷、阿托品类药物中毒可致瞳孔散大；脑死亡时瞳孔散大并固定。

二、角膜反射

用无菌棉絮刺激一侧角膜，可引起双侧眼轮匝肌收缩而出现急速闭眼，这种现象叫角膜反射。受刺激侧的角膜反射叫直接角膜反射，另一侧的角膜反射叫间接角膜反射。角膜反射为防御性反射，临床上常用以判断意识障碍的程度。

（一）解剖学基础

角膜反射的感受器为角膜，传入神经为三叉神经及其分支眼神经，反射中枢在脑桥，传出神经为面神经，效应器为眼轮匝肌，该肌收缩，出现闭眼动作。

（二）反射异常在护理诊断中的意义

角膜反射的减弱或消失多见于以下 2 种情况。

1. 深度麻醉、醉酒或深睡　中枢神经仅受到暂时抑制，故反射障碍是暂时的，这种情况易鉴别。

2. 反射弧损伤　①传入神经病变，即一侧眼神经、三叉神经、三叉神经节损伤，可出现病变侧直接角膜反射消失，健侧间接角膜反射也消失的情况。如刺激健侧角膜，可出现正常眼的直接角膜反射和患侧眼的间接角膜反射。②传出神经病变，即一侧面神经或其分支损伤等。可出现患侧直接角膜反射消失，而健侧间接角膜反射依然存在的情况。由于一侧角膜反射的中枢支配两侧面神经核，故不论刺激哪一侧角膜，健侧的角膜反射均存在。③脑桥病变，反射弧的中枢受到破坏，两侧的直接和间接角膜反射均消失。④高级中枢神经病变，如内囊出血、脑水肿等造成意识障碍时，两侧的角膜直接反射和间接反射均消失。

造成意识障碍的任何中枢神经疾病均可出现角膜反射减弱或消失，通过检查角膜反射可以判断意识障碍的程度。刺激角膜时角膜反射存在，可认为患者意识基本正常或轻度昏迷。如角膜反射减弱，则为中度昏迷，当角膜反射消失并伴有瞳孔对光反射消失、肌肉松弛等症状时可定为重度昏迷或死亡。

三、颈动脉窦压力感受性反射

用手指刺激颈动脉窦可反射性地引起血压下降、心率减慢的现象，称颈动脉窦压力感受性反射，简称颈动脉窦反射。颈动脉窦是压力感受器，参与血压的反射性调节，这种效应对维持心血管活动的稳定性具有重要意义。

（一）解剖学基础

颈动脉窦的传入神经为舌咽神经，反射中枢为延髓网状结构的心血管运动中枢。心血管收缩中枢与交感神经联系，交感神经分支至心脏和血管，心脏抑制中枢与迷走神经背核联系，通过迷走神经分支至心脏。

颈动脉窦内血压增高时，窦壁受牵张而变形，压力感受器兴奋，发出冲动经反射通

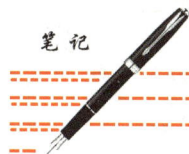

路至心血管，反射性地使心肌收缩力减弱，心率减慢，外周血管扩张，血压下降。在安静状态下，动脉血压已高于颈动脉窦压力感受器的阈值水平，因此降压反射经常起作用，即压力感受器不断地发放冲动传入中枢，引起一定的降压效应。当这一反射活动达到某一平衡点时，动脉血压就能维持在比较恒定的水平。

（二）反射异常在护理工作中的意义

由于颈动脉窦反射在暂时调节血压中有重要作用，故临床上可以用人工方法刺激颈动脉窦以降低血压。其方法是，在喉结外上方、胸锁乳突肌前缘处，用手指逐渐加压于颈动脉窦，计数脉搏并与加压前比较，通常每分钟脉搏次数可减少 6~12 次，血压明显降低。如用手指压迫颈动脉窦时突然晕厥，此种现象叫反射性颈动脉窦过敏，常见于局部动脉硬化、颈动脉窦周围病变等。

四、排尿反射

当膀胱壁的牵张感受器受到刺激时，可出现尿意并反射性地引起膀胱收缩将尿排出，这种现象称排尿反射。排尿反射是复杂的反射活动，它除了受脊髓低级排尿中枢的控制外，还受高级和最高中枢的控制而具有随意性。

（一）解剖学基础

膀胱为一贮尿的肌性器官，构成膀胱壁的平滑肌称为逼尿肌，尿道内口处的平滑肌构成尿道内括约肌，尿道穿过尿生殖膈处有骨骼肌构成的尿道括约肌环绕。

当膀胱充盈达到一定程度时（400~500 ml），膀胱壁的牵张感受器受到刺激而兴奋，冲动沿盆神经到达脊髓骶段的排尿反射低级中枢，同时冲动还上升至大脑皮质高级中枢，产生尿意。冲动使副交感低级中枢兴奋，交感低级中枢抑制，从而使逼尿肌收缩和尿道内括约肌舒张。意识的作用抑制阴部神经，使尿道外括约肌松弛，尿液排出。正常情况下，高级排尿中枢对低级排尿中枢的控制主要表现为抑制作用。当膀胱内压增高时可产生尿意，如果客观情况不允许，高级排尿中枢即发出冲动，经下行传导束至低级排尿中枢，抑制副交感中枢，兴奋交感中枢和阴部神经，使逼尿肌松弛，尿道内、外括约肌收缩，抑制排尿。婴幼儿由于大脑皮质发育尚不完善，对低级排尿中枢的控制力弱，尿液达到一定量时即通过低级排尿中枢反射性地排尿，排尿次数多且不能随意志控制，这种现象叫生理性无抑制性排尿反射。随着年龄的增长，大脑皮质对低级排尿中枢的控制力增强，2 岁后即能做到随意排尿。

（二）反射异常在护理诊断中的意义

排尿反射的反射弧比较复杂，不同环节的病变可引起不同类型的排尿异常。排尿异常是临床护理的一大难题，也给患者带来极大痛苦。

1. 传入通路病变　膀胱虽已充盈，但膨胀感觉冲动不能传至高级排尿中枢，也就不会产生尿意。尽管排尿反射的传出通路是完好的，由于膀胱没有感觉且长期被过度伸长而丧失收缩力，患者表现为无尿意，排尿无力，这种症状叫感觉缺失性排尿功能障碍。为了解决排尿问题，防止膀胱过度膨胀，保持一定张力，在护理此类患者时，要利用已建立的条件反射使患者定时排尿。在正常条件下，人们对排尿的声音都很熟悉，每个人已将排尿过程和排尿声音联系起来，建立了排尿条件反射，当听到排尿声音即可产生尿意。定时让患者听到模拟排尿声，通过正常的传出通路，使患者完成近似正常的排尿过程。

2. 传出通路病变　脊髓灰质炎等疾病患者，由于传出神经麻痹，逼尿肌缺乏收缩力，虽然患者有尿意，但不能把尿排出，出现尿潴留，此为运动麻痹性排尿功能障碍。由于腹肌和膈在排尿过程中起一定作用，因此可指导患者有尿意时及时、正确地使用腹肌和膈肌的收缩，完成近似正常的排尿过程。

3. 第 2 脊髓骶段以上损伤　此类损伤完全中断了高级排尿中枢与低级排尿中枢之间的联系，排尿过程只能受失去了高级排尿中枢控制的低级排尿中枢的影响，出现反射性排尿。其表现为周期性排尿，即尿蓄积到一定量时，引起一次排尿过程。患者没有尿意，排尿突然且不能随意控制。在护理此类患者时，可以大概计算患者每天的进水量和间隔时间，以估计排尿间隔时间和尿量，提前做好准备。

五、排便反射

当粪便进入直肠后，直肠壁受到刺激出现便意并反射性地蠕动增强将粪便排出，这种现象叫排便反射。排便反射如同排尿反射一样，它除了受脊髓低级中枢的管理外，还受大脑皮质高级中枢的控制而实现意志支配。

（一）解剖学基础

直肠（包括肛管）为大肠的终末段，构成直肠壁的平滑肌有两层，内层呈环形排列，在肛管处增厚形成肛门内括约肌，外层呈纵行排列，在肛管处与肛门外括约肌交织，共同参与肛门直肠环的构成。肛管外由骨骼肌构成的肛门外括约肌围绕。齿状线以上的黏膜有内脏感觉神经分布，对膨胀刺激较为敏感，齿状线以下的黏膜有躯体感觉神经分布，对痛觉相当敏感。

直肠的膨胀感受器位于黏膜层和肌层，感觉神经纤维随盆丛和盆内脏神经走行，排便中枢位于脊髓骶段，传出神经有交感神经、副交感神经和阴部神经。交感神经兴奋时抑制结肠和直肠蠕动及肛门内括约肌收缩。副交感神经的节前纤维来自 S2 ~ S4 的骶副交感核，其作用与交感神经相反。阴部神经为骶丛的分支，其躯体运动纤维起源于 S2 ~ S4 脊髓前角，支配肛门外括约肌的收缩。

（二）反射异常在护理工作中的意义

排便反射的反射弧不同环节病变可出现不同的排便障碍，包括便秘、大便潴留和大便失禁。

便秘的原因有多种，其中常见的原因是习惯性宿便，即当刺激直肠的阈值达到便意程度时经常予以抑制，长此以往使直肠对粪便的压力刺激失去正常的敏感性，使大便在结肠内停留过久，因水分被吸收过多而变得干硬，引起排便困难。解决便秘的最好方法是让患者建立良好的排便习惯，形成每天定时排便的规律，使排便反射保持良好的功能状态。

当脊髓骶段以上的中枢神经病变时（如脊髓横断伤），使来自直肠的感觉冲动不能上行传至大脑皮质而无便意，肛门括约肌的随意性控制丧失，处于反射性紧缩状态，因而出现大便潴留。经过一段时间后，患者出现不随意排便，即自动性排便，每天 4 ~ 5 次，此为反射性间歇性排便。目前此种患者尚难以建立有效的随意排便机制，应训练患者正确地使用腹肌和膈，同时采用人工增加腹压的方法协助排便，以建立定时排便规律。

当脊髓骶段（S2 ~ S4）病变时，因破坏了初级排便中枢，使肛门外括约肌麻痹，造成患者不能控制排便，即大便失禁。目前尚无有效的保守疗法，可采用带神经蒂肌瓣再造肛门外括约肌或神经肌蒂移植代替麻痹的肛门外括约肌，重建神经支配。

六、呕吐反射

当舌根、咽部、胃及小肠等处受到机械性或化学性刺激时，先出现恶心、流涎、呼吸急迫、心跳加快，继而胃内容物及一部分小肠内容物通过食管、咽逆流出口腔，这种现象叫呕吐反射。它是一种常见的保护性反射，可通过反射活动排出胃内刺激性物质或毒物。

（一）解剖学基础

呕吐反射的感受器位于舌根、咽部、胃肠、胆管等处。传入神经为舌咽神经、迷走神经的感觉纤维。呕吐中枢位于延髓网状结构，传出神经为迷走神经（副交感纤维）、交感神经、膈神经及支配腹肌的神经。效应器为胃、十二指肠、膈及腹肌等。

强烈的震动、旋转头部，或因脑膜炎等引起的颅内压增高，均可直接刺激呕吐中枢而引起呕吐，且呕吐反射更为强烈，出现喷射样呕吐。呕吐反射也可因视觉和内耳前庭病变而引起。在呕吐中枢附近有一个特殊的化学感觉区，某些中枢性催吐药可直接刺激该感觉区，通过它与呕吐中枢间的联系达到催吐的目的。

（二）反射异常在护理诊断中的意义

呕吐反射对人体具有双重意义。一方面，它可把胃内有害物质排出体外，因此，可把该反射看作是一种具有保护意义的防御反射。另一方面，呕吐对人体也有不利，如频繁、剧烈的呕吐可影响进食，并使大量的消化液丢失，造成体内水、电解质平衡紊乱。在临床上为了达到治疗的目的，可利用机械或药物作用促进或中止呕吐。

当误服有毒物质时，毒物刺激胃黏膜感受器，可自然出现呕吐反射，将毒物排出；也可机械刺激患者舌根或咽部，以诱发呕吐反射。催吐药物有两种：一种直接刺激黏膜感受器，出现反射性呕吐；另一种为中枢性催吐药，通过刺激呕吐中枢附近的化学感受区，进而兴奋呕吐中枢，产生呕吐。临床上对喝毒药或服安眠药过量中毒急救时多采用洗胃法代替催吐药物，以争取时间。当呕吐过于频繁时，可用抑制呕吐中枢的方法减少或中止呕吐。

呕吐反射的敏感性具有明显的个体差异。有的人相当敏感，轻微的刺激即可出现强烈的反射。因此，在做咽部检查时应轻柔，特别在插胃管时应准确、快速地通过咽部，以减少对咽部的刺激。

七、吞咽反射

当食团进入口腔后，舌尖上举，触及硬腭，然后下颌舌骨肌收缩，将其推向软腭后方，到达咽部。随即软腭上升，咽后壁前突，封闭鼻咽通路。声带内收，喉头升高并前移，紧贴会厌，封闭咽与气管的通路，呼吸暂时停止。紧接着食团快速经食管进入胃内，这一现象叫吞咽反射。吞咽是一种复杂的反射动作，它由一连串按顺序发生的环节共同完成，前一环节的活动又可引起后一环节的活动。

（一）解剖学基础

吞咽反射的感受器位于舌、软腭、咽后壁、会厌及食管等处。传入神经为三叉神经、舌咽神经和迷走神经的感觉纤维。吞咽反射中枢位于延髓。传出神经为舌咽神经、迷走神经的运动纤维及舌下神经。效应器为软腭、咽、喉和食管上段的肌肉。

食团从口腔到咽部这一过程在成人为随意运动，在婴儿及新生儿为不随意运动。从咽部通过食管到胃这一过程为无意识的反射活动。每次吞咽反射所需的时间及完成的质量与人的年龄、体位及食物的性状有关。

（二）反射异常在护理工作中的意义

在临床上，造成吞咽反射功能障碍的因素是多方面的。延髓病变，如椎－基底动脉病变、肿瘤压迫及脑炎等，使疑核、舌下神经核受到损害，舌咽神经、迷走神经及舌下神经运动功能丧失，出现软腭、咽部、喉肌和舌肌瘫痪，造成吞咽困难、饮食返呛等，同时伴有发音障碍。轻者表现为一侧软腭麻痹，临床症状不明显，检查时可见麻痹侧腭弓较健侧低，腭垂向健侧歪斜。两侧软腭麻痹见于两侧舌咽神经损害，可表现出明显的吞咽困难。

对于吞咽反射异常的患者，在临床护理中应特别重视饮食过程。对尚有吞咽能力的患者应嘱其缓慢进食、饮水，以半流质食物为宜，患者应取坐位。如延髓运动神经核功能障碍者，最好采用鼻饲，以免吞咽时食物从鼻腔反流或误入喉内。

八、咳嗽反射

当喉、气管和支气管黏膜受到刺激时，首先出现短促的深吸气，接着紧闭声门，随后出现强烈的阵发性呼气动作，这种现象叫咳嗽反射。咳嗽反射为防御反射，通过反射活动可以排除呼吸道中的异物。

（一）解剖学基础

咳嗽反射的感受器为喉、气管和支气管的黏膜，其中分布于主支气管以上部位的感受器对机械性刺激比较敏感，而在二级（肺叶、肺段）支气管以下的感受器则对化学性刺激比较敏感，终末细支气管及肺虽无机械性和化学性感受器，却有牵张感受器分布，也参与咳嗽反射。感觉神经纤维随迷走神经进入孤束核，孤束核与延髓网状结构中咳嗽中枢之间有纤维联系。咳嗽中枢发出纤维与疑核、脊髓颈段和胸段的前角运动神经元有广泛的联系。传出纤维为迷走神经中的副交感纤维、膈神经和肋间神经中的躯体运动纤维。效应器为呼吸道、膈、肋间肌及腹肌。

（二）反射异常在护理工作中的意义

咳嗽反射是呼吸系统中的防御性反射，在正常情况下，适度的咳嗽可清除呼吸道内的异物及过多的分泌物，对保证呼吸功能的完成及某些疾病的预防具有重要的意义。但无痰而剧烈的咳嗽或有痰而过于频繁的剧烈咳嗽，如呼吸道炎症、变态反应或吸入刺激性气体等，可能造成呼吸道黏膜及参与咳嗽反射的其他结构的损伤，出现咽喉部疼痛、胸痛，影响休息和睡眠，增加体力消耗，咳嗽过后，患者感到极度疲劳。因此，在治疗原发病的同时，应适量使用镇咳药，以缓解咳嗽。在呼吸道有脓性分泌物时，应同时应用祛痰药，以利于分泌物的排出。

咳嗽反射异常的原因是多方面的。呼吸道急性炎症或某些气体等可使黏膜上的感受器兴奋性增高，咳嗽反射亢进。慢性支气管炎症及某些气体可损害呼吸道感受器，使其兴奋性降低，咳嗽反射减弱或消失。在临床上，影响咳嗽中枢的因素较多，如延髓病变可损害咳嗽中枢，大剂量的中枢性镇咳药可高度抑制咳嗽中枢，昏迷患者的咳嗽中枢失去大脑的兴奋作用。这些因素均可使咳嗽反射消失，造成呼吸道分泌物滞留，引起或加重肺炎。因此，在临床护理中应全面分析影响咳嗽反射的各种因素，正确使用镇咳药物。

九、肌张力反射

正常人在安静或睡眠状态下骨骼肌亦不完全松弛，始终有部分肌纤维交替地轻度收缩，使肌肉保持一定的紧张度，这种现象叫肌张力反射，简称肌张力。肌张力为牵张反射的一种，其生理意义在于：①抵抗地心引力的作用，维持身体的正常姿势。②作为各种运动的基础。在人体直立时，由于身体的重力作用使主要持重关节屈曲，这样就持续地牵拉了相应的伸肌，从而使伸肌的张力反射性增强，以抵抗各持重关节的屈曲，保持人体的直立姿势。因此，在维持人体的直立姿势中，伸肌的张力较屈肌的张力更为重要。

（一）解剖学基础

肌张力反射的感受器是肌梭和腱梭，均为本体感觉感受器。肌梭和腱梭的传入神经为周围神经的躯体感觉纤维，低级中枢位于脊髓和脑干，传出神经为脊髓前角及脑干躯体运动核及其轴突构成的脊神经或脑神经的躯体运动纤维，效应器为骨骼肌。

（二）反射异常在护理诊断中的意义

在临床上常以手扪捏肢体的肌肉或使患者肢体做被动运动来了解肌张力的状况。肌张力消失表现为肌肉轮廓消失，手触之有松软感，没有弹性，被动运动患肢时出现屈伸过度现象。肌张力亢进表现为手触摸肌肉感到硬度增强，肌肉轮廓明显可见，被动屈伸肢体时检查者有阻抗感。

肌肉在静止状态下的肌张力异常叫静止性肌张力异常。检查时应避免患者精神紧张，最好是卧床检查。下运动神经元损伤（如脊髓灰质炎或周围神经病变）出现肌张力减弱或消失等软瘫的表现；上运动神经元损伤（如锥体束病变）出现肌张力增高等硬瘫的表现。

肌肉在从事主动或被动运动的情况下出现的肌张力异常叫姿势性肌张力异常。这种异常与上述的静止性肌张力异常的区别在于体位变化时出现、安静时消失。正常人由站立位下蹲时，小腿屈肌收缩，两足跟离地，仅两足尖着地。当姿势性肌张力减弱时，患者做下蹲动作时两足底全部着地。

主动肌与拮抗肌由于肌张力的变化所产生的运动受限称运动性肌张力异常。如由于肱三头肌的肌张力增高使屈肘运动受限，肌张力降低时运动幅度过度，此症多见于小脑疾病和锥体外系疾病。某些药物（如抗精神病药物）可导致急性肌张力亢进，抗震颤麻痹药及巴比妥类药物可使此症状消失。破伤风、手足搐搦症可表现为局部肌张力增高。

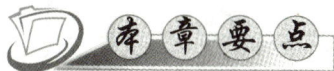

本章要点

1. 可使用水银体温计测体温的部位有腋窝、肛管和舌根下。可指法测量脉搏的部位有耳屏前方的颞浅动脉、两侧下颌底的面动脉、喉结外上方的颈动脉、肱二头肌腱内侧的肱动脉、桡骨下端前方的桡动脉、腹股沟下方的股动脉、足背近侧的足背动脉等；使用水银血压计测血压的常用部位是臂部的肱动脉。

2. 皮内注射的注药部位是表皮与真皮之间，注射部位常选前臂掌面的下段等。皮下注射的注药部位是皮下组织，注射部位可选择上臂外侧面、两侧腹壁、股前外侧等。

3. 肌内注射的注药部位是肌腹，常选的注射部位有臀大肌，三角肌，臀中、小肌，股外侧肌等。

4. 静脉注射的常选部位有手背、腕部、肘前部、足背、踝部的浅静脉，以及头皮静脉、颈外浅静脉、股静脉等。

5. 锁骨下静脉穿刺的部位在胸锁乳突肌后缘与锁骨上缘的夹角顶点或锁骨中、内1/3交点下方1 cm处。股静脉穿刺的部位在腹股沟韧带中、内1/3交点下方2～3 cm，股动脉搏动点内侧0.5 cm处。

6. 胸腔穿刺抽取胸腔积液的部位在肩胛线或腋后线第7～9肋间隙；抽取气胸气体的部位在锁骨中线第2～3肋间隙。

7. 腹腔穿刺抽取腹腔积液的部位在脐与耻骨联合上缘连线中1/3段旁1～2 cm或脐与左髂前上棘连线的中、内1/3交点。

8. 插胃管可从鼻腔或口腔进入，经咽和食管至胃。插管长度约等于前额发际至剑突的距离或耳垂至鼻尖再至剑突的距离，成人的插管长度为45～55 cm。

9. 气管切开置管术的切开部位在第3～5气管软骨环；环甲膜穿刺术的穿刺部位在甲状软骨与环状软骨弓之间的环甲正中韧带。

10. 人工呼吸的种类有口对口人工呼吸、口对鼻人工呼吸、口对口鼻人工呼吸等。胸外心脏按压的部位在胸骨的下半段。

11. 蛛网膜下隙麻醉是将麻醉药自第3、第4或第4、第5腰椎棘突之间注入终池。麻醉脊神经根或脊髓的方法，又称腰麻。硬膜外麻醉是将麻醉药自背部不同部位棘突之间注入硬膜外腔，麻醉脊神经根的方法。骶管麻醉是将麻醉药自骶管裂孔注入骶管的硬膜外腔。

12. 瞳孔对光反射包括直接对光反射和间接对光反射。反射弧为视网膜→视神经、视交叉、视束→中脑顶盖前区→动眼神经副核、动眼神经→瞳孔括约肌。

13. 排尿反射和排便反射都是复杂的反射活动，除受脊髓低级中枢的管理外，正常人是在大脑皮质的控制下实现意志支配。

14. 呕吐反射和咳嗽反射都具有保护性作用，但是过于强烈和频繁的呕吐可对人体造成损害，应及时预防和采取治疗措施。

思考题

1. 解释膝胸卧位、截石位、皮内注射、皮下注射、胸腔穿刺、心包穿刺、导尿术、硬膜外阻滞、腰麻和角膜反射的概念，并说明其意义。
2. 简述胸腔穿刺的目的和部位选择。
3. 简述鼻饲的操作中，插胃管依次经过的结构及需特别注意的部位。
4. 给男性患者导尿，导尿管依次经过的结构及部位有哪些？
5. 检查意识丧失患者的脉搏，常用的动脉及其部位有哪些？
6. 简述人工呼吸的种类及其对空气入口的处理要点。
7. 简述腰椎穿刺点的定位和穿经的结构。
8. 简述瞳孔对光反射的操作要点和结果判断。
9. 简述角膜反射的反射弧。

第二篇 人体组织学

第二十章　基本组织

1. 掌握：被覆上皮的分类及其结构特点；内皮、间皮的概念；血液的组成成分及其功能和正常值；肌组织的分类及其结构特点；神经元的结构和分类；突触的概念。
2. 熟悉：固有结缔组织的分类及其结构特点；神经末梢的分类和功能。
3. 了解：腺的概念、分类及其分泌物性质。

第一节　上皮组织

上皮组织（epithelial tissue）主要由密集的细胞组成，细胞形状较规则，细胞间质很少。上皮组织的细胞呈现明显的**极性**（polatity），即细胞的两端在结构和功能上具有明显的差别。上皮细胞的一面朝向身体表面或有腔器官的腔面，称**游离面**；与游离面相对的另一面朝向深部的结缔组织，称**基底面**。上皮组织中没有血管，细胞所需的营养依靠结缔组织内的血管透过基膜供给。上皮组织主要分为**被覆上皮**和**腺上皮**两大类，具有保护、吸收、分泌和排泄等功能，有些部位的一些上皮细胞能感受某种物理性或化学性的刺激，则称感觉上皮细胞（sensory epithelial）。上皮组织的特征有：①细胞多，排列紧密，细胞间质少。②细胞具有极性，一面朝向体表或腔面，称游离面；另一面借基膜与深层的结缔组织相连，称基底面。③上皮组织内无血管，其营养来源或新陈代谢依靠深层的结缔组织中的组织液透过基膜进入。④上皮组织有感觉神经末梢分布，可感受相关的刺激。

一、被覆上皮

被覆上皮（covering epithelium）覆盖于体表或衬贴于管、腔、囊的内外表面，其主要功能为保护功能。根据上皮组织的细胞层数及表层细胞的形状，可分为以下 6 类。

（一）单层扁平上皮

单层扁平上皮很薄，由一层扁平细胞组成（图 20-1，图 20-2）。表面观，细胞呈不规则形或多边形，核椭圆形，位于细胞中央。细胞边缘呈锯齿状或波浪状，互相嵌合。切面观，细胞核扁平，胞质很薄，只有含核的部分略厚。衬贴在心、血管和淋巴管腔面的单层扁平上皮称**内皮**（endothelium）。内皮细胞很薄，大多呈梭形，游离面光滑，有利于血液和淋巴液流动及物质通过。分布在胸膜、腹膜和心包膜表面的单层扁平上皮称**间皮**（mesothelium），细胞游离面湿润光滑，便于内脏运动。

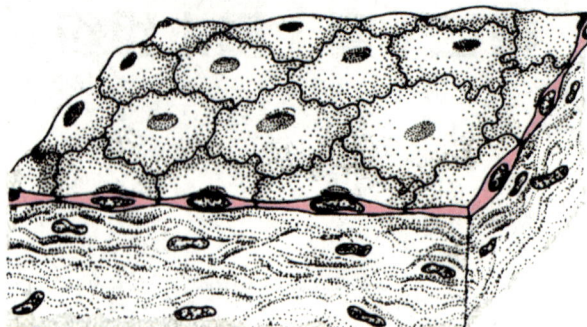

图 20 – 1　单层扁平上皮

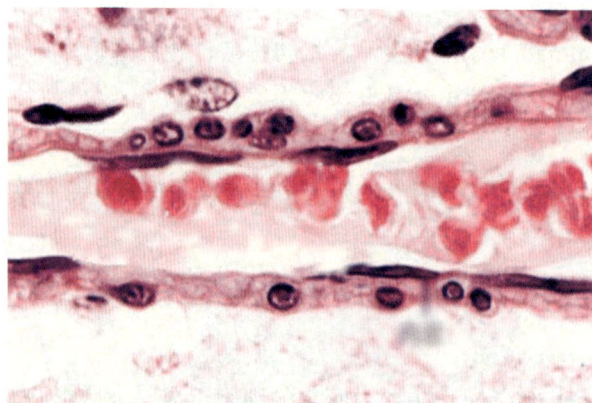

图 20 – 2　内皮（小动脉纵切面）

（二）单层立方上皮

由一层立方形细胞组成（图 20 – 3）。表面观，每个细胞呈六角形或多角形。切面观，细胞大致呈正方形，核圆，位于细胞中央。该上皮分布于甲状腺滤泡、肾小管等处，具有分泌和吸收功能。

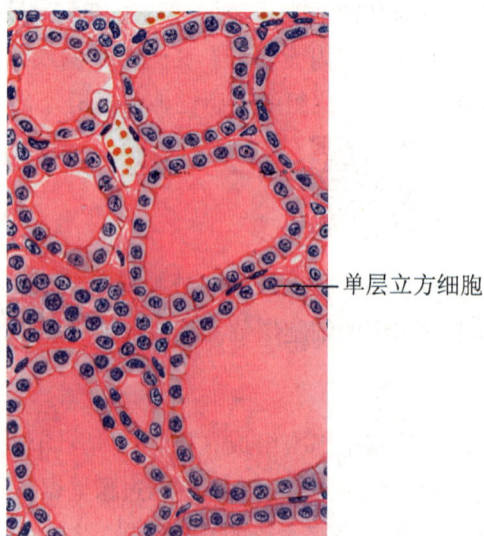

——单层立方细胞

图 20 – 3　单层立方上皮

（三）单层柱状上皮

由一层柱状细胞组成（图20-4，图20-5）。表面观，细胞呈六边形或多边形。切面观，细胞呈柱状，细胞核长圆形，多位于细胞近基底部。此种上皮大多有吸收或分泌功能。在小肠和大肠腔面的单层柱状上皮中，柱状细胞间有许多散在的**杯状细胞**（goblet cell）。杯状细胞形似高脚酒杯，细胞顶部膨大，充满黏液性分泌颗粒，基底部较窄。胞核位于基底部，常为较小的三角形或扁圆形，染色质浓密，着色较深。杯状细胞是一种腺细胞，分泌黏液，有润滑上皮表面和保护上皮的作用。该上皮分布于胃黏膜、肠黏膜、子宫内膜等处，具有吸收和分泌功能。

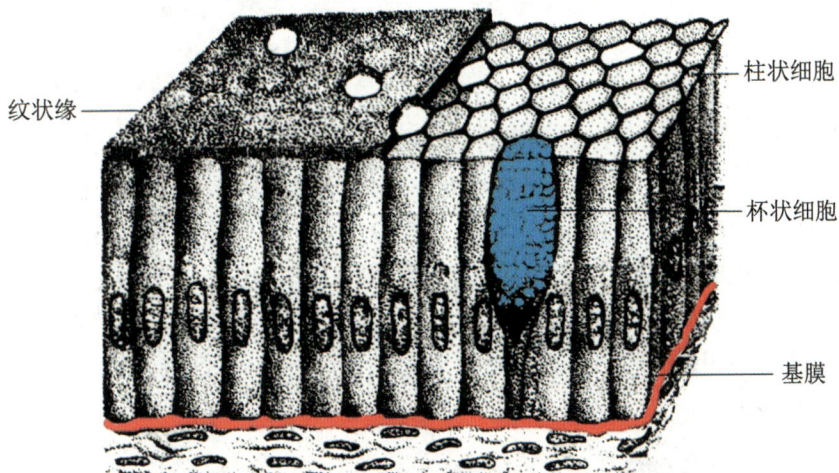

纹状缘 —

柱状细胞

杯状细胞

基膜

图 20-4 单层柱状上皮

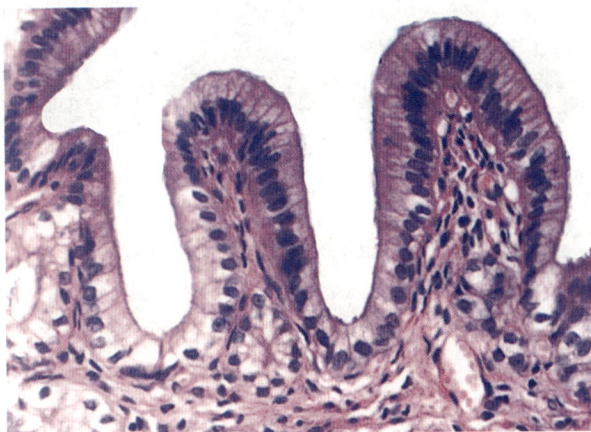

图 20-5 单层柱状上皮和杯状细胞（小肠）

（四）假复层纤毛柱状上皮

假复层纤毛柱状上皮由柱状细胞、梭形细胞和锥形细胞等几种形状、大小不同的细胞组成。柱状细胞游离面具有**纤毛**，上皮中也常有杯状细胞。由于几种细胞高矮不等，只有柱状细胞和杯状细胞的顶端延伸到上皮游离面，细胞核的位置也深浅不一，故从上皮垂直切面看很像复层上皮。但这些高矮不等的细胞基底端都附在基膜上，故实际仍为单层上皮（图20-6）。这种上皮主要分布在呼吸管道的腔面，有保护和分泌等功能。

图20-6　假复层纤毛柱状上皮（气管）

（五）复层扁平上皮

由多层细胞组成（图20-7，图20-8）。侧面观，基底为一层立方形细胞，较幼稚，具有旺盛的分裂增殖能力；中间层由深至浅为数层多边形细胞和梭形细胞；浅层为几层扁平细胞。该上皮侧面观似鱼鳞状，又称**复层鳞状上皮**。表层形成角化层者，又称**角化的复层扁平上皮**，如皮肤的表皮；不形成角化层者，称**未角化的复层扁平上皮**，主要分布于口腔、食管、阴道的腔面。复层扁平上皮具有很强的机械性保护作用，受伤后有很强的再生修复能力。

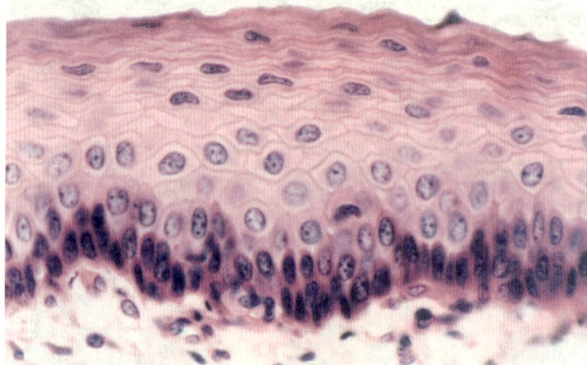

图20-7　未角化的复层扁平上皮（食管）

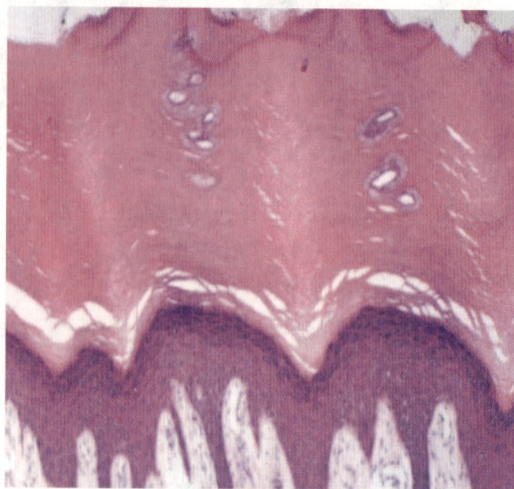

图20-8　角化的复层扁平上皮（表皮）

（六）变移上皮

又称移行上皮，衬贴在排尿管道（肾盏、肾盂、输尿管和膀胱）的腔面。变移上皮的细胞形状和层数可随所在器官的收缩与扩张而发生变化。膀胱缩小时，上皮变厚，细胞层数较多，此时表层细胞呈大立方形，胞质丰富，有的细胞含两个细胞核；中层细胞呈多边形；基底细胞为矮柱状或立方形（图20-9），当膀胱充盈扩张时，上皮变薄，细胞层数减少，细胞形状也变扁。

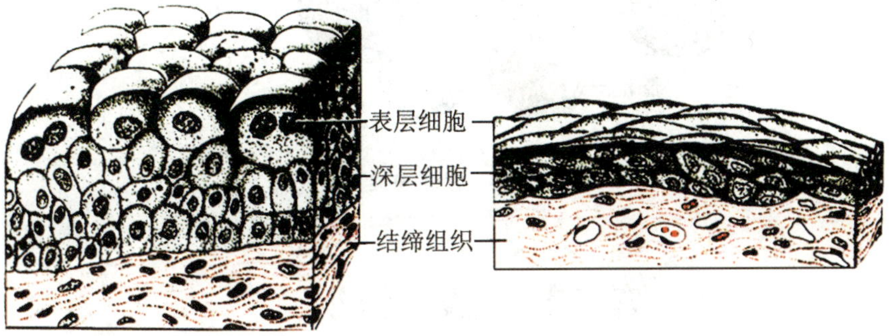

膀胱排空时　　　　　　　　　　膀胱充盈时

图20-9　变移上皮

知识拓展

个性和共性

各类器官都有上皮组织，都具有上皮组织的一般共性。上皮组织在不同器官具备不同的组织结构特点：皮肤的表皮是角化的复层扁平上皮；角膜、食管是未角化的复层扁平上皮；胃和小肠是单层柱状上皮；肾近端小管和远端小管是单层立方上皮；毛细血管是最薄的单层扁平上皮；气管是假复层纤毛柱状上皮。

二、腺上皮和腺

以分泌功能为主的上皮称腺上皮；以腺上皮为主要组织构成的器官称腺（gland）或腺体。有些腺的分泌物经导管排至体表或器官腔内，称**外分泌腺**，如汗腺、唾液腺等；有些腺无导管，其分泌物（主要为激素）直接进入血液循环，称**内分泌腺**，如甲状腺、肾上腺等。

外分泌腺由分泌部和导管组成。根据外分泌腺分泌物的性质不同将外分泌腺分为**浆液性腺**、**黏液性腺**和**混合性腺**（图20-10）。浆液性腺分泌浆液，稀薄，含酶丰富；黏液性腺分泌黏液，覆盖于上皮细胞游离面，起润滑和保护上皮的作用。

知识拓展

上皮组织的更新和再生

上皮组织具有较强的再生能力。在生理状态下，有些部位被覆上皮的细胞不断死亡脱落，这在皮肤的复层扁平上皮和胃肠的单层柱状上皮尤为明显。上皮细胞死亡脱落后，上皮中存在的具有分裂能力的幼稚细胞不断地分裂再生，这是生理性再生。由于炎症或创伤等病理原因所致的上皮损伤，由周围未受损伤的上皮细胞增生补充，新生的细胞移到损伤表面，形成新上皮，这是病理性再生。

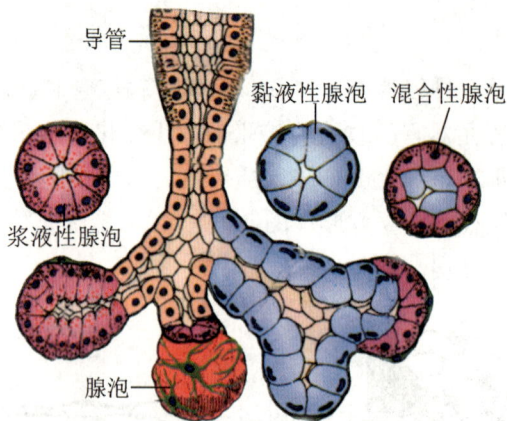

图 20 – 10　腺的种类

第二节　结缔组织

　　结缔组织（connective tissue）是人体内分布最广泛的一种组织。由多种细胞和丰富的细胞外基质组成，其特点是细胞成分较少，细胞外基质相对较多，细胞无极性，细胞的类型和数量随结缔组织的类型不同而有差异。结缔组织分布广泛，具有支持、连接、充填、营养、保护、修复和防御等功能。通常所说的结缔组织一般指固有结缔组织，包括疏松结缔组织、致密结缔组织、脂肪组织和网状组织。广义的结缔组织还包括液态的血液和淋巴及固态的骨和软骨。

图 20 – 11　疏松结缔组织铺片及各种细胞

　　疏松结缔组织（loose connective tissue）的细胞种类较多，纤维数量少，细胞和纤维均排列稀疏（图 20 – 11）。疏松结缔组织广泛分布于器官之间、组织之间，具有连接、支持、防御和修复等功能。

一、细胞

疏松结缔组织有成纤维细胞、浆细胞、巨噬细胞、肥大细胞、脂肪细胞、血细胞及未分化间充质细胞等。各类细胞的数量和分布随存在的部位和功能状态而不同。

（一）成纤维细胞

成纤维细胞（fibroblast）是结缔组织中数目最多的细胞。胞体较大，多呈扁平或梭形，有长突起，胞质弱嗜碱性，胞核较大，椭圆形，染色质疏松着色浅，核仁明显（图20-12）。电镜下，胞质内有丰富的粗面内质网、游离核糖体和发达的高尔基复合体，表明该细胞具有强大的合成功能，可合成疏松结缔组织的各种纤维及基质。

图20-12　成纤维细胞

成纤维细胞处于静止状态时，称**纤维细胞**（fibrocystic）。此时细胞较小，呈长梭形；胞核小而细长，着色深；胞质少，呈嗜酸性。电镜下，胞质内粗面内质网少、高尔基复合体不发达。在创伤等情况下，纤维细胞可转变为成纤维细胞，并向受损部位迁移，形成新的细胞外基质。

（二）巨噬细胞

巨噬细胞（macrophage）又称**组织细胞**。分布广泛，一般为圆形或椭圆形，有短小突起，功能活跃者常伸出较长伪足而呈不规则形。胞核较小，圆形或椭圆形，着色较深，胞质丰富，多为嗜酸性，含空泡和大小不等的异物颗粒（图20-13）。

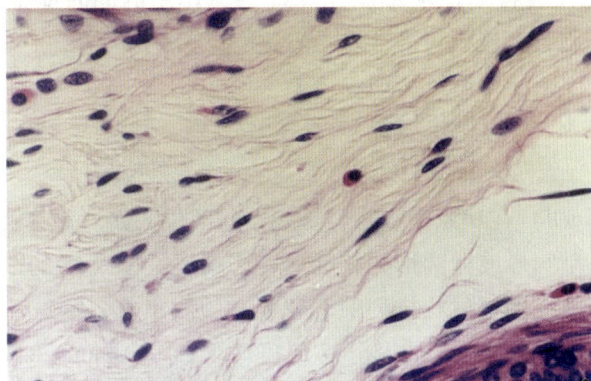

图20-13　巨噬细胞

巨噬细胞的主要功能如下。

1. 趋化性 巨噬细胞可沿某些化学物质的浓度梯度进行定向移动，这种特性称为**趋化性**（chemotaxis），这类化学物质称为**趋化因子**，如补体 C_{5a}、细菌的产物、炎症组织的变性蛋白等。

2. 吞噬作用 巨噬细胞具有强大的吞噬能力，可分为特异性吞噬和非特异性吞噬。经趋化性定向运动抵达病变部位的巨噬细胞伸出伪足并黏附和包围细菌、异物、衰老死亡的细胞等，进而将其摄入胞质内形成吞噬体或吞饮小泡。吞噬体、吞饮小泡与初级溶酶体融合后，成为残余体。

3. 分泌作用 巨噬细胞能合成和分泌数种生物活性物质，如溶菌酶、补体、干扰素等多种细胞因子，参与机体的防御功能。

4. 参与和调节免疫应答 巨噬细胞在发挥吞噬作用的同时能捕捉、加工和处理抗原，并呈递给淋巴细胞，直接或间接参与调节免疫应答。

（三）浆细胞

浆细胞（plasma cell）在病原微生物容易入侵的部位，如消化管、呼吸道结缔组织及慢性炎症部位较多。呈圆形或卵圆形，核圆形，多偏居细胞一侧，异染色质呈块状聚集在核膜内侧，沿核膜内面呈辐射状排列似车轮状。胞质丰富，嗜碱性，核旁有一浅染区（图 20-14）。浆细胞的功能是合成及分泌**免疫球蛋白**（immunoglobulin，Ig）——抗体（antibody），它能与抗原特异性结合，形成抗原-抗体复合物，抑制或杀灭细菌与病毒，促进巨噬细胞对抗原的特异性吞噬。

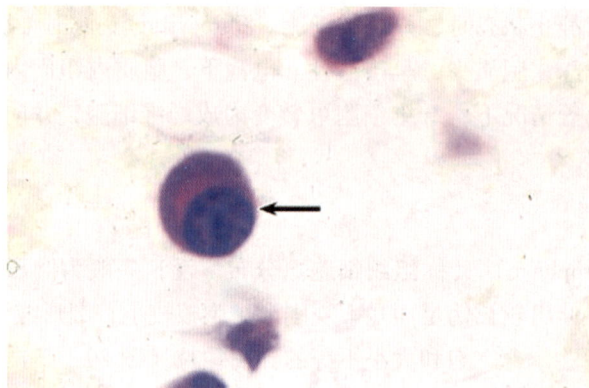

图 20-14 浆细胞

（四）肥大细胞

肥大细胞（mast cell）分布很广，常沿小血管和小淋巴管分布，在身体与外界抗原接触的地方，如皮肤、消化管和呼吸道管壁的结缔组织内。肥大细胞较大，呈圆形或卵圆形，胞核小而圆，居中。胞质内充满粗大的水溶性、嗜碱性颗粒（图 20-15）。

肥大细胞可与各种过敏原结合，细胞膜破裂，细胞质中的颗粒释放，称为**脱颗粒反应**。颗粒中的肝素有抗凝血作用；组胺可使末梢小血管扩张，血容量增加，伴随瘙痒；白三烯使小血管通透性增加；三者共同作用导致机体局部出现红、肿、热、痒等过敏反应症状。

图 20 – 15 肥大细胞（甲苯胺蓝染色）

（五）脂肪细胞

脂肪细胞（adipocyte）体积大，常呈球形或相互挤压呈多边形；胞质内充满脂滴；细胞核往往被脂滴挤到细胞一侧，呈新月形。在 HE 染色标本中，脂滴被溶解，使细胞呈空泡状（图 20 – 16）。脂肪细胞能合成、贮存脂肪，并参与机体脂类代谢。

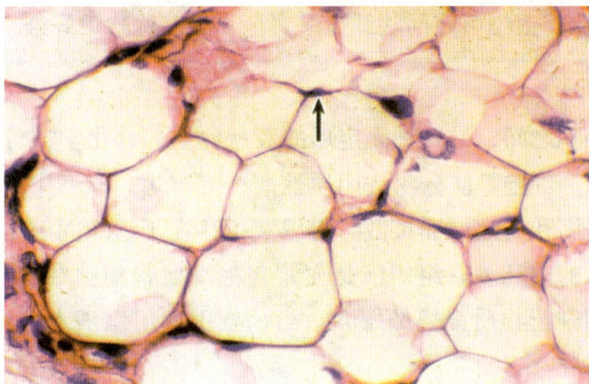

图 20 – 16 脂肪细胞（↑细胞核）

（六）未分化的间充质细胞

未分化的间充质细胞（undifferentiated mesenchymal cell）是保留在成人体内结缔组织中的一些分化程度较低，仍保持着分化潜能的干细胞，其形态与成纤维细胞相似。在炎症及创伤修复时可增殖分化为平滑肌细胞、内皮细胞和结缔组织细胞等。

（七）白细胞

血液内的白细胞（white blood cell），包括嗜酸性粒细胞、淋巴细胞、中性粒细胞等，受趋化因子的吸引，常以变形运动穿越毛细血管，游走到疏松结缔组织内，行使防御功能，参与免疫应答和炎症反应。

二、细胞间质

（一）纤维

结缔组织的纤维存在于基质中，包括胶原纤维、弹性纤维、网状纤维 3 种（图 20 – 17）。

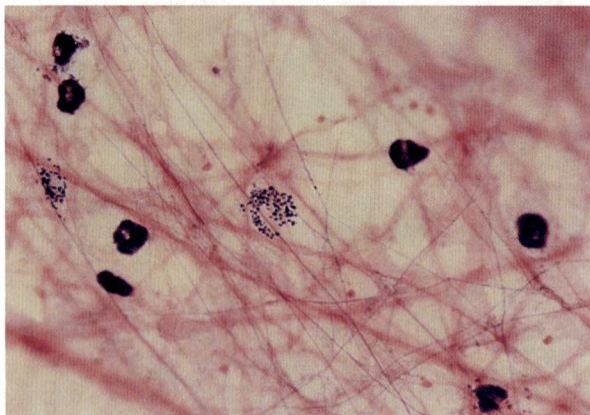

图 20 – 17　弹性纤维和胶原纤维（醛复红染色）

1. 胶原纤维（collagenous fiber）　数量最多，新鲜时呈乳白色，又称白纤维。纤维粗细不等，波浪状走行，有分支并互相交织成网。胶原纤维的韧性大，抗拉力强。

2. 弹性纤维（elastic fiber）　数量比胶原纤维少，新鲜时呈黄色，又称黄纤维。弹性纤维较细，有分支并互相交织成网。弹性纤维富于弹性。

3. 网状纤维（reticular fiber）　纤细，分支多，并互相交织成网，主要分布于网状组织。HE 染色不显示，银染可使网状纤维呈黑色，故又称嗜银纤维。

（二）基质

填充于纤维和细胞之间，是一种无定形的胶状物质。其化学成分主要为蛋白多糖和水。溶血型链球菌、癌细胞等能分泌透明质酸酶，溶解蛋白多糖中的透明质酸，使感染蔓延，或造成肿瘤浸润和炎症局部扩散。**组织液**指存在于组织间隙中的水溶液，属于细胞外液，是细胞生活的内环境。组织液是血浆在毛细血管动脉端渗入组织间隙形成的，为血液与组织细胞间进行物质交换的媒介。当病变引起组织液水分过度丢失或滞留时，可导致组织脱水或水肿。

知识拓展

联系临床案例

1. 蜂窝织炎　是指体内疏松结缔组织的急性化脓性炎症。正常情况下，疏松结缔组织内透明质酸等链状大分子组成的分子筛能阻止病原微生物的侵入和扩散，从而防止病原微生物的扩散。有些病原体侵入人体后，在疏松结缔组织内增殖，释放出各种毒素，使机体受伤中毒；另一些细菌（链球菌）释放一种透明质酸酶，它能水解疏松结缔组织内的透明质酸，打开分子筛，使细菌及其产生的毒素广泛扩散，引起机体局部强烈的炎症反应和全身症状，严重时可导致患者死亡，在临床上应高度重视。

2. 创伤与修复　人体的创伤可分为损伤和无菌创伤（外科手术等），它们都存在组织修复。轻度的创伤仅限于表皮，可通过上皮再生迅速愈合。深度的创伤则出现皮肤、皮下组织、肌组织的损伤及断裂（即伤口）。伤口形成后，首先是出血形成血凝块，然后是炎症细胞浸润，纤维结缔组织细胞增生形成肉芽组织来填平伤口，血管的长入和成纤维细胞的增多，使部分毛细血管管腔闭塞，肉芽组织改建成新生的结缔组织而恢复。全部过程需要维生素参与，消耗大量的胶原蛋白，因此，创伤的患者要补充足够的维生素和蛋白质。

第三节　血　液

血液（blood）是在心血管内循环流动的液态组织，约占体重的7%。成人血液约5 L。血液由**血浆**（plasma）和**血细胞**（blood cell）组成。在采集的血液中加入适量抗凝剂（如肝素或枸橼酸钠），经自然沉降或离心沉淀后，血液可分成3层：上层为淡黄色的血浆，下层为红色的血细胞，中间薄层膜状为白细胞和血小板（图20-18）。血细胞约占血液容积的45%，包括**红细胞**、**白细胞**和**血小板**。在正常生理情况下，血液pH为7.35~7.45。通常采用Wright或Giemsa染色的血涂片测定各种血细胞的含量结果，称为血象。患病时，血象常有显著变化，故检查血象对了解机体状况和诊断疾病十分重要。

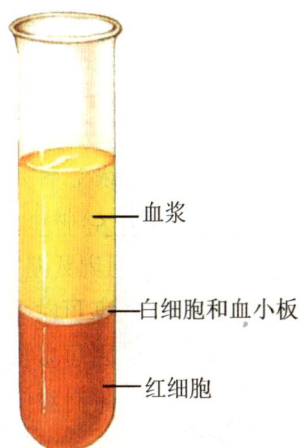

血浆

白细胞和血小板

红细胞

图20-18　血液分层

一、血浆

血浆（blood plasma）相当于血液的细胞间质，占血液容积的55%。其中90%是水，其余为血浆蛋白、无机盐、酶、激素和各种代谢产物。血液流出血管后形成血凝块，并析出淡黄色清亮的液体，称**血清**（serum）。血清中的成分与血浆相比只缺少了纤维蛋白原和其他凝血因子。

二、血细胞

血细胞（blood cell）分为**红细胞**、**白细胞**和**血小板**，约占血液容积的45%。正常情况下，血细胞有一定的形态结构，并有相对稳定的数量；血细胞的数量、形态、比例和血红蛋白含量的测定结果，称**血象**（图20-19）。患病时血象常有显著变化，故检查血象对于了解机体状况和诊断疾病具有十分重要的意义（表20-1）。

图20-19　血细胞的种类（瑞氏染色）

表 20 - 1 血细胞分类和计数的正常值

血细胞	正常值
红细胞	男：（4.0~5.5）×10^{12}/L
	女：（3.5~5.0）×10^{12}/L
	新生儿：（6~7）×10^{12}/L
白细胞	（4.0~10）×10^9/L
中性粒细胞	50%~70%
嗜酸性粒细胞	0.5%~3.0%
嗜碱性粒细胞	0~1%
单核细胞	3%~8%
淋巴细胞	25%~30%
血小板	（100~300）×10^9/L

（一）红细胞

红细胞（erythrocyte, red blood cell, RBC）直径 6.5~8 μm，呈双凹圆盘状，中央较薄，周缘较厚（图 20-19）。该形态使它具有较大的表面积，有利于氧和二氧化碳进出细胞。成熟红细胞无细胞核和细胞器，胞质内充满**血红蛋白**（hemoglobin, Hb），后者使红细胞呈红色。血红蛋白具有可逆性结合与运输氧和二氧化碳的功能。红细胞的形态具有可变性，当其通过小于自身直径的毛细血管时，可改变形状便于通过。红细胞膜上有血型抗原 A 和 B，构成人类的 **ABO 血型系统**，在临床输血中具有重要意义。

红细胞的平均寿命约 120 天。衰老的红细胞多在脾、骨髓和肝等处被巨噬细胞吞噬，同时由红骨髓生成和释放同等数量的红细胞进入外周血液，以维持红细胞数量的相对恒定。周围血液中有些红细胞内尚残留部分核糖体，用煌焦油蓝染色后呈细网状，这种红细胞又称**网织红细胞**。网织红细胞在血液中经过 1~3 天后完全成熟，核糖体消失。成人血液内的网织红细胞占红细胞总数的 0.5%~1.5%，新生儿可高达 3%~6%。骨髓造血功能发生障碍的患者，如白血病、再生障碍性贫血等，网织红细胞计数降低。

（二）白细胞

白细胞（leukocyte, white blood cell, WBC）为有核的球形细胞，体积比红细胞大，能做变形运动，具有防御和免疫功能。成人白细胞的正常值为（4~10）×10^9/L。男女无明显差别，可受各种生理因素的影响，如劳动、运动、饮食及妇女月经期，均略有增多。在疾病状态下，白细胞总数及各种白细胞的百分比值皆可发生改变。光镜下，根据白细胞胞质有无特殊颗粒，可将其分为**有粒白细胞**和**无粒白细胞**两类。有粒白细胞分为**中性粒细胞**、**嗜酸性粒细胞**、**嗜碱性粒细胞**。无粒白细胞分为**单核细胞**和**淋巴细胞**两种。各种白细胞的比例是临床医师常用的血液指标之一（表 20-1）。

1. 中性粒细胞 是数量最多的白细胞。细胞呈球形，直径 10~12 μm。光镜下核深染，形态多样，有的呈腊肠状，称**杆状核**；有的呈叶状，中间有细丝相连，称**分叶核**。分叶核一般分为 2~5 叶，以 2~3 叶者居多，核分叶越多，表明细胞越接近衰老。

中性粒细胞胞质较丰富，呈粉红色，含有许多细小颗粒，其中浅紫色的是**嗜天青颗粒**，浅红色的为**特殊颗粒**。嗜天青颗粒约占 20%，体积较大，呈圆形或卵圆形（图 20-19），是一种溶酶体，含酸性磷酸酶、过氧化物酶和多种水解酶等，能消化分解吞噬细菌和异物等。特殊颗粒约占80%，体积小，数量多，呈哑铃形或椭圆形，含有溶菌酶和吞噬素。中性粒细胞具有很强的趋化作用和吞噬功能，机体受某些细菌感染时，白细胞总数增加，中性粒细胞的比例也显著提高。中性粒细胞在吞噬细菌后，自身也死亡，成为脓细胞。

2. 嗜酸性粒细胞　呈球形，直径 10～15 μm。光镜下核为分叶状，以 2 叶核居多，胞质内充满粗大、均匀、呈橘红色并略带折光性的嗜酸性颗粒，颗粒含有大量溶酶体等。嗜酸性粒细胞也能做变形运动，并具有趋化性，可吞噬异物或抗原－抗体复合物，灭活组胺或抑制其释放，从而减弱过敏反应；还可借助抗体与某些寄生虫结合，释放颗粒内物质，杀死虫体或虫卵。因此在患有过敏性疾病和寄生虫病时嗜酸性粒细胞有所增多。

3. 嗜碱性粒细胞　数量最少，细胞呈球形，直径 10～12 μm。光镜下核呈分叶状、S形或不规则形，着色较浅。胞质内含有大小不等、分布不均、蓝染的嗜碱性颗粒，覆盖在核上并将其遮盖。颗粒内含有肝素、组胺和白三烯等，这些物质可使平滑肌收缩，小血管通透性增高，可导致过敏反应。轻者表现为荨麻疹，重者可出现过敏性休克。

4. 单核细胞　是体积最大的白细胞，直径 14～20 μm，呈圆形或椭圆形。核呈卵圆形、肾形、马蹄形或不规则形等，常偏位。胞质丰富，呈弱嗜碱性，含有许多细小的嗜天青颗粒。颗粒内含有过氧化物酶、酸性磷酸酶、非特异性酯酶和溶菌酶。单核细胞具有活跃的变形运动、明显的趋化性和一定的吞噬功能。单核细胞是巨噬细胞的前身，进入结缔组织或其他组织后分化为巨噬细胞继续发挥吞噬功能。

5. 淋巴细胞　呈圆形或椭圆形，大小不等；细胞核呈圆形，着色深，占细胞的大部；胞质很少，在核周成一窄缘。根据淋巴细胞的发生、来源和功能等方面的不同，可分为胸腺依赖性淋巴细胞（T 淋巴细胞）、骨髓依赖性淋巴细胞（B 淋巴细胞）和自然杀伤细胞（NK 细胞）。T 淋巴细胞是人体非常重要的免疫细胞，参与**细胞免疫**，如排斥异体移植物、抗肿瘤等，并具有免疫调节功能；B 淋巴细胞受抗原刺激后增殖分化为浆细胞、产生抗体，参与**体液免疫**。

（三）血小板

血小板（blood platelet，PLT）是骨髓中巨核细胞脱落下来的胞质小块，故无细胞核，表面有完整的细胞膜。血小板体积小，直径 2～4 μm，呈双凸扁盘状（图 20－19）。正常数值为（100～400）×10⁹/L。血小板成簇、成群分布，多边形，中央部分为紫蓝色颗粒区，周边部为浅蓝色透明区。创伤发生后，血小板可以迅速黏附在创面处，并聚集成团，形成松软的止血栓子，同时血浆内的凝血酶原被激活为凝血酶，后者又催化纤维蛋白原转变为细丝状的纤维蛋白，与血细胞共同形成凝血块，促进血液凝固。此外，血小板还有保护血管内皮、参与内皮修复、防止动脉粥样硬化的作用。

知识拓展

血液是生命赐予的最好的礼物

熊猫血一般指的是稀有血型，也就是 Rh（－）血型。在临床上，Rh 血型系统只分为两种，一种为 Rh（－），一种为 Rh（＋）。在我国，绝大多数人的 Rh 血型系统为 Rh（＋），因此称 Rh（－）为熊猫血。在临床上，对于 Rh（－）血型的人，如果需要输注血制品，必须输注 Rh（－）的红细胞、血小板或者血浆。由于稀少，所以Rh（－）的人需要输血时往往血源紧张，因此如果身边有 Rh（－）的人，可以建议其献血，以挽救更多的生命。

第四节　肌组织

肌组织（muscle tissue）主要由肌细胞组成。肌细胞（表 20 - 2）间有少量结缔组织、血管、淋巴管和神经。肌细胞呈长纤维形，又称**肌纤维**（muscle fiber），其细胞膜称**肌膜**（sarcolemma），细胞质称**肌质**（sarcoplasm）。肌质中有许多与细胞长轴平行排列的肌丝，它们是肌纤维舒缩功能的主要物质基础。根据结构和功能的特点，将肌组织分为 3 类：**骨骼肌**、**心肌**和**平滑肌**。骨骼肌受躯体神经支配，属于随意肌；心肌和平滑肌受自主神经支配，属于不随意肌。

一、骨骼肌

骨骼肌（skeletal muscle）是分布于躯干和四肢的肌肉，由许多平行排列的骨骼肌细胞组成。周围包裹着的薄层疏松结缔组织膜，称**肌内膜**。包在整块肌外面的致密结缔组织膜称**肌外膜**，肌外膜伸入肌内，形成**肌束膜**，将肌纤维分隔和包围成大小不等的肌束（图 20 - 20）。各层结缔组织膜内有神经和血管，有支持、连接、营养和保护肌组织的作用。

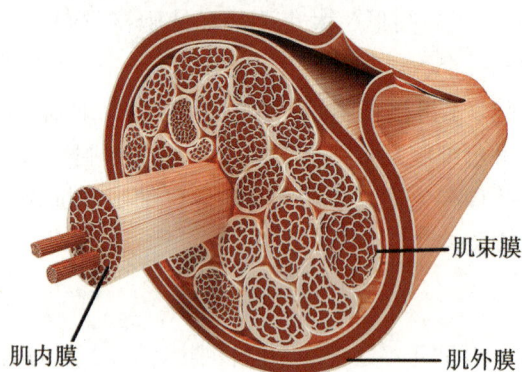

图 20 - 20　骨骼肌

（一）骨骼肌细胞的光镜结构

骨骼肌细胞为长圆柱形的多核细胞，长 1 ~ 40 mm，直径 10 ~ 100 μm，肌膜外面有基膜紧密贴附，肌膜内下方含有几十个甚至几百个扁椭圆形的细胞核（图 20 - 21，图 20 - 22），肌质内含许多与细胞长轴平行排列的**肌原纤维**（myofibril），各条肌原纤维的明带和暗带都准确地排列在同一平面上，构成了骨骼肌细胞明暗相间的**周期性横纹**（cross striation）（图 20 - 23）。**明带**（light band）又称 I 带，**暗带**（dark band）又称 A 带。在电镜下，暗带中央可见一条浅色带，称 **H 带**，H 带中间有一条 M 线；明带中央可见一条 Z 线。相邻两条 Z 线之间的一段肌原纤维称**肌节**（sarcpmere）。每个肌节都由 1/2 I 带 + A 带 + 1/2 I 带组成（图 20 - 23）。暗带的长度恒定，为 1.5 μm，明带的长度依骨骼肌纤维的收缩或舒张状态而异，最长可达 2 μm，肌节长度介于 1.5 ~ 3.5 μm，它是骨骼肌收缩的基本结构和功能单位。

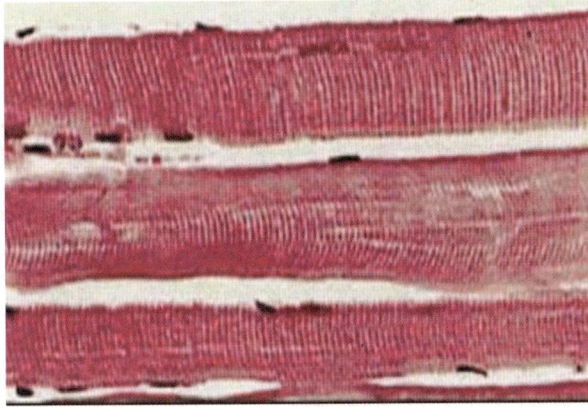

图 20 – 21　骨骼肌纵切面

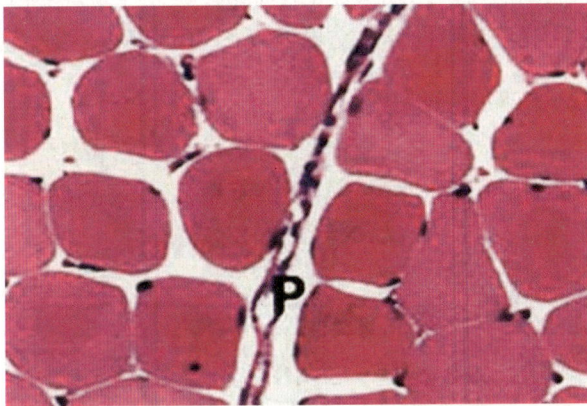

图 20 – 22　骨骼肌横切面

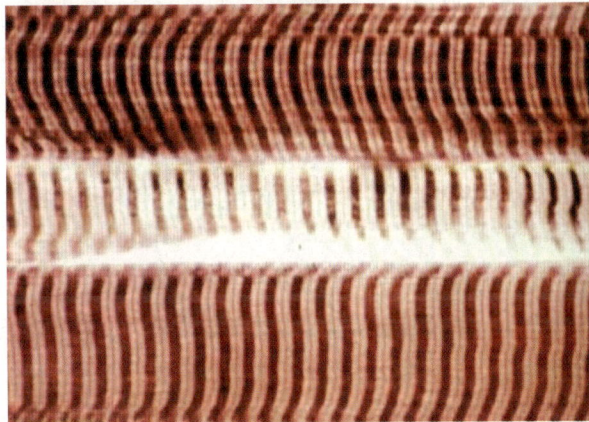

图 20 – 23　骨骼肌横纹和肌节

（二）骨骼肌细胞的超微结构

1. 肌原纤维　由众多的粗、细两种肌丝组成，沿长轴规律地平行排列，形成明、暗带。**粗肌丝**（thick filament）长约 1.5 μm，直径为 15 nm，位于肌节的 A 带，借 M 线固定，两端游离。**细肌丝**（thin filament）长约 1 μm，直径约 5 μm，一端固定在 Z 线上，另一端插入粗肌丝之间，止于 H 带外侧。因此，I 带内只有细肌丝，A 带中央的 H 带内只有粗肌丝，而 H 带两侧的 A 带内既有粗肌丝又有细肌丝（图 20 – 24）。粗、细肌丝的这种规则排列关系及其分子结构是肌节完成收缩功能的结构基础。

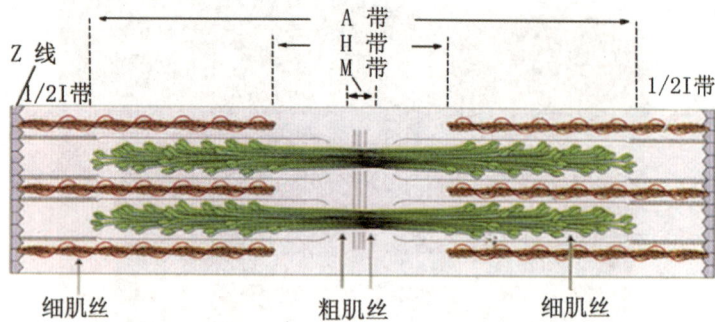

图 20 – 24　肌节

2. 横小管　是肌膜向肌质内凹陷形成的小管网，它内凹后包绕每条肌原纤维，与肌纤维长轴垂直走行，位于明带和暗带的交界处（图 20 – 25）。横小管可将肌膜的兴奋迅速传到每个肌节。

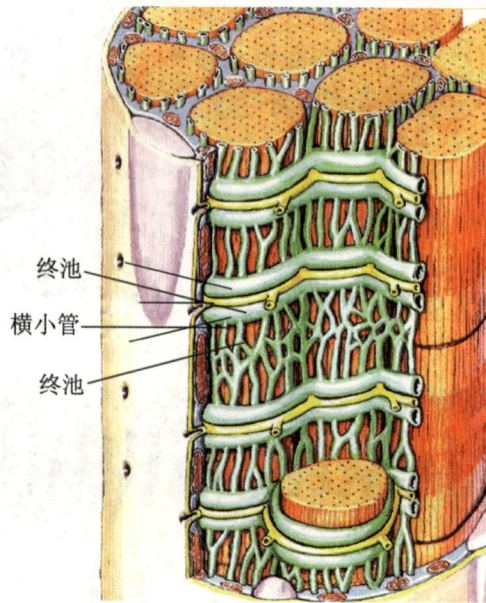

图 20 – 25　横小管和三联体

3. 肌质网　是骨骼肌细胞内特化的滑面内质网，纵行包绕在每条肌原纤维周围，位于横小管之间，又称纵小管。位于横小管两侧的肌质网扩大呈环形的扁囊，称**终池**（terminal cisternae），与横小管一起共同组成**三联体**（triad）（图 20 – 25），可将兴奋从骨骼肌细胞膜传到肌质网膜。肌质网的膜上有丰富的钙泵（一种 ATP 酶），可调节肌质中 Ca^{2+} 浓度。

（三）骨骼肌细胞的收缩原理

目前认为：骨骼肌收缩的机制是**肌丝滑行原理**（sliding filament mechanism）。其过程大致如下：①运动神经末梢将神经冲动传递给肌膜。②肌膜收到的兴奋经过横小管迅速传向终池，激活钙泵的活动，将大量 Ca^{2+} 转运到肌质内。③肌原蛋白与 Ca^{2+} 结合，其构型和位置改变，掩盖的肌动蛋白位点暴露，迅速与肌球蛋白头部接触，ATP 酶被激活。④ATP 被分解为 ADP 并释放能量；肌球蛋白部的头及杆部发生扭曲转动，将肌动蛋白拉向 M 线。⑤细肌丝向 A 带内滑入，I 带变窄，A 带长度不变，但 H 带因细肌丝的插入可消失。由于细肌丝在粗肌丝之间向 M 线滑动，肌节缩短，故肌纤维收缩。⑥收缩完毕，肌质内 Ca^{2+} 被重新泵回肌质网内储存，肌质内 Ca^{2+} 浓度降低，肌钙蛋白与原肌球蛋白等恢复原来构型，肌球蛋白头部与肌动蛋白脱离，骨骼肌恢复松弛状态。

二、心肌

心肌（cardiac muscle）是有横纹的不随意肌，分布于心脏和邻近心脏的大血管近段。心肌收缩具有自动节律性，缓慢而持久，不易疲劳。

（一）心肌细胞的光镜结构

心肌细胞呈不规则短柱状，有分支，且彼此间的连接面呈网状。心肌细胞的连接处色深称**闰盘**（intercalated disk）（图 20 - 26）。光镜下 HE 染色的标本中，心肌细胞也有明暗相间的周期性横纹。心肌细胞的核呈卵圆形，位居中央，有时含有双核；肌质较丰富，富含线粒体、糖原及少量脂滴和脂褐素。脂褐素为溶酶体的残余体，可随年龄的增长而增多。

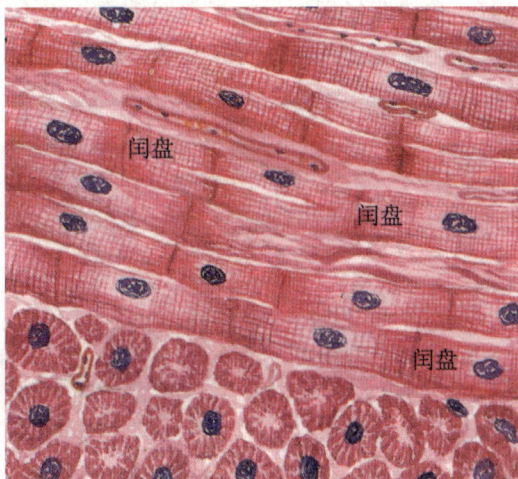

图 20 - 26　心肌细胞和闰盘

（二）心肌细胞的超微结构

电镜下，心肌细胞也含有粗、细两种肌丝，它们在肌节内的排列与骨骼肌细胞相同，也有肌质网和横小管等结构（图 20 - 27），但有下列特点：①肌原纤维不明显，粗细不等，排列不规则，肌丝被大量纵行排列的线粒体分隔。②横小管较粗，位于 Z 线水平。③肌质网比较稀疏不发达，终池小而少，横小管多与一侧的终池紧贴形成**二联体**，三联体极少见。④闰盘的横位部分位于 Z 线水平，由相邻两个肌纤维的分支处伸出许多短突相互嵌合而成，呈阶梯状，横向连接的部分有中间连接和桥粒及缝隙连接，纵向连接的部分有缝隙连接，便于心肌细胞迅速传递由窦房结发出的动作电位，使整个心房或者心室的收缩保持同步，维持心肌收缩的自动节律性。

三、平滑肌

平滑肌（smooth muscle）广泛分布于血管壁和许多中空性内脏器官（呼吸、消化、

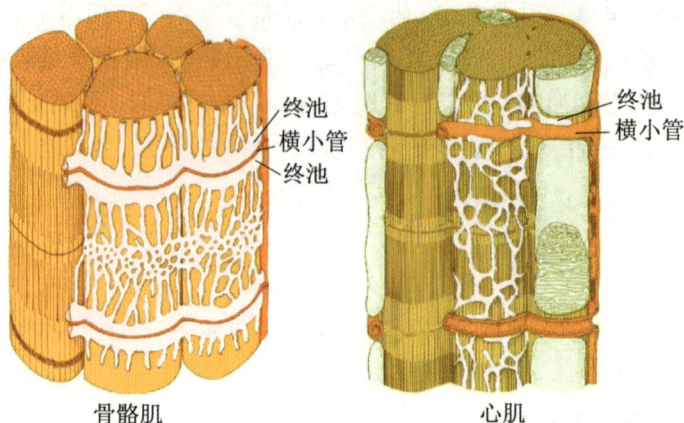

图 20 - 27　骨骼肌的三联体和心肌的二联体

泌尿和生殖器官等），又称内脏肌。平滑肌是不随意肌，收缩速度缓慢但持久。

平滑肌细胞的光镜结构

平滑肌细胞呈梭形，无横纹，有 1 个长椭圆形或杆状的细胞核，位于细胞中央（图 20 - 28），细胞收缩时，核扭曲呈螺旋形。平滑肌细胞长短不一，一般为 200 μm，直径 8 μm；小血管壁平滑肌细胞短至 20 μm，而妊娠子宫平滑肌细胞可长达 500 μm。平滑肌细胞可单独存在，但绝大部分是成束或成层分布。

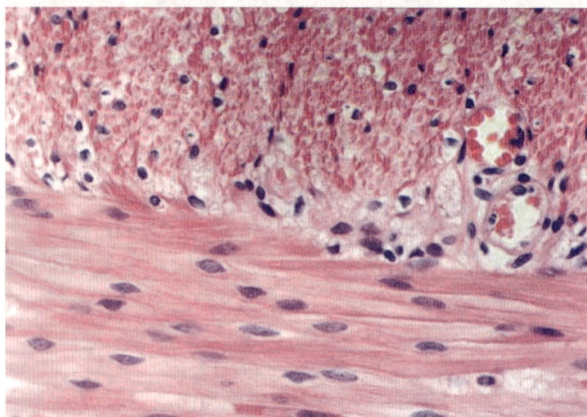

图 20 - 28　平滑肌

表 20 - 2　3 种肌细胞的主要鉴别

名称	骨骼肌细胞	心肌细胞	平滑肌细胞
分布	四肢、躯干	心脏、近心大血管	内脏、血管
LM 纵切	细胞长柱状，多个核在细胞周边，可见周期性横纹	细胞短柱状，有分支连接成网，细胞核 1~2 个，位于细胞中央，可见周期性横纹和闰盘	细胞长梭形，只有 1 个杆状细胞核，居中排列，无横纹
LM 横切	多边形块状，多个细胞核在细胞周边	较小细胞，圆形/椭圆形，1 个细胞核在细胞中央	大小不等点状，1 个细胞核在细胞中央
EM	肌原纤维明显，有三联体	肌原纤维不明显，有二联体	无肌原纤维
功能	随意肌，短暂有力收缩	不随意肌，持久、节律性收缩	不随意肌，自主缓慢收缩

第五节　神经组织

神经组织由**神经细胞**（或称神经元）和**神经胶质细胞**组成。神经元数量庞大，彼此相互联系形成复杂的神经网络，通过接受刺激、整合信息和传导冲动将信息传递到骨骼肌、内脏平滑肌和腺体等发挥效应。神经胶质细胞对神经元有支持、保护、营养和绝缘等作用。

一、神经元

神经元是神经系统的结构和功能的基本单位，神经元通过突起，以特化的连接结构——**突触**彼此连接，形成复杂的神经通路和网络，将化学信号或电信号从一个神经元传给另外一个神经元或传给其他组织的细胞（也称效应细胞），使机体产生感觉或调节其他系统的活动，以适应内、外环境的瞬息变化。此外，还有一些神经元具有内分泌功能，能分泌神经营养因子，对神经细胞产生营养作用。因此，神经元的重要功能是接受刺激、传导神经电信号的冲动和整合信息。神经元的胞体主要分布在中枢神经系统，突起则组成中枢神经系统的神经网络及遍布全身的神经。分布到体表和骨骼肌的称为**躯体神经**，分布到内脏、心血管和腺体的称**内脏神经**或自主神经；自主神经又分为**交感神经**和**副交感神经**。

（一）神经元的结构

神经元形态各异，大小不同，可分为**胞体**和**突起**两部分（图20－29）。

1. 胞体　神经元的胞体主要位于大脑皮质、小脑皮质、脑干、脊髓的灰质及神经节内。神经元的胞体形态各异，有圆形、锥形、梭形和星形等；大小相差悬殊，小的直径仅5～6 μm，大的可达10 μm以上；神经元的胞体由细胞膜、细胞质和细胞核构成（图20－30），是神经元的营养和代谢中心。

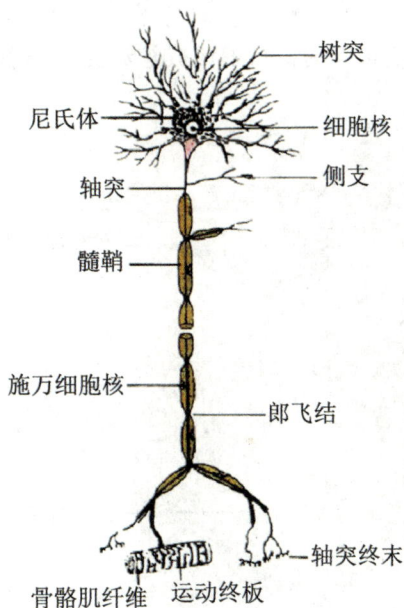

图20－29　神经元

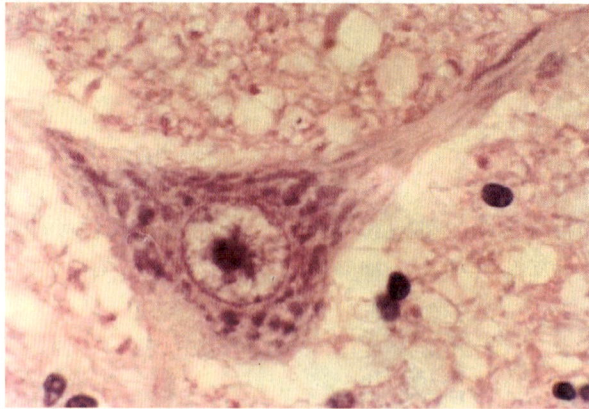

图 20 - 30　脊髓运动神经元

（1）**细胞核**：神经元的细胞核位于胞体中央，大而圆，核膜明显，核仁大而圆，着色浅，染色质丰富。

（2）**细胞质**：含有线粒体、高尔基复合体、溶酶体等细胞器；胞质中还含有色素，比较常见的是脂褐素，随年龄增长而增多。此外，还可观察到神经元的特征性结构：**尼氏体**和**神经原纤维**。

尼氏体（Nissl body）：又称嗜染质（chromo Phil substance），为分布在神经元中的嗜碱性小体或颗粒。脊髓运动神经元的尼氏体数量最多，呈斑块状；脊神经节神经元的尼氏体呈细颗粒状，散在分布。电镜观察，尼氏体由发达的粗面内质网和游离核糖体组成，具有活跃的合成蛋白质的功能，主要合成更新细胞器所需的结构蛋白、神经递质所需的酶类及肽类。

神经递质（neurotransmitter）是由神经元合成，在神经元之间，神经元与效应细胞之间传递信息的小分子物质。**神经调质**（neuromodulators）一般为肽类，在神经元与效应细胞之间传递信息时可增强或减弱神经元对神经递质的反应，起调节控制作用。

神经原纤维（neruofibril）：HE 染色的切片中不显示。镀银染色可见神经原纤维交错排列成网状，呈棕黑色细丝，并伸入树突和轴突内（图 20 - 31）。电镜下，神经原纤维由神经丝和微管构成，交叉排列成网，除了构成神经元的细胞骨架外，还有运输神经递质和神经调质的功能。

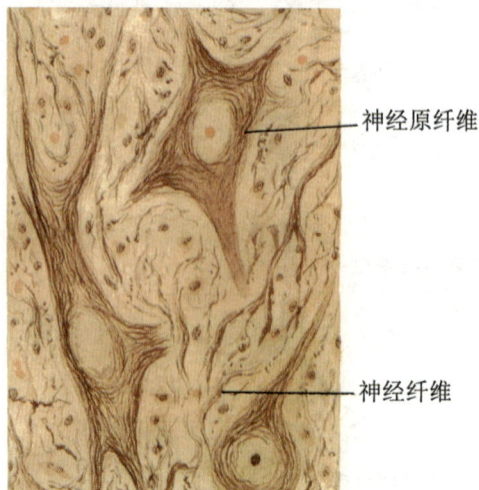

神经原纤维

神经纤维

图 20 - 31　神经原纤维（镀银染色）

（3）**细胞膜**：本质为生物膜，具有接受刺激、产生和传导冲动、处理信息等功能。

2. 突起

（1）**树突**（dendrite）：树突是神经元独特的结构特点，树突的功能主要是接受刺激。每个神经元有一至多个树突，形如从树干发出许多分支。在分支上常可见大量短小突起，称**树突棘**（dendritic spine）（图20-29）。树突内胞质结构与胞体相似。树突和树突棘使神经元接受刺激的表面积有效地增加。因此，神经元整合信息的能力与树突的分支程度和树突棘的数目有密切关系。此外，树突中还可见到大量的尼氏体分布。

（2）**轴突**（axon）：轴突是由神经元的胞体发出的突起。短者仅数微米，长者可达1米以上，每个神经元只有1个轴突。轴突一般比树突细，有侧支呈直角分出（图20-29）。轴突末端的分支较多，形成轴突终末。轴突表面的膜称**轴膜**（axon lemma），是神经元细胞膜的延伸。轴突的起始部位常呈圆锥形，称**轴丘**（axon hillock），因为这个区域无尼氏体，故染色比较淡。此处轴膜易引起兴奋，常是产生动作电位的起始部位。神经冲动形成后沿轴膜向轴突终末传递，因此轴突的主要功能是传出神经冲动。

轴突内的胞质称**轴质**（axon plasm），轴质中含有大量的神经丝、微管、微丝，构成轴质中的立体纤维网架，是神经元运输物质的通道。轴突内的物质运输称**轴突运输**（axonal transport），分为**慢速轴突运输**和**快速轴突运输**两种。神经元胞体内新形成的结构蛋白和含有神经递质的小泡等，快速向轴突终末输送，称为快速轴突运输，又称为顺向轴突运输。此外，轴突终末内的代谢产物或由轴突终末摄取的物质，如蛋白质、小分子物质、病毒或毒素逆向从轴突终末运输回到神经元胞体，称快速逆向轴突运输。如脊髓灰质炎病毒和狂犬病毒等可通过逆向轴突运输迅速侵犯神经元胞体，引发中枢神经系统症状。

（二）神经元的分类

1. 按神经元的突起数量分类

（1）多极神经元：有1个轴突和多个树突。

（2）双极神经元：有树突和轴突各1个。

（3）假单极神经元：有1个轴突，从胞体发出，但在距神经细胞不远处呈倒置的T形分为两支：一支进入中枢神经系统，称中枢突，功能是传出冲动；另一支分布到周围的其他器官，称周围突，功能是接受刺激（图20-32）。

2. 按神经元轴突的长短分类

（1）高尔基Ⅰ型神经元：此型神经元的特点是神经元大，轴突长，最长可达1米以上。

（2）高尔基Ⅱ型神经元：此型神经元的特点是神经元小，轴突短，仅数微米。

3. 按神经元的功能分类

（1）感觉神经元：又称**传入神经元**，多为假单极神经元，按受体内、外的物理化学刺激，并且将刺激信号转换为神经冲动信号传向神经中枢。

（2）运动神经元：又称**传出神经元**，一般为多极神经元，把神经冲动传递给效应细胞。

（3）中间神经元：主要为**多极神经元**，位于前两种神经元之间，起信息加工和传递作用。机体对来自体内、外的刺激所做的反应均需3类神经元参与，它们和感受器、效应器共同构成反射弧。中间神经元在中枢神经系统内构成复杂的神经元网络，是学习、

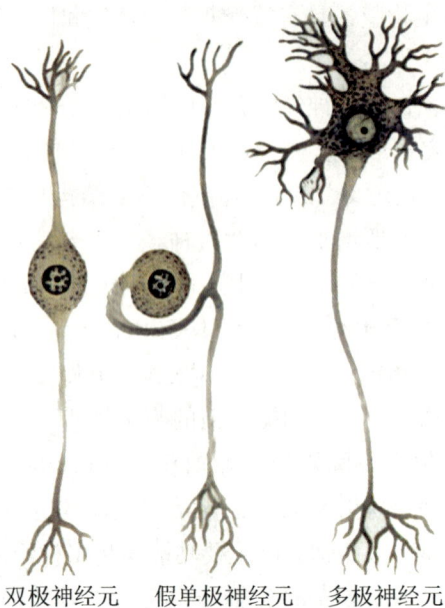

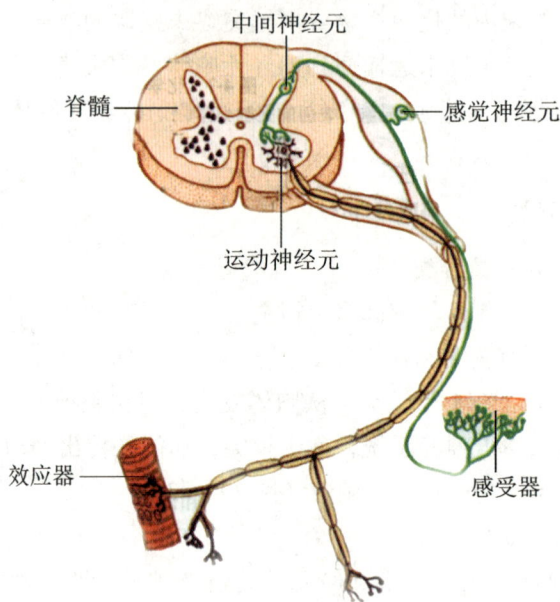

图 20-32　神经元（按照突起的数量分类）

记忆和思维的基础。中间神经元随着动物的进化而增多（图 20-33）。

图 20-33　神经元（按功能分类）

4. 按神经元释放的神经调质的化学性质分类

（1）胆碱能神经元：释放乙酰胆碱。

（2）去甲肾上腺素能神经元：释放去甲肾上腺素。

（3）胺能神经元：释放多巴胺、5-羟色胺等。

（4）氨基酸能神经元：释放 γ-氨基丁酸、甘氨酸、谷氨酸等。

（5）肽能神经元：释放脑啡肽、P 物质、神经降压素等，统称神经肽。神经元根据机体功能状况的不同需要释放一种或几种神经递质，同时还可以释放神经调质。

二、突触

突触（synapse）是神经元与神经元之间、神经元与效应细胞之间的一种特殊的细胞连接方式。突触的主要功能是传递信息。突触分为**化学突触**和**电突触**两类，化学突触以神经递质作为传递信息的载体，即一般所说的突触（图 20 - 34）。突触最常见的形式是一个神经元的轴突终末与另一个神经元的树突、树突棘或胞体连接，分别形成轴 - 树突触、轴 - 棘突触或轴 - 体突触（图 20 - 35）。电突触实质是缝隙连接，以生物电作为信息媒介，在某些低等动物中比较发达，哺乳动物中很少出现。

图 20 - 34 化学突触的超微结构

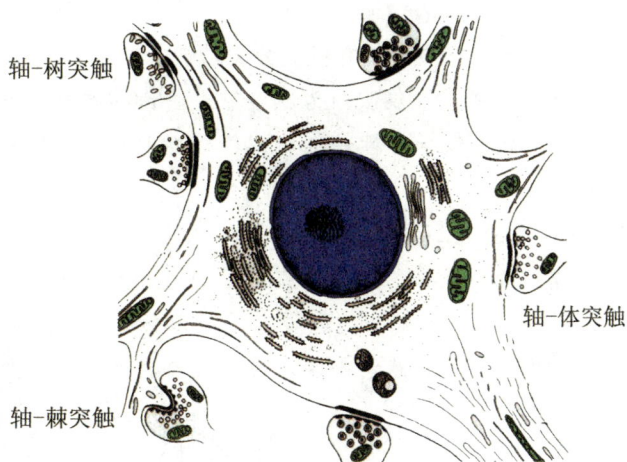

图 20 - 35 化学突触的类型

电镜下观察，突触由 3 部分构成，分别是**突触前成分**（presynaptic element）、**突触间隙**（synaptic cleft）和**突触后成分**（postsynaptic element）。突触前、后成分彼此相对的胞膜，分别称**突触前膜**和**突触后膜**。两者之间有宽 15 ～ 30 nm 的突触间隙。突触前成分一般为神经元的轴突终末，呈球状膨大。在镀银染色切片上观察，突触前成分有棕黑色圆形颗粒附着在另一神经元的胞体或树突上，称**突触小泡**（synaptic knob）。突触小泡大小和形状不一，内含不同的神经递质或神经调质，圆形清亮小泡多是含乙酰胆碱，扁平清亮小泡多是含氨基酸类递质，小颗粒型小泡多是含单胺类递质，大颗粒形小泡多是含神经肽。突触小泡表面附有一种蛋白质，称**突触素**（synapsin），把小泡与细胞骨架连接在一起。突触前膜和突触后膜的胞质面有一些致密物附着，使突触前膜和突触后膜比一般细胞膜略厚。突触前膜胞质面还附着有排列规则的致密突起，突起间空隙可容纳突触小泡。突触后膜中有特异性的神经递质和神经调质的**受体**及**离子通道**。

神经元通过突触把信息传递到其他神经元或效应细胞，使机体完成各种功能。

突触传递信息的过程如下：神经元发出的神经冲动沿轴膜传导到轴突终末，引起突触前膜上的 Ca^{2+} 通道开放，Ca^{2+} 由细胞外进入突触前成分，在 ATP 的参与下使突触素发生磷酸化，降低了它与突触小泡的亲和力而与小泡分离，致使突触小泡脱离细胞骨架，移至突触前膜并与之融合，通过出胞作用释放小泡内容物到突触间隙。突触后膜中的受体与特异性神经递质结合后，膜内离子通道开放，改变突触后膜两侧的离子分布，使突触后神经元（或效应细胞）出现兴奋性或抑制性**突触后电位**。使突触后膜发生兴奋的突触称兴奋性突触，使突触后膜发生抑制的突触称抑制性突触。突触的兴奋或抑制，取决于神经递质及其受体和种类。

本章要点

1. 单层立方上皮分布于甲状腺滤泡、肾小管等处，具有分泌和吸收功能；单层柱状上皮分布于胃黏膜、肠黏膜、子宫内膜等处，具有吸收和分泌功能；假复层纤毛柱状上皮主要分布在呼吸管道的腔面，有保护和分泌等功能；复层扁平上皮主要分布在口腔、皮肤等表面，具有保护功能；变移上皮主要分布在排尿管道腔面，具有变形功能。

2. 腺分为外分泌腺和内分泌腺，外分泌腺有导管，内分泌腺没有导管。

3. 疏松结缔组织中的细胞种类繁多，成纤维细胞有强大的合成功能，巨噬细胞有强大的吞噬功能，浆细胞有产生抗体的功能，肥大细胞有导致过敏反应的功能，脂肪细胞有储存能量的功能，未分化的间充质细胞有多向分化功能。

4. 血液由血细胞和血浆组成，血细胞分为红细胞、白细胞和血小板。白细胞又分为有粒白细胞和无粒白细胞，前者包括中性粒细胞、嗜酸性粒细胞和嗜碱性粒细胞；后者包括单核细胞和淋巴细胞。

5. 3 种肌细胞的主要鉴别见表 20-2。

6. 神经元的特征性结构为尼氏体，具有合成神经递质和神经调质的功能。神经元的轴突与树突在形态、数量、粗细、长短、功能等方面均有不同之处。

7. 突触是神经元与神经元之间，或者神经元与效应器之间传递动作电位的特殊的细胞连接，分为化学突触和电突触两大类。其中化学突触主要由突触前成分、突触间隙、突触后成分 3 部分组成。

思考题

1. 说明被覆上皮的主要种类及其分布的典型器官。
2. 简述腺的定义和种类。
3. 简述疏松结缔组织中主要的细胞及其各自功能。
4. 简述白细胞的类型及各自的主要组织学特征和功能。
5. 简述尼氏体的定义及分布。
6. 简述突触的定义、类型，化学突触的组成。

第二十一章 消化系统

学 习 目 标

1. 掌握：消化管的一般结构，胃底腺、小肠绒毛、肝脏的组织结构和功能。
2. 熟悉：食管、胰脏的结构和功能，肝脏的超微结构。
3. 了解：肝脏的血液循环特点及途径。

第一节 消化管

一、消化管壁的一般结构

消化管各段因功能不同各有其特点，但又具有共同的结构。自咽部以下，管壁由内至外均由 4 层结构组成，即黏膜、黏膜下层、肌层和外膜（图 21 - 1）。

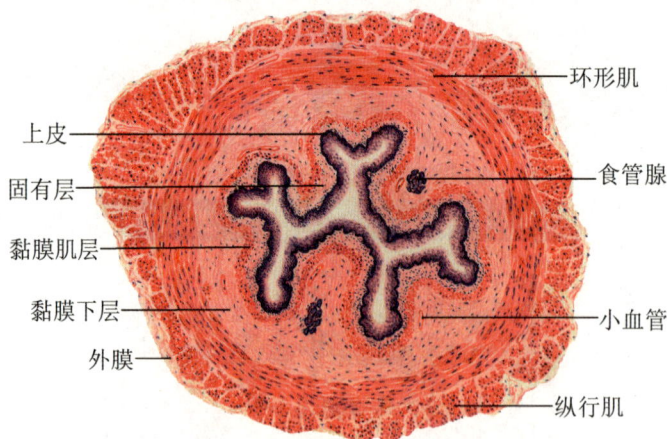

环形肌
上皮
固有层
食管腺
黏膜肌层
黏膜下层
小血管
外膜
纵行肌

图 21 - 1 消化管的一般结构

（一）黏膜

黏膜（mucosa）是消化管完成消化吸收功能的重要结构，也是消化管各段中结构差异最大、功能最重要的部分。由上皮、固有层和黏膜肌层组成。

1. 上皮 消化管的**两端**（口腔、咽、食管及肛门）为**复层扁平上皮**，对咀嚼、运输和排泄食物残渣等产生的摩擦有保护作用；**中段**（胃肠）为**单层柱状上皮**，能产生黏液和多种消化酶，以消化功能为主。

2. 固有层 为致密结缔组织，细胞成分较多，纤维较细密，内含丰富的血管、淋巴管、神经、淋巴组织、腺体和少量散在分布的平滑肌。

3. 黏膜肌层 为薄层平滑肌，其收缩可促进黏膜活动，有利于营养物质的吸收，血液、淋巴的流动和固有层腺体分泌物的排出。

（二）黏膜下层

黏膜下层（submucosa）为连接黏膜和肌层的疏松结缔组织，内含较大的血管、淋巴管和黏膜下神经丛，后者可调节黏膜肌层的平滑肌收缩和腺体分泌。在食管及十二指肠的黏膜下层分别有食管腺和十二指肠腺。黏膜与部分黏膜下层共同向管腔内形成的皱褶突起，称为**皱襞**（plica）。

（三）肌层

一般为内环行、外纵行两层排列。消化管的两端为骨骼肌，中段为平滑肌。其间有肌间神经丛，结构与黏膜下神经丛相似，可调节肌层的运动。肌层的收缩和舒张有利于消化管内食物与消化液的充分混合。

（四）外膜

由疏松结缔组织构成的外膜称**纤维膜**，与周围组织无明确界限，主要起固定作用。由疏松结缔组织与被覆在外表面的间皮共同组成的外膜称**浆膜**，表面光滑，有利于消化管的蠕动。

二、食管

食管是将食物从口腔运输到胃的管道，腔面有纵行皱襞，食物通过时皱襞消失。食管壁的结构也由黏膜、黏膜下层、肌层和外膜4层组成（图21-1）。

（一）黏膜

1. 上皮 为未角化的复层扁平上皮，进食粗糙食物时对食管有保护作用，其表面细胞不断脱落，由基底层细胞增殖补充（图21-2）。食管两端的复层扁平上皮与胃贲门部的单层柱状上皮骤然相接，是食管癌的易发部位（图21-3）。

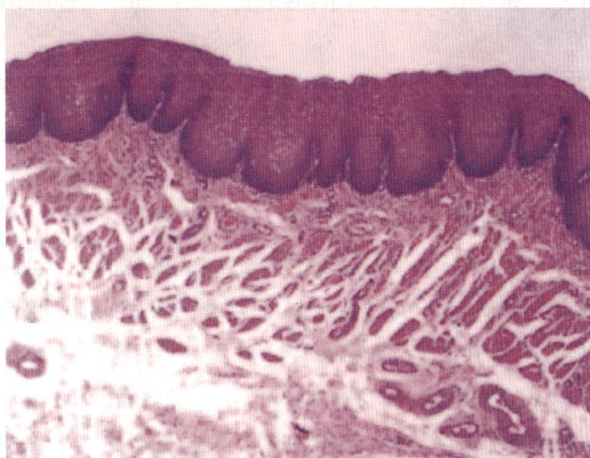

图21-2 食管的横切面

2. 固有层 为致密结缔组织。在食管上端与下端的固有层内可见少量黏液性腺。

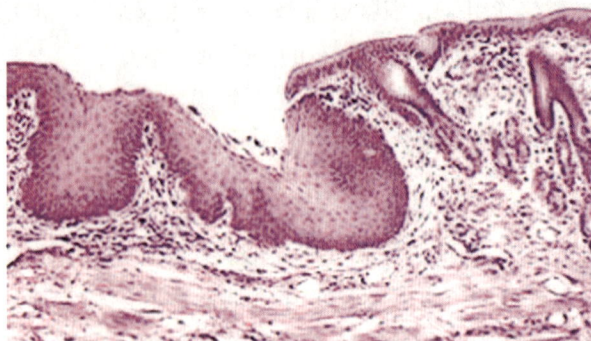

图 21 - 3　食管与贲门的交界处

3. 黏膜肌层　为纵行平滑肌束。

（二）黏膜下层

为疏松结缔组织，内含黏液性食管腺，分泌的黏液经导管排入食管腔，起润滑作用。食管腺周围常有淋巴细胞浸润。

（三）肌层

为内环行、外纵行两层排列。食管上 1/3 **段为骨骼肌，下 1/3 段为平滑肌，中 1/3 段则两者兼有**。食管两端的内环行肌稍厚，形成食管括约肌。

（四）外膜

为纤维膜，与周围组织分界不清。

三、胃

胃是囊状器官，可贮存食物、初步消化蛋白质，并吸收部分水、无机盐和醇类。

（一）黏膜

胃空虚时腔面可见许多纵行皱襞，充盈时皱襞几乎消失。胃黏膜表面有许多浅沟，将黏膜分成许多胃小区。黏膜表面上皮下陷形成胃小凹。每个胃小凹底部是 3~5 条胃腺的共同开口。

1. 上皮　为单层柱状上皮，主要含**表面黏液细胞**，该细胞椭圆形，位于基部；顶部胞质充满黏原颗粒，在 HE 染色切片中被溶解消失而着色浅淡。表面黏液细胞可分泌碱性黏液，覆盖在上皮表面并紧密连接，共同构成黏液 - 碳酸氢盐屏障，可阻止离子通透，防止胃酸和胃蛋白酶对黏膜的自身消化（图 21 - 4）。

2. 固有层　结缔组织内除较多的成纤维细胞、淋巴细胞及一些浆细胞、肥大细胞、嗜酸性粒细胞外，还有大量紧密排列的胃腺。根据所在部位和结构特征，胃腺可分为胃底腺、贲门腺和幽门腺。

（1）胃底腺：主要分布于胃底和胃体部。可分为颈、体、底 3 部分。由主细胞、壁细胞、颈黏液细胞、干细胞和内分泌细胞组成（图 21 - 5）。

1）主细胞（chief cell）：又称**胃酶细胞**（zymogenic cell），数量最多，多分布于腺底部。细胞核圆，位于基部；基部胞质呈强嗜碱性，顶部胞质内充满粗大酶原颗粒，在 HE 染色的切片上多溶解而呈泡沫状（图 21 - 5）。电镜下，核周有大量粗面内质网与发达的

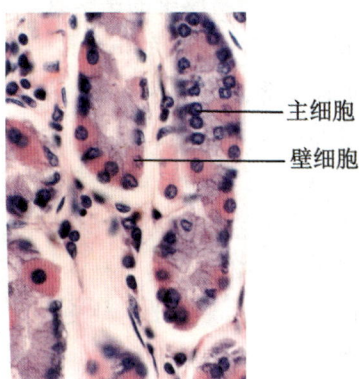

图 21 - 4　胃黏膜

图 21 - 5　胃底腺

高尔基复合体，顶部较多圆形或椭圆形的酶原颗粒，有膜包被。主细胞分泌**胃蛋白酶原**（pepsinogen），经盐酸激活后可分解蛋白质。胃液的主要成分是盐酸和胃蛋白酶，若胃黏膜屏障被破坏，可损伤胃黏膜组织，导致溃疡。

2）**壁细胞**（parietal cell）：又称**泌酸细胞**（oxyntic cell），多分布于腺的颈、体部。细胞体积大，呈圆锥形或三角形；核圆居中，偶见双核；胞质强嗜酸性（图 21 - 5）。电镜下，壁细胞游离面的胞膜向胞质内陷，形成迂曲分支的小管，称**细胞内分泌小管**，其管壁的质膜向管腔内突出形成许多微绒毛，增加了表面积。分泌小管周围有许多管泡状滑面内质网，称**微管泡系统**，胞质内还有丰富的线粒体、少量粗面内质网、高尔基复合体、微丝、微管等。

壁细胞的主要功能是合成和分泌**盐酸**。壁细胞的胞质内有丰富的碳酸酐酶，能将细胞代谢产生或从血液中摄取的 CO_2 和 H_2O 结合成 H_2CO_3，再解离成 H^+ 和 HCO_3^-。分泌小管膜中有大量质子泵（H^+、K^+ - ATP 酶）和 Cl^- 通过主动运输泵入分泌小管，二者结合成盐酸后进入腺腔。盐酸能激活胃蛋白酶原变为胃蛋白酶，对食物蛋白质进行初步分解；盐酸还有杀菌作用。正常情况下，胃酸的分泌量和**黏液 - 碳酸氢盐屏障**保持平衡；一旦胃酸分泌过多或黏液产生减少，屏障受到破坏，将导致胃黏膜受损，形成胃溃疡。人的壁细胞还分泌一种糖蛋白——**内因子**，它在胃腔内与食物中的维生素 B_{12} 结合形成复合物，使维生素 B_{12} 在肠道内不被酶分解，促进回肠对维生素 B_{12} 的吸收，供红细胞生成所需。如内因子缺乏，维生素 B_{12} 吸收障碍，可出现恶性贫血（表 21 - 1）。

表 21-1 壁细胞和主细胞的比较

名称	壁细胞（泌酸细胞）	主细胞（胃酶细胞）
数量	少	多
分布	胃腺上半部	胃腺下半部
光镜结构	体积大，细胞圆，核圆居中，胞质嗜酸性	体积小，细胞柱状，核在基底，胞质嗜碱性，顶部胞质充满酶原颗粒
电镜结构	分泌小管，微管泡系统	酶原颗粒，粗面内质网，高尔基体
功能	分泌盐酸和内因子	分泌胃蛋白酶原

知识拓展

亲身感染的医学家

2005年诺贝尔医学奖得主巴里·马歇尔和罗宾·沃伦的事迹就是为医学奉献自我的典型案例。20世纪80年代以前，医学界都普遍认为由不良的饮食习惯或者生活压力所引起的胃酸过多是胃溃疡的主要病因，抗胃酸药是当时治疗胃溃疡的主要药物。但是1979年，澳大利亚珀斯皇家医院年轻的实习医生沃伦在观察胃黏膜的样本时发现了一种只在胃溃疡患者的样本中才能找到的螺旋杆状细菌，于是一个新的假说在他头脑中诞生——幽门螺杆菌才是胃溃疡的真正元凶。但是沃伦的假说有悖于当时的医学认识，仅仅建立在一种简单的对应关系上，缺乏任何实验基础，因此并不为当时的医学界所承认。只有马歇尔觉得这个想法相当有趣，答应帮助沃伦。沃伦和马歇尔没有因为众人的质疑而动摇自己的看法，更没有放弃自己的研究，他们从胃溃疡患者体内切除出来的病变组织中成功分离培养出"幽门螺杆菌"。随后，为了证明幽门螺杆菌确实能致病，马歇尔吞下了一试管培养菌，在患病过程中承受了胃痛、恶心和呕吐，以自身证明了幽门螺杆菌的致病性。此项研究的完成，使胃溃疡的治愈率大幅度提升，同时也改善了人类的生活质量。巴里·马歇尔和罗宾·沃伦深刻演绎了为科学执着追求、献身医学的伟大精神。

（2）贲门腺（cardiac gland）：位于贲门部，为分支管状黏液性腺。腺细胞以黏液细胞为主，呈柱状，胞质染色浅，可分泌黏液和溶菌酶。

（3）幽门腺（pyloric gland）：位于幽门部，此区胃小凹深，幽门腺为分支较多而弯曲的管状黏液腺，可有少量壁细胞。幽门腺中还有较多的内分泌细胞。

3. 黏膜肌层 由内环行、外纵行两层平滑肌组成。

（二）黏膜下层

为疏松结缔组织，内含粗大的血管、淋巴管和神经。胃溃疡侵犯至此层时，可使血管破裂，出现大出血症状。

（三）肌层

较厚，可分为内斜行、中环行和外纵行3层平滑肌。环行肌在贲门和幽门部增厚，分别形成贲门括约肌和幽门括约肌。

（四）外膜

为浆膜。

四、小肠

小肠是消化吸收的主要部位，分为十二指肠、空肠和回肠 3 段。各段结构基本相似，均分为 4 层，但又具有各自的结构特点。

（一）黏膜

小肠黏膜也由上皮固有层和黏膜肌层构成。小肠腔面有环行皱襞，黏膜表面还有许多细小的**小肠绒毛**（intestinal villus）（图 21 - 6），小肠柱状上皮细胞的游离面有大量**微绒毛**，三者使小肠腔面的表面积扩大约 600 倍，总面积可达 200～400 m^2。小肠绒毛是由上皮和固有层向肠腔突起而成，其表面覆盖单层柱状上皮，中轴为固有层结缔组织。绒毛在十二指肠和空肠头段最发达，长 0.5～1.5 mm，形状不一，在十二指肠呈宽叶状，在空肠呈长指状，在回肠则呈短锥形。

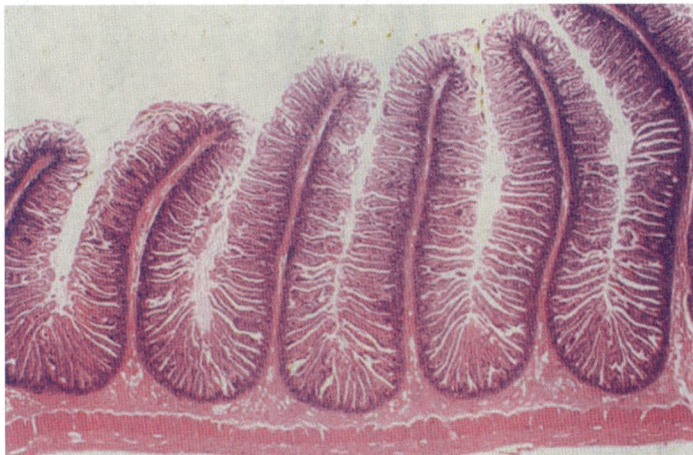

图 21 - 6 空肠纵切面

绒毛根部的上皮下陷到固有层形成管状的**小肠腺**（small intestinal gland），呈单管状，直接开口于肠腔，肠腺上皮与绒毛上皮相延续。

1. 上皮 为单层柱状，绒毛部上皮由吸收细胞、杯状细胞和少量内分泌细胞组成；小肠腺上皮除上述 3 种细胞外，还有潘氏细胞和干细胞。

（1）**吸收细胞**（absorptive cell）：呈高柱状，数量最多，核椭圆形，位于基部。绒毛表面的吸收细胞游离面有明显的纹状缘。电镜下，纹状缘由大量密集而规则排列的微绒毛构成。微绒毛可使细胞游离面面积扩大约 30 倍。微绒毛表面含有胰蛋白酶、胰淀粉酶等，可消化糖类和蛋白质，有利于吸收，故纹状缘是消化吸收的重要部位。

（2）**杯状细胞**（goblet cell）：散在分布于吸收细胞间，其数量从十二指肠至回肠末端逐渐增多（图 21 - 7）。其分泌的黏液为酸性黏蛋白，有润滑和保护作用。

（3）**潘氏细胞**（Paneth cell）：是小肠腺的特征性细胞，分布于小肠腺底部，三五成群。细胞呈锥形，核卵圆形，位于基部，顶部胞质含有粗大的嗜酸性颗粒。电镜下，细胞质有较多的粗面内质网和高尔基复合体，分泌颗粒内含有防御素和溶菌酶，可杀灭肠道细菌（图 21 - 8）。

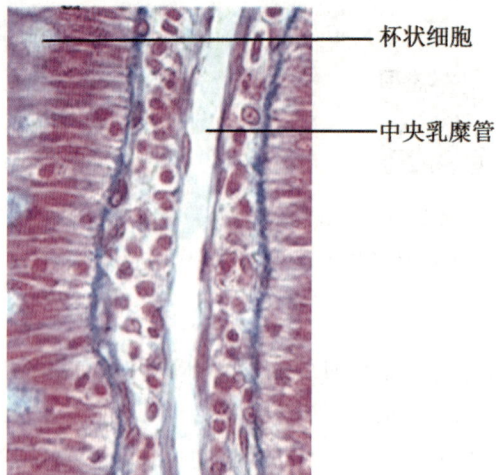

杯状细胞

中央乳糜管

图 21 - 7   小肠绒毛和杯状细胞

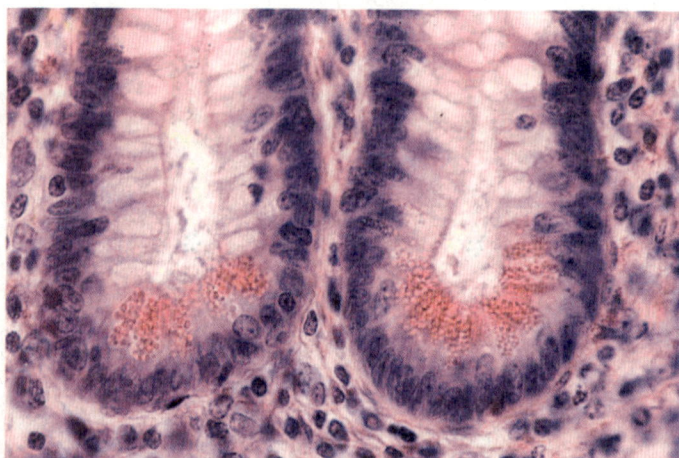

图 21 - 8   潘氏细胞（特殊染色）

2. 固有层   绒毛中轴的固有层内，有 1 ~ 2 条纵行毛细淋巴管，称**中央乳糜管**（central lacteal），其管壁仅为一层内皮，内皮细胞间隙宽，无基膜，通透性大，乳糜微粒易进入其内转运（图 21 - 7）。中央乳糜管周围有丰富的**有孔毛细血管网**，可将肠上皮吸收的葡萄糖、氨基酸等吸收入血。绒毛内还有散在的**平滑肌细胞**，其收缩可促进绒毛运动。

3. 黏膜肌层   由内环行和外纵行两层平滑肌组成。

（二）黏膜下层

为疏松结缔组织，含较多的血管、淋巴管和神经。

（三）肌层

由内环行和外纵行两层平滑肌组成。

（四）外膜

除部分十二指肠后壁为纤维膜外，其余均为浆膜。

第二节　消化腺

一、肝

（一）肝小叶

肝小叶（hepatic lobule）为肝的基本结构单位，呈多面棱柱体，长约 2 mm，宽约 1 mm，成人肝有 50 万 ~ 100 万个肝小叶，肝小叶之间以少量结缔组织分隔。肝小叶中央为一条沿其长轴走行的**中央静脉**（central vein），中央静脉周围是大致呈放射状排列的肝板和肝血窦（图 21 - 9，图 21 - 10）。

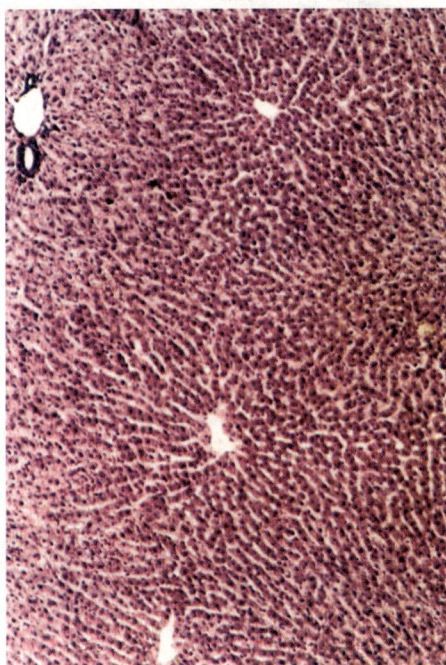

图 21 - 9　肝小叶

肝细胞是构成肝小叶的主要成分，约占肝小叶体积的 75%。肝细胞以中央静脉为中心，单行排列成凹凸不平的板状，称为**肝板**。相邻肝板分支吻合，形成迷路样结构。肝板之间不规则的腔隙为**肝血窦**，肝血窦经肝板上的孔互相通连，形成网状管道。在切片中，肝板的断面呈索状，称**肝索**。肝细胞相邻面的质膜局部凹陷，形成微细的管道，称**胆小管**，胆小管在肝板内也互相连结成网（图 21 - 11）。

1. 肝细胞（hepatocyte）　呈多面体形，体积较大，直径 15 ~ 30 μm，肝细胞有 3 种不同的功能面：**血窦面、细胞连接面**和**胆小管面**（图 21 - 12）。血窦面和胆小管面有发达的微绒毛，使细胞表面积增大。肝细胞核大而圆，居中央，染色质丰富而着色浅，可有双核或多核。

（1）线粒体：每个肝细胞含有大量线粒体（约有 2000 个左右），遍布于胞质内，为肝细胞的活动不断提供能量。

（2）粗面内质网：成群分布于胞质内，是肝细胞合成多种蛋白质的场所。血浆中的

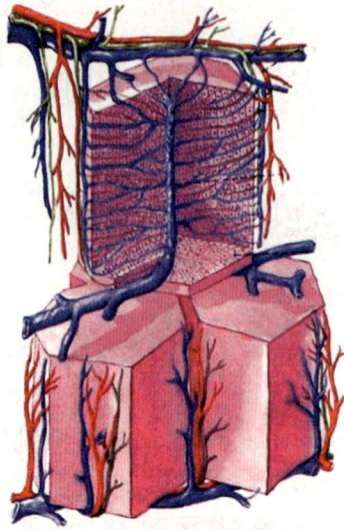

图 21 - 10　肝小叶的立体结构

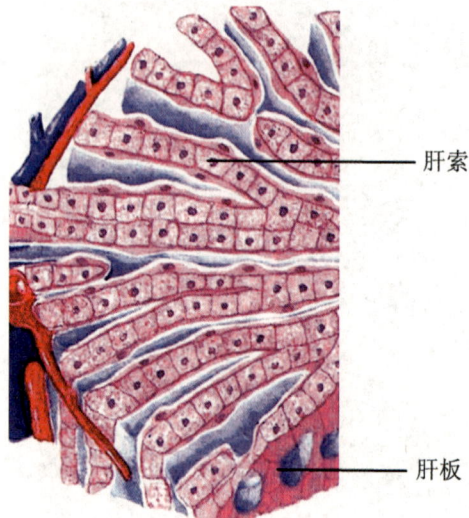

肝索

肝板

图 21 - 11　肝板和肝索

白蛋白、纤维蛋白原、凝血酶原、脂蛋白、补体蛋白及许多载体蛋白等都是在粗面内质网的核糖体上合成，然后转运至血窦面排出。

（3）滑面内质网：有多种功能，如胆汁合成，胆红素、脂类与激素的代谢及生物转化等。多种激素尤其是类固醇激素及机体代谢过程中产生的某些有毒产物，或从肠道吸收入肝的有害物质（药物、腐败产物等），经滑面内质网酶的氧化、还原、水解和结合等生物转化作用，其毒性减弱或水溶性增强而易于排泄。

（4）高尔基复合体：粗面内质网合成的蛋白质转移到高尔基复合体进行加工或贮存，然后经运输小泡由血窦排出。肝细胞近胆小管处的高尔基复合体尤为发达，与胆小管面质膜的更新及胆汁的排泄有关。

（5）溶酶体：肝细胞吞饮的物质、退化的细胞器或细胞内过剩的物质常与溶酶体融合，被水解酶消化。其对肝细胞结构的不断更新和细胞正常功能的维持十分重要。

（6）过氧化物酶体（微体）：可将细胞代谢产生的过氧化氢还原为水，以消除过氧化氢对细胞的毒性作用。

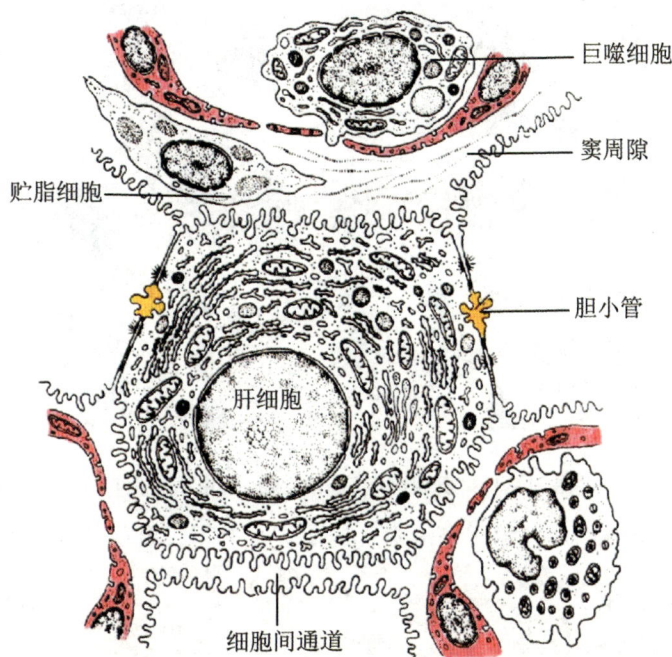

图 21 - 12　肝细胞及相互关系的超微结构

知识拓展

人生的自我更新

　　肝脏的解毒功能就像人的自我认识、自我更新过程。进入机体的所有物质，在进入血液循环之后，首先要经过肝脏的解毒功能，将对身体有害的毒素清除。在成长的路上会面对很多的诱惑，我们要端正信念，树立远大的报国理想和家国情怀。苟利国家生死以，岂因祸福避趋之。舍得之中才见到人性的光辉，没有大刀阔斧的自我革新能力，没有从内而外的头脑风暴和思想革命，任何事情都将是纸上谈兵，一事无成。

　　2. 肝血窦（hepatic sinusoid）　位于肝板之间，互相吻合成网状管道。血窦腔大而不规则，血液从肝小叶的周边经血窦流向中央，汇入中央静脉。血窦壁由内皮细胞围成，窦腔内有定居于肝内的巨噬细胞和大颗粒淋巴细胞（图 21 - 12）。

　　肝巨噬细胞（hepatic macrlphage）：又称**枯否细胞**（Kupffer cell）（图 21 - 12，图 21 - 13）。细胞形态不规则，表面有许多皱褶和微绒毛，具有变形运动和活跃的吞噬能力，构成机体的一道重要防线。尤其在吞噬消除从胃肠进入门静脉的细菌、病毒和异物方面起关键作用。肝巨噬细胞还可监视、抑制和杀伤体内的肿瘤细胞，尤其是肝癌细胞，并能吞噬和清除衰老、破碎的细胞及参与调节机体的免疫应答等。

　　3. 窦周隙（penisinusoidal space）　血窦内皮细胞与肝细胞之间有宽约 0.4 μm 的狭小间隙（图 21 - 12）。窦周隙内充满血浆，是肝细胞与血液之间进行物质交换的场所。窦周隙内有**贮脂细胞**（fat - storing cell）（图 21 - 12），可以贮存维生素 A，在机体需要时释放入血，缺乏时可导致夜盲症。

　　4. 胆小管（bile canaliculi）　是相邻两个肝细胞之间局部胞膜凹陷形成的微细管道（图 21 - 12，图 21 - 14），直径 0.5 ~ 1.0 μm，正常情况下肝细胞分泌的胆汁排入胆小管，不会从胆小管溢出至窦周隙。当肝细胞发生变性、坏死或胆道堵塞内压增大时，胆

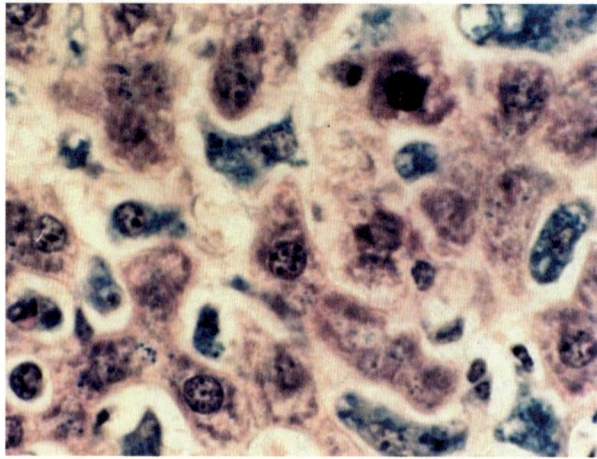

图 21 - 13　肝巨噬细胞（小鼠，锥虫蓝染色）

小管的正常结构被破坏，胆汁溢入窦周隙，进而进入血窦，出现黄疸。

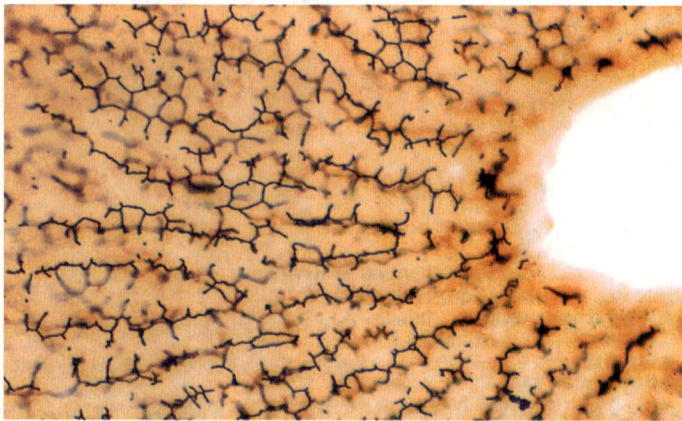

图 21 - 14　胆小管（小鼠，墨汁染色）

（二）肝门管区

相邻肝小叶之间呈三角形或椭圆形的结缔组织称**门管区**（portal area），每个肝小叶的周围一般有 3 ~ 4 个门管区，其中可见 3 种伴行的管道，即**小叶间静脉**、**小叶间动脉**和**小叶间胆管**（图 21 - 15），此外还有淋巴管和神经纤维。

1. 小叶间静脉　是门静脉的分支，管腔较大而不规则，壁薄，内皮外仅有少量散在的平滑肌。

2. 小叶间动脉　是肝动脉的分支，管径较细，管腔较小，管壁相对较厚，内皮外有几层环行平滑肌。

3. 小叶间胆管　是肝管的分支，管壁由单层立方上皮或矮柱状上皮构成。

（三）肝内血液循环

进入肝的血管有门静脉和肝动脉，故肝的血供丰富，**门静脉**是肝的**功能血管**，将从胃肠吸收的物质输入肝内，门静脉在肝门处分为左右两支，分别进入肝左叶、肝右叶，继而在肝小叶间反复分支，形成小叶间静脉。小叶间静脉反复分支，其终末与血窦相连，将门静脉血输入肝小叶内。**肝动脉**是肝的**营养血管**，血中富含氧气，肝动脉分支形成小叶间动脉，最后也通入血窦。因此，肝血窦内含有门静脉和肝动脉的混合血液。肝血窦

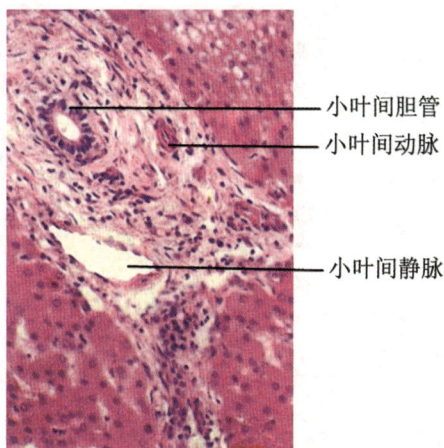

图 21 - 15　门管区

的血液从小叶周边流向中央，汇入中央静脉。若干中央静脉汇合成小叶下静脉，单独走行于小叶间结缔组织内，管径较大，管壁较厚。小叶下静脉进而汇合成 2 ~ 3 支肝静脉，出肝后入下腔静脉。

二、胰

胰腺表面被覆薄层结缔组织被膜，结缔组织伸入腺体内部，将实质分隔为许多小叶，腺体实质由外分泌部和内分泌部两部分组成。外分泌部分泌胰液，含有多种消化酶，经导管排入十二指肠，对食物消化起重要作用。内分泌部称胰岛，是散在于外分泌部之间的细胞团，可分泌激素，参与糖类代谢的调节。

（一）外分泌部

外分泌部为纯浆液性复管泡状腺，由腺泡和导管组成。

外分泌部分泌**胰液**，成人每天分泌 1500 ~ 3000 ml。胰液为碱性液体，含多种消化酶，如胰脂肪酶、胆固醇脂酶、DNA 酶和 RNA 酶等，它们参与食物中各种营养成分的吸收。腺泡细胞分泌的酶有的以酶原形式排出，如胰蛋白酶原和胰糜蛋白酶原，它们排入小肠后被肠肽酶激活。腺细胞还分泌胰蛋白酶抑制因子，可防止胰蛋白酶原在胰腺内激活，避免胰腺组织本身被胰蛋白酶分解破坏致急性胰腺炎发生。

（二）内分泌部

胰腺的内分泌部称为**胰岛**（pancreas islet），是散在分布于外分泌部腺泡之间的岛状的内分泌细胞团。成人胰腺约 100 万个胰岛，占胰腺体积的 1.5% 左右。胰岛主要有 A 细胞、B 细胞、D 细胞、PP 细胞 4 种细胞，在 HE 染色切片中不易区分，用电镜或免疫组织化学方法可进行鉴别（图 21 - 16）。

1. A 细胞　约占胰岛细胞总数的 20%，细胞体积较大，多分布于胰岛周边。A 细胞分泌**高血糖素**（glucagon），能促进肝细胞内的糖原分解为葡萄糖，并抑制糖原合成，使血糖升高。

2. B 细胞　数量较多，约占胰岛细胞总数的 70%，主要位于胰岛中央。B 细胞分泌**胰岛素**，能促进细胞吸收血液内的葡萄糖，同时也促进肝细胞将葡萄糖合成糖原。故胰

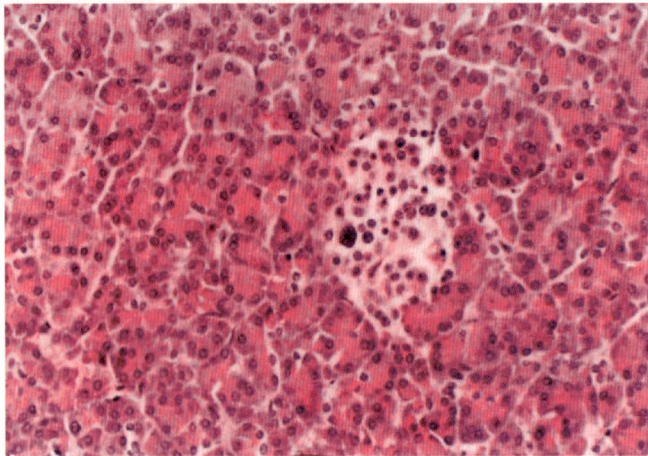

图 21-16　胰岛

岛素的作用与高血糖素相反，可使血糖降低。这两种激素协同作用，使血糖水平保持稳定。若胰岛发生病变，B 细胞退化，胰岛素分泌不足，可致血糖升高，并从尿中排出，即为**糖尿病**。胰岛 B 细胞肿瘤或细胞功能亢进，则胰岛素分泌过多，可导致**低血糖症**。

3. D 细胞　数量少，约占胰岛细胞总数的 5%，D 细胞散在于 A 细胞、B 细胞之间，分泌**生长抑素**，抑制 A 细胞、B 细胞的分泌活动。

4. PP 细胞　数量很少，分泌**胰多肽**，有抑制胃肠运动、胰液分泌及胆囊收缩的作用。

本章要点

1. 食管的黏膜上皮为未角化的复层扁平上皮；肌层分为上、中、下 3 段：上段为骨骼肌，下段为平滑肌，中段既有骨骼肌又有平滑肌，是食管癌的高发部位。

2. 胃的黏膜上皮为单层柱状上皮，主要为表面黏液细胞，可以形成黏液 - 碳酸氢盐屏障；胃底腺壁细胞分泌盐酸和内因子，主细胞分泌胃蛋白酶原。两种细胞的主要不同之处参见表 21-1。

3. 小肠上皮为单层柱状上皮，特征性结构为小肠绒毛，有 3 种主要成分分别为毛细血管、中央乳糜管和平滑肌，此外还有特征性的潘氏细胞。

4. 肝脏的基本结构为肝小叶，由中央静脉和肝索/肝板组成；外周为门管区，包含小叶间动脉、小叶间静脉和小叶间胆管。

5. 胰腺的内分泌部为胰岛，包括 A 细胞、B 细胞、D 细胞、PP 细胞 4 种细胞，其中 A 细胞分泌高血糖素，B 细胞分泌胰岛素。

思考题

1. 简述食管的组织结构。
2. 简述胃底腺壁细胞和主细胞的主要差别。
3. 简述肝小叶和门管区的概念和组成。
4. 简述胰岛的主要细胞组成和这些细胞的各自功能。

第二十二章　呼吸系统

1. 掌握：气管、支气管和肺的组织结构和功能。
2. 了解：肺泡的超微结构及功能。

一、气管

气管为肺外的气体通道，其管壁结构大致分 3 层，由内向外依次为黏膜、黏膜下层和外膜（图 22-1）。

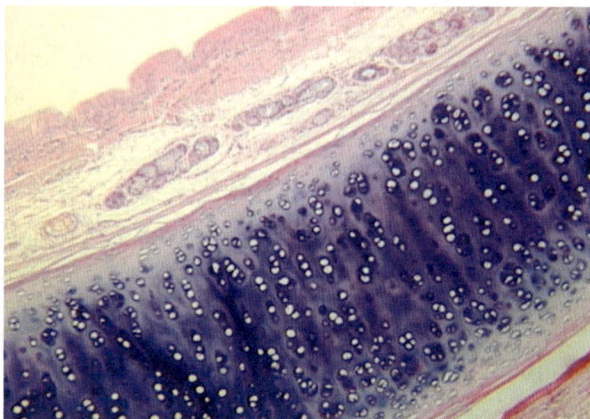

图 22-1　气管

（一）黏膜

由上皮和固有层构成。上皮为**假复层纤毛柱状上皮**，由纤毛细胞、杯状细胞、刷细胞、小颗粒细胞和基细胞构成。

1. 纤毛细胞　数量最多，胞体呈柱状，游离面有纤毛。纤毛向咽部做快速、定向摆动，将黏液及其黏附的尘埃和细菌等异物推向咽部，然后咳出，净化吸入的空气。当吸入有害气体、长期吸烟或患慢性支气管炎时，均可导致纤毛减少、变形、膨胀或消失。

2. 杯状细胞（goblet cell）　位于纤毛细胞之间，其分泌的黏液覆盖在黏膜表面，与气管腺的分泌物共同构成黏液屏障，可黏附和溶解气体中的尘埃、细菌、有毒气体等。

3. 刷细胞（brush cell）　呈柱状，游离面有排列整齐的微绒毛，可能具有感受刺激的功能。

4. 小颗粒细胞（small granule cell）　数量少，呈锥体形，内含有 5 - 羟色胺、降钙素、脑啡肽等物质，可调节呼吸道和血管壁平滑肌的收缩和腺体的分泌，是一种**内分泌**

细胞。

5. 基细胞（basal cell） 位于上皮的深部，是一种未分化的干细胞，可增殖分化为上皮中其他各类型细胞。

（二）黏膜下层

为疏松结缔组织，含有血管、淋巴管、神经和较多的混合性腺（气管腺）。气管腺的黏液性腺泡所分泌的黏液与杯状细胞分泌的黏液共同形成黏液层，覆盖在黏膜表面。气管腺的浆液性腺泡分泌的稀薄液体位于黏液层下方，有利于纤毛的正常摆动。

（二）外膜

较厚，由 16～20 个"C"字形的透明软骨环和疏松结缔组织构成。

二、肺

肺（lung）的表面有一层光滑的浆膜，即胸膜脏层。浆膜深部的结缔组织伸入肺内，将肺分成许多小叶。因此，肺组织分为实质和间质两部分。肺内支气管的各级分支及终末的大量肺泡为肺的实质，由浆膜伸入的结缔组织及其中的血管、淋巴管和神经等为肺的间质。肺实质的特点表现为支气管在肺内的反复分支，呈树枝状，故称为**支气管树**（bronchial tree）。

支气管树的具体分支为：支气管由肺门进入肺内后，分支为叶支气管，左肺 2 支，右肺 3 支；叶支气管继而分支为段支气管、小支气管、细支气管、终末细支气管、呼吸性细支气管、肺泡管、肺泡囊和肺泡。

支气管树分为导气部和呼吸部，从叶支气管到终末细支气管为肺的**导气部**，呼吸性细支气管以下各段均出现了肺泡，为肺的**呼吸部**。每个叶支气管连同它的各级分支和肺泡组成一个肺叶，左肺 2 叶，右叶 3 叶。每一细支气管连同它的各级分支和肺泡，组成一个**肺小叶**（pulmonary lobule），每叶肺有 50～80 个肺小叶。临床上大叶性肺炎即指肺叶范围内的炎症病变，小叶性肺炎是指小叶范围内的炎症病变（图 22－2）。

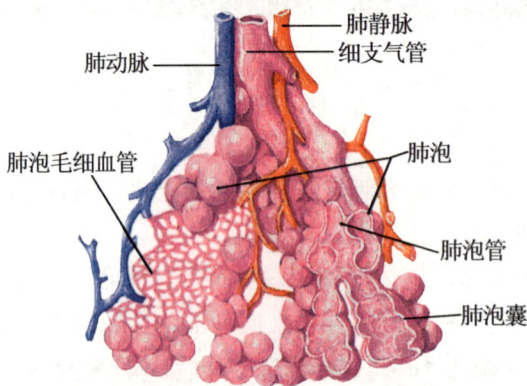

图 22－2　肺小叶

（一）肺导气部

1. 小支气管　肺导气部的各段管道随支气管分支，管径逐渐变小，管壁变薄，结构愈趋简单。其管壁结构的规律性变化表现为**"三少一多"**。上皮仍为假复层纤毛柱状上皮，杯状细胞、腺体和软骨片都逐渐减少，平滑肌逐渐增多，成为环行平滑肌束（图22-3）。

2. 细支气管　管径约为1.0 mm，上皮由起始段的假复层纤毛柱状上皮逐渐变为单层纤毛柱状上皮，其管壁结构的规律性变化表现为"**三无一完整**"。杯状细胞、腺体和软骨片逐渐减少到消失，环行平滑肌更加明显，黏膜常形成皱襞（图22-3）。

3. 终末细支气管　管径约为0.5 mm，上皮为单层纤毛柱状上皮，杯状细胞、腺体和软骨片完全消失，出现完整的环行平滑肌层，黏膜皱襞更明显（图22-3）。

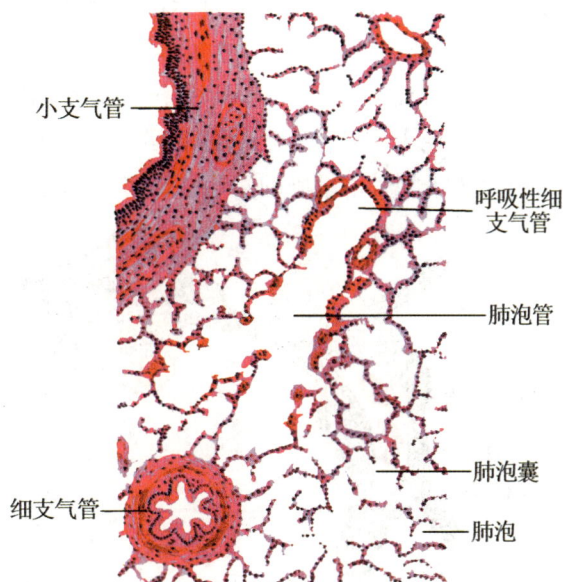

图22-3　肺微细结构

肺导气部的细支气管和终末细支管管壁中的环行平滑肌可在神经支配下收缩或舒张，调节进入肺小叶的气流量。

（二）肺呼吸部

肺的呼吸部出现肺泡，因此具有呼吸功能。肺泡是进行气体交换的场所。

1. 呼吸性细支气管（respiratory bronchiole）　呼吸性细支气管管壁上出现少量肺泡，上皮为单层立方上皮。在肺泡开口处，单层立方上皮移行为单层扁平上皮（图22-3）。

2. 肺泡管（alveolar duct）　肺泡管的管壁上出现大量肺泡，表面覆以单层立方上皮或扁平上皮，下方为少量平滑肌束和弹性纤维，因平滑肌细胞环行围绕于肺泡开口处，故镜下可见相邻肺泡开口之间有**结节状膨大**（图22-3）。

3. 肺泡囊（aveolar sac）　肺泡囊的管壁上全都是肺泡，相邻肺泡开口之间没有结节状膨大，仅有少量结缔组织（图22-3）。

4. 肺泡（pulmonary alveoli）　是肺支气管树的终末部分。肺泡为半球形的小囊，直径约为0.2 mm，开口于肺泡囊、肺泡管或呼吸性细支气管的管腔，是肺进行气体交换的部位，构成肺的主要结构。成人肺有3亿~4亿个肺泡，吸气时总表面积可达140 m²（图22-3）。

（1）肺泡上皮：由Ⅰ型肺泡细胞和Ⅱ型肺泡细胞组成。

1）Ⅰ型肺泡细胞（type Ⅰ alveolar cell）：细胞扁平，覆盖95%的肺泡表面，含核部分较厚，突向肺泡腔，无核部分胞质菲薄，厚约0.2 μm，参与构成气血屏障，是进行气体交换的部位。Ⅰ型肺泡细胞无分裂增殖能力，损伤后由Ⅱ型肺泡细胞增殖分化补充

（图 22 – 4）。

2）**Ⅱ型肺泡细胞**（type Ⅱ alveolar cell）：位于Ⅰ型肺泡细胞之间，数量较Ⅰ型肺细胞多，但覆盖面积仅为肺泡表面积的 5% 左右。细胞较小，呈立方形或圆形，顶端突入肺泡腔。细胞核圆形，胞质着色浅，呈泡沫状（图 22 – 4）。细胞可产生以二棕榈酰卵磷脂为主要成分的**肺泡表面活性物质**（surfactant），铺展在肺泡内表面，形成薄层液体层，有降低肺泡表面张力、稳定肺泡大小的重要作用。呼气时肺泡缩小，表面活性物质密度增加，使表面张力降低，使肺泡不致因呼气而过度塌陷；吸气时肺泡扩张，表面活性物质密度减小、表面张力增大导致回缩力增大，可防止肺泡过度膨胀。

Ⅱ型肺泡细胞虽不直接参与气体交换，但保证了气体交换的顺利进行。表面活性物质由Ⅱ型肺泡细胞不断产生，经Ⅰ型肺泡细胞吞饮转运，保持不断更新。此外，Ⅱ型肺泡细胞有分裂、增殖并分化为Ⅰ型肺泡细胞的潜能（图 22 –4，表 22 –1）。

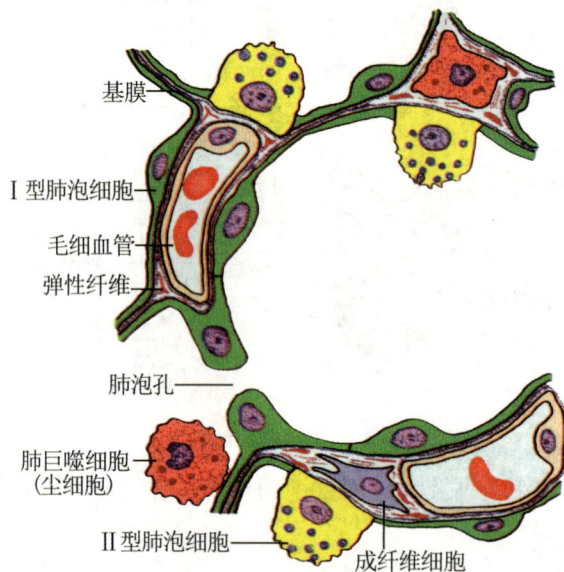

图 22 – 4　肺泡和气血屏障

表 22 – 1　两种肺泡细胞的比较

项目	Ⅰ型肺泡细胞	Ⅱ型肺泡细胞
形态	扁平	立方
数量面积	占所有肺泡细胞数量的 25%　覆盖面积为肺泡表面积的 97%	占所有肺泡细胞数量的 75%　覆盖面积为肺泡表面积的 3%
功能	气体交换	分泌肺泡表面活性物质（二棕榈酰卵磷脂），降低肺泡表面张力，还可以增生修复Ⅰ型肺泡细胞

知识拓展

人生的自我更新

没有从天而降的英雄，只有挺身而出的凡人。这是两种肺泡细胞的自我更新、自我救赎和自我突破。其实人的一生，又何尝不是如此。少年时期，人要学习，突破人生的各种空白；中年时期，人要奋斗，突破人生的各种压力；老年时期，人要沉淀，突破人生积累的各种陋习。不能再突破自己，生命的发展也就失去了动力。突破自己，才是永恒的人生主题。

（2）**肺泡隔**（alveolar septum）：是相邻肺泡之间的薄层结缔组织，属肺的间质。肺泡隔内有丰富的毛细血管网和弹性纤维，其中毛细血管网与肺泡壁相贴，并与Ⅰ型肺泡细胞共同构成气血屏障，进行气体交换。肺泡隔内的弹性纤维起回缩肺泡的作用，如果弹性纤维退化变性或被破坏，肺泡弹性会减弱，影响肺的换气功能。肺泡隔内还有成纤维细胞、巨噬细胞、浆细胞、肥大细胞、毛细淋巴管和神经纤维（图22-4）。

（3）**肺泡孔**（alveolar pore）：是相邻肺泡之间气体流通的小孔，一个肺泡壁上可有一个或数个，可均衡肺泡间气体的含量。当某个终末细支气管或呼吸性细支气管阻塞时，肺泡孔起侧支通气作用，防止肺泡萎陷。但在肺部感染时，肺泡孔也是炎症蔓延的通道（图22-4）。

（4）**气血屏障**（blood air barrier）：是肺泡内气体与血液内气体进行交换所通过的结构。由肺泡表面液体层、Ⅰ型肺泡细胞与基膜、薄层结缔组织、毛细血管基膜和连续内皮构成。有的部位无结缔组织，两层基膜融合。气血屏障很薄，厚$0.2 \sim 0.5 \, \mu m$，有利于气体的迅速交换（图22-4）。

（三）肺间质和肺巨噬细胞

肺内结缔组织及其中的血管、淋巴和神经构成肺的间质。肺间质主要分布于支气管树的周围，随着支气管树分支的增加，间质逐渐减少。肺间质的组成与一般疏松结缔组织相同，但有较多的弹性纤维和巨噬细胞。

肺巨噬细胞（pulmonary macrophage）来源于血液中的单核细胞，数量较多，广泛分布于间质内。肺巨噬细胞具有活跃的吞噬、免疫和产生多种生物活性物质的功能，起着重要的防御作用。肺巨噬细胞吞噬了大量进入肺内的尘埃颗粒后，称为**尘细胞**（dust cell）（图22-5）。在心力衰竭导致肺淤血时，大量红细胞穿过毛细血管壁进入肺间质内，被肺巨噬细胞吞噬，此时肺巨噬细胞胞质中含有大量血红蛋白的分解产物——含铁血黄素颗粒，称为**心力衰竭细胞**（heatr failure cell）。

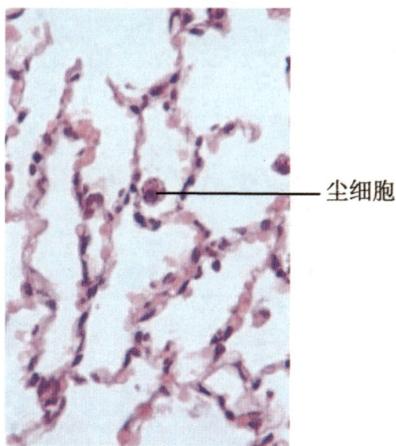

尘细胞

图22-5　尘细胞

本章要点

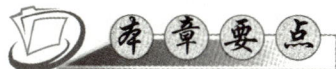

1. 肺分为导气部和呼吸部两部分，导气部主要是各级支气管，呼吸部包括呼吸性细支气管、肺泡管、肺泡囊和肺泡，是气体交换的部位。

2. 肺泡上皮细胞分为Ⅰ型肺泡细胞和Ⅱ型肺泡细胞两种，二者的不同之处参见表22-1。

3. 气血屏障是肺泡内气体与血液内气体进行交换所通过的结构。

思考题

1. 简述肺的导气部和呼吸部的组成成分。

2. 比较两种肺泡细胞的不同之处。

3. 列举出我们曾经学习过的各种巨噬细胞的名称及其分布的器官。

第二十三章　泌尿系统

学习目标

1. 掌握：肾单位、集合小管的分布、光镜结构，肾脏的血液循环。
2. 了解：球旁复合体的组成、结构和功能。

肾

一、肾单位

肾单位（neplnron）是肾的结构和功能单位，由**肾小体**和**肾小管**两部分组成，每个肾约有 100 万个以上的肾单位，它们与集合管共同行使泌尿功能。肾小体一端与肾小管相连，肾小管长而弯曲，可分为近曲小管、近直小管、细段、远直小管、远曲小管 5 段。近直小管、细段和远直小管三者构成"U"形的袢称为**髓袢**（medullary loop），又称肾单位袢（nephron loop）。髓袢由皮质向髓质方向下行的一段称降支，而由髓质向皮质方向上行的一段称升支（图 23－1）。

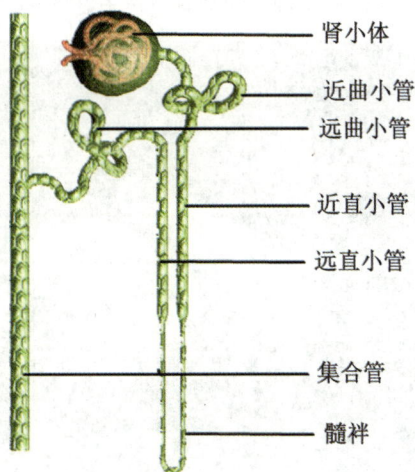

	——肾小体
	——近曲小管
	——远曲小管
	——近直小管
	——远直小管
	——集合管
	——髓袢

图 23－1　肾单位

由于肾小体的分布位置不同，致使髓袢的长短也不同。位于皮质深层的**髓旁肾单位**的髓袢最长，可伸达髓质内部；位于皮质浅层的**浅表肾单位**的髓袢最短，不伸入髓质，位于髓放线内。髓旁肾单位的数量较少，约占肾单位总数的15%，对尿液浓缩具有重要的生理意义；浅表肾单位的数量多，约占肾单位总数的85%，在尿液形成中起重要作用。

1. 肾小体（renal corpuscle） 呈球形，又称**肾小球**，直径约200 μm，由**血管球**及**肾小囊**两个部分构成。肾小体有两个极：血管出入端为**血管极**；另一极与近端小管曲部相连接，称**尿极**（图23 -1）。

（1）**血管球**（golmerulus）：是肾小囊内的一团盘曲的毛细血管，来自**入球微动脉**。入球微动脉从血管极进入肾小囊后，反复分支，形成网状毛细血管袢，血管袢之间有血管系膜连接。毛细血管的另一端汇成一条**出球微动脉**，从血管极离开肾小囊。因此，血管球是一种动脉性毛细血管网，无物质交换功能。但入球微动脉管径较出球微动脉粗，故血管球内的压力较一般毛细血管内的压力高。当血液流经血管球时，大量水分和小分子物质滤出血管壁而进入肾小囊（图23 -2，图23 -3）。电镜下，血管球的毛细血管为有孔型，孔径70 ~90 mm，孔上无窗膜覆盖，有利于行使滤过功能。此外，内皮细胞腔面还覆有一层带负电荷的细胞衣，对血液中的物质有筛选作用。

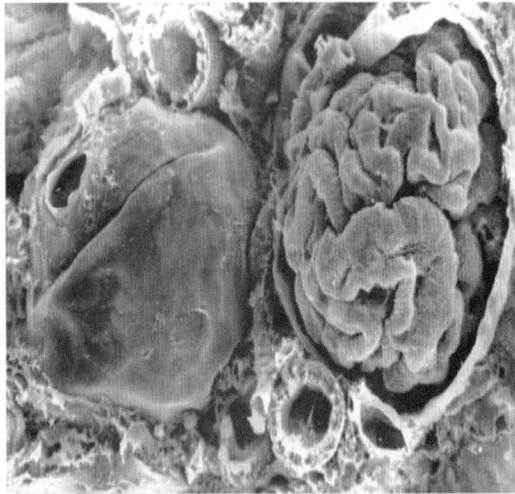

图23 -2 肾小囊和血管球（电子显微镜扫描）

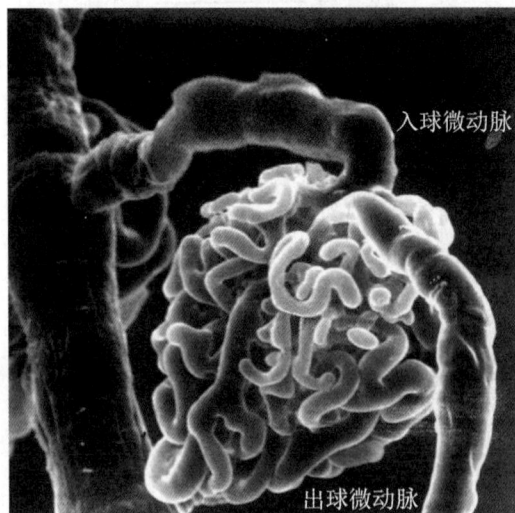

图23 -3 血管球和入球、出球小动脉（扫描电子显微镜）

血管系膜（mesangium）又称**球内系膜**，位于血管球毛细血管之间，血管系膜细胞为特化的平滑肌细胞，可以吞噬和降解沉积在基膜上的免疫复合物，维持基膜的通透性。

（2）**肾小囊**（renal capsule）：为双层囊，外层（或称壁层）为单层扁平上皮，在肾小体尿极处与近曲小管上皮相连续；在血管极处上皮向内反折成为肾小囊的内层（或称脏层），脏壁两层之间的腔隙为**肾小囊腔**，囊腔内有肾小球滤液即**原尿**，肾小囊腔与近曲小管腔直接相通（图23-2，图23-4）。

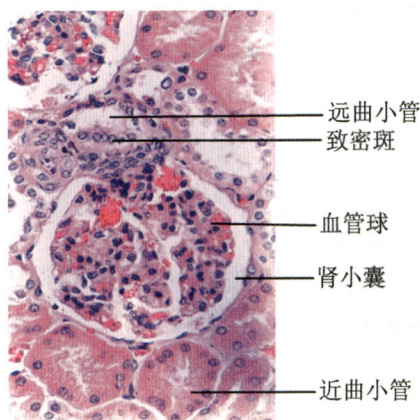

右侧标注（从上到下）：
- 远曲小管
- 致密斑
- 血管球
- 肾小囊
- 近曲小管

图23-4　肾皮质

肾小囊脏层细胞形态特殊，称**足细胞**（podocyte）。足细胞体积大，从胞体伸出几个较大的初级突起，每个初级突起又分出许多指状的次级突起，相邻的次级突起相互交叉嵌合，形成**裂孔**，上面覆以**裂孔膜**。突起内含较多微丝，微丝收缩可改变裂孔宽度（图23-5）。

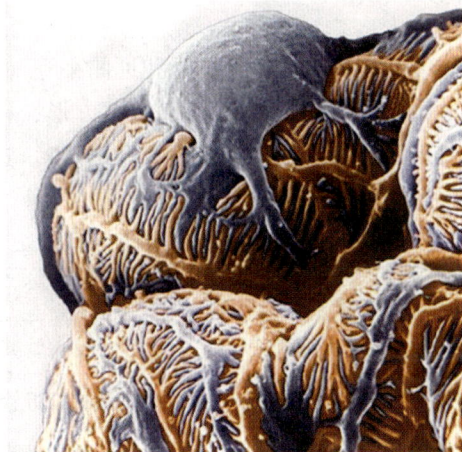

图23-5　足细胞仿真图

肾小体以滤过方式形成原尿。当血液从入球微动脉流入血管球毛细血管时，由于管内血压较高，血浆内小分子物质透过**毛细血管有孔内皮**、**基膜**和**足细胞裂孔膜** 3 层结构进入肾小囊腔，这 3 层结构组成**滤过膜**（filtration membrane）或称**滤过屏障**（filtration barrier）（图23-6）。一般情况下，分子量 7 万以下、直径 4 nm 以下的物质可通过滤过膜，其中又以带正电荷的物质更易于通过，如 K^+、Na^+、H^+、NH_4^+。滤入肾小囊腔的滤液称**原尿**，原尿除不含大分子的蛋白质外，其他成分与血浆相似。此外，滤过膜的**电荷屏障**（如毛细血管内皮表面和足细胞表面均含有带负电荷的糖蛋白）可阻止血浆内带负电荷的物质通过，对防止血浆蛋白滤出具有重要意义。若滤过膜的负电荷丧失，轻则蛋白质滤出，重则红细胞漏出，从而形成**蛋白尿**或**血尿**。在成人，每24小时双肾可产生原尿约180 L（每分钟约125 ml）。

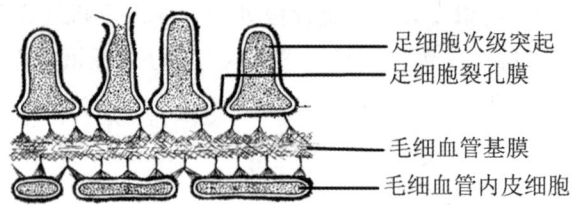

足细胞次级突起
足细胞裂孔膜
毛细血管基膜
毛细血管内皮细胞

图23 -6 滤过屏障模式图

2. 肾小管（renal tubule） 由单层上皮围成，上皮外有基膜及少量结缔组织。肾小管分为近端小管、细段和远端小管3部分，近端小管与肾小囊相连，远端小管与集合管相连。肾小管具有重吸收、分泌和排泄作用（图23 -1）。

（1）**近端小管**（proximal tubule）：为肾小管中最粗、最长的一段，管径50 ~ 60 μm，长约14 mm，占肾小管总长的一半。近端小管分为近曲小管和近直小管。

近曲小管（proximal convoluted tubule）：上皮细胞呈锥体形，核位于近基底部，胞质嗜酸性，细胞界限不清，细胞游离面上有刷状缘，基部有纵纹（图23 -4）。近曲小管是原尿中有用成分重吸收的重要场所。原尿中约85%的Na^+和水分，全部的葡萄糖、多肽、小分子蛋白质及维生素等均在此重吸收。临床上常利用酚红排泄试验来检测近端小管的功能状态。

（2）**细段**（thin segment）：位于髓放线及肾锥体内。浅表肾单位的细段较短，参与组成髓袢。细段管径细，直径10 ~ 15 μm，管壁为单层扁平上皮，上皮薄，有利于水和离子透过。

（3）**远端小管**（distal tubule）：分为远直小管和远曲小管（表23 -1）。

远曲小管（distal convoluted tubule）：上皮细胞呈立方形，核位于细胞中央，胞质弱嗜碱性，细胞界限清楚，细胞游离面上无刷状缘，管腔光滑。远曲小管是离子交换的重要部位，可吸收水、Na^+和排出K^+、H^+、NH_4^+，对维持体液的酸碱平衡起重要作用。

表23 -1 近曲小管和远曲小管的不同之处

项目	近曲小管	远曲小管
形状	管径粗，管壁厚，管腔小而不规则	管径细，管壁薄，管腔大而规则
细胞核	细胞核靠近基底，细胞间分界不清	细胞核靠近管腔，细胞间分界清楚
颜色	嗜酸性强，深红色	嗜酸性弱，浅红色
功能	重吸收原尿	离子交换

二、集合管

集合管（collecting tubule）全长20 ~ 38 mm，分为弓形集合管、直集合管和乳头管3部分。管壁上皮由单层立方上皮逐渐增高为单层柱状上皮，集合管也受醛固酮和抗利尿激素调节，可进一步重吸收水和交换离子，使原尿进一步浓缩。

三、球旁复合体

球旁复合体（juxtaglomerular complex）又称肾小球旁器，由球旁细胞、致密斑和球外系膜细胞组成，位于肾小体血管极处，大致呈三角形。

1. 球旁细胞（juxtaglomerular cell） 由入球微动脉行至近肾小体处的管壁平滑肌转化而成。平滑肌细胞转变为上皮样细胞，胞体较大，呈立方形，核大而圆（图 23-7）。球旁细胞可分泌**肾素**（renin），使血浆中的**血管紧张素原**变成**血管紧张素 I**，进而在转换酶作用下转变为**血管紧张素 II**，使血管平滑肌收缩而升高血压；另外，肾素还促使肾上腺皮质分泌醛固酮，重吸收 Na^+ 和排出 K^+。肾素-血管紧张素系统是机体维持血压的重要机制之一。

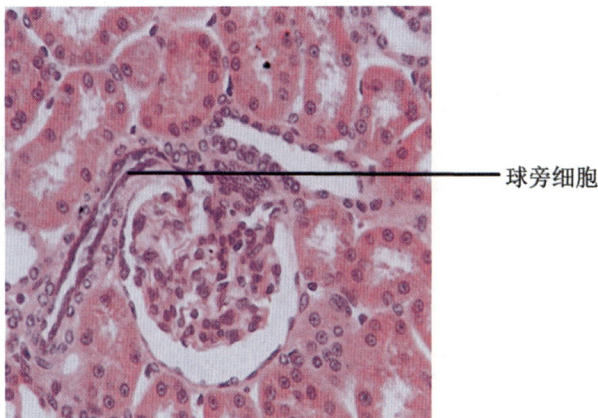

图 23-7 球旁细胞

2. 致密斑（macula densa） 是远端小管靠近血管极一侧的上皮转化而成。细胞高柱状，排列紧密（图 23-4）。致密斑是一种**离子感受器**，可感受远端小管中 Na^+ 浓度的变化。当 Na^+ 浓度降低时，致密斑将信息传递给球旁细胞，促使其分泌肾素，增强远曲小管和集合管对 Na^+ 的重吸收，维持血液中 Na^+ 的水平。

3. 球外系膜细胞（extra glomerular mesangial cell） 又称**极垫细胞**。球外系膜与球内系膜相延续，并与球旁细胞、球内系膜细胞之间有缝隙连接。因此，可能起**信息传递**作用。

四、肾的血液循环

肾的血液循环有如下特点：①肾动脉直接来自腹主动脉，血流量大，流速快，每 4~5 分钟人体内血液全部流经肾内而被滤过一遍。②肾皮质血流量大，占肾总血液量的 90%，进入肾小体后被滤过。③入球微动脉较出球微动脉粗，故血管球内压力较高，有利于行使滤过作用。④血流通路中两次形成毛细血管网，血管球为动脉型毛细血管，起滤过作用；球后毛细血管网分布于肾小管周围，起营养及运输重吸收物质的作用。⑤髓质内直小血管袢与髓袢伴行，有利于髓袢及集合管重吸收和浓缩尿液。

本 章 要 点

1. 肾单位由肾小体和肾小管组成，肾小体包括血管球和肾小囊。肾小管的主要功能区是近曲小管和远曲小管。

2. 血管球是动脉性毛细血管球，有一条粗的入球小动脉和一条细的出球小动脉，其有孔内皮、基膜加上足细胞裂孔膜共同组成滤过屏障。

3. 近曲小管和远曲小管的区别见表 23-1。

4. 球旁复合体包括球旁细胞、致密斑和球外系膜细胞。球旁细胞可以产生肾素，致密斑是钠离子感受器，球外系膜细胞可以传递二者间的信息。

思考题

1. 简述肾单位的组成。
2. 简述滤过屏障的定义及其组成。
3. 列表比较近曲小管和远曲小管的区别。
4. 简述球旁复合体的组成及其组成部分的功能。

第二十四章 循环系统

学习目标

1. 掌握：心壁的组织结构；大动脉和中动脉的结构和功能。
2. 熟悉：毛细血管的类型及功能。
3. 了解：静脉的结构。

循环系统（circulatory system）是密闭而连续的管道系统，包括**心血管系统**和**淋巴管系统**两个部分。心血管系统包括心脏、动脉、毛细血管和静脉。心脏是促使血液流动的动力泵，推动血液在各级血管中循环流动。淋巴管系统是辅助管道系统，包括毛细淋巴管、淋巴管和淋巴导管。毛细淋巴管以盲端起始于组织间隙，然后渐渐汇合形成淋巴管，最后汇合成左、右淋巴管，与大静脉连通。

第一节 心 脏

一、心壁的结构

心壁由内向外依次分为**心内膜**、**心肌膜**及**心外膜**3层（图24-1）。

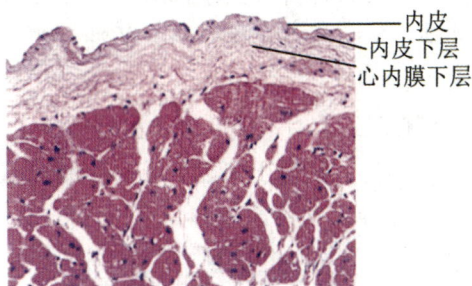

内皮
内皮下层
心内膜下层

图24-1 心壁的结构

（一）心内膜

心内膜（endocardium）由内皮、内皮下层和心内膜下层构成。**内皮**为单层扁平上皮，与相连的大血管内皮相延续，内皮表面光滑，有利于血液流动。**内皮下层**由结缔组织组成，含少量平滑肌；**心内膜下层**由疏松结缔组织组成，心室的心内膜下层中有心脏传导系统的分支——**浦肯野纤维**。

（二）心肌膜

心肌膜（myocardium）是心壁中最厚的一层，主要由心肌构成，心室的心肌较心房厚，左心室的心肌最厚。心肌细胞多集合成束呈螺旋状排列，大致分为内纵、中环和外斜3层。肌束间含较多的结缔组织和丰富的毛细血管。心房肌与心室肌不直接相连续，两者之间有由致密的结缔组织组成的结构支持，又称**心骨骼**（cardiac skeleton）。心房肌与心室肌分别附着于心骨骼上。房室瓣也附着于心骨骼的纤维环上。

心室的心肌细胞粗而长，心房的心肌细胞细而短。电镜下可见部分心房肌细胞质中含高密度的**心房特殊颗粒**（specific atrial granule），颗粒内含**心房利钠尿多肽**（atrial natriuretic polypeptide），简称**心钠素**，具有排钠、利尿、扩张血管及降低血压等作用。

（三）心外膜

心外膜（epicardium）即心包的脏层，为浆膜，表面覆以间皮，间皮下方是薄层结缔组织，与心肌膜相连（图24-1）。心外膜含血管、神经，并常含有脂肪组织。心包的壁层与脏层之间为**心包腔**，内含少量浆液，可减少摩擦，以利于心脏搏动。心包炎时，两层可发生粘连，以致心脏搏动受到限制，听诊时可闻及**心包摩擦音**。

（四）心瓣膜

心瓣膜（cardiac valve）在心脏的房室孔和动脉口处分别有房室瓣、主动脉瓣和肺动脉瓣，统称为心瓣膜，是心内膜突向心腔而成的薄片状结构，瓣膜表面为内皮，内部为致密结缔组织。若疾病侵犯瓣膜时，其内胶原纤维增生，使瓣膜变硬、变短或变形，甚至发生粘连，导致瓣膜不能正常关闭和开放，造成瓣膜狭窄或关闭不全，影响血液循环。

二、心脏传导系统

心脏传导系统（conducting system of heart）为心壁内由特殊的心肌细胞构成的传导系统，其功能是产生神经冲动并将冲动传导到心脏各部，使心房肌和心室肌按照一定节律统一收缩与舒张。心脏传导系统包括**窦房结**、**房室结**、**房室束及其分支**。其中窦房结位于上腔静脉与右心房交界处的心外膜深部，其余部分均分布在心内膜下层。窦房结是心脏的起搏器，发出节律性冲动。房室结将窦房结传来的冲动短暂延搁后传向心室，保证心房收缩后心室再开始收缩。

组成心脏传导系统的特殊心肌细胞有以下3种类型。

1. 起搏细胞（pacemaker cell）　简称P细胞。胞体呈梭形或多边形，细胞较小，胞质内细胞器较少，有少量肌原纤维，含糖原较多。多分布于窦房结和房室结的中央部。生理学研究证明，起搏细胞是心肌兴奋的起搏点。

2. 移行细胞（transitional cell）　胞体呈细长形，较普通心肌细胞细而短，细胞结构介于起搏细胞和心肌细胞之间，胞质内肌原纤维比P细胞稍多。主要分布于窦房结和房室结的周边部及房室束，起传导冲动的作用。

3. 浦肯野纤维（Purkinje fiber）　也称**束细胞**，组成房室束及其分支，分布于心室的**心内膜下层**。浦肯野纤维比普通心肌细胞短而宽，有1~2个细胞核，位于细胞中央，核周胞质染色淡。电镜下含丰富的线粒体和糖原，细胞之间有较发达的缝隙连接。浦肯野纤维与心室肌纤维相连，将冲动快速传递到心室各处，引发心室肌的同步收缩（图24-2）。

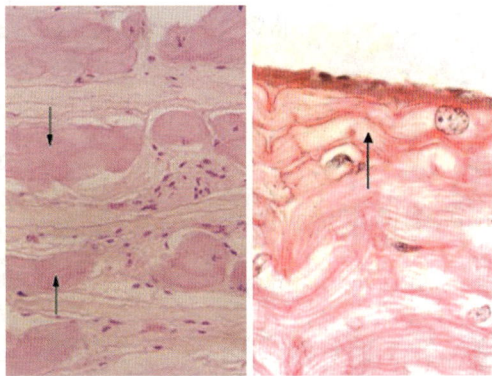

图 24-2　浦肯野纤维的横切面（左）和纵切面（右）

知识拓展

听党话，跟党走

心脏传导系统由窦房结、房室结、房室束及其各级分支组成，正常情况下窦房结是心脏兴奋性的起搏点，通过房室结、房室束及其各级分支协同作用，引起心肌细胞兴奋，维持心的收缩搏动。假如这个传导系统出现了问题，心就会出现病症。心脏好比一个国家，我们每个人都好比是一个心肌细胞，窦房结好比是国家的党中央，房室结、房室束及其各级分支就如同各级党组织，各级党组织必须自觉服从党中央的领导，团结一致，同进同退，这样国家才能健康发展，民众才能团结一心。

第二节　动　脉

动脉是由心室发出的血管，分支到达身体各部。动脉分为大动脉、中动脉、小动脉和微动脉。管壁均可分为内膜、中膜和外膜 3 层。但随着动脉管腔逐渐变小，管壁各层也发生组织成分与厚度的变化，其中以中膜变化最大。动脉内血流压力较高，流速较快，因而管壁较厚，富有弹性和收缩性等特点。

一、大动脉

大动脉（large artery）包括主动脉、肺动脉、无名动脉、颈总动脉、锁骨动脉、椎动脉和髂总动脉等，因中膜富含弹性膜和大量弹性纤维，故又称**弹性动脉**（elastic artery）。大动脉管壁各层的结构特点如下（图 24-3）。

（一）内膜

内膜（tunica intima）为血管壁的最内层，也是 3 层结构中最薄的一层，由**内皮**和**内皮下层**组成。内皮衬贴于血管腔面，表面光滑，有利于血液流动，内皮细胞呈梭形，其长轴多与血流方向一致，含核部位略隆起。内皮细胞还能合成和分泌多种生物活性物质（如血管内皮细胞生长因子、血小板源性生长因子、白细胞介素-1等），在维持正常的心血管功能方面起重要作用。内皮细胞表面有**血管紧张素转换酶**，能使血浆中的血管紧张素 I 转变为血管紧张素 II，使血管收缩、血压升高。

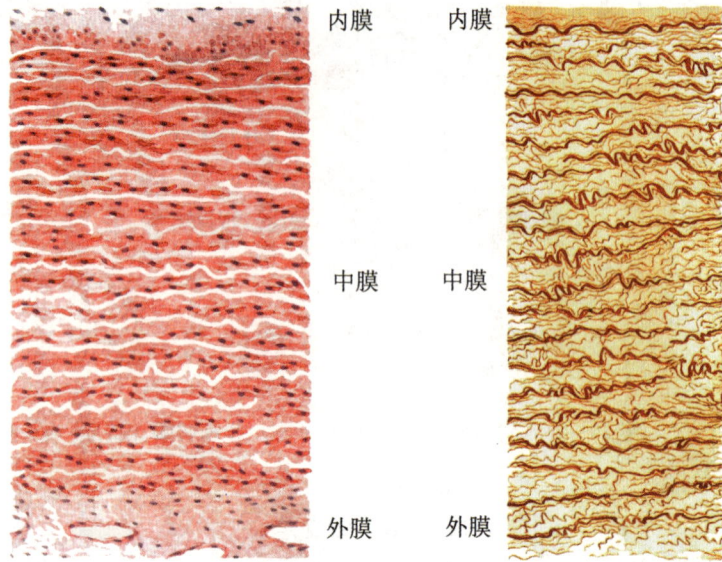

图 24 - 3　大动脉横切面（HE 染色与弹性染色）

（二）中膜

中膜（tunica media）很厚，成人大动脉由 40～70 层环形排列的**弹性膜**（elastic membrane）组成。弹性膜由弹性蛋白构成，膜上有许多窗孔。由于血管收缩，在血管横切面上，弹性膜呈波浪状。在病理状态下，弹性膜间极少量的平滑肌细胞可移入内膜增生并产生结缔组织，使内膜增厚，是动脉硬化发生的重要病理过程。

心脏的间歇性收缩导致大动脉内血流搏动性流动。因为大动脉具有大量弹性成分使其具有极大的弹性回缩能力，既可在心脏收缩期扩张，缓解压力；又可在心脏舒张期弹性回缩，继续推动血液流动。弹性动脉实际上起到一个辅助泵的作用，使心脏节律性搏动引起的间断性射出的血液在血管中得以保持连续流动状态。

（三）外膜

外膜（tunica adventitia）由疏松结缔组织组成。当血管受损伤时，其中的成纤维细胞具有修复外膜的能力。外膜中还有小的营养血管分布，其分支形成毛细血管，延伸到外膜和中膜。

二、中动脉

除大动脉外，凡在解剖学中有名称的动脉多属中动脉（medium - sized artery）。中动脉的中膜平滑肌非常丰富，故称**肌性动脉**（muscular artery）。中动脉管壁的结构特点如下（图 24 - 4）。

（一）内膜

内皮下层薄，内膜与中膜分界清楚，两者交界处有一层明显的**内弹性膜**。

（二）中膜

较厚，主要由 10～40 层环形排列的平滑肌细胞构成，其间含有少量弹性纤维、胶原纤维和基质。中动脉中膜平滑肌发达，平滑肌在神经的支配下收缩和舒张，调节管径的大小，从而调节分配到身体各部和各器官的血流量。

（三）外膜

由疏松结缔组织组成，其厚度与中膜大致相等，内含小血管和神经纤维，它们进入中膜平滑肌，调节血管的舒缩。多数中动脉的中膜与外膜交界处有明显的**外弹性膜**。

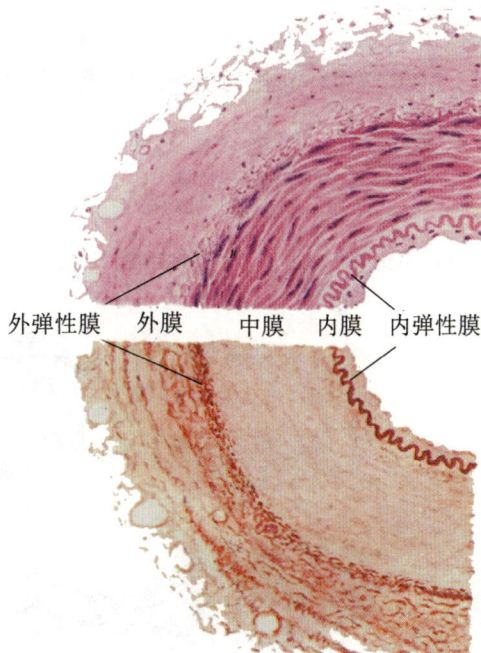

图 24 - 4　中动脉横切面（HE 染色与弹性染色）

三、小动脉和微动脉

血管直径为 0.3～1.0 mm 的动脉称小动脉（small artery）。较大的小动脉，内膜与中膜的交界处仍有明显的内弹性膜，中膜有数层平滑肌，外膜厚度与中膜相接近，一般没有外弹性膜，故属肌性动脉。血管直径在 0.3 mm 以下的动脉称微动脉（arteriole）。内膜与中膜的交界处无内弹性膜，中膜由 1～2 层平滑肌组成，外膜较薄。

小动脉和微动脉的数量多，且管壁平滑肌对神经支配非常敏感，通过它们的舒缩，能显著地调节局部组织的血流量，其收缩程度可直接影响外周血流的阻力，故称**外周阻力血管**，对正常血压的维持起着重要作用。

第三节　毛细血管

毛细血管（capillary）是连接于微动脉和微静脉之间的管径最细、管壁最薄、分布最广的血管，它们分支吻合成网。人体内毛细血管网的表面积可达 6000 m^2 左右，长度可达 6000 km，是血液与细胞进行物质交换（如二氧化碳、氧气和营养物质）的场所。但毛细血管网的分布密度在不同的组织和器官各不相同。在代谢旺盛的组织和器官，如骨骼肌、心、肺、肝和肾等，毛细血管网丰富而稠密；而代谢率较低的组织和器官，如平滑肌、骨、肌腱及韧带等，其毛细血管网稀疏。

一、毛细血管的结构

毛细血管直径大都为 6 ~ 8 μm，管壁由一层内皮细胞、基膜和周细胞组成，外有少许结缔组织。最细的毛细血管横切面仅由 1 个内皮细胞围成。**周细胞**（pericyte）是一种扁而有突起的细胞，紧贴在内皮细胞的外面，有自身的基膜，是一种具有分化潜能的细胞，在毛细血管受到损伤时，它可增殖、分化为内皮细胞或平滑肌细胞，参与毛细血管的再生。

二、毛细血管的分类

电镜下根据毛细血管管壁的超微结构特点，毛细血管可分为 3 型（图 24 – 5）。

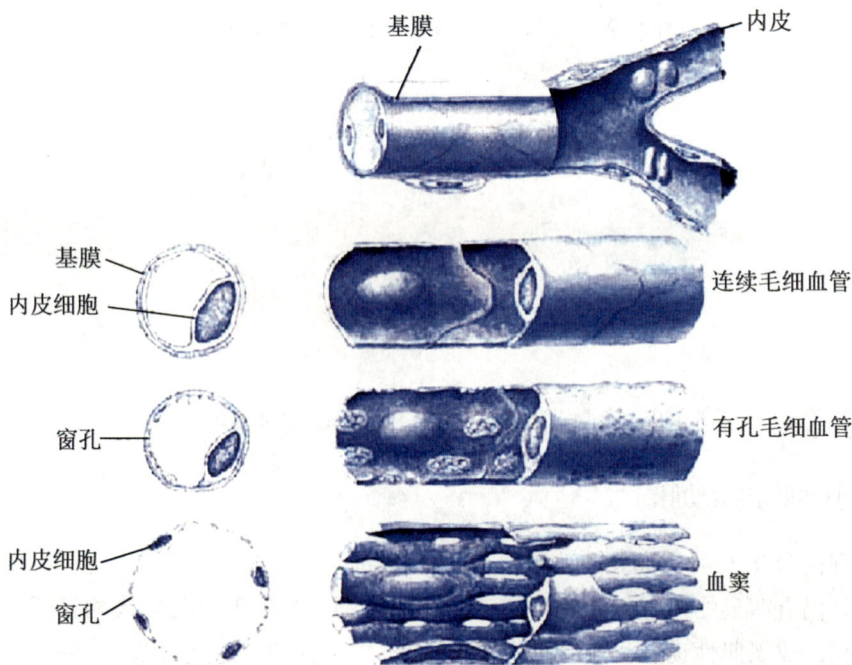

图 24 – 5 毛细血管的类型

（一）连续毛细血管

内皮细胞相互连续，细胞间有紧密连接，基膜完整，胞质中有许多吞饮小泡，是毛细血管内外物质转运的方式。连续毛细血管（continuous capillary）主要分布于结缔组织、肌组织、中枢神经系统和肺泡隔等处。

（二）有孔毛细血管

内皮细胞间也有紧密连接，基膜完整。内皮细胞不含核的部分有许多贯穿细胞的内皮窗孔，孔的直径一般为 60 ~ 80 nm，小孔上有隔膜封闭，血管内外小分子物质可以通过异化扩散的方式穿过内皮窗孔。有孔毛细血管（fenestrated capillary）主要见于胃肠黏膜、某些内分泌腺和肾血管球等处。

（三）血窦

血窦（sinusoid）也称窦状毛细血管（sinusoid capillary），其特点为管腔大而形状不规则。血窦主要分布于肝、脾、骨髓。不同器官内的血窦结构常有较大差别，肝血窦和脾血窦中均有巨噬细胞存在，但前者主要以吞噬异物、分解毒素为主要功能；后者主要以吞噬血液中衰老的红细胞为主要功能，可回收血红蛋白中的铁元素继续使用。

第四节　静　脉

静脉是输送血液回心的血管。与伴行的动脉相比，静脉管腔大，管壁薄，弹性小，故切片标本中的静脉常塌陷变扁，或呈不规则形。

根据管径的大小，静脉分为微静脉、小静脉、中静脉和大静脉。管壁也可大致分为内膜、中膜和外膜3层，但分界不明显。外膜常比中膜厚，中膜的平滑肌不如动脉丰富，结缔组织成分相对较多。但静脉管壁的结构变异较动脉大，甚至一条静脉的各段也常有较大的差别。

直径2 mm以上的静脉常有**静脉瓣**，静脉瓣为两个彼此相对的半月形薄片，由内膜凸入管腔折叠而成。瓣膜表面覆以内皮，内部为含弹性纤维的结缔组织，瓣膜游离缘朝向血流方向。静脉瓣的功能是防止血流逆流。

静脉的功能是将身体各部的血液倒回心脏。静脉血回流的动力不是依靠管壁本身的收缩，而是靠着管道内的压力差。影响静脉压力差的因素很多，如心脏的收缩力、重力和体位、呼吸运动及静脉周围的肌组织收缩挤压作用等。

知识拓展

联系临床病例

1. 动脉粥样硬化　是冠心病、脑梗死、外周血管病的主要原因。脂质代谢障碍为动脉粥样硬化的病变基础，病变部位在大中型动脉，如主动脉、脑动脉、冠状动脉、肾动脉等。动脉粥样硬化的发病机制复杂，主要危险因素有高血压、高血脂和大量吸烟，还有糖尿病、肥胖和遗传因素等。动脉粥样硬化病变从内膜开始，在内膜下有脂质沉积，进而纤维组织增生。随着斑块增大，中心部因缺血等原因坏死形成斑块，导致动脉壁增厚变硬、血管腔狭窄，由于在动脉内膜积聚的脂质外观呈黄色粥样，因此称为动脉粥样硬化。若在此基础上出现继发性改变，如斑块内出血，斑块破裂，血栓形成、钙化及动脉瘤形成，使动脉管腔完全阻塞，则该动脉所供应的组织或器官将缺血或坏死。

2. 冠状动脉粥样硬化性心脏病　简称冠心病。它的病变基础是心脏唯一的营养动脉——冠状动脉发生了粥样硬化，使动脉管腔狭窄甚至闭塞，导致心脏供血不足，引起心肌缺血缺氧（心绞痛）或心肌坏死（心肌梗死）的心脏病。基本病理改变是内膜因脂质浸润沉积在局部形成粥样或纤维粥样斑块。斑块在初期多呈散在分布，严重时相互融合，体积增大，可引起不同程度的血管管腔堵塞，受阻塞动脉的远侧缺血可能导致冠状动脉局部梗死，引起心肌缺血缺氧或心肌坏死。心肌长期缺血或反复梗死之后，心肌发生不可逆损伤。坏死的心肌细胞逐渐溶解形成梗死灶，且肉芽组织增生、机化，由纤维组织所代替。

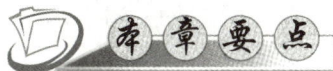

本章要点

1. 心壁分为心内膜、心肌膜、心外膜3层。心内膜又分为内皮、内皮下层和心内膜下层；其中心内膜下层有心脏的传导系统，主要成分是浦肯野纤维。

2. 大动脉中膜的主要成分是弹性膜，主要作用是维持动脉血流的连续性；中动脉中膜的主要成分是平滑肌细胞，主要作用是调节进入各个器官的血流量；小动脉和微动脉的中膜也有平滑肌，主要作用是调节外周阻力，维持血压。

3. 毛细血管分为连续毛细血管、有孔毛细血管和血窦3种。

思 考 题

1. 简述大动脉的组织结构和功能。
2. 简述中动脉的组织结构和功能。
3. 简述毛细血管的类型和所在的典型器官。

第二十五章　内分泌系统

学习目标

1. 掌握：甲状腺、肾上腺的微细结构及功能。
2. 熟悉：内分泌腺的一般特点和功能；垂体的微细结构及功能。
3. 了解：甲状旁腺的结构与功能；下丘脑与垂体的联系。

内分泌系统是机体的重要调节系统，与神经系统、免疫系统相互作用，共同调节机体的生长发育和各种代谢活动，维持内环境的稳定，并控制生殖和影响行为。内分泌系统由内分泌腺和分布于其他器官的内分泌细胞组成。

内分泌腺的结构特点：腺细胞排列成条索状、团状或围成滤泡状，腺细胞间有丰富的毛细血管，无导管。内分泌细胞的分泌物称**激素**。

一、甲状腺

甲状腺（thyroid gland）位于颈前部，分左右两叶，中间以峡部相连。甲状腺表面包有薄层结缔组织被膜。结缔组织伸入腺实质，将其分成许多大小不等、界限不清的小叶，每个小叶含有 20～40 个**甲状腺滤泡**（thyroid follicle）。滤泡之间为疏松结缔组织，含丰富的有孔毛细血管和毛细淋巴管（图 25 - 1）。滤泡大小不等，呈圆形、椭圆形或不规则形，由单层的**滤泡上皮细胞**（follicular epithelial cell）围成，滤泡腔内充满**胶质**（colloid），它是滤泡上皮细胞的分泌物在腔内的储存形式，即碘化的甲状腺球蛋白，在切片上呈均质嗜酸性。胶质边缘常见空泡，是滤泡上皮细胞吞饮胶质所致。

（一）滤泡上皮细胞

滤泡上皮细胞是组成滤泡的主要细胞，通常为立方形，可随功能状态不同发生形态变化。功能活跃时，滤泡上皮细胞呈高柱状；功能低下时，滤泡上皮细胞呈扁平状（图 25 - 1）。

滤泡上皮细胞合成和分泌**甲状腺激素**（thyroid hormone）。甲状腺激素能促进机体新陈代谢，提高神经兴奋性，促进生长发育，尤其对婴幼儿的骨骼发育和中枢神经系统的发育影响显著。小儿甲状腺功能低下，不仅身材矮小，且脑发育障碍，导致**呆小症**；成人甲状腺功能低下则引起新陈代谢率和中枢神经系统兴奋性降低，表现为精神呆滞、记忆力减退、毛发稀少及**黏液性水肿**等；**甲状腺功能亢进**时，可出现明显突眼、甲状腺肿大和中枢神经系统兴奋性增高；地方性碘代谢紊乱也会导致甲状腺肿大。

（二）滤泡旁细胞

滤泡旁细胞（parafollicular cell）位于甲状腺滤泡之间和滤泡上皮细胞之间，细胞稍大，在 HE 染色切片中胞质着色浅淡，银染法可见胞质内有嗜银颗粒（图 25 - 1）。滤泡旁细胞分泌**降钙素**（calcitonin），能促进成骨细胞的活动，使骨盐沉积于骨质，并抑制胃肠道和肾小管吸收 Ca^{2+}，使血钙浓度降低（图 25 - 1）。

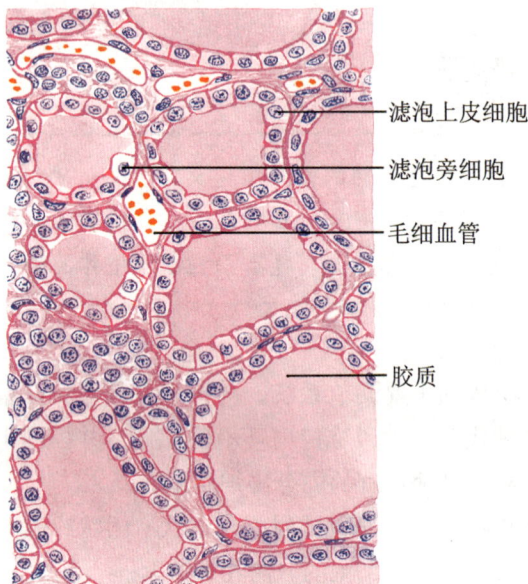

图 25 - 1　甲状腺的组织结构

二、甲状旁腺

甲状旁腺（parathyroid gland）表面包有结缔组织被膜，实质内腺细胞排列成团状，间质中有丰富的有孔毛细血管。腺细胞分为主细胞和嗜酸性细胞两种。主细胞数量最多，呈多边形，核圆，居中，HE 染色胞质着色浅。**主细胞分泌甲状旁腺激素**，主要作用于骨细胞和破骨细胞，使骨盐溶解，并能促进肠及肾小管吸收钙，从而使血钙升高。在甲状旁腺激素和降钙素的共同调节下，维持血钙的稳定。

三、肾上腺

肾上腺（adrenal gland）位于肾的上方，左右各一。肾上腺表面包以结缔组织被膜，少量结缔组织伴随血管和神经伸入腺实质内。肾上腺实质由周边的皮质和中央的髓质构成。

（一）皮质

皮质占肾上腺体积的 80% ~90%，根据皮质细胞的形态结构和排列特征，可将皮质由外向内依次分为 3 个带，即球状带、束状带和网状带，3 个带之间并无明显界限（图 25 - 2）。

1. 球状带（zona glomerulosa）　位于被膜下方，较薄，约占皮质总体积的 15%。细胞聚集成球团状，胞体较小，核小染色深，胞质较少（图 25 - 2）。球状带细胞分泌**盐皮质激素**，主要是醛固酮，作用于肾远曲小管和集合管，促进 Na^+ 的重吸收及 K^+ 的排泄，同时也刺激胃黏膜吸收 Na^+，使血 Na^+ 浓度升高，K^+ 浓度降低，维持血容量于正常水平。

2. 束状带（zona fasciculata）　是皮质中最厚的部分，约占皮质总体积的78%。束状带细胞较大，呈多边形，排列成单行或双行细胞索。胞核圆形，较大，着色浅。胞质内含大量脂滴，在常规切片标本中，因脂滴被溶解，故胞质染色浅而呈泡沫状（图25-2）。束状带细胞分泌**糖皮质激素**，主要为**皮质醇**，可促使蛋白质及脂肪分解并转变成糖，还有抑制免疫应答及抗炎等作用。

3. 网状带（zona reticularis）　位于皮质最内层，约占皮质总体积的7%，细胞索相互吻合成网，网间为窦状毛细血管和少量结缔组织。网状带细胞较小，胞核也小，着色较深，胞质内含较多脂褐素和少量脂滴（图25-2）。网状带细胞主要分泌**雄激素**。

（二）髓质

髓质主要由排列成条索状的髓质细胞组成，其间为血窦和少量结缔组织。髓质细胞胞体大，呈多边形，如用含铬盐的固定液固定标本，胞质内可见黄褐色的嗜铬颗粒。因而髓质细胞又称**嗜铬细胞**（chromaffin cell）（图25-2）。

根据颗粒所含物质的差别，嗜铬细胞分为两种。一种为**肾上腺素细胞**，颗粒内含肾上腺素（adrenaline）。另一种为**去甲肾上腺素细胞**，颗粒内含去甲肾上腺素（noradrenaline）。肾上腺素和去甲肾上腺素均为儿茶酚胺类物质，肾上腺素使心率加快、心脏和骨骼肌的血管扩张；去甲肾上腺素使血压增高，心脏、脑和骨骼肌的血流加速。

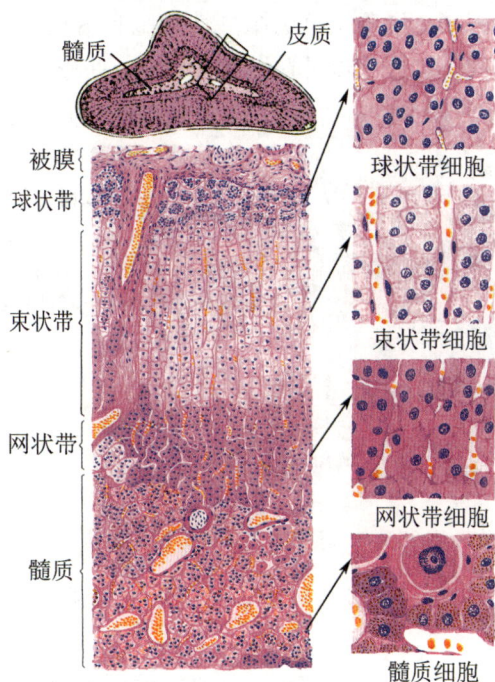

图25-2　肾上腺的组织结构

四、垂体

垂体（hypothesis）位于颅底蝶鞍垂体窝内，为一椭圆形小体，重约0.5 g。垂体由**腺垂体**和**神经垂体**两部分组成，表面包以结缔组织被膜。神经垂体分为**神经部**和**漏斗部**两部分。腺垂体分为**远侧部**、**中间部**和**结节部**3部分。远侧部最大，中间部位于远侧部和神经部之间，结节部围在漏斗周围。远侧部又称**垂体前叶**，神经垂体的神经部和腺垂体的中间部合称**垂体后叶**（图25-3）。

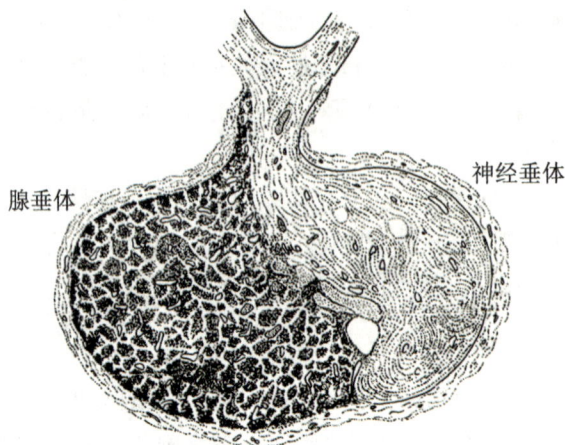

图25-3 垂体的组成

（一）腺垂体

1. 远侧部（pars distalis）　腺细胞排列成团状，少数围成滤泡，细胞间有丰富的窦状毛细血管和少量结缔组织。在HE染色切片中，依据腺细胞着色的差异，可将其分为嗜色细胞和嫌色细胞两类；嗜色细胞又分为嗜酸性细胞和嗜碱性细胞两种（图25-4）。根据腺细胞分泌激素的不同，可进一步对它们进行分类，并按所分泌的激素进行命名。

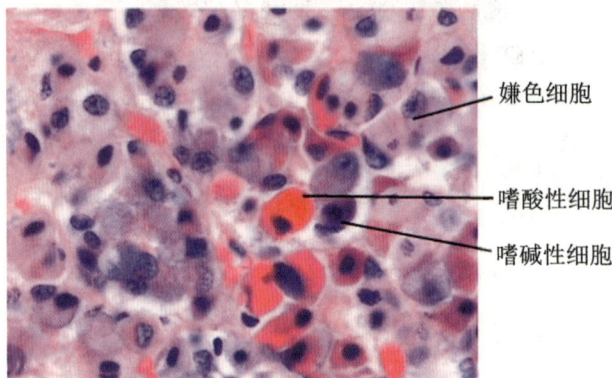

图25-4 腺垂体远侧部的组织结构

（1）**嗜酸性细胞**（acidophil）：数量较多，呈圆形或椭圆形，胞质内含嗜酸性颗粒。嗜酸性细胞分为两种。

1）**生长激素细胞**：数量较多。生长激素（GH）能促进体内多种代谢过程，尤其是刺激骺软骨生长，使骨增长。在未成年时期，生长激素分泌不足可致**侏儒症**，分泌过多则引起巨人症；成人生长激素分泌过多会引发**肢端肥大症**。

2）**催乳激素细胞**：男女两性的垂体均有此种细胞，但在分娩前期和哺乳期女性细胞数量较多且功能旺盛。催乳激素能促进乳腺发育和乳汁分泌。

（2）**嗜碱性细胞**：数量较嗜酸性细胞少，呈椭圆形或多边形，胞质内含嗜碱性颗粒。嗜碱性细胞分为3种。

1）**促甲状腺激素细胞**：促甲状腺激素（TSH）促进甲状腺激素的合成和释放。

2）**促肾上腺皮质激素细胞**：促肾上腺皮质激素（ACTH）促进肾上腺皮质束状带细胞分泌糖皮质激素。

3）**促性腺激素细胞**：分泌**卵泡刺激素**（FSH）和**黄体生成素**（LH）。卵泡刺激素在女性促进卵泡发育，在男性则刺激生精小管的支持细胞合成雄激素结合蛋白，促进精子发生。黄体生成素在女性促进排卵和黄体形成，在男性则刺激睾丸间质细胞分泌雄激素。

（3）**嫌色细胞**（chromophobe cell）：约占远侧部腺细胞总数的50%，体积小，胞质少，着色浅，细胞界限不清楚。此细胞可能是晚期脱颗粒的嗜色细胞，也可能是早期处于形成阶段的嗜色细胞（图25-4）。

2. 中间部（pars intemedia）　位于远侧部与神经部之间的狭窄部分，人的中间部已退化，无成层的上皮。细胞分泌**黑素细胞刺激素**（MSH），促进黑色素的合成和扩散，使皮肤颜色变深。

3. 结节部（pars tuberalis）　包围着神经垂体的漏斗，含有丰富的毛细血管，主要是嫌色细胞。

4. 下丘脑与腺垂体的关系　垂体上动脉从结节部上端伸入神经垂体的漏斗，在该处分支并吻合形成窦状毛细血管网，称**第一级毛细血管网**。这些毛细血管网再返回结节部汇集形成数条**垂体门微静脉**，下行进入远侧部，再度形成窦状毛细血管，称**第二级毛细血管网**。垂体门微静脉及其两端的毛细血管网共同构成**垂体门脉系统**（hypophyseal portal system）。远侧部的毛细血管最后汇集成小静脉，注入垂体周围的静脉窦（图25-5）。

下丘脑的弓状核等神经核的神经元，具有内分泌功能，称为神经内分泌细胞。这些细胞合成的多种激素经轴突释放入第一级毛细血管网，继而经垂体门微静脉到达腺垂体远侧部的第二级毛细血管网，分别调节远侧部各种腺细胞的分泌活动。其中对腺细胞分泌起促进作用的激素，称释放激素；对腺细胞起抑制作用的激素，则称释放抑制激素。下丘脑通过所产生的释放激素和释放抑制激素，调节腺垂体内各种细胞的分泌活动；而腺垂体嗜碱性细胞产生的各种促激素又可调节甲状腺、肾上腺和性腺的内分泌活动，这样神经系统和内分泌系统便统一起来，完成对机体多种物质代谢及功能的调节。

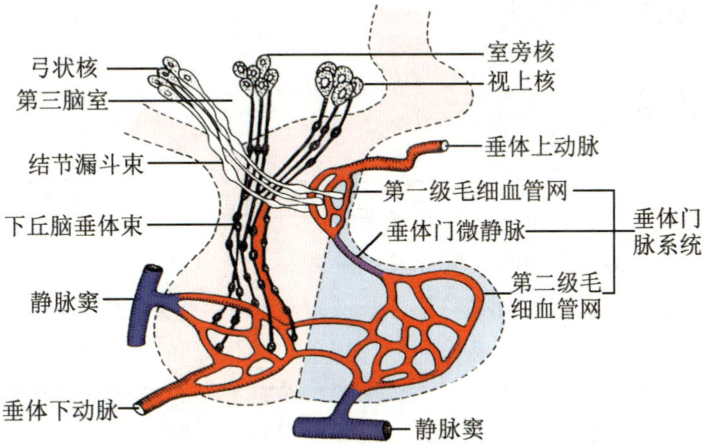

图25-5　垂体的血管分布及其与下丘脑之间的关系

（二）神经垂体

神经垂体主要由无髓神经纤维和神经胶质细胞组成。下丘脑视上核和室旁核的神经内分泌细胞的轴突经漏斗进入神经垂体的神经部，组成无髓神经纤维。这些神经内分泌细胞的分泌颗粒沿轴突下行运输，在轴突沿途和终末，分泌颗粒常聚集成团，呈串珠状膨大的嗜酸性团块，称赫令体（Herring body）（图 25 – 6）。

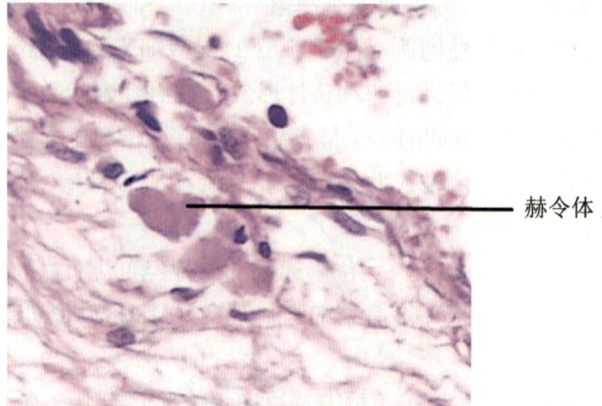

赫令体

图 25 – 6　赫令体

本章要点

1. 甲状腺的主要结构是甲状腺滤泡，由滤泡上皮细胞围成，主要功能是分泌甲状腺素；滤泡间有滤泡旁细胞，可分泌降钙素，与甲状旁腺分泌的甲状旁腺素共同调节血钙水平。

2. 肾上腺皮质由外向内依次分为球状带、束状带和网状带，分别分泌盐皮质激素、糖皮质激素和性激素。髓质分泌肾上腺素和去甲肾上腺素。

3. 腺垂体远侧部嗜酸性细胞分泌生长激素和催乳激素，儿时生长激素缺乏可导致侏儒症，分泌过多可导致巨人症；成年后生长激素分泌过多可导致肢端肥大症。嗜碱性细胞分泌促甲状腺激素、促肾上腺皮质激素、促性腺激素。

4. 下丘脑和腺垂体间通过垂体门脉系统保持联系，神经垂体释放的神经激素在传递过程中可形成赫林体，是神经垂体的标志物。

思考题

1. 简述甲状腺分泌的激素及其细胞来源。
2. 简述肾上腺的组织结构及其分泌的激素。
3. 简述腺垂体远侧部的细胞类型、分泌的激素及其导致的疾病。
4. 简述垂体门脉系统的组成。

第三篇　人体胚胎学

第二十六章 人体胚胎学概要

学习目标

1. 掌握：胚胎发育的时限和分段；受精、植入的概念；胎盘的结构和功能。
2. 熟悉：胚泡的结构；三胚层的形成和分化；胎膜的组成及其结构；多胎和联胎。
3. 了解：先天性畸形与致畸敏感期。
4. 利用人体胚胎学知识分析常见胎儿畸形的原因，能够结合所学知识进行优生优育、围产保健的健康宣教。

人体胚胎学（embryology）是研究人体从受精卵发育为新生个体的过程及其机制的科学。主要包括生殖细胞发生、受精、植入、胚胎发育、先天性畸形等内容。从受精到胎儿足月娩出需经38周。胚胎发育常分为胚（embryo）期和胎（fetus）期。**胚期**是指从受精卵形成至第8周，此期主要经历受精卵分化、二胚层形成、三胚层分化、各器官系统原基和人体外形雏形形成。发生的变化主要是质变的过程，易受各种因素影响，人体畸形大多发生在此阶段。这个过程的主要特征是细胞分化。**胎期**指受精卵形成后的第9~38周，主要是初具人形的胚分化增殖、体积增大成为成熟胎儿的过程，主要是量变的过程。**围产期**（perinatal stage）是指发育第26周至出生后1个月这个阶段，此期母体、胎儿及新生儿的保健尤为重要。

胚胎发育是一个连续的过程，在发育各阶段，胚胎的各个部分同时发生变化，并且这些变化彼此联系、相互依存。

判断胚胎龄有两种方式：一是**受精龄**，即从受精开始直到胎儿娩出，约经38周；二是**月经龄**，根据母亲的末次月经第一天开始至胎儿娩出，共约40周。临床上推算胚胎龄常以孕妇末次月经的第一天算起，但孕妇常不能准确记忆末次月经时间。月经龄比受精龄大2周，是依据卵巢排卵一般发生在末次月经第一天之后的两周左右，如此时受精，到胎儿娩出约经38周，但月经周期常受各种因素的影响，故推算胚胎龄时常有误差。

知识拓展

珍爱生命，敬畏生命

每一个健康的生命都来之不易，自当倍加珍惜。十月怀胎的辛苦，一朝分娩的痛苦，生命就是在这不经意间，冲破重重的艰难险阻，傲然地伸出不屈的头颅。从它到来的那一刻起，每时每刻都在拼搏，在绝望中找到希望的缝隙，然后苗壮地成长。我们的人生旅程，也是在一次次的探索中不断尝试，最终又在波澜中回归宁静。我们的生命不仅是父母生命的延续，也是人类社会的延续。每一个生命能够成长、成人、成功，为之付出的不仅仅是自己的家人，还有许许多多我们不知道姓名的人，以及国家和社会的关怀和帮助。生命是宝贵的，我们要珍惜生命，也要让生命焕发出自己的光彩。不仅要追求生命的长度，更要追求生命的价值，要让自己的人生对家庭，对他人，特别是作为医学生，对全社会和全人类的健康有所贡献，扬起生命的风帆，实现人生的理想。

第一节　受精卵的形成

导入案例与思考

患者，男，28 岁，婚后 1 年未育。女方检查未见异常，男方精液分析提示无精子症，内分泌和遗传学检查未见异常，睾丸活检可见精子。经多方诊断，医生建议行试管婴儿助孕。于是夫妻俩开始进行术前检查，女方药物促排卵、取卵；在取卵手术日再次为男方进行睾丸取精，但由于取出的精子量很少，必须将取出的精子与女方取出的卵子进行"一对一"的结合，即在卵母细胞的细胞质内进行单精子显微注射（ICSI，俗称第二代试管婴儿）。这样形成优质胚胎以后再进行移植，同时将多余的胚胎冷冻保存，日后可以继续解冻移植，可避免再次用药促排、取卵和取精带来的手术创伤。女方在解冻移植后 14 天确定受孕，现已经成功分娩。

请思考：

（1）导致该男性患者不育的原因是什么？

（2）你还能想到哪些可以导致不孕不育的其他原因？

一、生殖细胞

生殖细胞（germ cell）又称配子（gamete），包括精子和卵子。

睾丸（restis）位于阴囊内，表面覆以浆膜，睾丸实质分成约 260 个锥形小叶，每个小叶内有 1～4 条弯曲细长的小管，称**生精小管**。生精小管是产生精子的场所，由**生精上皮**构成。生精上皮由**生精细胞**（spermatogenic cell）和**支持细胞**（sustentacular cell）组成。生精细胞包括**精原细胞、初级精母细胞、次级精母细胞、精子细胞和精子**，它们自小管的基底部至管腔面依次排列。

从青春期开始，在垂体促性腺激素的作用下，生精细胞不断分裂增殖，形成精子，故在生精小管管壁中可见不同发育阶段的、排列有序的生精细胞（图 26 - 1）。

精子形成的主要变化过程为：①细胞核染色质高度浓缩，成为精子头部。②高尔基复合体形成顶体泡，呈帽状覆盖在核的前半部，成为**顶体**（acrosome）。③中心粒移到顶体对侧，微丝伸长，形成轴丝，成为精子尾部的主要结构。④线粒体由细胞周边集中到尾部近段周围，并盘绕成螺旋形的线粒体鞘。⑤多余的细胞质逐渐形成残余体而脱落（图 26 - 2）。

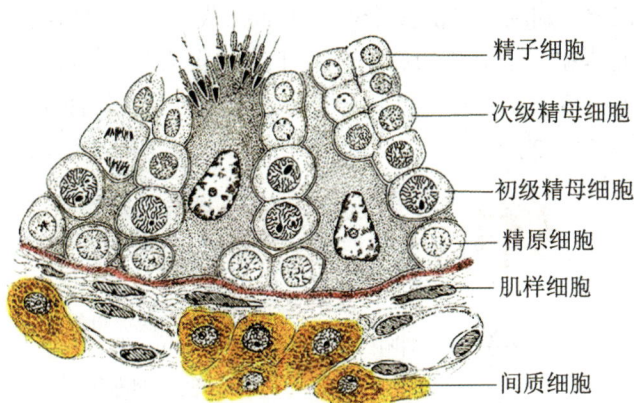

图 26-1 生精细胞在生精小管中的分布

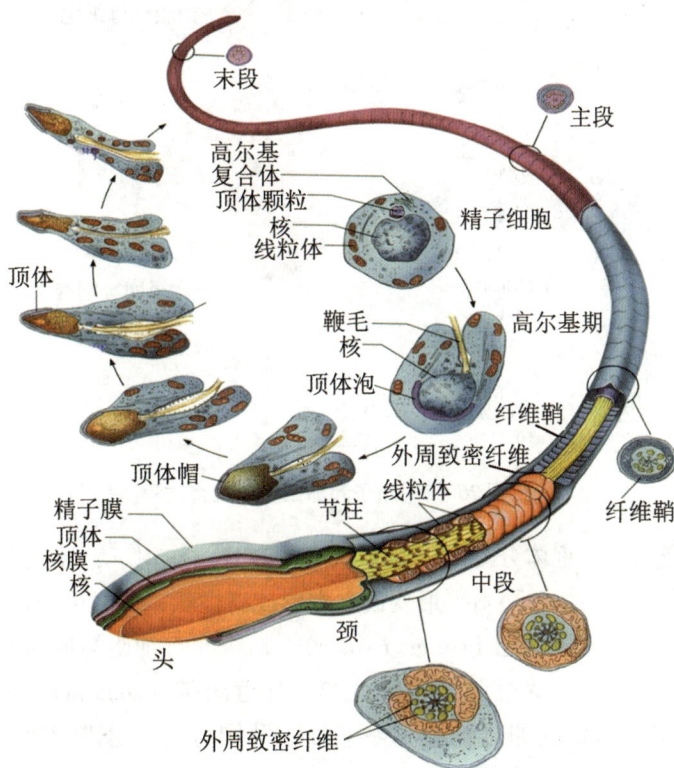

图 26-2 精子形成

顶体是精子头部一种充满酶的结构，在受精过程中有重要作用。精子头部覆盖了一层来自精囊腺的糖蛋白，它可阻止顶体中顶体酶的释放。但在精子从子宫到达输卵管的过程中，这层糖蛋白被女性生殖管道分泌的酶降解，使顶体酶释放，从而使精子具备穿越卵子放射冠和透明带的能力，这个现象称为"**获能**"（capacitation）。精子在女性生殖管道中的受精能力一般可维持 24 小时左右。

生殖细胞与体细胞的不同之处在于生殖细胞是单倍体细胞，只含有 23 条染色体，其中一条为性染色体。男性生殖细胞是精子，核型为（23，X）或（23，Y），精子在男性生殖腺中发育、成熟，具有运动能力和受精的潜力。

卵子是女性生殖细胞。卵泡的生长发育依次经历**原始卵泡、初级卵泡、次级卵泡**和**成熟卵泡** 4 个阶段（初级卵泡和次级卵泡又合称为生长卵泡）。每一阶段的卵泡均由一个

357

卵母细胞和包绕在卵母细胞周围的多个卵泡细胞构成。初级卵母细胞在卵巢中发育，最终形成两个第二极体和一个成熟的卵子（处于第二次成熟分裂的中期）。排卵后，卵子进入输卵管，卵子在精子穿入的刺激下完成第二次成熟分裂。卵子若未受精，则在 12 ~ 24 小时内退化（图 26 - 3）。

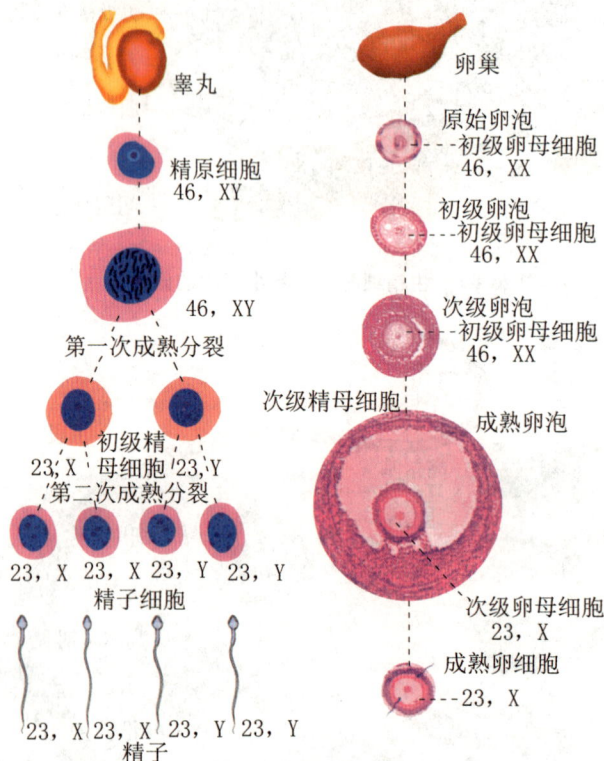

图 26 - 3　精子和卵细胞的发育过程

从青春期开始，在垂体分泌的卵泡刺激素（FSH）作用下，原始卵泡开始发育转变为初级卵泡。卵泡细胞由单层扁平形变成立方形或高柱状，同时由一层分裂增生为多层，并呈放射状排列，形成**放射冠**（corona radiata）。初级卵母细胞与卵泡细胞之间出现一层富含糖蛋白的均质状、折光性强的嗜酸性膜，称**透明带**（zona pellucida）。**透明带蛋白**（zina protein，ZP）由初级卵母细胞和卵泡细胞共同分泌，分为 ZP1、ZP2 和 ZP3（图 26 - 4）3 种，其中 **ZP3** 为精子受体，可以诱导精子向卵细胞进行定向运动，促进精卵结合。

二、受精

受精（fertilization）是精卵结合形成受精卵的过程。受精大多发生在排卵 12 小时内，正常的受精部位在输卵管壶腹部。

正常受精需要具备以下几方面条件：①形态和功能正常的精子，且精子数目不少于 200 万个/ml。②生殖管道通畅。③生殖管道内环境正常。在受精时卵巢的雌激素和孕激素分泌均达到高峰，子宫内膜血液供应最丰富。④卵子在从卵巢排出 12 小时内在输卵管遇到精子。用各种方式阻止精子和卵子的相遇和结合，是避孕的机制之一。

成熟精子的数量不足可导致不能正常受精。精子结构的异常如双头、双尾、鞭毛缺

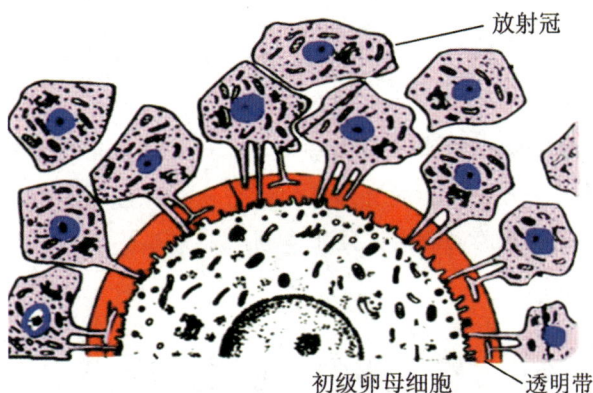

图 26 - 4　透明带和放射冠（成熟卵泡）

陷也都不可能受精。如果有缺陷的精子的数量达到精子总量的20%，就可能导致受精率下降。

　　精卵相遇时，精子顶体前膜与卵子细胞膜局部融合，顶体膜形成许多小孔，顶体酶从小孔释放出来，分解与卵子接触之处的放射冠之间的细胞间质与透明带，精子头（含精子的细胞核）穿过放射冠和透明带进入卵内，称为**顶体反应**（acrosome reaction）。精子进入后，卵子释放出一些溶酶体酶样物质，使透明带结构发生变化，而阻止其他精子进入卵子，防止多精受精，称为**透明带反应**（zona pellucida reaction）。精子进入卵子后，卵子迅速完成第二次成熟分裂。精子核此时称为**雄原核**，卵子核称为**雌原核**。二核靠拢，核膜消失，二核的染色体互相融合，形成二倍体的受精卵（图26 -5）。

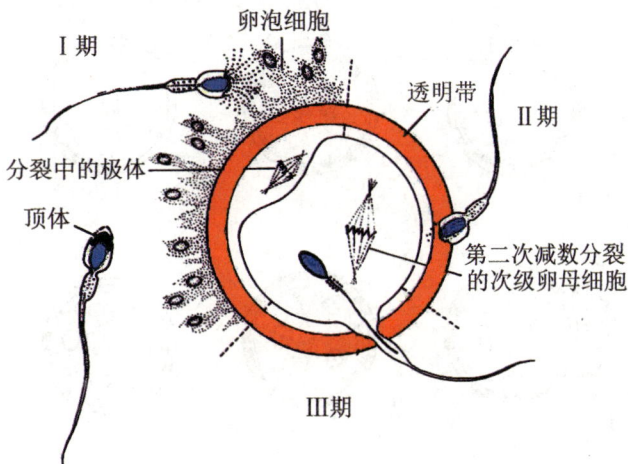

图 26 - 5　受精的过程

　　受精的意义：①促使卵裂发生。②形成二倍体的受精卵，恢复正常染色体数目，保证物种延续。③决定性别。带Y性染色体的精子与卵子结合，形成的受精卵将发育成男性；带X性染色体的精子与卵子结合，形成的受精卵将发育成女性。④亲代的遗传和子代的变异。分别来自父亲和母亲的遗传物质发生了重新组合，受精卵获得了不同于母亲和父亲的新的遗传性状。

知识拓展

克隆技术

　　克隆技术可实现将体细胞或体细胞核移植进入去核的卵母细胞，由于没有两性生殖细胞（单倍体）的结合和遗传物质的融合交换，故又称为无性繁殖。这样发育出来的合子只具有体细胞的遗传物质，发育形成的新个体具有与原体细胞宿主一模一样的遗传特征。世界上第一例克隆动物是克隆羊多利。

第二节　卵裂、胚泡与植入

　　受精完成之后，受精卵立刻开始分裂，同时向子宫方向运行。经过反复的分裂和初步分化，受精卵变为一个中空的胚泡；胚泡从输卵管进入子宫，并植入子宫内膜，在此发育成为成熟胎儿。

一、卵裂

　　受精卵不断进行有丝分裂的过程称为**卵裂**（cleavage），卵裂产生的子细胞称**卵裂球**（blastomere）。当卵裂球达到 12 ～ 16 个时（约第 3 天），形似桑葚，受精卵改称为**桑葚胚**（morula）。桑葚胚继续分裂并由输卵管进入子宫腔，此时桑葚胚细胞开始分泌液体，胚内出现一些含液体的小腔隙。随着液体的增加，约在受精后第 4 天，小腔隙逐渐汇合形成一个大腔，桑葚胚变成中空的囊泡，称**胚泡**（blastocyst）（图 26 - 6）。

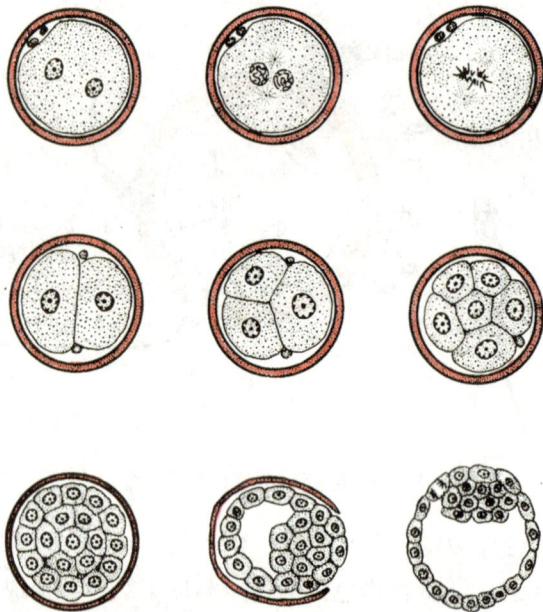

图 26 - 6　卵裂的过程

二、胚泡

　　胚泡由滋养层、胚泡腔和内细胞群 3 部分构成。**滋养层**是一层扁平细胞，构成胚泡壁，将主要分化成为胎儿的附属结构。**内细胞群**是位于胚泡一侧滋养层内面的一群细胞，将主要分化为胎儿。胚泡壁和内细胞群共同围成**胚泡腔**，里面充满胚泡液（图26-7，图26-8）。

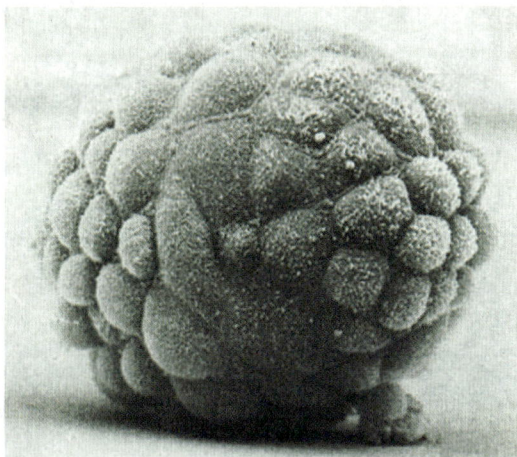

图26-7 胚泡表面观

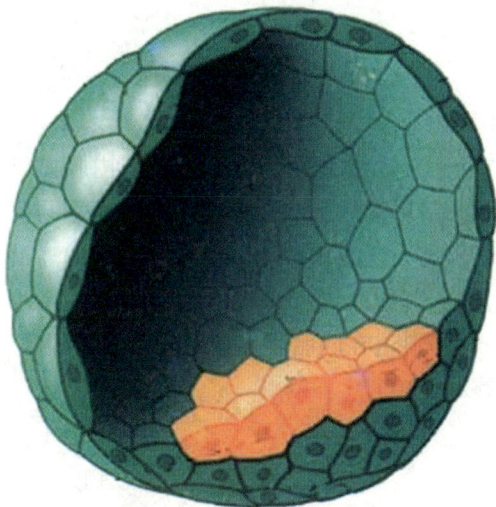

图26-8 胚泡内面观

三、植入

受精后第6~7天，胚泡到达子宫腔。内细胞群一侧的滋养层与子宫内膜接触，滋养层细胞分泌蛋白酶，溶解内膜上皮邻近的结缔组织，形成一个缺口，胚泡由此逐渐埋入子宫内膜，这个过程犹如一粒种子撒播入土地之中，称**植入**（implantation），又称**着床**（imbed）。当胚泡全部进入子宫内膜后，植入处的子宫上皮细胞增殖，修复缺口，植入完成（第11~12天）（图26-9）。植入过程中，与子宫内膜接触的滋养层细胞迅速增殖，滋养层增厚，形成深浅两层细胞，浅层细胞相互融合，细胞间界线消失，形成**合体滋养层**。深部的一层立方细胞分界明显，称**细胞滋养层**。

胚泡正常植入的部位在子宫体部或底部，以及子宫的后壁。如果植入在子宫颈处，最终将在此形成胎盘，称**前置胎盘**。在分娩时，胎盘可堵塞产道，导致胎儿娩出困难。若胚泡植入在子宫以外的部位，称**宫外孕**。宫外孕常发生在输卵管，偶见于子宫阔韧带、肠系膜，甚至卵巢等处。宫外孕的胚胎因得不到充足的营养，常在早期死亡，并可引起

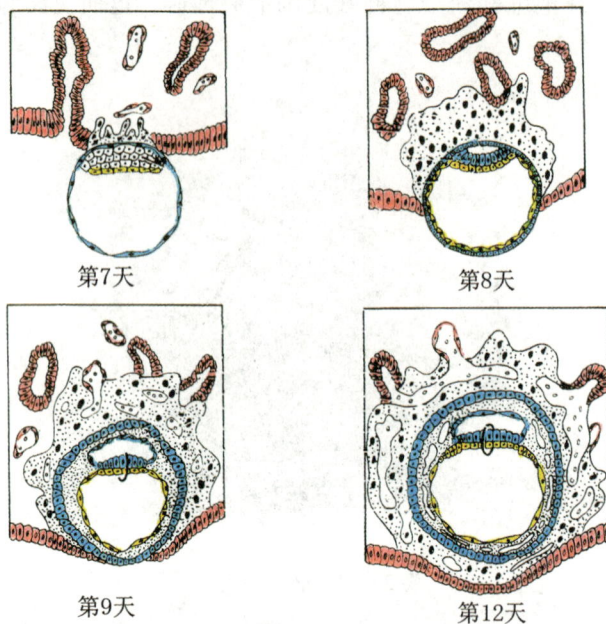

第7天　　　　　　　　第8天

第9天　　　　　　　　第12天

图 26 - 9　植入的过程

植入处的血管破裂而发生大出血。

　　胚泡植入时，子宫内膜正处于分泌期，植入后子宫内膜血供更加丰富，腺体分泌更加旺盛，内膜进一步增厚，结缔组织细胞变肥大并富含糖原与脂滴，子宫内膜的这一系列变化称**蜕膜反应**，此时整个子宫内膜改称**蜕膜**（decidua）。根据蜕膜与胚胎的位置关系，可将蜕膜分为 3 部分：①**基蜕膜**（decidua basalis），是胚胎植入处的深部蜕膜。②**包蜕膜**（decibua capsularis），是覆盖在胚胎表面的蜕膜。③**壁蜕膜**（decidua parietalis），是子宫其余部分的蜕膜（图 26 - 10）。

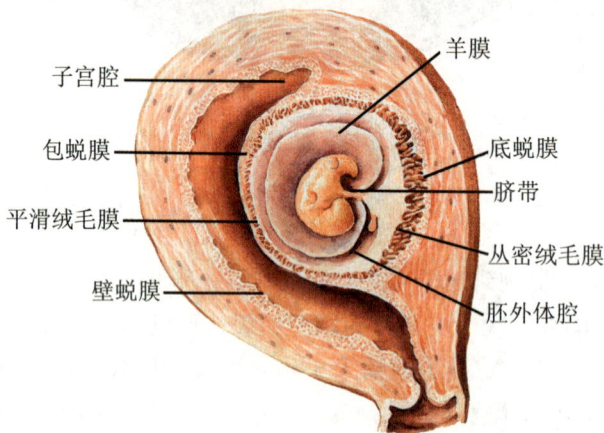

图 26 - 10　胚胎与子宫内膜的关系

　　植入完成后，绒毛膜迅速发育，羊膜腔、卵黄囊、体蒂和尿囊也相继出现。胚泡的植入是以母体性激素的正常分泌使子宫内膜保持在分泌期状态为基础的，此外，透明带的消失和胚泡准时进入宫腔等也是植入的条件。若母体内雌孕激素分泌紊乱或受药物干扰、胚的发育与子宫内膜周期变化不同步、子宫内膜炎症或异物（如避孕环），均可阻碍植入。

第三节　胚层的形成与早期分化

一、二胚层胚盘的形成

胚泡植入同时（约第8天），内细胞群细胞增殖分化，逐渐形成一个圆盘形，由上下两个胚层（hypoblast）组成的**二胚层胚盘**（bilaminar germdisc）是胚体的原基。**上胚层**是邻近绒毛膜的一层柱状细胞，**下胚层**是位于上胚层下方的一层立方形细胞；上下胚层的两层细胞紧贴在一起。胚盘的出现标定了胚胎的背侧、腹侧。胚盘上胚层的面为背侧，下胚层的面为腹侧。此后，在上胚层细胞之间出现一些液体，液体聚集处逐渐形成一个腔，为**羊膜腔**，腔壁称为羊膜。羊膜腔很快扩大。羊膜与上胚层的周缘相连续，故胚盘上胚层构成羊膜腔的底。下胚层的周缘细胞向下延伸，围成另一个囊，即**原始卵黄囊**（primary yolk sac），故胚盘的下胚层构成原始卵黄囊的顶。羊膜腔借一些细胞附着于绒毛膜，这部分细胞称**体蒂**（body stalk），是胚胎和母体相连的结构。绒毛膜、羊膜、卵黄囊和体蒂是营养与保护胚体的附属结构（图26-11）。

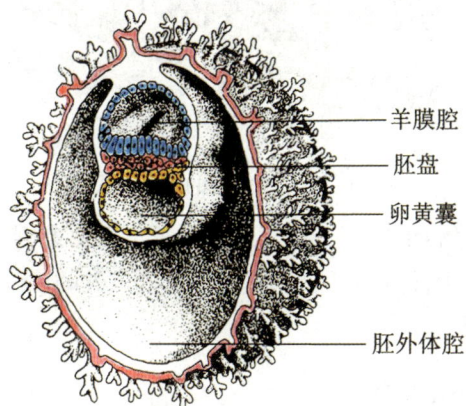

羊膜腔
胚盘
卵黄囊
胚外体腔

图26-11　二胚层胚盘（第3周）

二、三胚层胚盘的形成与初步分化

第3周初，上胚层细胞迅速增殖，在胚盘中轴形成一条增厚的细胞索，称**原条**（primitive streak），原条的出现标定了胚盘的头尾两端和左右两侧。出现原条的一端为尾端，相对的一端为头端。原条头端略膨大，形成**原结**（primary node）。继而，原条的中线出现一浅沟称**原沟**（primary groove），原结中心出现一浅凹，称**原凹**（primary pit）。原沟深层的细胞进而迁移，部分细胞在内外胚层之间向左右两侧及头侧增殖扩展，在上下胚层之间形成一新的细胞层，即**中胚层**（mesoderm），在胚盘的周缘与胚外中胚层连接；部分细胞进入下胚层，逐渐替换原下胚层的细胞，形成一新的细胞层，即**内胚层**（endoderm），此时，上胚层改称**外胚层**（ectoderm），至此（第3周末），梨形的三胚层胚盘形成，3个胚层都来源于上胚层（图26-12，图26-13）。

与此同时，原凹的细胞在内外胚层之间的中轴线上向头侧生长，形成一细胞索，称

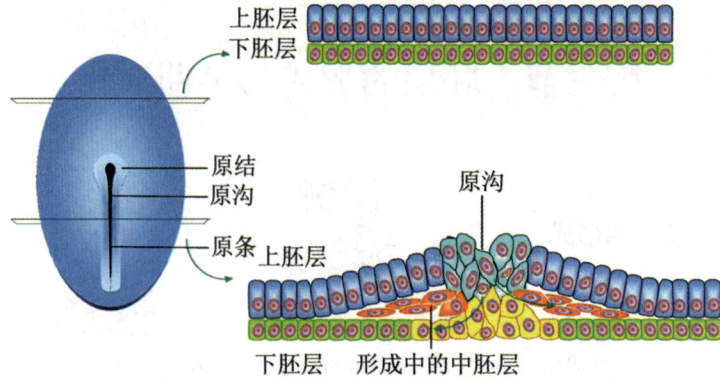

上胚层
下胚层

原结
原沟
原条 上胚层
原沟

下胚层 形成中的中胚层

图 26 – 12 三胚层胚盘的形成

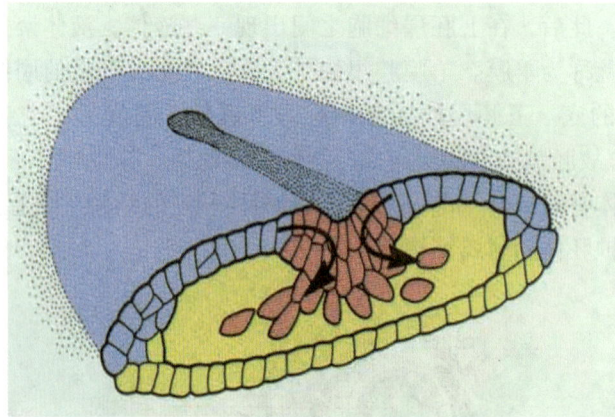

图 26 – 13 中胚层的形成模式图

脊索（notochord）。随着胚盘的发育，脊索继续增长，而原条则相对缩短，最后消失。在脊索的头侧和尾侧各有一个没有中胚层的圆形区，这两处的内外胚层直接相贴呈薄膜状，分别为**口咽膜**和**泄殖腔膜**。

三、三胚层分化与胚体形成

第 4～8 周，三胚层胚盘发生巨大质变，形成主要器官系统的雏形，并使胚胎从盘状变为筒状，初具人形。此时期的胚胎对环境的影响十分敏感，在某些有害因素（如药物、病毒等）的作用下，容易发生先天性畸形。

（一）三胚层的分化

1. 外胚层的分化 脊索出现后，位于背侧的外胚层在脊索的诱导下，中线部位的细胞增殖，外胚层增厚呈板状，称**神经板**（neural plate）。神经板头侧宽，尾侧窄。继而神经板中央沿其头尾方向凹陷形成一沟，称**神经沟**（neural groove），沟两侧隆起，称**神经褶**（neural fold）。随着细胞增殖，神经褶更加隆起，神经沟深陷，两侧神经褶在神经沟中段靠拢最终闭合，并向头尾侧延伸，神经管头尾端各留一个开口，分别称为**前神经孔**和**后神经孔**，约第 4 周末，神经沟全部封闭变为**神经管**（neural tube）（图 26 – 14，图 26 – 15）。前、后神经孔如果未闭合，将形成无脑畸形和脊髓裂。神经管形成后，与外胚层脱离，位于胚体中轴的外胚层下方，将分化为中枢神经系统及松果体、神经垂体和视网膜等。在神经褶愈合形成神经管的过程中，神经管背外侧的一些细胞迁移到神经管的背侧，形成两条纵行的细胞索，称**神经嵴**（neural crest），神经嵴是周围神经系统的原基，它分化为周围神经系统及肾上腺髓质等结构。神经管脱离外胚层后，其余的外胚层分化为表皮及其附属器、牙釉质、角膜、内耳膜迷路、腺垂体、口鼻腔和肛门的上皮等。

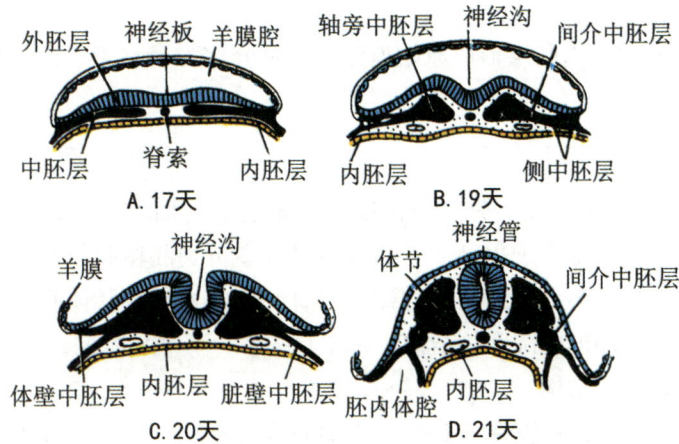

图 26-14　中胚层的中早期分化与神经管的形成

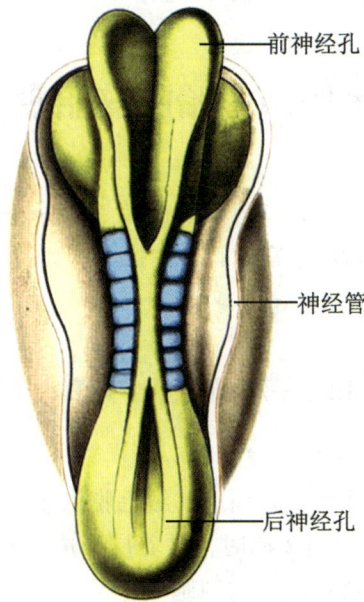

图 26-15　神经管与前后神经孔

2. 中胚层的分化　中胚层分化形成多种组织和器官。中胚层形成后，其细胞增殖，由内向外中胚层分化为轴旁中胚层、间介中胚层和侧中胚层。

（1）**轴旁中胚层**：紧邻脊索的中胚层细胞快速增殖，形成纵行细胞索，称为轴旁中胚层（图 26-14）。轴旁中胚层随即分化为左右对称的**体节**（somite）。体节首先在颈部形成，随胚龄的增长依次向尾侧递增，体节在标本上清晰可见，故可根据体节的数量推算早期胚龄。至第 5 周已形成 42~44 对体节。体节是大部分运动系统的原基，可分化为大部中轴骨骼（如脊柱、肋骨）、骨骼肌及真皮。

（2）**间介中胚层**：位于轴旁中胚层与侧中胚层之间（图 26-14），可分化为泌尿系统与生殖系统的主要器官。

（3）**侧中胚层**：位于中胚层的最外侧，背侧与外胚层相贴，称**体壁中胚层**，腹侧与内胚层相贴，称**脏壁中胚层**，两层之间的腔为**胚内体腔**（图 26 - 14）。体壁中胚层分化为体壁的骨骼、肌肉、结缔组织、真皮和体壁的间皮等；脏壁中胚层分化为消化管和呼吸道管壁的肌组织、血管、结缔组织及间皮等。胚内体腔从头侧到尾侧依次分化为心包腔、胸膜腔和腹膜腔。

3. 内胚层的分化　内胚层形成原始消化管，再分化为消化管、消化腺和下呼吸道与肺的上皮。

（二）胚体的形成

第 4~8 周，由于胚胎各部分生长速度不均衡引起胚胎的卷折，最终形成圆柱形胚体。胚盘中部的生长速度快于边缘部，胚盘边缘则卷折到胚体腹侧。头侧的生长速度快于尾侧，故胚盘卷折为头大尾细的圆柱体。随着胚体的发育，胚体腹侧的卷折缘越来越靠近，最终在胚体腹侧形成圆索状结构，即原始脐带。至第 8 周末，胚体外表已可见眼、耳、鼻的原基和肢芽等结构。

一泡二盘三胚层，四柱五弓肢芽生。六周脐成七指现，八周颜面似人形。三月已能分性别，四月可感胎儿动。五月生毛始吞咽，六月眉甲肤皱红。七月睑开睫毛生，八月睾丸下降中。九月嗅味体渐丰，十月毛脱足月生。

第四节　胎膜与胎盘

胎膜和胎盘同属胎儿附属结构，具有保护胚胎、营养胚胎、帮助胚胎呼吸和排泄等作用。胎儿娩出后，胎膜、胎盘和子宫蜕膜一并排出。

一、胎膜

胎膜（fetal membrane）包括绒毛膜、羊膜、卵黄囊、尿囊和脐带。

（一）绒毛膜

绒毛膜由滋养层和胚外中胚层发育而成。绒毛膜包在胚胎的最外面，膜的外表有大量绒毛，直接与子宫蜕膜接触。第 2 周时，滋养层形成一些突起伸入子宫蜕膜，此时，这些突起仅由外表的合体滋养层和内部的细胞滋养层构成，称为绒毛干；第 3 周，胚外中胚层长入绒毛干，成为绒毛干的中轴，并分化为结缔组织和血管。绒毛干进而发育形成许多细小的绒毛。绒毛干末端的细胞滋养层细胞增生并穿出绒毛干末端，直至蜕膜组织将绒毛干固定于蜕膜上。

绒毛合体滋养层细胞分解邻近蜕膜组织，形成绒毛间隙。绒毛间隙内含有从子宫螺旋动脉来的动脉血，绒毛沐浴其中。通过绒毛，胚胎汲取母血中的营养物质并排出代谢产物。

绒毛膜发育过程中，与包蜕膜相贴的绒毛膜缺乏血供，绒毛不能生长而退化消失，故这部分绒毛膜表面没有绒毛而显得光滑，称**平滑绒毛膜**（chorion laeve）；而与基蜕膜相接触的绒毛膜得到充足的血供，故绒毛生长良好且反复分支，如茂密的丛林，称**丛密绒毛膜**（chorion fiondosum），它与基蜕膜共同组成胎盘（图 26 - 16）。

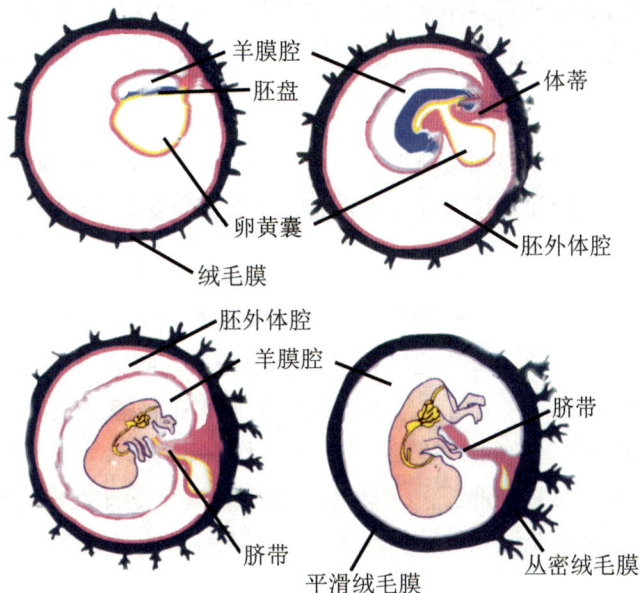

图 26-16　胎膜的演变

知识拓展

　　葡萄胎来源于胚胎的滋养细胞。在绒毛膜的发育过程中，若血管未连通，胚胎可因缺乏营养而不能正常发育或死亡。由于绒毛水肿增大，形成大小不等的水泡，相连成串，状似葡萄，故称葡萄胎。镜下见绒毛体积增大，轮廓规则，弥漫性滋养细胞增生，间质水肿和间质内微血管消失，基质积液，形成大小不等的水泡，形似葡萄。在多数葡萄胎中，胎盘绒毛组织基本上已全部变成葡萄胎组织，但也有少数葡萄胎只有部分胎盘绒毛组织变为葡萄胎。葡萄胎一经确诊，即应立即清宫，做相应的治疗。

（二）羊膜

　　羊膜为半透明薄膜，分泌**羊水**（amniotic fluid），充满羊膜腔，胚胎即在羊水中生长发育。羊膜最初附着于胚盘的边缘，随着圆柱形胚体的形成长大，羊膜除形成羊膜囊容纳胚胎外，在胚胎的腹侧还包裹在由体蒂转化而来的脐带表面。随着羊膜腔的扩大，羊膜逐渐接近绒毛膜，到第20周，羊膜与绒毛膜贴在一起，存在于羊膜与绒毛膜之间的胚外体腔消失。羊膜不断分泌产生羊水，又不断吸收羊水，同时，胎儿也吞饮羊水入消化管，故羊水可保持更新。

　　羊水含有大量脱落的上皮细胞及胎儿的一些代谢产物。穿刺抽取羊水，通过检查细胞染色体或测定羊水中某些物质的含量，可早期诊断某些遗传性疾病和先天性畸形。羊膜和羊水对胚胎还具有保护作用，羊水为胚胎提供可自由活动的环境，并能防止胚胎局部粘连，保护胚胎不受外力的压迫与振荡，临产时，羊水还可扩张宫颈、冲洗产道。羊水量在分娩时可达 1000~15000 ml。羊水过少（500 ml 以下），胎儿可能先天性无肾脏；羊水过多（2000 ml 以上），胎儿可能先天性消化道闭锁。

（三）卵黄囊

　　卵黄囊最初是在发育第2周出现在下胚层下方的囊，下胚层形成卵黄囊的顶。随胚胎的发育长大，卵黄囊退化，被包入脐带。与鸟类发达的卵黄囊相比，人类的卵黄囊内没有卵黄，胚胎发育所需的营养主要通过由绒毛膜和基蜕膜共同构成的胎盘间接从母体获得，故人类卵黄囊不发达。但卵黄囊是人体造血干细胞的最初起源地。

（四）尿囊

尿囊是从原始消化管尾段的腹侧壁向体蒂内伸出的一个盲管，随体蒂发育形成脐带，尿囊被包入脐带。人类的尿囊仅为遗迹性器官，不久即退化。

（五）脐带

脐带是由羊膜包裹脐动脉、脐静脉、闭锁的卵黄蒂与尿囊形成的索状结构。连于胚胎脐部与胎盘之间，是胎儿和母体之间血液交换的通道。**脐动脉**有两条，将胚胎的血液（含代谢产物和二氧化碳）送至胎盘绒毛内的毛细血管；**脐静脉**只有一条（含营养物质和氧气），将胎盘绒毛血管内的血液输入胚胎内。胎儿血与母体血在胎盘的绒毛间隙内进行物质交换。胎儿出生时，脐带长 40～60 cm。脐带太短，胎儿娩出时易引起胎盘早剥而大出血；脐带过长，易缠绕胎儿的肢体或颈部，导致胎儿局部发育不良，甚至窒息死亡。

二、胎盘

（一）胎盘的结构

1. 胎盘（placenta）　由来自胎儿的**丛密绒毛膜**和来自**母体的基蜕膜**两部分共同组成。为圆盘形，足月胎儿胎盘重约 500 克，直径 15～20 cm，厚约 2.5 cm。面向胎儿的一面覆有羊膜，表面光滑，中央有脐带。面向母体的一面粗糙，分隔成 15～30 个**胎盘小叶**。胎盘小叶由 1～4 个绒毛干组成，整个胎盘共有 40～60 个绒毛干。绒毛干表面的细胞滋养层分泌蛋白酶溶解基蜕膜，形成绒毛间隙。子宫螺旋动脉和子宫静脉穿过基蜕膜，开口于绒毛间隙，故绒毛间隙内充满来自母体富含营养和氧气的血液，绒毛浸浮在母体血中，胎儿血与母体血通过绒毛进行物质交换（图 26-17）。

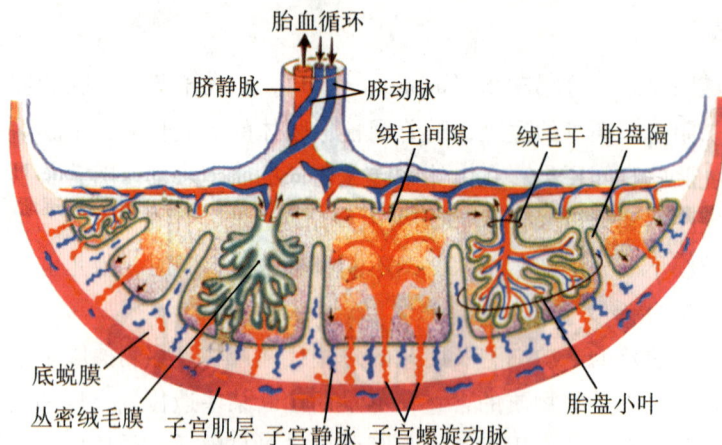

图 26-17　胎盘结构与血液循环

母体动脉血经子宫螺旋动脉流入绒毛间隙，与绒毛内毛细血管中的胎儿血进行物质交换后，经子宫静脉的开口回流入母体。胎儿的静脉血（富含代谢产物）经脐动脉及其分支流入绒毛内毛细血管，与绒毛间隙内的母体血进行物质交换后，成为动脉血经脐静脉回流入胎儿（图 26-18）。

2. 胎盘屏障　是指胎儿血与母体血在胎盘内进行物质交换所通过的结构，也称胎盘

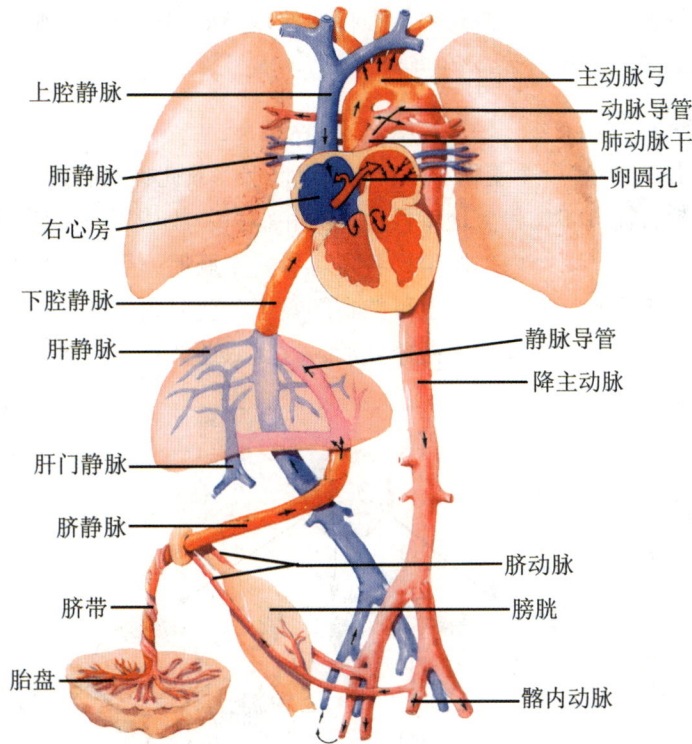

图 26 - 18　胎儿血液循环

膜。其组成依次为：①合体滋养层。②细胞滋养层与基膜。③绒毛内薄层结缔组织。④绒毛毛细血管基膜及内皮。至胎儿发育后期，胎盘结缔组织逐渐变薄，细胞逐渐减少，与毛细血管内皮紧贴在一起，二者之间仅有一层基膜，更有利于胎儿血和母体血之间的物质交换。

（二）胎盘的功能

1. 物质交换　是胎盘的主要功能，胎儿通过胎盘从母体血中获得营养和氧，排出代谢产物和二氧化碳。

2. 内分泌　胎盘合体滋养层能分泌多种激素，对维持妊娠起重要作用，主要有：①**人绒毛膜促性腺激素**（HCG），能促进黄体生长发育，以维持妊娠。其分泌在植入之前即开始，检测尿中人绒毛膜促性腺激素是早期判断妊娠的方法。人绒毛膜促性腺激素在妊娠第 8 周达高峰，以后逐渐下降。②**孕激素和雌激素**，于妊娠第 4 个月开始分泌，以后逐渐增多，母体的黄体退化后，胎盘的这两种激素起继续维持妊娠的作用。

第五节　双胎、多胎与联胎

一、双胎

双胎又称**孪生**（twins），双胎的发生率约占新生儿的 1%。双胎有两种。

（一）双卵双胎

一次排出两个卵子，分别受精后形成两个受精卵，约占双胎的 2/3。他们有各自的胎膜和胎盘，性别可相同可不同，相貌和生理特性的差异如同一般兄弟姐妹。双卵双胎的发生受排卵时内分泌的影响。

（二）单卵双胎

约占双胎的1/3。是由一个受精卵发育为两个胚胎，故此种双胎儿的遗传基因完全一样，他们性别一致，而且相貌和生理特性也极为相似。一般认为，多数单卵双胎的发生是由于一个胚泡内产生了两个内细胞群，各发育为一个胚胎，这类双胎儿有各自的羊膜腔，但共有一个绒毛膜和一个胎盘；也可能在胚盘上分化时出现两个原条和脊索，诱导形成两个神经管，在此基础上发育成两个胚胎，这类双胎儿位于一个羊膜腔内，也共有一个绒毛膜和一个胎盘（图26-19）。

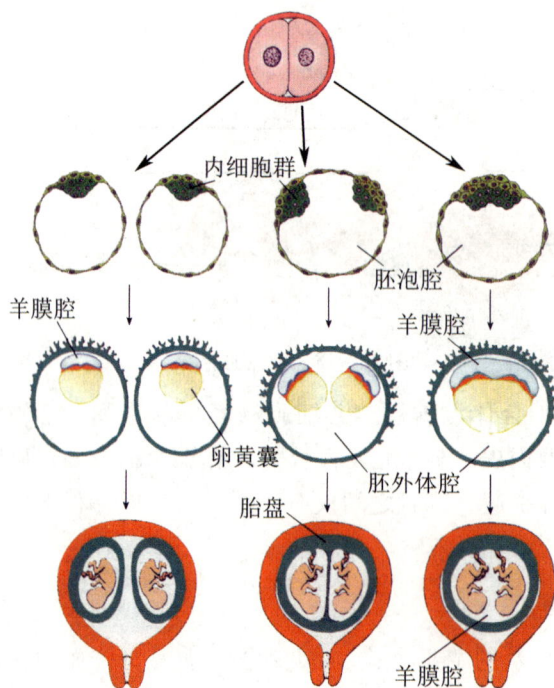

图26-19 单卵双胎形成示意图

二、多胎

一次娩出两个以上新生儿为多胎。但很罕见，多不易存活。多胎的原因在以前常为多个排卵或单卵的分裂，在生殖技术发展的现代，多数多胎是母亲服用促排卵药物所致。

三、联胎

联胎是指在双胎发生时，若两个胚胎分离不完全，两个胚胎可在不同的部位以组织桥发生局部联接。可根据联接部位的不同分为头联胎、臀联胎和胸腹联胎等。联胎的严重程度不同，有的可以是局部组织联接，有的是共用心脏、肝等重要器官。局部联胎分离较容易，共用器官者无法分离。不对称型联胎是一大一小，小胚胎常发育不全，形成寄生胎、纸片胎或胎中胎（图26-20）。

笔记

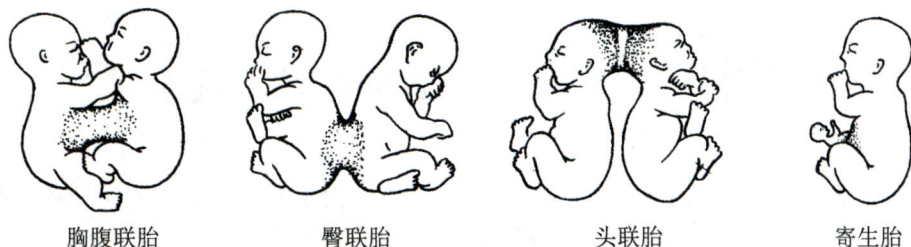

胸腹联胎　　　臀联胎　　　头联胎　　　寄生胎

图 26-20　联体双胎

知识拓展

伊朗联体姐妹花凋零

伊朗一对双胞胎姐妹自从生下来的那天，二人的头部就连在一起。在医学上，这种情况被称为"头联胎"。这对姐妹名叫拉丹和拉蕾，两人有着各自独立的身体、四肢和大脑，却共用同一个颅腔，而且给两个大脑供应血液的动脉也是共用的。姐妹俩认为，如果一个人的生活必须和另一个人分分秒秒绑在一起，连心里想什么，对方都一清二楚，这样没有隐私的生活是非常可怕的。

1996 年，德国医生在对她们进行全面检查后表示，她们不适宜进行手术分离。在听说以新加坡医生吴有晶为首的医疗小组于 2001 年成功分离尼泊尔联体婴儿后，两人重新燃起了希望。以前世界上曾经有过的成功分离头联体的案例仅限于儿童，在成年人身上实施这一手术目前尚属首次。年龄的增加无疑会增加手术的难度，因为与儿童相比，成人的血管已经形成，生长也不如儿童活跃。

据手术主刀医生吴有晶介绍，手术将持续数天，其中分离姐妹俩脑部的第二阶段就要花去整整 24 小时。手术医生将从她们其中一个人的大腿上取一段血管移植到脑部搭桥，造出第二根血管让其中一个姐妹使用，然后重新将她大脑内的出血路径"分配"到新移植的血管上。第二阶段是彻底分开两个大脑，最后用肌肉组织和皮肤移植来再造两人头部裸露部位的软组织和皮肤。手术可能出现的并发症包括在新造的血管内形成血栓、颅内出血、心脏病及感染。手术最难之处是处理两人脑部共享的一根输出血管。

手术开始。医生们首先花 4 小时从拉丹的右大腿处取下一根血管，以用来复制她们两脑间共用的一根主动脉血管。但是手术过程中出现未预想到的问题——姐妹俩血压不稳。姐妹俩头颅完全分开后，开始大量出血，情况十分危急。手术一直进行到第二天，联体姐妹中的姐姐拉丹不幸死亡，一个小时后，妹妹拉蕾也被医院证实死亡，世界首例成年人分颅手术失败。

课程思政

拉丹和拉蕾以自己的生命为代价，向我们诠释了生命的真谛，那就是对自由无尽的追求。生命诚可贵，爱情价更高。若为自由故，二者皆可抛。没有任何力量能阻挡人们对自由生活的向往，也正是在这种伟大力量的感召下，才有一代代向死而生的英雄患者和死里求生的医务工作者。他们以自己的生命，为我们点亮了医学的光明大道。

第六节　常见的先天性畸形及形成原因

先天性畸形是指胎儿在器官形成、发育过程中，由于某些因素影响所导致的形态结构或功能代谢的异常。外形异常于妊娠中晚期或出生时即可发现，但器官的内部结构异常或生化代谢异常，则在出生后一段时间或相当长时间内才显现。先天性畸形通常也称出生缺陷。

一、发生概况

先天性畸形的发生率为 1% ~2%。新生儿死亡中，先天性畸形占 20% ~30%。

二、分类

1. 整胎发育畸形　多由严重遗传缺陷引起，多数在胚胎早期死亡或流产。
2. 胚胎局部发育畸形　由胚胎局部发育紊乱引起，畸形多涉及两个以上器官，如并肢畸形等。
3. 器官局部畸形　为某一器官不发育或发育不全，如双侧或单侧肺发育不全、室间隔缺损等。
4. 组织分化不良性畸形　出生时不易发现，如骨发育不全、巨结肠等。
5. 发育过度畸形　为某器官或器官的一部分增生过度，如多指（趾）畸形等。
6. 吸收不全性畸形　胚胎发育过程中，有些结构会被全部或部分吸收。如果吸收不全则导致畸形，如不通肛、蹼状指（趾）等。
7. 超数和异位发生性畸形　因器官原基超数发生或发生于异常部位而引起，如多乳房、异位乳腺、双肾盂、双输尿管等。
8. 发育滞留性畸形　器官发育中途停止，呈中间状态，如双角子宫、隐睾等。
9. 寄生性畸形　即寄生胎。

三、先天性畸形的发生原因

引起先天性畸形的因素中，遗传因素占26%，环境因素占10%，二者共同作用和原因不明者占65%。

1. 遗传因素　主要由染色体畸变引起，由基因突变引起者较少。

2. 环境因素　能引起先天性畸形的环境因素，统称**致畸因子**。影响胚胎发育的环境因素包括母体外环境、母体内环境和胚胎周围的微环境。外环境中的致畸因子可通过内环境和微环境直接作用于胚体。

环境致畸因子主要有5类。

（1）生物性致畸因子：某些致畸微生物可穿过胎盘屏障，直接作用于胚体或作用于母体和胚盘，使母体发热、酸中毒等，间接影响胚体发育。已确定的生物因子有：风疹病毒、单纯疱疹病毒、梅毒螺旋体等。

（2）物理性致畸因子：已确定的物理因子有各种射线、机械性压迫和损伤等。高温、严寒、微波等对动物有致畸作用，但对人类胚胎有无致畸作用，尚在探讨中。

（3）致畸性药物："反应停"曾广泛用于治疗妊娠性呕吐，结果引起大量残肢畸形儿出生，人称海豹儿（图26-21）。多数抗癌药物有明显的致畸作用。某些抗生素、抗惊厥药物和激素均有不同程度的致畸作用。

（4）致畸性化学物质：在工业"三废"、食品添加剂和防腐剂中，含有一些有致畸作用的化学物质。这些物质通过扰乱机体内分泌影响胚胎质量。

（5）其他致畸因子：大量吸烟、酗酒、缺氧、严重营养不良等均有不同程度的致畸作用。

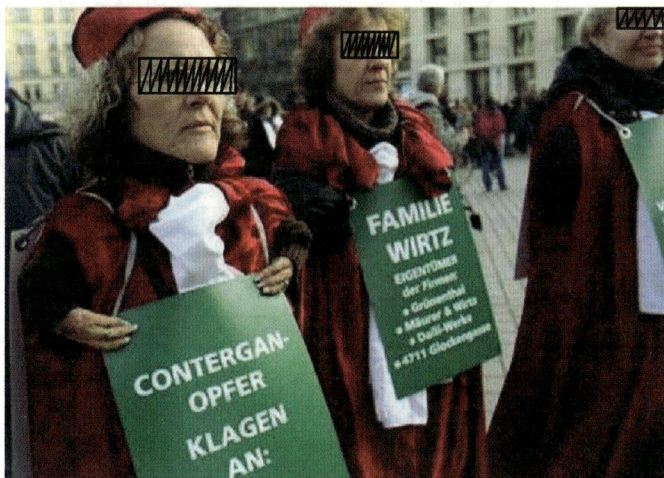

图26-21　成年以后在街头游行的海豹儿患者

受致畸因子的影响最易发生畸形的阶段，称致畸敏感期。不同的致畸因子对胚胎不同器官的影响也不相同。胚胎第3~8周，细胞分裂分化程度高，多数器官原基在此期内形成，对致畸因素高度敏感，故称致畸敏感期。各器官的致畸敏感期不尽相同，延续时间也不一致。

知识拓展

"反应停"事件

20世纪60年代前后，欧美至少15个国家的医生都在使用"反应停"治疗妇女妊娠反应，很多人吃了药后的确就不吐了，恶心的症状得到了明显的改善，于是它成了"孕妇的理想选择"（当时的广告用语）。于是，"反应停"被大量生产、销售，仅在联邦德国就有近100万人服用过"反应停"，"反应停"每月的销量达到了1吨的水平。在联邦德国的某些州，患者甚至不需要医生处方就能购买到"反应停"。

但随之而来的是，许多出生的婴儿都是短肢畸形，形同海豹，被称为"海豹肢畸形"。1961年，这种症状终于被证实是孕妇服用"反应停"所导致的。于是，该药被禁用，然而，受其影响的婴儿已多达1.2万名。

经过媒体的进一步披露，人们才发现，这起丑闻的产生是因为在"反应停"出售之前，有关机构并未仔细检验其可能产生的不良反应。这个发现震惊了世界，引起了公众的极大愤怒，并最终迫使"反应停"的生产商辉瑞公司和销售者支付了赔偿金。

思政课程

人生不设限——尼克胡哲的励志故事

我们的目标应该是不断努力成为更好的人，并借着更远大的梦想扩张自己的界限
——尼克·胡哲《人生不设限》

《人生不设限》是 2011 年天津社会科学院出版社出版的图书，作者是尼克·胡哲，一个生来没有手脚的海豹儿。该书讲述了他充满希望的故事。

没有一本书比尼克的故事更能带给你希望！如果你怀疑自己的能力，尼克说：当你怀疑自己能否实现人生的目标时，请信任那些愿意助你一臂之力，以及能够指引你的人。

如果你觉得自己很糟，尼克说：当我的父母看到我出生时那没手没脚的模样，他们也不禁怀疑上帝到底在想什么。然而，今天我过着完全超乎我们想象的生活。我只能说："我的遭遇奇迹可畏。"你也一样。

如果你正面对人生的变化，尼克说：在掌控你不想要或突然发生的变化时，第一步就是保持警觉，迅速认知到你即将进入一个新阶段——无论是好是坏。觉察到变化可以减轻压力。

如果你正打算放弃梦想，尼克说：告诉自己再多撑一天、一个礼拜、一个月，再多撑一年吧，你会发现，拒绝退场的结果令人惊讶。只有拒绝再试一次的人才会被打败。